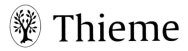

Kursbuch Echokardiografie

Unter Berücksichtigung der Leitlinien der Deutschen Gesellschaft für Kardiologie

Frank A. Flachskampf

5., aktualisierte Auflage

529 Abbildungen
43 Tabellen

Georg Thieme Verlag
Stuttgart · New York

Prof. Dr. med. Frank A. Flachskampf
Akademiska sjukhuset
Cardiology
Uppsala University
75185 Uppsala
Schweden

Bibliografische Information
der Deutschen Nationalbibliothek
Die Deutsche Nationalbibliothek verzeichnet diese Publikation in der Deutschen Nationalbibliografie; detaillierte bibliografische Daten sind im Internet über http://dnb.d-nb.de abrufbar.

1. Auflage 2001, Kursbuch der Echokardiographie
2. Auflage 2004, Kursbuch Echokardiographie
3. Auflage 2006, Kursbuch Echokardiographie
4. Auflage, Kursbuch 2009, Kursbuch Echokardiographie

1. französische Auflage 2007

Wichtiger Hinweis: Wie jede Wissenschaft ist die Medizin ständigen Entwicklungen unterworfen. Forschung und klinische Erfahrung erweitern unsere Erkenntnisse, insbesondere was Behandlung und medikamentöse Therapie anbelangt. Soweit in diesem Werk eine Dosierung oder eine Applikation erwähnt wird, darf der Leser zwar darauf vertrauen, dass Autoren, Herausgeber und Verlag große Sorgfalt darauf verwandt haben, dass diese Angabe **dem Wissensstand bei Fertigstellung des Werkes** entspricht.

Für Angaben über Dosierungsanweisungen und Applikationsformen kann vom Verlag jedoch keine Gewähr übernommen werden. **Jeder Benutzer ist angehalten**, durch sorgfältige Prüfung der Beipackzettel der verwendeten Präparate und gegebenenfalls nach Konsultation eines Spezialisten festzustellen, ob die dort gegebene Empfehlung für Dosierungen oder die Beachtung von Kontraindikationen gegenüber der Angabe in diesem Buch abweicht. Eine solche Prüfung ist besonders wichtig bei selten verwendeten Präparaten oder solchen, die neu auf den Markt gebracht worden sind. **Jede Dosierung oder Applikation erfolgt auf eigene Gefahr des Benutzers.** Autoren und Verlag appellieren an jeden Benutzer, ihm etwa auffallende Ungenauigkeiten dem Verlag mitzuteilen.

© 2012 Georg Thieme Verlag KG
Rüdigerstraße 14
70469 Stuttgart
Deutschland
Telefon: +49/(0)711/8931-0
Unsere Homepage: www.thieme.de

Printed in Germany

Zeichnungen: BITmap, Mannheim
Umschlaggestaltung: Thieme Verlagsgruppe
Umschlagfoto: www.fotolia.com
Redaktion: Elisabeth Dominik, Stockach-Wahlwies
Satz: primustype Hurler GmbH, Notzingen
gesetzt in UltraXML
Druck: Stürtz GmbH, Würzburg

ISBN 978-3-13-125675-1
Auch erhältlich als E-Book:
eISBN (PDF) 978-3-1316-5985-9

1 2 3 4 5 6

Geschützte Warennamen (Warenzeichen) werden **nicht** besonders kenntlich gemacht. Aus dem Fehlen eines solchen Hinweises kann also nicht geschlossen werden, dass es sich um einen freien Warennamen handelt.

Das Werk, einschließlich aller seiner Teile, ist urheberrechtlich geschützt. Jede Verwertung außerhalb der engen Grenzen des Urheberrechtsgesetzes ist ohne Zustimmung des Verlages unzulässig und strafbar. Das gilt insbesondere für Vervielfältigungen, Übersetzungen, Mikroverfilmungen und die Einspeicherung und Verarbeitung in elektronischen Systemen.

Vorwort zur 5. Auflage

Wiederum schneller als gedacht wurde eine Neuauflage des Kursbuchs Echokardiografie erforderlich. Das enorme Interesse der Leser ermutigt, an Struktur und Umfang des Buches weiter festzuhalten. Weder mit einer Reduktion auf Stichworte noch mit einer Verzettelung in technische Details von zweifelhaftem klinischem Nutzen wird man der Methode gerecht, die mit einer fundierten Ausbildung steht und fällt. Wie in früheren Auflagen wurden einige Stellen und Abbildungen ergänzt, so zur Funktionsbeurteilung des rechten Ventrikels, sowie Ungenauigkeiten und kleinere Fehler, die aufmerksamen Lesern und Rezensenten auffielen, beseitigt. Der Dank des Verfassers gilt vor allem der professionellen und kompetenten Zuarbeit auf Seiten des Thieme Verlages, namentlich von Frau Häberlein, Frau Schnaufer, Frau Holzer und Herrn Dr. Brands.

Uppsala, Schweden, Oktober 2011 *Frank A. Flachskampf*

Vorwort der 1. Auflage

Dieses Buch wendet sich an Anfänger und Anwender mit Grundkenntnissen auf dem Gebiet der Echokardio-graphie. Es ist, in Anlehnung an das übliche Ultraschallkurssystem, in einen Grund-, Aufbau- und Abschlusskurs gegliedert. Sein Ziel ist es, das Erkennen und Verstehen normaler Morphologie und Physiologie sowie der wichtigen und häufigen pathologischen Befunde zu ermöglichen. Es soll die Einarbeitung in die Echokardiographie in rationaler und gründlicher Form ermöglichen, ohne sich in einem Wust von Details zu verzetteln. Eine systematisch-erschöpfende Diskussion aller möglichen pathologischen Befunde ist in diesem Rahmen nicht möglich und nicht beabsichtigt.

Aus dieser Zielsetzung erklärt sich auch, dass experimentelle und klinisch erst am Beginn der Anwendung stehende Verfahren wie die myokardiale Kontrastechokardiographie, dreidimensionale Echokardiographie, Gewebedoppler u. a. hier nicht im Einzelnen dargestellt werden konnten. Das methodische Gewicht liegt, der realen klinischen Bedeutung entsprechend, auf der zweidimensionalen Echokardiographie und den Dopplerverfahren einschließlich neuer klinisch wichtiger Entwicklungen, wie harmonischer Bildgebung und digitaler Bildverarbeitung. Das M-Mode, das de facto in aller Regel nur noch für lineare Messungen von Bedeutung ist, ist dementsprechend in das Standard-Untersuchungsprogramm im Rahmen der parasternalen Untersuchung integriert. Klassische wichtige M-Mode-Befunde, etwa beim SAM-Phänomen, sind jedoch in den entsprechenden Kapiteln diskutiert und illustriert. Für die Gliederung des Buches wurde einer Orientierung an anatomischen Strukturen der Vorzug vor einer nosologischen Einteilung gegeben.

Die – von der Sache her schwierige, vom Umfang her jedoch gebotene – Abgrenzung gegenüber Inhalten der „fortgeschrittenen" Echokardiographie sieht der Autor darin, dass diese eine eingehende Methodendiskussion und eine umfassende Systematik pathologischer Befunde erfordern. Hierzu wird auf die „Weiterführende Literatur" verwiesen, die ihrerseits den Zugang zur Primärliteratur (d. h. Originalarbeiten in Zeitschriften) eröffnet. Dasselbe gilt für transösophageale und Stressechokardiographie, deren Grundlagen vermittelt werden, deren eingehende Diskussion aber nicht Inhalt des Buches ist.

Mit dem vorliegenden Buch hofft der Verfasser zu zeigen, dass die anspruchsvolle und komplexe Technik Echokardiographie auf durchwegs verständlichen Elementen aufbaut, und wünscht sich, dem Leser den Zugang zu dieser Methode so einfach wie möglich zu machen.

Der Dank des Verfassers gilt zuallererst der Geduld der eigenen Familie. Ohne die großzügige Überlassung von Zeit, Ideen, Daten und Bildmaterial durch (alphabetisch)

- Sigrid Daberkow, Sven Effert, Andreas Franke, Helmut Grenner, Peter Hanrath, Rainer Hoffmann, Heinz Lambertz, Jolanta Steckiewicz an der Med. Klinik I des Universitätsklinikums der RWTH Aachen,
- Arthur Weyman am Echokardiographischen Labor des Massachusetts General Hospital in Boston,
- Craig Asher, David Homa, James Thomas an der Cardiovascular Imaging Section der Cleveland Clinic,
- Werner Daniel, Teresa Menendez, Uwe Nixdorff, Dieter Ropers, Renate Schützenmeister, Jens-Uwe Voigt an der Med. Klinik II der Universitätsklinik Erlangen-Nürnberg,
- die Firmen Secure Archive und Hewlett-Packard/ EchoAccess (kostenlose Überlassung von Programmen, die die Verwendung digitalen Bildmaterials für dieses Buch ermöglicht haben)

wäre das Buchprojekt nicht möglich gewesen.

Ebenfalls dankend anerkannt wird die editorische Hilfe von Markus Becker und Ursula Biehl-Vatter vom Georg Thieme Verlag.

Erlangen im September 2000 *Frank A. Flachskampf*

Abkürzungsverzeichnis

In den Abbildungen verwendete und in den Legenden nicht erklärte Abkürzungen:

ALP	anterolateraler Papillarmuskel
AML	vorderes Mitralsegel
ANTSEP	anteroseptale Wand des linken Ventrikels
AOA	Aorta ascendens
AOD	Aorta descendens
ASD	Vorhofseptumdefekt
ATL	anteriores Trikuspidalsegel
AV	Aortenklappe
AW	anteriore Wand des linken Ventrikels
CT	Computertomographie
IAS	Vorhofseptum
INF	inferiore Wand des linken Ventrikels
IVS	Ventrikelseptum
IW	inferiore Wand des linken Ventrikels
LA	linker Vorhof
LM	Hauptstamm der linken Kranzarterie
LV	linker Ventrikel
LVOT	linksventrikulärer Ausflusstrakt
MPA	Hauptstamm der Pulmonalarterie
MRT	Magnetresonanztomographie
MV	Mitralklappe
PHT	Druckhalbwertzeit
PI	Pulmonalinsuffizienz
PML	posteriores Mitralsegel
PMP	posteromedialer Papillarmuskel
POST	posteriore Wand des linken Ventrikels
PV	Pulmonalklappe
PW	posteriore Wand des linken Ventrikels
RA	rechter Vorhof
RCA	rechte Kranzarterie
RV	rechter Ventrikel
SC	Sinus coronarius
SE	Ventrikelseptum
STL	septales Trikuspidalsegel
TI	Trikuspidalinsuffizienz
TV	Trikuspidalklappe
VCI	V. cava inferior
VCS	V. cava superior
VSD	Ventrikelseptumdefekt

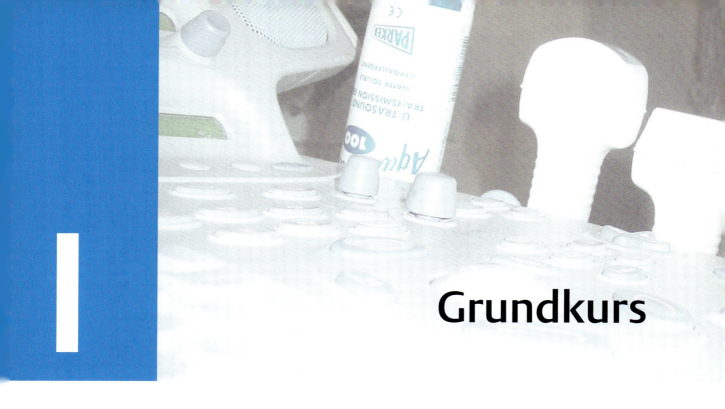

I Grundkurs

1	**Rolle der Echokardiografie in der Kardiologie und Indikationen zur echokardiografischen Untersuchung** 4		
1.1	Rolle der Echokardiografie in der Inneren Medizin und Kardiologie 4		
1.2	Indikationsstellung 5		
	Häufigste Indikationen 5		
	Klinische Situationen ohne Routine-Indikation zur Echokardiografie 5		
	Differenzialindikation zur transösophagealen Echokardiografie 5		
	Systematische oder „gezielte" Echokardiografie? 6		
	Tragbare Echokardiografiegeräte 6		
1.3	Wert echokardiografischer Befunde in der kardiovaskulären Diagnostik 6		
2	**Physikalische und technische Grundlagen** 8		
2.1	Ultraschall 8		
2.2	Echokardiografiegerät 10		
	Prinzip der Echokardiografie 10		
	Erzeugung von Ultraschall durch das Echokardiografiegerät 10		
	Gepulster Ultraschall 12		
	Empfang und Darstellung von Ultraschallsignalen durch das Echokardiografiegerät 13		
	Auflösung 13		
	Eindringtiefe 13		
	Fokus 14		
2.3	Echokardiografische Verfahren 15		
	M-Mode 15		

2-D-Verfahren 15
3-D-Echokardiografie 16
Dopplerverfahren 18
Kontinuierlicher Doppler (continuous wave, CW) 20
Gepulster Doppler (pulsed wave, PW) 20
Farbdoppler 20
Gewebedoppler 22
Power-Doppler 23
2.4 Speicherung echokardiografischer Daten 23
2.5 Artefakte 24
Artefakte durch suboptimale Fokussierung und endliche Schnittebenen-Schichtdicke („beam width artifacts") bzw. durch Nebenkeulen 24
Schallschatten 26
Reverberationsartefakte 26
Nahfeldartefakt 26
Klicks 26
2.6 Wirkungen von diagnostischem Ultraschall auf Gewebe 26
2.7 Einige hydrodynamische Grundbegriffe 27
Kontinuitätsprinzip 27
Berechnung des Schlagvolumens über einer Klappe 27
Berechnung des Regurgitationsflusses und der Regurgitationsfläche anhand der proximalen Konvergenzzone 28
Berechnung von Gradienten aus Strömungsgeschwindigkeiten: die Bernoulli-Gleichung 28
Laminare und turbulente Strömung 30

3	**Untersuchungstechnik**	31
3.1	Voraussetzungen	31
	Untersuchungsraum	31
	Patientenlagerung	31
	Geräteeinstellung	33
	Wählbare Parameter der Bildgewinnung	33
	Einstellbare Parameter der 2-D-Bildwiedergabe	36
	Einstellungen bei der M-Mode-Untersuchung	39
	Einstellungen bei der Doppleruntersuchung	39
	Praktisches Vorgehen beim Einstellen des Echogeräts	42
	Untersuchungsdokumentation	42
	Ausdrucke	42
	Videoband	42
	Digitale Speichermedien	43
	Digitales Echolabor	43
	Befundung	44
	Beispiele ausführlicher echokardiografischer Befunde	45
3.2	Ablauf der echokardiografischen Untersuchung	47
	Schallfenster	47
	Integration von M-Mode und Doppler in den Untersuchungsgang	48
	M-Mode	48
	Doppler	48
	Nomenklatur der Schnittebenen	48
	Orientierung des Schallkopfs und Bildsektors	49
	Parasternaler Langachsenschnitt (DVD: Loop 3–1)	49
	Schallkopfposition	49
	Abgebildete Strukturen	49
	M-Mode-Untersuchung	51
	2-D-Untersuchung	58
	Doppleruntersuchung	59
	Parasternale Kurzachsenschnitte	59
	Parasternaler Kurzachsenschnitt auf Höhe der Herzbasis (DVD: Loop 3–2)	61
	Parasternaler Kurzachsenschnitt auf Höhe der Mitralklappe (DVD: Loops 3–3 u. 3–9)	63
	Parasternaler Kurzachsenschnitt auf Höhe der Papillarmuskeln (DVD: Loop 3–4)	63
	Apikaler parasternaler Kurzachsenschnitt	64
	Parasternaler Langachsenschnitt des rechtsventrikulären Einflusstrakts	64
	Apikale Schnittebenen	64
	Apikaler Vierkammerblick (DVD: Loop 3–5)	65
	Apikaler Fünfkammerblick	68
	Apikaler Zweikammerblick (DVD: Loop 3–6)	68
	Apikaler Langachsenschnitt (DVD: Loop 3–7)	69
	Subkostale Schnittebenen	71
	Subkostaler Vierkammerblick	71
	Subkostale Kurzachsenschnitte	72
	Suprasternales Schallfenster (DVD: Loop 3–8)	73
	Rechtsparasternales Fenster	73

II Aufbaukurs

4	**Linker Ventrikel und Kardiomyopathien** 76
4.1	Linker Ventrikel: globale und regionale Veränderungen............................. 76
	Funktionelle Anatomie...................... 76
	Echokardiografische Morphologie und Funktionsbeurteilung..................... 77
	Untersuchungsebenen..................... 78
	Papillarmuskeln........................... 80
	Wandsegmente 80
	Wanddicke und Muskelmasse............... 81
	Globale systolische Pumpfunktion........... 83
	Eingeschränkte linksventrikuläre Funktion 88
	Differenzialdiagnose 88
	Beurteilung der diastolischen Funktion....... 88
	Eingeschränkte regionale systolische Funktion: Wandbewegungsstörungen 91
	Andere umschriebene pathologische Veränderungen und Zusatzstrukturen.......... 96
	Thromben (DVD: Loop 4–4)................. 96
	Andere Zusatzstrukturen 97
	Pathologische Veränderungen im Ausflusstrakt 97
	Häufige echokardiografische Fehler............ 99
	Messfehler und Fehleinschätzungen 99
	Echokardiografische Befunde bei Herztransplantation........................ 99
	Anhang 100
4.2	Kardiomyopathien 101
	Einteilungen 101

Dilatative Kardiomyopathie
(DVD: Loops 4–1 bis 4–4).................... 102
    Echokardiografische Differenzialdiagnose der dilatativen Kardiomyopathie 102
Hypertrophe Kardiomyopathie
(DVD: Loops 4–5 u. 4–6)..................... 102
    Hypertrophe obstruktive Kardiomyopathie ... 104
    Echokardiografische Differenzialdiagnose der hypertrophen Kardiomyopathie 107
Restriktive Kardiomyopathien
(DVD: Loops 2–1, 4–10, 4–11) 108
    Echokardiografische Differenzialdiagnose der restriktiven Kardiomyopathie............ 108

5	**Mitralklappe** 109
5.1	Funktionelle Anatomie....................... 109
5.2	Echokardiografische Beurteilung der Mitralklappe 111
	Morphologische Beurteilung................. 111
	Schnittebenen 111
	Funktionsbeurteilung........................ 112
	Doppleruntersuchung 114
5.3	Erkrankungen der Mitralklappe 114
	Degenerative Veränderungen der Mitralklappe .. 114
	Mitralprolaps (DVD: Loop 5–1)............... 115
	Infektiöse Endokarditis (DVD: Loop 5–2) 116
	Abakterielle Endokarditiden 120
	Mitralstenose (DVD: Loops 5–3 bis 5–5)........ 120
	Morphologische Charakteristika............. 120
	Dopplercharakteristika 123

	Mitralinsuffizienz	
	(DVD: Loops 5–4, 5–6, 5–7, 5–8)	124
	Pathophysiologie	124
	Morphologische Veränderungen bei Mitralinsuffizienz	125
	Schweregradbeurteilung	125
	Chirurgische Aspekte	125
	Angeborene Erkrankungen	129
5.4	Transmitrales Flussgeschwindigkeitsprofil und diastolische Funktion des linken Ventrikels	129
5.5	Häufige Untersuchungsfehler	130

6 Aortenklappe ... 131

6.1	Funktionelle Anatomie	131
6.2	Echokardiografische Beurteilung der Aortenklappe	131
	Morphologische Beurteilung	131
	Funktionsbeurteilung (Doppler)	135
	Bestimmung des linksventrikulären Schlagvolumens	135
6.3	Erkrankungen der Aortenklappe	135
	Degenerative Veränderungen der Aortenklappe	135
	Aortenstenose (DVD: Loops 6–1 u. 6–2)	137
	Berechnung des maximalen und mittleren Gradienten	137
	Bestimmung der Klappenöffnungsfläche	138
	Diagnostische Aussagekraft der Echokardiografie bei der Aortenstenose	140
	Aorteninsuffizienz (DVD: Loops 6–3 u. 6–4)	141
	Schweregradbeurteilung	141
	Probleme der Dopplerunstersuchung	143
	Diagnostische Aussagekraft der Echokardiografie bei der Aorteninsuffizienz	143
	Infektiöse Endokarditis der Aortenklappe (DVD: Loop 6–5)	145

7 Linker Vorhof ... 146

7.1	Funktionelle Anatomie	146
7.2	Echokardiografische Morphologie	148
7.3	Vorhofseptum	149
	Lungenvenen und pulmonalvenöses Flussprofil	149
	Linkes Herzohr	151
7.4	Pathologische Befunde	151
	Vergrößerung des linken Vorhofs	151
	Thromben und Spontankontrast	152
	Kardioversion	152
	Persistierende linke obere Hohlvene	153
	Tumoren	153
	Cor triatriatum	154

8 Rechter Ventrikel, Pulmonalklappe und Pulmonalarterie ... 155

8.1	Funktionelle Anatomie	155
	Rechter Ventrikel	155
	Pulmonalklappe	155
	Pulmonalarterie	155
8.2	Echokardiografische Morphologie	155
	Rechter Ventrikel	155
	Schnittebenen	155
	Pulmonalklappe und Pulmonalarterie	159
8.3	Erkrankungen des rechten Ventrikels	160
	Dilatation des rechten Ventrikels	160
	Hypertrophie des rechten Ventrikels	161
	Eingeschränkte systolische Funktion des rechten Ventrikels	161
	Koronare Herzkrankheit	161
	Pulmonale Hypertonie (DVD: Loops 8–1 u. 8–2)	161
	Lungenembolie (akute pulmonale Hypertonie)	161
	Chronische pulmonale Hypertonie	162
	Kardiomyopathien	163
	Zusatzstrukturen im rechten Ventrikel	163
	Ventrikelseptumdefekte	164
	Kongenitale Ventrikelseptumdefekte	164
	Erworbene Ventrikelseptumdefekte (DVD: Loops 4–12 bis 4–14)	165
8.4	Erkrankungen der Pulmonalklappe	166
	Pulmonalstenose	166
	Pulmonalinsuffizienz	166
8.5	Weitere kongenitale Shunt-Erkrankungen	167
	Offener Ductus Botalli	167
	Fallot-Tetralogie	168
	Komplette Transposition der großen Gefäße	169

9 Rechter Vorhof, Vorhofseptum und Trikuspidalklappe ... 170

9.1	Funktionelle Anatomie	170
	Rechter Vorhof	170
	Vorhofseptum	171
	Trikuspidalklappe	172
9.2	Echokardiografische Morphologie	172
9.3	Erkrankungen der Trikuspidalklappe	173
	Trikuspidalstenose	173
	Trikuspidalinsuffizienz	173
	Abschätzung des pulmonalen systolischen Drucks aus der Trikuspidal-Regurgitationsgeschwindigkeit	174
	Trikuspidalendokarditis (DVD: Loop 5–2)	175
	Morbus Ebstein	175
9.4	Shuntverbindungen: offenes Foramen ovale und Vorhofseptumdefekte	176
	Offenes Foramen ovale (DVD: Loops 9–3, 14–14)	176

Vorhofseptumdefekte 177
    Ostium-secundum-Defekt (DVD: Loop 9–2) . . . 177
    Ostium-primum-Defekt 177
    Sinus-venosus-Defekt. 177
Vorhofseptumaneurysma (DVD: Loop 9–1) 179
9.5 Pathologische Befunde im rechten Vorhof und der unteren Hohlvene 180
Zusatzstrukturen im rechten Vorhof: Thromben, Tumoren und Fremdkörper. 180
Fehlender inspiratorischer Kollaps der unteren Hohlvene 180

10 Aorta 182
10.1 Funktionelle Anatomie. 182
10.2 Echokardiografische Morphologie 182
    Aortenwurzel und Aorta ascendens. 182
    Aortenbogen und Aorta descendens. 185
    Wichtigste Befunde 185
10.3 Erkrankungen der Aorta 185

Dilatation und Aneurysma 185
Atherosklerose 187
Aortendissektion (DVD: Loops 10–1, 14–4). 188
Marfan-Syndrom. 190
Traumen 190
Aortenisthmusstenose. 190
Aortitis. 191

11 Perikard 192
11.1 Funktionelle Anatomie. 192
11.2 Echokardiografische Morphologie 192
11.3 Erkrankungen des Perikards 193
    Perikarderguss (DVD: Loops 11–1 bis 11–6) 193
    Perikardtamponade (DVD: Loops 11–4 u. 11–5) 196
        Rolle des Echokardiogramms bei der Perikardpunktion. 197
    Pericarditis constrictiva 197
    Andere Erkrankungen 199

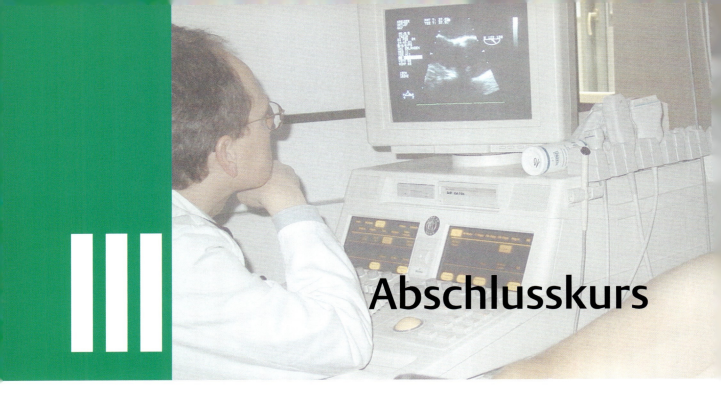

III Abschlusskurs

12	**Echokardiografische Notfalldiagnostik**	202
12.1	**Notfallindikationen**	202
	Leitsymptome	202
	Methodische Besonderheiten	202
12.2	Echokardiografische Differenzialdiagnose nach Leitsymptomen	203
12.3	Dringliche Indikationen	203
	Kardiale Emboliequellensuche	203
	Andere Notfälle	204

13	**Herzklappenprothesen**	205
13.1	Schwierigkeiten bei der Echokardiografie von Herzklappenprothesen	205
13.2	Prothesentypen	206
	Besteht eine Protheseninsuffizienz?	206
	Besteht eine Obstruktion der Prothese?	208
	Liegen Anzeichen für eine infektiöse Endokarditis vor?	210
	Liegt eine Prothesenthrombose oder Pannusbildung vor?	211
13.3	Besonderheiten der verschiedenen Klappenpositionen	211
	Mitralprothesen (DVD: Loops 13–1 u. 13–2)	211
	Aortenprothesen (DVD: Loop 13–3)	212
	Trikuspidalprothesen	212

14	**Transösophageale Echokardiografie**	213
14.1	Grundlagen	213
	Prinzip der transösophagealen Untersuchung; Schallkopf und Schnittebenen	213
	Indikationen, Kontraindikationen und Kautelen	214
14.2	Durchführung der transösophagealen Untersuchung	219
	Vorbereitung und Einführen des Geräts	219
	Typischer Ablauf der TEE	221
	Transgastrische Untersuchung	221
	Transösophageale Schnittebenen	222
	Darstellung der thorakalen Aorta	226

15	**Stressechokardiografie**	227
15.1	Grundlagen	227
	Prinzip der Stressechokardiografie	227
	Normale Veränderung der systolischen Funktion des linken Ventrikels unter Belastung	228
	Indikationen, Kontraindikationen und Kautelen	228
15.2	Durchführung der Belastung	229
	Bildgewinnung und -interpretation	229
	Hilfsmaßnahmen bei schlechter Bildqualität	230
	Belastungsformen	230
	Ergometrische Belastung	230
	Pharmakologische Belastung	231
	Vitalitätsdiagnostik	232
15.3	Stärken und Schwächen der Stressechokardiografie	232

16 Kontrastechokardiografie ... 234

16.1 Technische Grundlagen ... 234
Kontrastmittel der Rechtsherz-Kontrastechokardiografie ... 234

16.2 Untersuchungen mit Rechtsherzkontrastmittel ... 235
Shuntdiagnostik ... 235
Shuntformen ... 235
Shunts auf Vorhofebene mit Kontrastmittelübertritt vom rechten in den linken Vorhof (Vorhofseptumdefekt, offenes Foramen ovale) ... 235
Andere Shunts ... 236
Persistierende linksseitige V. cava superior ... 236
Echokontrast bei Perikardpunktion ... 237
Unerwünschte Wirkungen der Kontrastgabe ... 237

16.3 Untersuchungen mit Linksherzkontrastmittel ... 237

Sachverzeichnis ... 243

Lernziele

Dieses Buch ist in Anlehnung an die nach der Ultraschallvereinbarung übliche Kursstruktur in einen Grund-, Aufbau- und Abschlusskurs eingeteilt. Die Kurse sind in der Ultraschallvereinbarung (1) hinsichtlich einiger formaler Kriterien wie Stundenzahl, Größe der Unterrichtsgruppen, Qualifikation der Unterrichtenden u. a. festgelegt (Kap. 1). Der Inhalt ist dagegen nur pauschal vorgegeben: so umfasst der Grundkurs die Vermittlung von Kenntnissen über „Indikationsbereich und physikalisch-technische Grundlagen, Basiskenntnisse unter Einschluss praktischer Übungen". Der Aufbaukurs dient zur „Korrektur und Verbesserung der Untersuchungstechnik unter Einschluss praktischer Übungen", während sich der Abschlusskurs der „Vervollständigung der Kenntnisse und Fähigkeiten" sowie speziellen klinischen Fragestellungen widmet. Dementsprechend wird im vorliegenden Buch der Wissensstoff in drei größeren Komplexen vermittelt.

1. Grundkurs

Als Grundkurs behandelt dieses Buch folgende Themenbereiche:
- die physikalischen und technischen Grundlagen der Echokardiografie (einschließlich der Dopplerverfahren), ihre verschiedenen Modalitäten, Basiswissen zur Speicherung echokardiografischer Daten sowie hydrodynamische Grundbegriffe zum Verständnis der Dopplerechokardiografie,
- die Indikationen zur Echokardiografie einschließlich der Differenzialindikationen zur transösophagealen Echokardiografie,
- die grundlegende Untersuchungstechnik im M-Mode-, 2-D- und Dopplerverfahren einschließlich der Geräteeinstellung, der Nomenklatur, der Untersuchungsdokumentation und der wichtigsten Fehlermöglichkeiten.

2. Aufbaukurs

Der Aufbaukurs behandelt:
- die spezielle Ultraschalldiagnostik der einzelnen kardialen Strukturen, etwa der Ventrikel, der Herzklappen usw. In diesem Rahmen wird die Untersuchungstechnik hinsichtlich der jeweils betreffenden Struktur rekapituliert und die Vorgehensweise bei pathologischen Befunden erörtert sowie
- die wichtigsten pathologischen Befunde und ihre Abgrenzung vom Normalen.

3. Abschlusskurs

Der Abschlusskurs wendet sich speziellen Themen und Methoden zu, die zwar im Rahmen dieses Buches nicht erschöpfend diskutiert werden können, deren Grundlagen, Problematik und Möglichkeiten jedoch jeder, der echokardiografiert, kennen sollte. Dies sind:
- die Untersuchung von Klappenprothesen,
- die transösophageale Echokardiografie,
- die Stressechokardiografie,
- die Kontrastechokardiografie,
- die echokardiografische Diagnostik in typischen internistischen und kardiologischen Notfallsituationen.

(1. Qualifikationsvoraussetzungen gemäß § 135 Abs. 2 SGBV zur Durchführung von Untersuchungen in der Ultraschalldiagnostik (Ultraschall-Vereinbarung) vom 10.2.1993 in der Fassung vom 20.11.1995)

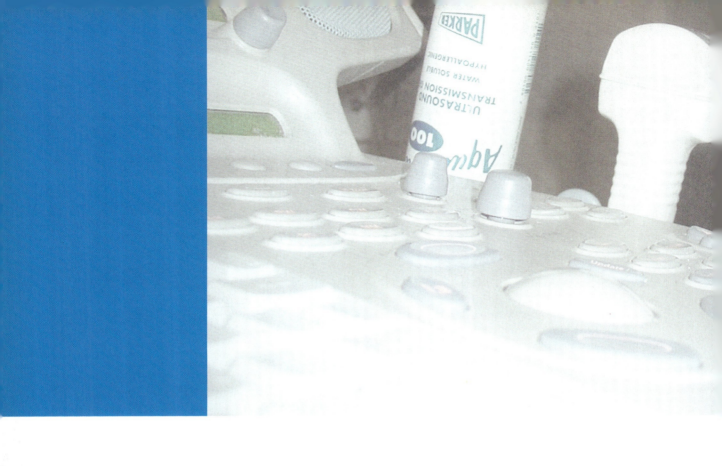

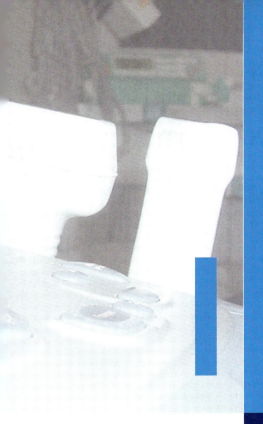

Grundkurs

1 Rolle der Echokardiografie in der Kardiologie und Indikationen zur echokardiografischen Untersuchung

2 Physikalische und technische Grundlagen

3 Untersuchungstechnik

1 Rolle der Echokardiografie in der Kardiologie und Indikationen zur echokardiografischen Untersuchung

Übersicht

Der Stellenwert der Methode im klinischen Kontext der Inneren Medizin und speziell der Kardiologie wird erörtert. Weiter werden Fragen der Indikationsstellung zur gezielten und systematischen Echokardiografie, zur transösophagealen Echokardiografie und die Verwendung von tragbaren Echogeräten diskutiert.

1.1 Rolle der Echokardiografie in der Inneren Medizin und Kardiologie

Die Echokardiografie ist das wichtigste nicht invasive bildgebende Verfahren der Kardiologie und gehört zum täglichen Handwerkszeug des kardiologisch tätigen Arztes. Infolge ihrer – relativen – Preisgünstigkeit und Mobilität sowie der fehlenden Patientenbelastung durch Röntgen- oder andere energiereiche Strahlung ist sie universell, auch bettseitig, einsetzbar, wiederholbar und nicht an großtechnische Anlagen gebunden. Dies zeichnet sie v. a. im Vergleich zur Magnetresonanztomografie aus, die ihr in der Aussagekraft am nächsten steht.

Grundlegende Kenntnisse der Echokardiografie sind daher im klinischen Alltag nicht nur der Kardiologie, sondern auch der Inneren Medizin notwendig. Viele primär nicht kardiologische Krankheitsbilder, etwa das akute Nierenversagen, das Karzinoidsyndrom oder die Amyloidose haben klassische, echokardiografisch diagnostizierbare kardiale Auswirkungen (bei den genannten Beispielen Perikarderguss, rechtsseitige Klappenfibrose sowie restriktive Kardiomyopathie). Bei einem Großteil der Patienten in einer internistischen Notfallaufnahme werden kardiovaskuläre Verdachtsdiagnosen gestellt, von der akuten Herzinsuffizienz über die Lungenembolie bis zum Myokardinfarkt. In all diesen Fällen kann die Echokardiografie diagnostisch wegweisend sein.

Auch auf nicht primär kardiologisch orientierten internistischen oder interdisziplinären Intensivstationen fallen täglich Probleme an, die eine rasche echokardiografische Diagnostik notwendig machen – oft eine physisch ermüdende Erfahrung für den zuständigen Echokardiografeur.

Die echokardiografische Diagnostik hat sich dementsprechend mittlerweile über das eigentliche Echolabor hinaus verbreitet; neben dem Einsatz auf den Intensivstationen und in der Notaufnahme begleitet sie zunehmend intraoperativ kardiochirurgische und bisweilen auch allgemeinchirurgische Eingriffe. Damit wird die Frage nach der Ausbildung und Qualifikation der Untersucher bzw. Befunder immer wichtiger, da die Echokardiografie, anders als etwa das EKG und wohl auch in höherem Maß als z. B. die invasive Diagnostik sehr stark untersucherabhängig ist und ähnlich der invasiven Kardiologie eine lange Lernkurve aufweist.

Im deutschsprachigen Raum ist nicht nur die Befundung, sondern auch die Anfertigung des Echokardiogramms in der Regel ärztliche Tätigkeit. Durchgehend gilt dies für die transösophageale Echokardiografie. Auch die Stressechokardiografie bedingt zwingend die Anwesenheit eines Arztes. Dagegen kann die (transthorakale) echokardiografische Bildgewinnung, aber nicht die klinische Wertung der Befunde von eingearbeitetem Assistenzpersonal übernommen werden, wobei es im deutschsprachigen Raum kein Curriculum für die Ausbildung nicht ärztlichen Personals gibt. Auch dann sollte jedoch ein Arzt ständig verfügbar sein.

Mindestanforderungen an die ärztliche Ausbildung auf diesem Gebiet wurden in den „Qualitätsleitlinien in der Echokardiografie" (Erbel et al. 1997) der Deutschen Gesellschaft für Kardiologie und in der kassenärztlichen „Ultraschall-Vereinbarung" (Qualitätsvoraussetzungen 1995) festgelegt.

1.2 Indikationsstellung

Da es sich bei der Echokardiografie um eine nicht belastende diagnostische Methode mit hoher Aussagekraft handelt, ist eine breite Indikationsstellung bei kardiovaskulären Erkrankungen gerechtfertigt. Kontraindikationen bestehen nicht. Bei praktisch allen kardiovaskulären Erkrankungen können wichtige, oft auch nicht erwartete Befunde erhoben werden. Infolge des beträchtlichen Zeitaufwands für Untersuchung und Befundung, der erforderlichen Übung und Erfahrung des Untersuchers sowie wegen der Kosten müssen die Indikationen aber auf ein vernünftiges Maß beschränkt werden. Eine detaillierte Diskussion der Indikationen mit normativer Zielsetzung findet sich in den Richtlinien der amerikanischen kardiologischen Gesellschaften (ACC/AHA/ASE 2003 Guideline u. Douglas et al. 2008).

Häufigste Indikationen

Die folgenden klinischen Situationen und Fragen stellen – ohne Anspruch auf erschöpfende Aufzählung – die häufigsten Indikationen zur Echokardiografie dar:
- Verdacht auf Herzinsuffizienz (unklare Dyspnoe)
- Frage nach Ventrikelfunktion
- unklares Herzgeräusch
- Verdacht auf abgelaufenen Infarkt
- Verdacht auf Endokarditis
- Verdacht auf kardiogene Embolie
- Verlaufsbeobachtung bei Vitium oder Klappenprothese
- Verdacht auf Perikarderguss

Klinische Situationen ohne Routine-Indikation zur Echokardiografie

Die Echokardiografie eignet sich unter dem Aspekt der Kosten-Nutzen-Relation nicht als Bestandteil der allgemeinen Vorsorgeuntersuchung („Check-up") einer unselektierten Normalbevölkerung oder primär nicht kardiovaskulär erkrankter Patienten.

Die (Ruhe-)Echokardiografie eignet sich nicht als Suchtest für eine koronare Herzkrankheit, da die Koronargefäße nicht direkt beurteilt werden können, sondern nur Wandbewegungsstörungen in Ruhe als Ausdruck von Infarktnarben erfasst werden. Auch bei schwerer Dreigefäßerkrankung kann daher das Echo in Ruhe völlig normal sein, soweit keine Infarktnarben bestehen. Dagegen weist die **Stressechokardiografie** (Kap. 15) eine hohe diagnostische Aussagekraft bei folgenden Fragestellungen auf:
- Diagnose der koronaren Herzkrankheit
- Prognoseabschätzung nach Infarkt
- funktionelle Beurteilung bekannter Koronarstenosen
- Erfolgsbeurteilung nach Revaskularisation (Intervention oder Koronarchirurgie)

Bei der Wiederholungsuntersuchung im Rahmen der Langzeitbehandlung kardiovaskulärer Erkrankungen, z. B. der Hypertonie, sollte die Frage der Therapierelevanz mitbedacht werden. Obwohl eine prognostische Bedeutung der Linkshypertrophie gesichert ist, sollte die mäßige Reproduzierbarkeit der Messungen zur Berechnung der linksventrikulären Masse bedacht werden.

Die automatische Indikation zur Echokardiografie nach jedem neurologischem Insult unter der Frage nach einer kardialen Emboliequelle ist nicht effektiv. Nur bei wahrscheinlich embolischem Insult ist eine echokardiografische Diagnostik sinnvoll, insbesondere dann, wenn die Diagnostik der hirnversorgenden Arterien ohne wegweisenden Befund ist.

Differenzialindikation zur transösophagealen Echokardiografie

Bei nicht ausreichender transthorakaler Bildqualität und klinisch wichtiger Fragestellung ist prinzipiell die Indikation zur transösophagealen Echokardiografie gegeben (Kap. 14). Der Grund dafür ist die erheblich höhere Sensitivität dieser Technik zur Diagnose pathologischer Veränderungen v. a. an Klappen, Prothesen, in den Vorhöfen sowie in der thorakalen Aorta. Bei transthorakal schlecht schallbaren Patienten (z. B. Emphysem oder Beatmung) können auch echokardiografische Routinefragen, etwa die Frage nach Wandbewegungsstörungen, die transösophageale Untersuchung notwendig machen.

In einigen Situationen kann die transösophageale Echokardiografie primär auch ohne vorherige transthorakale Echokardiografie eingesetzt werden, da die zu erwartende diagnostische Ausbeute weit größer ist und auch bei positivem transthorakalem Befund eine

transösophageale Untersuchung fast immer zur Klärung von Details notwendig ist:
- bei Verdacht auf Aortendissektion oder Aortentrauma
- bei Verdacht auf Endokarditis, Dysfunktion oder Thrombose einer Herzklappenprothese
- zum Ausschluss linksatrialer Thromben vor Kardioversion

Systematische oder „gezielte" Echokardiografie?

Für die echokardiografische Untersuchung besteht ein standardisiertes, umfassendes Untersuchungsprogramm (Kap. 3). Seine Einhaltung stellt sicher, dass sämtliche zugänglichen Strukturen systematisch und vollständig untersucht werden. Dies kostet Zeit und Mühe: Eine komplette echokardiografische Untersuchung einschließlich Doppleruntersuchung lässt sich selbst unter optimalen Verhältnissen selten in weniger als 15 min durchführen. Bei schwierigen Verhältnissen kann sie leicht ein Mehrfaches dauern. Daher wird insbesondere bei kurzfristigen Wiederholungsuntersuchungen (z. B. Verlauf bei Perikarderguss) oft nur eine bestimmte Struktur in wenigen Schnitten untersucht. Unter Zeitdruck wird auch in anderen Fällen häufig „gezielt" untersucht. Es sollte jedoch bedacht werden, dass damit die Chance schwindet, unvermutete wichtige Befunde zu erheben, da viele pathologische Veränderungen nicht unmittelbar ins Auge springen. Ein ischämischer Ventrikelseptumdefekt bei Myokardinfarkt kann z. B. der flüchtigen Beurteilung der Ventrikelfunktion entgehen, wenn nicht entsprechende Regionen des rechten Ventrikels im Farbdoppler dargestellt worden sind; das Gleiche gilt für Vorhofseptumdefekte oder subaortale Membranen.

Tragbare Echokardiografiegeräte

In den letzten Jahren haben mehrere Hersteller tragbare Echogeräte entwickelt, die portablen Kleincomputern ähneln und für den raschen Transport (meist Akku-Betrieb möglich) und vielseitigen Einsatz außerhalb des klassischen Echolabors konzipiert sind (unter z. T. phantasievollen Epitheta wie „hand-carried", „point-of-care", „ultrasound stethoscope", „personal imager"). Die kleinsten und preiswertesten Geräte haben nur eingeschränkte Doppler-Fähigkeiten und Dokumentationsmöglichkeiten, während die größeren tragbaren Geräte bis hin zur Anschließbarkeit einer TEE-Sonde und der Konfigurierbarkeit für Stressecho-Untersuchungen praktisch alle Optionen eines großen Geräts besitzen. Die 2-D-Bildqualität bzw. die Doppler-Datenqualität erreicht zwar nicht die von derzeitigen „großen" Spitzengeräten, liegt aber durchaus im heutigen Mittelklassebereich. Die Geräte erlauben also, v. a. bei erfahrenem Untersucher, durchaus valide echokardiografische Untersuchungen, obwohl sie bei komplexer Fragestellung oder Pathologie ein „großes" Gerät nicht ersetzen. Die hohe Mobilität erlaubt eine kurzfristigere und breitere Anwendung der Methode, etwa bei der körperlichen Untersuchung des Patienten, bei der Visite, auf nicht kardiologischen Intensivstationen, in der Notaufnahme, im Notarztwagen usw.

Das Hauptproblem des Einsatzes hinsichtlich der Untersuchungsqualität liegt eher in der Ausweitung des Personenkreises der Anwender als in der gerätetechnisch bedingten Datenqualität. Daher entscheidet der Ausbildungsstand des Anwenders und die Fragestellung weit mehr als die Art des Geräts darüber, ob eine Untersuchung nochmals mit einem klassischen Gerät wiederholt bzw. validiert werden muss und welchen klinischen Stellenwert Befunde haben, die mit einem tragbaren Gerät erhoben wurden. Beispielsweise werden typische Notfall-Differenzialdiagnosen bei akuter Dyspnoe, wie myokardiale Linksinsuffizienz, schwere Lungenembolie, Perikarderguss, bei kompetentem Untersucher auch mit einem kleinen Gerät zusammen mit dem klinischen Erscheinungsbild zu erkennen oder verwerfen sein. Dagegen erfordert die Frage nach Zeichen einer infektiösen Endokarditis oder kardialen Emboliequellen meist die bestmögliche Bildqualität und sollte daher nicht (nur) mit einem tragbaren Gerät beantwortet werden.

1.3 Wert echokardiografischer Befunde in der kardiovaskulären Diagnostik

Der Rang echokardiografischer Befunde in der kardiologischen Diagnostik hat kontinuierlich über die Jahre zugenommen und einige Methoden verdrängt (z. B. Apexkardiografie, Phonokardiografie, Farbstoffverdünnung, Radionuklidventrikulografie) oder ist zur ernsthaften Konkurrenz anderer geworden (z. B. Perfusionsszintigrafie). Inzwischen ist die Beurteilung der linksventrikulären Funktion und der Herzklappen mit dem Echo bei entsprechender Sorgfalt sicher genug, dass meist auf die invasive diagnostische Bestätigung verzichtet werden kann. So wird meist bei Patienten mit schwerer Aortenstenose auf die Passage der Klappe mit dem Katheter (zur invasiven Messung des Druckgradienten) verzichtet und die echokardiografische Beurteilung der Aortenstenose und der linksventrikulären Funktion (sowie der Mitralklappe) für ausreichend erachtet. Allerdings werden die betroffenen Patienten in aller Regel koronarangiografiert. Ebenso stellt für nahezu alle Herzchirurgen die transösophageale Diagnose der akuten Aortendissektion unter Beteiligung der Aorta ascendens auch ohne weitere Untersuchungen die Indikation zur Notfalloperation sicher. Für eine Reihe weiterer Erkrankungen, etwa das Auftreten von Thromben in den Herzhöhlen oder die infektiöse Endokarditis, gibt es unter den bildgebenden Verfahren ohnehin keine Konkurrenz zum Echo.

Parallel zum Wert der Methode in der internistischen und kardiologischen Routine- und Notfallpraxis steigen allerdings die Ansprüche an Wissen, Erfahrung und Sorgfalt des Untersuchers und an die Leistungsfähigkeit der Geräte. Ebenso nimmt die Gefahr, die von falsch normalen oder falsch pathologischen Echobefunden ausgeht, proportional zum Stellenwert der Methode und zum ihr entgegengebrachten Vertrauen zu.

2 Physikalische und technische Grundlagen

Übersicht

Die physikalischen Eigenschaften von Schall und Ultraschall, speziell der Wellencharakter und die Interaktion von Schall mit Grenzflächen werden besprochen. Daran schließen die physikalisch-technischen Grundlagen der Bildgebung mit Ultraschall und der Doppler-Messung von Geschwindigkeiten an. Gepulster und kontinuierlicher Betriebsmodus, M-Mode, 2-D-Verfahren, harmonische Bildgebung, 3-D-Echokardiografie, die Dopplermodalitäten sowie wesentliche Begriffe und Parameter werden kurz erklärt und auf ultraschalltypische Artefaktmöglichkeiten hingewiesen. Es folgen die wichtigsten Verarbeitungsschritte im Echogerät, Speichermöglichkeiten und Hinweise auf biologische Wirkungen von Ultraschall. Den Abschluss bilden einige hydrodynamische Konzepte, die für das Verständnis der Echokardiografie, insbesondere der Dopplerverfahren wesentlich sind, so zur Rolle der Bernoulli-Gleichung, der Massen- und Energieerhaltungssätze, zur Berechnung von Volumenfluss und Druckgradienten sowie zur Quantifizierung von Regurgitationen.

2.1 Ultraschall

Eigenschaften des Schalls. Die Echokardiografie ist ein Sammelbegriff für diagnostische kardiologische Methoden auf der Grundlage reflektierten Ultraschalls. Ultraschall ist definiert als Schall mit einer Grundfrequenz oberhalb von 20 kHz (20 000 Schwingungen/s), der somit oberhalb des hörbaren Frequenzbereichs liegt. Typische in der Echokardiografie verwendete Ultraschallfrequenzen liegen zwischen 2 und 7 MHz (Tab. 2.1); im intravaskulären Ultraschall werden Frequenzen bis etwa 45 MHz benutzt.

Tabelle 2.1 Schallfrequenzbereiche.

bis 20 kHz (2×10^4 Hz)	hörbarer Schall
2,5 MHz ($2,5 \times 10^6$ Hz)	übliche Grundfrequenz der 2-D-Echokardiografie
5 MHz (5×10^6 Hz)	übliche Grundfrequenz der transösophagealen Echokardiografie
20–45 MHz (2–$4,5 \times 10^7$ Hz)	üblicher Frequenzbereich der intravaskulären Ultraschallbildgebung
100–1000 MHz (10^8–10^9 Hz)	akustische Mikroskopie

Schall, einschließlich des Ultraschalls, ist eine Druckwelle, die sich in gasförmigen, flüssigen und festen Medien fortpflanzen kann (Abb. 2.1). Anders als elektromagnetische Wellen, z. B. Licht, kann Schall sich dagegen nicht im Vakuum ausbreiten. Wie alle Wellen können Schallwellen durch ihre Ausbreitungsgeschwindigkeit c (in m/s), ihre Wellenlänge λ (in mm) und ihre Frequenz f (Hz = 1/s) beschrieben werden, wobei $c = \lambda \times f$. Die Ausbreitungsgeschwindigkeit c der Schallwelle hängt vom Medium ab und ist in festen Medien schneller als in gasförmigen. In Gewebe beträgt sie etwa 1540 m/s. Betrachtet man einen ortsfesten Punkt innerhalb einer Schallwelle, so wechseln sich dort Überdruck- und Unterdruckphasen zeitlich ab. Die einzelnen Materieteilchen des Mediums (z. B. Gas- oder Flüssigkeitsmoleküle) bewegen sich dabei räumlich nur geringfügig und kehren nach Ablauf einer Schwingungsperiode an ihren Ausgangsort zurück (ähnlich der periodischen, reversiblen Auslenkung von Wassermolekülen in einer Wasserwelle).

Die sich ausbreitende Schallwelle transportiert also keine Materie, sondern Energie (Tab. 2.1, Abb. 2.1).

Akustische Impedanz. Das Produkt von mediumspezifischer Schallgeschwindigkeit und Dichte des Mediums wird als akustische Impedanz (Schallleitfähigkeit) bezeichnet. Beim Auftreffen von Schallwellen auf eine Grenzfläche von Medien unterschiedlicher Schallleitfähigkeit können drei verschiedene Phänomene entstehen (Abb. 2.2):

- **Reflexion** eines Teils der Schallwellenenergie, wobei der Anteil der reflektierten Energie proportional dem Unterschied der Impedanzen ist. Einfall- und Ausfallwinkel sind gleich. Trifft die Schallwelle senkrecht auf die Grenzfläche (Einfallwinkel = Ausfallwinkel = 0°), so wird Schallenergie zur Schallquelle zurückgeworfen. Dies ist die Grundlage des Echoeffekts beim hörbaren Schall. Reflexion entsteht an Objekten, die deutlich größer als die Wellenlänge des Schalls sind.
- **Brechung**, wobei das Verhältnis von Einfall- und Ausfallwinkel vom Verhältnis der akustischen Impedanzen abhängt. Dieser Teil der Schallwellenenergie wird nicht zurückgeworfen, sondern verändert seine Ausbreitungsrichtung.
- **Streuung**, wenn die Größe des getroffenen Objekts im Bereich oder unterhalb der Wellenlänge der Schallwelle liegt. Streuung erfolgt in alle räumlichen Richtungen und ist daher weniger als die Reflexion vom Einfallwinkel der Schallwelle abhängig. Die zum Schallkopf zurückkehrende Schallenergie ist weit geringer als bei einer Reflexion.

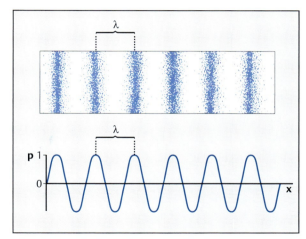

Abb. 2.1 Schema einer Ultraschallwelle. Oben ist die Verdichtung und Rarefaktion der beteiligten Partikel (z. B. Gasmoleküle) dargestellt. Zonen von Verdichtung (hoher Druck) und Rarefaktion (niedriger Druck) wechseln einander im Abstand einer Wellenlänge (γ) ab. Unten ist der entlang der Ausbreitung der Welle (x) aufgezeichnete Druck (p) dargestellt. Zwischen den Druckmaxima und -minima liegt jeweils eine Wellenlänge. Eine solche Sinuskurve könnte auch durch Registrierung des Drucks an einem festen Ort, der einer Schallwelle ausgesetzt ist, über die Zeit aufgezeichnet werden; der Abstand zweier Wellengipfel betrüge dann 1/f, die Schwingungsdauer (nach Weyman AE. Principles and Practice of Echocardiography. Lea & Febiger, Philadelphia, 2. Aufl. 1994).

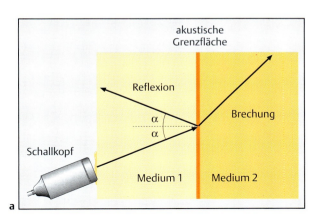

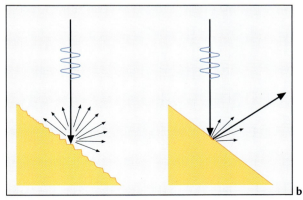

Abb. 2.2 Reflexion, Brechung, Streuung.

a Trifft eine Schallwelle auf eine Grenzfläche zweier Medien unterschiedlicher akustischer Impedanz, so kommt es zur Reflexion. Die zurückgeworfene Energie ist umso höher, je unterschiedlicher die Impedanzen sind. Ein- und Ausfallwinkel sind gleich. Bei senkrechtem Auftreffen wird ein Teil der Energie des Schallstrahls zurück zur Schallquelle geworfen. Ein weiterer Teil der Schallstrahlenergie wird nicht reflektiert, sondern gebrochen, d. h. pflanzt sich unter Richtungsänderung (die vom Impedanzverhältnis abhängt) fort.

b Wenn die Reflektoren kleiner als die Wellenlänge des Ultraschalls sind oder die Schallwelle auf eine „raue" Oberfläche auftrifft (links), tritt eine Streuung von Energie in alle Richtungen auf, d. h. auch zurück zum Schallkopf (allerdings wesentlich weniger als bei Reflexion an einer zur Schallstrahlrichtung senkrechten, großen Grenzfläche). Vgl. dazu die Situation rechts, wo von einer glatten, schräg getroffenen Oberfläche keine Energie zum Schallkopf zurückkehrt.

2.2 Echokardiografiegerät

Prinzip der Echokardiografie

Ausbreitungsgeschwindigkeit von Schall. Bei der Echokardiografie, wie auch der Sonografie, wird zur Bildgebung Ultraschall verwendet, der zu seiner Quelle, dem Schallkopf, aufgrund von Streuung oder Reflexion zurückkehrt. Die Laufzeit zwischen dem Aussenden eines Ultraschallsignals und seinem Empfang wird als Maß des zurückgelegten Wegs (bei bekannter Ausbreitungsgeschwindigkeit) benutzt und gestattet es somit den Abstand der reflektierenden Struktur von der Schallquelle zu bestimmen (**Abb. 2.3**). Die Ausbreitungsgeschwindigkeit von Schall ist in Wasser, Blut und Gewebe bei Körpertemperatur etwa 1540 m/s oder mm/ms (1,54 mm/µs). Auf diese Geschwindigkeit sind Echogeräte geeicht. Hieraus ergibt sich, dass bei Vorhandensein von Materialien, die wesentlich andere Schallausbreitungsgeschwindigkeiten als Wasser haben (z. B. Metall, Kunststoffe), die Eichung des Echogeräts zu Fehlern führt. Dies ist einer der Gründe für Artefakte bei Klappenprothesen. Bei der echokardiografisch am häufigsten benutzten Frequenz von 2,5 MHz beträgt die Wellenlänge 0,6 mm, bei 5 MHz 0,3 mm.

Harmonische Schwingungen. Weiterhin erfährt die Ultraschallwelle im Gewebe durch die wechselnde Verdichtung und Verdünnung des Mediums mit entsprechenden minimalen Variationen der Ausbreitungsgeschwindigkeit eine Formveränderung, die man als Hinzutreten von Obertönen oder harmonischen Schwingungen auffassen kann (**Abb. 2.4**). Diese harmonischen oder Oberschwingungen, deren Frequenzen ganzzahlige Vielfache der Grundfrequenz betragen, entstehen erst während der Fortpflanzung des Ultraschalls im Gewebe und sind wesentlich schwächer als die Grundschwingung. Sie werden bei der harmonischen Bildgebung zur Verbesserung der Bildqualität genutzt. Dabei kann der störende Einfluss der Brustwand verringert werden, da die harmonischen Frequenzen nicht im Schallkopf, sondern erst während der Gewebepassage des Ultraschallsignals entstehen (**Abb. 3.2**).

Bestimmung von Abständen. Diagnostischer Ultraschall in der heute verwendeten Form eignet sich hervorragend dafür, den Abstand von Grenzflächen unterschiedlicher akustischer Impedanz vom Schallkopf zu bestimmen. Dies geschieht bei der Echokardiografie, indem ganz überwiegend die Lokalisation und zeitliche Veränderung der Blut-Gewebe-Grenze kardialer Strukturen (Kammerwände, Klappen, etc.) bestimmt werden. Ultraschall ist dagegen weit weniger geeignet, die Beschaffenheit von Geweben zu charakterisieren. Obwohl der Kollagengehalt lose mit der Echodichte (Stärke des Reflexes, Helligkeit auf dem 2-D-Bildschirm) korreliert, lassen sich nur sehr grobe Aussagen zu geweblichen Veränderungen machen. So erzeugen dichte Verkalkungen durch Totalreflexion der Ultraschallenergie einen Schallschatten (s. u. Schallschatten) distal der betreffenden Struktur. Häufig werden in der Echokardiografie schalldichte (sehr helle) Bezirke an Herzklappen auch ohne Schallschatten als „Verkalkungen" angesprochen; man sollte sich bewusst machen, dass dies mehr eine Redensart ist und letztlich fibröse und verkalkte Läsionen rein echokardiografisch nicht sicher differenziert werden können.

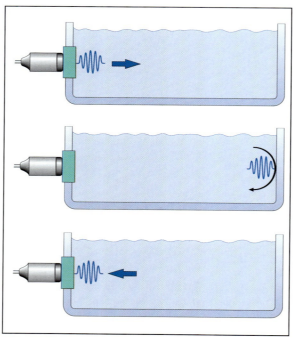

Abb. 2.3 Ultraschallpuls. Erst der „gepulste" Betrieb des Schallkopfs erlaubt die Zuordnung der empfangenen Schallwellen zu einer Reflexion in einer bestimmten Tiefe, die durch die Laufzeit berechnet werden kann. Der Puls, d. h. ein Wellenpaket, das durch kurzfristige Aktivierung des Schallkopfs erzeugt wird, kehrt nach einer Zeit T als Echo zum Schallkopf zurück. Daraus errechnet sich bei bekannter Schallgeschwindigkeit c ein Abstand des Reflektors (hier der rechten Wand des Flüssigkeitsbehälters) von c × T/2 (nach Weyman AE. Principles and Practice of Echocardiography. Lea & Febiger, Philadelphia, 2. Aufl. 1994).

Erzeugung von Ultraschall durch das Echokardiografiegerät

Die Ultraschallwellen werden vom Schallkopf (auch Transducer oder Schallwandler) erzeugt, indem piezoelektrische Kristalle von elektromagnetischen Wellen einer bestimmten Frequenz zu mechanischen Schwingungen derselben Frequenz angeregt werden. Diese

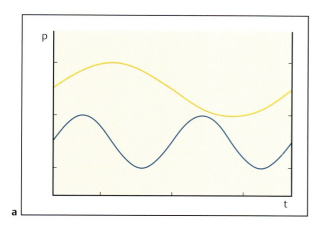
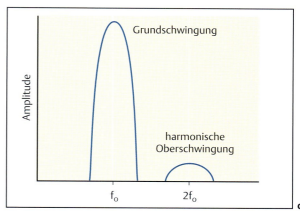
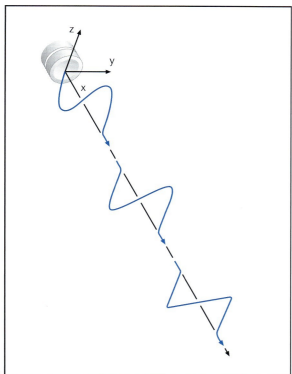

Abb. 2.4 Harmonische Schwingungen.
a Schema der Grundschwingung (gelb, oben) und der (ersten) harmonischen Oberschwingung (blau, unten) als Sinusfunktionen des Drucks über die Zeit (z. B. Aufzeichnung des Drucks an einem festen Ort, der beiden Wellen ausgesetzt ist). Die harmonische Oberschwingung hat exakt die doppelte Frequenz und halbe Wellenlänge der Grundschwingung.
b Schema der Veränderung der Grundschwingung durch Passage von Gewebe. Aus der anfänglichen reinen Sinusschwingung wird durch Beimischung von höheren Frequenzen eine deformierte Welle mit spitzen Wellenkämmen und -tälern. Ursache ist die geringfügig höhere Schallgeschwindigkeit in der Kompressionsphase bzw. geringfügig niedrigere Geschwindigkeit in der Rarefaktionsphase (mit Erlaubnis nach Muir TG, Carstensen EL. Prediction of nonlinear acoustic effects at biomedical frequencies and intensities. Ultrasound Med Biol 1980; 6: 345–357).
c Eine vereinfachte schematische Frequenzanalyse der Schallwelle nach Gewebepassage zeigt neben dem Frequenzspektrum der Grundschwingung um die Zentralfrequenz f_o eine schwächere erste harmonische Oberschwingung mit der Zentralfrequenz $2 f_o$.
d Der Vergleich der Amplituden von Grund- und Oberschwingung in Abhängigkeit vom Abstand vom Zentralstrahl zeigt, dass die harmonische Oberschwingung erheblich schwächer, aber durch die Reduktion von Nebenkeulen auch erheblich rauschärmer ist.

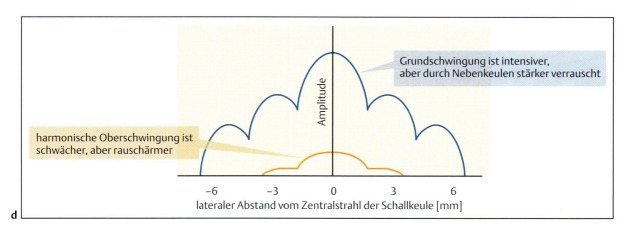

Physikalische und technische Grundlagen

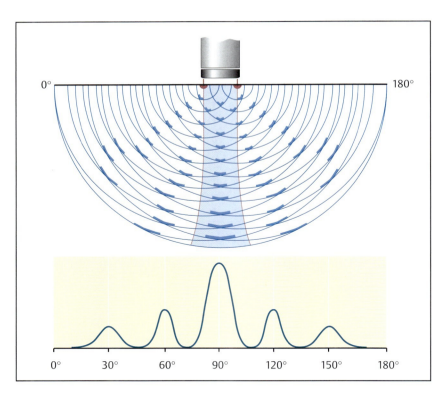

Abb. 2.5 Schallfeld. Durch Schallwellen, die an den Rändern des Schallkopfs entstehen, kommt es zu (destruktiven und konstruktiven) Interferenzen im Schallfeld. Die Folge ist die Entstehung von Bereichen hoher Schallenergie nicht nur um den schraffierten Zentralbereich (die zentrale „Schallkeule"), sondern auch von konzentrischen Schalen um ihn herum, so genannten Nebenkeulen. Unten ist die Schallintensität in einem bestimmten Abstand vom Schallkopf in Abhängigkeit vom Winkel zur Schallkopfoberfläche angegeben (nach Weyman AE. Principles and Practice of Echocardiography. Lea & Febiger, 2. Aufl. 1994).

Schwingungen werden bei Aufsetzen auf die Körperoberfläche und unterstützt durch ein schallleitendes Gel als Ultraschall in den Körper fortgeleitet. Der Schallkopf ist keine punktförmige Quelle einer sich kugelförmig ausbreitenden Schallwelle, sondern erzeugt, z. B. im M-Mode-Verfahren, einen annähernd linearen dünnen Strahl. Diese Bündelung oder Fokussierung des Schallfelds ist allerdings nur relativ, d. h. den energiereichsten Teil der Ultraschallwelle betreffend; außerdem ist die Fokussierung nur bis zu einer gewissen Tiefe wirksam, danach divergiert das Schallfeld (**Abb. 2.5**).

Gepulster Ultraschall

Um die Bestimmung der Laufzeit zu ermöglichen, muss der Ultraschall in einzelnen Wellenpaketen zu definierten Zeitpunkten ausgestrahlt werden; eine kontinuierliche Ausstrahlung erlaubt keine Entfernungsmessung. Daher arbeiten der bildgebende Ultraschall sowie der gepulste und der Farbdoppler stets mit kurzen Wellenpaketen, so genannten Pulsen, zwischen denen „Stille" herrscht (**Abb. 2.3**). Beim kontinuierlichen Doppler hingegen wird ununterbrochen ausgestrahlt, weswegen dieser auch keine räumliche Zuordnung erlaubt und kein „bildgebendes" Verfahren ist.

Pulsrepetitionsfrequenz. Der Schallkopf erzeugt im bildgebenden gepulsten Betrieb z. B. 3–5 Wellenlängen und schaltet dann den Sendebetrieb ab, um auf die zurückkommenden reflektierten Schallwellen zu „horchen", bevor er das nächste Wellenpaket losschickt. Je tiefer die gewählte Eindringtiefe ist, desto länger ist die Pause, während der auf zurückkehrende Schallwellen gewartet werden muss. Beispielsweise braucht eine Ultraschallwelle etwa 65 µs, um 10 cm tief in den Körper einzudringen. Zwischen Aussendung und Empfang der Reflexionen aus 10 cm Tiefe liegen also mindestens 130 µs. Diese Zeitspanne muss mindestens zwischen 2 aufeinander folgenden Ultraschallpulsen liegen, damit eine räumliche Zuordnung der zurückkehrenden Signale möglich ist. Dementsprechend bedingt die Eindringtiefe die maximale „Pulsrepetitionsfrequenz", die im gewählten Beispiel von 10 cm (1 s/130 µs = 8000) 8 kHz beträgt. Die Pulsrepetitionsfrequenz determiniert somit die Obergrenze für das zeitliche Auflösungsvermögen des gepulsten Ultraschalls. Zur Detektion eines Reflektors in 10 cm Tiefe kann Ultraschall also nicht mehr als rund 8000-mal pro Sekunde ausgesandt und empfangen werden. In der Praxis ist die Pulsrepetitionsfrequenz deutlich niedriger, da das ausgesandte Wellenpaket (der „Puls") selbst eine endliche zeitliche Dauer hat.

Länge der Pulse. Weiterhin bestimmt die räumliche Länge der Pulse – neben der Wellenlänge, die sich aus der verwendeten Grundfrequenz ergibt – das maximale räumliche Auflösungsvermögen in Richtung des Schallstrahls („axial"), d. h. den minimalen Abstand, den zwei vom Schallkopf aus gesehen hintereinander liegende Reflektoren haben müssen, um trennbare Reflexionen zu erzeugen (Auflösung, s. u.).

Empfang und Darstellung von Ultraschallsignalen durch das Echokardiografiegerät

Der Schallkopf arbeitet sowohl als Sender als auch als Empfänger für die zurückkehrenden Schallwellen. Diese werden von ihm in elektromagnetische Schwingungen, das Roh- oder Radiofrequenzsignal, umgewandelt. Dieses Signal hat eine „dynamische Breite" („dynamic range") von etwa 120 dB, d. h. die Amplitude oder Signalintensität der schwächsten Signale verhält sich zur Amplitude der stärksten wie 1:1 000 000. Die Bildpunkthelligkeit auf dem Bildschirm variiert aber nur um 256 Stufen und das menschliche Auge kann nur rund 30 Grauwerte auseinanderhalten. Daher kann das Verhältnis von schwächsten zu stärksten Amplituden nicht linear proportional auf dem Bildschirm durch die Bildpunkthelligkeit wiedergegeben werden. Die enorme dynamische Breite des Rohsignals wird deshalb auf dem Bildschirm komprimiert („dynamic range compression"), um ein visuell gefälliges Bild zu erhalten, freilich um den Preis eines großen Informationsverlusts (**Abb. 2.6**).

Auflösung

Die axiale Auflösung (Auflösung in Ausbreitungsrichtung des Ultraschallstrahls) ist abhängig von der Länge des Ultraschallpulses und damit auch von der Wellenlänge des Ultraschalls. Zwei Punkte müssen zumindest eine Pulslänge auseinander sein, damit sie unterschieden werden können (**Abb. 2.7**). Bei einer Wellenlänge von 2,5 MHz liegt die axiale Auflösung in der Praxis bei etwa einem Millimeter. Die laterale Auflösung von 2-D-Bildern ist deutlich schlechter und hängt primär von der Dichte der Ultraschallstrahlen im Sektor („scanlines", **Abb. 2.10**) ab; sie ist rund 3- bis 5-mal niedriger als die axiale Auflösung. Daher sollten Strukturen grundsätzlich in mindestens zwei senkrecht aufeinander stehenden Ebenen untersucht werden, damit alle Feinheiten wenigstens in einer Schnittebene in annähernd axialer Schallrichtung aufgezeichnet werden. Grundsätzlich ist es wegen der höheren axialen Auflösung vorteilhaft, Längenmessungen auf dem 2-D-Bildschirm „von oben nach unten" statt „von links nach rechts" zu machen. Deshalb ist die Bestimmung des Ventrikeldurchmessers oder des Durchmessers des linksventrikulären Ausflusstrakts aus den parasternalen Schnittebenen der Bestimmung aus den apikalen Schnittebenen vorzuziehen.

Eindringtiefe

Je höher die Frequenz ist, desto höher ist die Schallabschwächung durch Umwandlung in für die Bildgebung nutzlose Wärme. Daher wird bei höherer Frequenz eine höhere Schallleistung benötigt, um dieselbe praktisch nutzbare Eindringtiefe wie bei niedriger Trägerfrequenz zu erreichen. Wenn nur eine geringe Eindringtiefe benötigt wird (z. B. apikale Strukturen von transthorakal, basale Strukturen von transösophageal), kann daher mit höheren Frequenzen (5–7,5 MHz) gearbeitet werden, um in den Genuss der höheren Auflösung zu kommen.

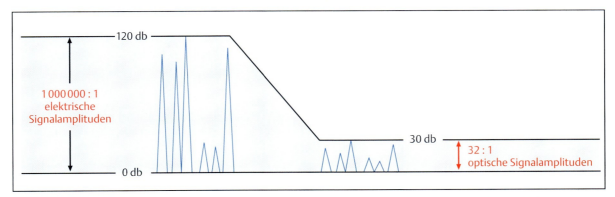

Abb. 2.6 Dynamischer Bereich („dynamic range") des Echobilds. Das elektromagnetische Rohsignal, das der Schallkopf an das Echogerät leitet, enthält einen Intensitätsbereich von rund 120 dB (1:10^6). Dieser wird durch logarithmische Kompression auf einen Bereich von etwa 30 dB (1:32) komprimiert, da nur etwa so viele Graustufen optisch differenziert werden können (nach Feigenbaum H. Echocardiography. Williams & Wilkins, 5. Aufl. 1994).

Physikalische und technische Grundlagen

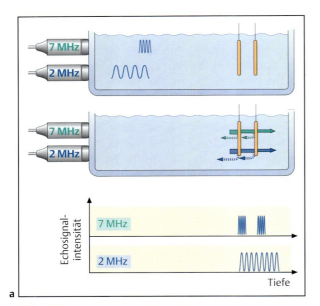

Abb. 2.7 Axiale und laterale Auflösung.
a Axiale Auflösung. Zwei hintereinander positionierte Reflektoren werden im Wasserbad einmal mit einem 7-MHz- und einmal mit einem 2-MHz-Schallkopf angelotet. Beide erzeugen jeweils einen Puls von vier Zyklen; durch die höhere Frequenz ist die Pulslänge des 7-MHz-Schallkopfs aber kleiner (um den Faktor 2/7) als die des 2-MHz-Schallkopfs. Der Abstand der Reflektoren ist zu klein, um vom 2-MHz-Schallkopf noch aufgelöst zu werden. Daher erscheinen die beiden Reflektoren für diesen Schallkopf als einheitliches Echo, während der hochfrequente Schallkopf sie diskriminieren kann.
b Laterale Auflösung. Der minimale diskriminierbare seitliche Abstand von Reflektoren hängt von der Breite des Schallstrahls ab und ist höher als der minimale diskriminierbare axiale Abstand. Die zwei Reflektoren R1 und R2 im oberen Bild werden als einheitlicher Reflektor vom Schallkopf wahrgenommen, obwohl ihr Abstand derselbe ist wie im unteren Bild, wo sie durch die axiale Anordnung diskriminiert werden können (nach Weyman AE. Principles and Practice of Echocardiography. Lea & Febiger, Philadelphia, 2. Aufl. 1994).

Fokus

Die Dicke des echokardiografischen Strahls (im M-Mode) oder der Schnittebene (im 2-D-Verfahren) hängt von der Fokussierung ab (**Abb. 2.8**). Dies bedingt, dass
- sie nicht unendlich dünn ist,
- sie im Fokusbereich am dünnsten und davor und danach dicker ist,
- benachbarte starke Reflektoren mitabgebildet werden können. Diese werden dann vom Echogerät bei der Bildwiedergabe räumlich falsch zugeordnet, nämlich als aus dem Bereich des Zentralstrahls kommend (Artefakte, **Abb. 2.20**).

Die Dicke einer 2-D-Schnittebene beträgt etwa 0,5–1 cm im Fokusbereich, d. h. Reflektoren aus einer ca. 0,5–1 cm dicken „Scheibe" werden im Bild wiedergegeben.

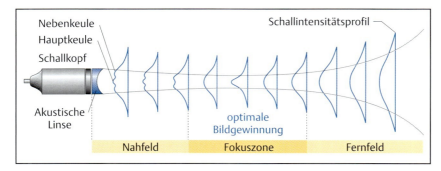

Abb. 2.8 Fokus. Schema des Schallfelds eines Schallkopfs. Im Nahfeld sind die Nebenkeulen im Intensitätsprofil erkennbar. Die optimale Bildgewinnung wird in der Fokuszone erreicht (nach Feigenbaum H. Echocardiography. Williams & Wilkins, 5. Aufl. 1994).

Echokardiografische Verfahren

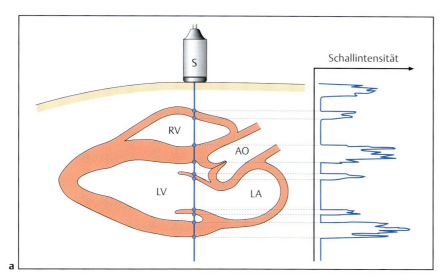

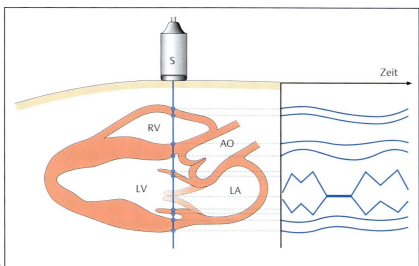

Abb. 2.9 Prinzip der M-Mode-Echokardiografie.
a Trägt man die Intensität der Reflektoren in Abhängigkeit von der Tiefe (d. h. der Laufzeit) auf, erhält man ein so genanntes A-Mode (A für Amplitude; Abb. 2.7 T.-Abb. a).
b Charakterisiert man die Intensität durch die Helligkeit oder Schwärze der Bildpunkte und registriert auf der y-Achse über die Zeit, so entsteht ein M-Mode.

2.3 Echokardiografische Verfahren

M-Mode

Das älteste noch gebräuchliche echokardiografische Verfahren ist das M-Mode (M für „motion"). Dabei erzeugt der Schallkopf einen einzigen Schallstrahl, der mit hoher Pulsrepetitionsfrequenz (1000–5000/s) und daher sehr hoher zeitlicher Auflösung (≤ 1 ms) arbeitet. Reflektierende Strukturen im Verlauf dieses „eindimensionalen" Strahls werden auf dem Bildschirm entlang der vertikalen Achse registriert; die horizontale Achse stellt die Zeitachse dar (Abb. 2.9). Das M-Mode-Verfahren ist weitgehend durch das 2-D-Verfahren ersetzt, wird aber noch für lineare Messungen (z. B. Durchmesser des linken Ventrikels, Septumdicke) und zur Analyse sehr schneller Bewegungen verwendet (Kap. 3).

2-D-Verfahren

Bildgewinnung. Beim 2-D-Verfahren (2-D: zweidimensionalen), auch Schnittbildverfahren oder B-Mode (B für „brightness"), wird statt eines einzigen Strahls eine Vielzahl von Einzelstrahlen ausgesandt und zur Erzeugung eines zweidimensionalen Schnittbilds verwendet. Im Prinzip kann dies als rasche Folge paralleler, sektorförmig angeordneter M-Mode-Strahlen aufgefasst werden („scanlines", Abb. 2.10). Dies wird heutzutage meist elektronisch mit einem Phased-Array-Schallkopf bewerkstelligt, indem 128–256 Einzelkristalle in zeitlich und räumlich geeignet gestaffelter Weise nacheinander aktiviert werden. Durch ihren Aufbau und verschiedene Formen der Fokussierung erzeugen solche Schallköpfe

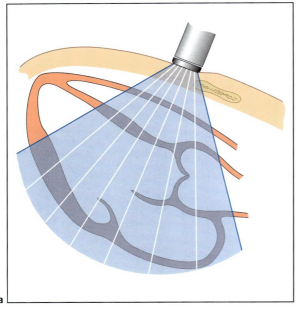
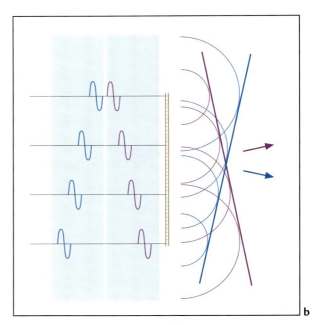

Abb. 2.10 Prinzip der 2-D-Echokardiografie.
a Durch schnelle Erzeugung und Schwenkung von Ultraschallstrahlen („scanlines") wird ein Schnittbild des Herzens innerhalb eines kegelförmigen Bildsektors erzeugt (nach Feigenbaum H. Echocardiography. Williams & Wilkins, 5. Aufl. 1994).

b Die Schwenkung der Wellenfronten wird in den überwiegend üblichen elektronischen Schallköpfen durch zeitlich versetzte Aktivierung von Einzelkristallen erzeugt. Schematisch ist die zeitlich versetzte Aktivierung von 4 Kristallen gezeigt, die je nach Reihenfolge (rot oder blau) zur roten oder blauen Wellenfront führen.

typischerweise ein Schallfeld in Form eines etwa 1 cm dicken Kreissektors mit einem Öffnungswinkel von 90°. Weitere Verarbeitungsschritte umfassen Filter, die Umformung („scan conversion") von Polarkoordinaten in die X-Y-Koordinaten des Bildschirmformats – da die Bildinformation zunächst in Polarkoordinaten als Angabe der Helligkeit eines Punkts auf einer bestimmten Scanlinie in einer bestimmten Tiefe vorliegt – und diverse Nachbearbeitungsschritte, die geräteabhängig sind. Zuletzt erscheint das so konstruierte Bild auf dem Bildschirm und kann entweder auf Videoband oder digital gespeichert werden. So entsteht in Echtzeit ein Schnittbild des Herzens, das eine ausgezeichnete zweidimensionale Orientierung erlaubt.

Darstellung einer Schnittebene. Es ist wichtig, den Unterschied zwischen einer so erzeugten Schnittebene (oder tomografischen Ebene) und den Summationsbildern zu verstehen, die radiologisch, z. B. beim Thoraxbild oder der Angiografie, erzeugt werden. Diese beruhen nicht auf reflektierten Strahlen, sondern der Transmission und Aufzeichnung von Röntgenstrahlen auf der gegenüber liegenden Seite der Strahlungsquelle. Die aufgezeichnete Intensität des Strahls ist daher von der Gesamtheit des durchquerten Materials abhängig; deshalb der Begriff „Summationsbild". Diese Bilder entsprechen daher auch bei ähnlichem Strahlengang nie exakt dem tomografischen Bild der Echokardiografie. Andere tomografische bildgebende Verfahren in der Kardiologie sind die Magnetresonanztomografie (MRT), die tomografische Perfusionsszintigrafie (SPECT), die Positronenemissionstomografie (PET) und die Computertomografie (CT) einschließlich der Elektronenstrahltomografie.

3-D-Echokardiografie

Die Verfahren zur Erzeugung dreidimensionaler Bilder lassen sich in zwei Ansätze unterteilen:
- 3-D-Rekonstruktion
- Echtzeit-3-D-Echokardiografie

3-D-Rekonstruktion. Dabei werden 2-D-Bilder in Schnittebenen bekannter Orientierung gewonnen und anschließend geometrisch korrekt zu einem dreidimensionalen Datensatz zusammengefügt („rekonstruiert") (auf DVD: Loop 2–1, Abb. 2.11). Der entstehende rekonstruierte 3-D-Herzzyklus ist also zusammengesetzt aus 2-D-Bildern vieler verschiedener Einzelherzzyklen. Das Verfahren arbeitet nicht in Echtzeit und ist mittlerweile technisch durch die Echtzeit-3-D-Echokardiografie überholt.

Echokardiografische Verfahren

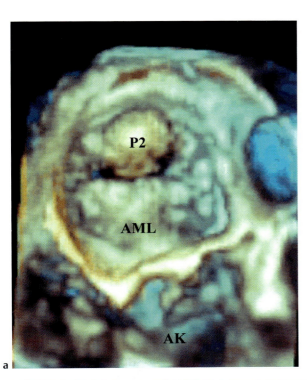

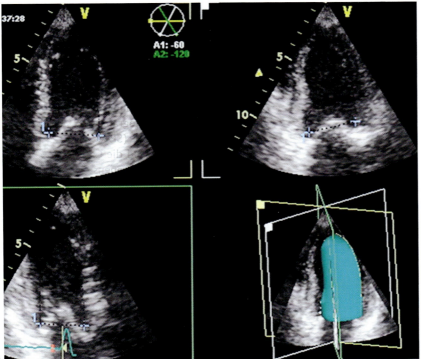

Abb. 2.11 3-D-Echokardiografie.
a 3-D-echokardiografisches Bild der geschlossenen Mitralklappe aus der Perspektive des linken Vorhofs („surgeon's view"). Oben im Bild erkennt man kuppelförmig einen Prolaps des P2-Segments des hinteren Mitralsegels (P2), gegenüber das vordere Mitralsegel (AML). Unten im Bild die Region der Aortenklappe (AK).
b Quantifizierung der linksventrikulären Volumina aus dem dreidimensionalen Datensatz. Aus dem von apikal aus akquirierten Echtzeit-3-D-Datensatz sind drei apikale Schnitte extrahiert (entsprechend oben links dem apikalen Vierkammer-, oben rechts dem Zweikammer- und unten links dem Langachsenschnitt). Im Anschluss werden manuell bestimmte Stützpunkte systolisch und diastolisch markiert (hier jeweils die Ansätze der Mitralsegel an der Basis des linken Ventrikels). Ein Bildverarbeitungsprogramm zeichnet dann automatisch, aber von Hand korrigierbar, die Endokardkontur im gesamten 3-D-Datensatz während eines Herzzyklus nach und berechnet daraus endsystolisches und enddiastolisches Volumen sowie Ejektionsfraktion. Unten rechts ist der so errechnete Ventrikel als Modell zu sehen, dessen Kontraktion visualisiert werden kann.

Physikalische und technische Grundlagen

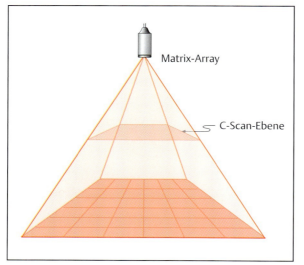

Abb. 2.12 Prinzip der Echtzeit-3-D-Echokardiografie. Ein elektronischer Schallkopf erzeugt statt einer Schnittebene 20- bis 30-mal pro Sekunde ein pyramidenförmiges „Beschallungsvolumen". Die vollständige Akquisition der echokardiografischen Daten eines Herzzyklus, die anschließend beliebig in Schnittebenen zerlegt werden können, dauert daher (pro Schallfenster) nur Sekunden. Völlig neue Schnittebenen, wie die eingezeichnete C-Ebene, die parallel (statt –wie im 2-D-Echo üblich –senkrecht) zur Schallkopfoberfläche liegt, sind sofort und ohne Rekonstruktion darstellbar. Das Gerät arbeitet mit über 4000 Einzelstrahlen, die 18- bis 40-mal (je nach Pyramidengröße) pro Sekunde empfangen werden (mit Erlaubnis nach Shiota T, Jones M, Chikada M et al. Real-time three-dimensional echocardiography for determining right ventricular stroke volume in an animal model of chronic right ventricular volume overload. Circulation 1998;97: 1897–1900).

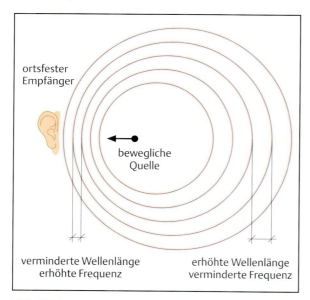

Abb. 2.13 Dopplereffekt. Auswirkung einer Bewegung der Schallquelle auf einen ortsfesten Empfänger. Bei Annäherung der Quelle wird die empfangene Frequenz höher, bei Entfernung tiefer (nach Hafle L et al. Doppler ultrasound in cardiology. Philadelphia 1985).

Echtzeit-3-D-Echokardiografie. Hierbei wird analog der konventionellen 2-D-Schnitt**ebene** ein kegelförmiges „**Volumen**" in Echtzeit dargestellt (Abb. 2.12). Technisch wird dies mit einem Matrix-Array-Schallkopf gelöst, der statt einer linearen Anordnung von Einzelelementen (wie im 2-D-Verfahren) ein zweidimensionales Feld von Elementen besitzt.

Die 3-D-Echokardiografie erlaubt derzeit v. a. exakte Volumen- und Massenbestimmungen von kardialen Strukturen. Die zurzeit noch eingeschränkte Bildqualität verhindert zwar noch den breiten klinischen Einsatz, aber bestimmte Messungen, z. B. die endsystolischen und enddiastolischen Volumina des linken Ventrikels und die daraus resultierende Ejektionsfraktion, lassen sich bereits jetzt oft schneller und genauer mit 3-D-Schallköpfen als mit der 2-D-Echokardiografie vornehmen.

Dopplerverfahren

Dopplereffekt. Der Dopplereffekt (nach dem österreichischen Physiker Christian Johann Doppler, 1803–1853) beschreibt die Wirkung der relativen Bewegung des Senders einer Welle auf die von einem Empfänger wahrgenommene Frequenz der Welle (Abb. 2.13). Bekannt ist z. B. die Frequenzerhöhung (Höherwerden des Tons) beim Herannahen einer Schallquelle (Polizeisirene, Flugzeug etc.), die bei der Entfernung der Schallquelle in eine Frequenzerniedrigung (Tieferwerden des Tons) übergeht. Die Frequenzverschiebung ist dabei der Geschwindigkeit des Senders proportional. Dies wird durch die Dopplergleichung beschrieben:

$$V = \frac{1}{2} c \cdot \frac{f_D}{f_0}$$

wobei v die Geschwindigkeit(skomponente) der Schallquelle in Richtung des Schallstrahls ist, c die Schallgeschwindigkeit im entsprechenden Medium, f_D die Frequenzverschiebung und f_0 die von der Schallquelle erzeugte Grundfrequenz.

Bewegungsgeschwindigkeiten. Echogeräte können die durch den Dopplereffekt erzeugte Frequenzverschiebung zwischen ausgesandtem und empfangenem Ultraschall detektieren (so genannte Demodulation), durch mathematische Analysetechniken (Fourier-Transformation für spektralen Doppler, Autokorrelation für Farbdoppler) das Frequenzspektrum errechnen und nach der obigen Gleichung die Bewegungsgeschwindigkeiten kardialer Strukturen messen. Mit dem Dopplerverfahren wird die Geschwindigkeit des Bluts (kontinuierlicher, gepulster und Farbdoppler) oder neuerdings auch fester Herzstrukturen, z. B. des Myokards, gemes-

Echokardiografische Verfahren

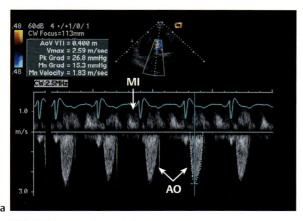

Abb. 2.14 Dopplermodalitäten.
a Kontinuierlicher Doppler der Aortenklappe von apikal bei leichter Aortenstenose. Im Spektrum nach unten, d. h. vom Schallkopf weg, sind systolische transaortale Flussgeschwindigkeiten bis 2,6 m/s (AO) aufgezeichnet. In Gegenrichtung sind andeutungsweise diastolische transmitrale Einstromgeschwindigkeiten (MI) registriert, die ebenfalls im Schallstrahl erfasst werden. Eingezeichnet ist auch die Umfahrung des Zeit-Geschwindigkeits-Integrals (0,4 m). Die maximale Geschwindigkeit beträgt 2,6 m/s, der maximale Gradient 27 mmHg und der mittlere Gradient 15 mmHg. Man beachte, dass das transaortale Profil komplett grauweiß „ausgefüllt" ist.
b Farbdoppler (links) und gepulster Doppler (rechts) der Mitralklappe im apikalen Vierkammerblick. Das systolische Bild links zeigt einen großen, turbulenten Mitralinsuffizienzjet (Pfeile) im linken Vorhof (LA). Der gepulste Doppler zeigt den diastolischen Einstrom durch die Mitralklappe mit früher (E) und später (A) Einstromwelle. Man beachte, dass diese Wellen nicht wie beim kontinuierlichen Doppler „ausgefüllt" sind, sondern eine scharf begrenzte Umrisslinie haben, die durch die einheitliche laminare Strömung im Bereich der Messzelle bedingt ist. Die E-Welle ist durch die mitralinsuffizienzbedingte Druckerhöhung im linken Vorhof deutlich höher als die A-Welle. Dagegen wird das systolische turbulente Mitralinsuffizienzsignal (Pfeile) als senkrechtes, grauweiß ausgefülltes Band registriert. Die hohen Geschwindigkeiten im Mitralinsuffizienzjet (um 5 m/s) können mit dem gepulsten Doppler nicht adäquat registriert werden („Aliasing"). RA = rechter Vorhof, LV = linker Ventrikel, RV = rechter Ventrikel.

sen (Gewebedoppler). Dazu kommen experimentelle Anwendungen auf dem Gebiet der Messung von Regurgitationsströmungen und bei der Kontrastechokardiografie (Power-Doppler).

Die Messung der Blutflussgeschwindigkeit erfolgt mit drei verschiedenen Dopplerverfahren, die sich gegenseitig ergänzen: Kontinuierlicher, gepulster und Farbdoppler (s. u.). Die Darstellung des kontinuierlichen und gepulsten Dopplersignals erfolgt als „spektraler Doppler", d. h. als Geschwindigkeits-Zeit-Kurve, während der Farbdoppler dem 2-D-Bild in Echtzeit superponiert wird (Abb. 2.14).

Vektorkomponente. Alle Dopplerverfahren messen lediglich die Geschwindigkeitskomponenten in Richtung auf den Schallkopf oder von ihm weg. Andere Geschwindigkeiten werden entsprechend der Vektorkomponente in Schallstrahlrichtung gemessen, d. h. stets niedriger als die wahre Geschwindigkeit (Abb. 2.15). Der Zusammenhang zwischen wahrer Geschwindigkeit v, Winkelabweichung (α) des Geschwindigkeitssektors zur Ausbreitungsrichtung des Schalls und gemessener Geschwindigkeit lautet:

$$vDOPP = v \times \cos\alpha$$

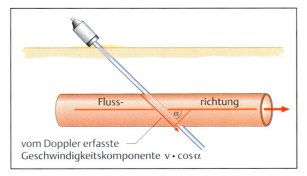

Abb. 2.15 Dopplerwinkelabweichung. Bilden Dopplerstrahl und Strömungsrichtung des Bluts einen Winkel, so wird vom Echogerät nur der Teilvektor in Richtung des Dopplerstrahls gemessen, d. h. die wahre Strömungsgeschwindigkeit wird um den Faktor unterschätzt, der dem Kosinus des Winkels entspricht.

Ein sich streng senkrecht zum Schallstrahl bewegender Reflektor würde daher vom Doppler nicht erfasst (cos 90° = 0). Bei einem sich genau auf den Schallkopf zu oder von ihm weg bewegenden Reflektor wird die Geschwindigkeit korrekt wiedergegeben (cos 0° = 1).

Hörbare Frequenzverschiebung. Die Dopplerfrequenzverschiebung, die durch Blutflussgeschwindigkeiten im Herzen erzeugt wird, liegt im hörbaren Bereich. Beispielsweise ist bei einer Grundfrequenz von 2 MHz und einer maximalen Blutflussgeschwindigkeit durch eine schwer stenosierte Aortenklappe von 5 m/s nach der Dopplergleichung (s. o.) eine Frequenzverschiebung zu erwarten von $f_D = 2 \times f_0 \times v/c$ oder in diesem Falle $f_D = 2 \times 2\,MHz \times 5/1540 \approx 13\,kHz$, was im hörbaren Schallbereich liegt. Die Suche nach der höchsten Geschwindigkeit mit dem Dopplerverfahren orientiert sich daher sowohl visuell an der spektralen Wiedergabe als auch an der Höhe des akustischen Signals (je höher die Tonfrequenzen, desto höher die detektierte Blutflussgeschwindigkeit).

Kontinuierlicher Doppler (continuous wave, CW)

Das einfachste Dopplerverfahren ist der „kontinuierliche Doppler". Dabei wird ein linearer Ultraschallstrahl, typischerweise mit einer Frequenz von 1,8–2 MHz, durch das Herz gelegt. Die Orientierung des Strahls kann ins 2-D-Bild eingeblendet werden, sodass auf diese Weise die Position des Strahls gesteuert werden kann. Aus der Frequenzdifferenz zwischen ausgesandtem und reflektiertem Signal lässt sich die Geschwindigkeit der roten Blutkörperchen, die den Ultraschall reflektieren, berechnen. Da der Strahl kontinuierlich abgegeben und empfangen wird, sind Aussagen zur Lokalisation der gemessenen Flussgeschwindigkeiten nicht möglich. Alle im Verlauf des Schallstrahls gemessenen Geschwindigkeiten werden registriert. Daher erscheint das Signal, im Gegensatz zum gepulsten Signal, stets „ausgefüllt", d. h. es werden sämtliche Zwischengeschwindigkeiten zwischen 0 und der jeweiligen Maximalgeschwindigkeit mitregistriert (Abb. 2.14 a). Das Verfahren ist sehr sensitiv und geeignet z. B. die hohen Flussgeschwindigkeiten in Klappenstenosen zu erfassen.

Gepulster Doppler (pulsed wave, PW)

Nyquist-Geschwindigkeit. Durch die gepulste Betriebsart, d. h. das Aussenden des Ultraschalls in „Wellenpaketen", wird bei dieser Dopplermodalität eine räumliche Zuordnung der gemessenen Geschwindigkeiten ermöglicht. Die Messung erfolgt nur in einem bestimmten Bereich, der im 2-D-Bild als Messzelle („sample volume") eingeblendet ist. Die gepulste Betriebsart bedingt eine begrenzte Auflösung für Geschwindigkeiten: oberhalb einer Grenzgeschwindigkeit (Nyquist-Geschwindigkeit oder Aliasing-Geschwindigkeit) können Geschwindigkeiten nicht zuverlässig gemessen werden (Abb. 2.14 b, Abb. 2.16). Da die Grenzgeschwindigkeit von der Pulsrepetitionsfrequenz abhängt und diese wiederum von der Eindringtiefe mitbestimmt wird („Gepulster Ultraschall", Abb. 2.3), nimmt die eindeutig messbare Geschwindigkeit mit zunehmender Tiefe der Messvolumenposition ab. So lassen sich bereits aus physikalischen Gründen z. B. ab 8 cm Eindringtiefe bei einer Grundfrequenz von 2 MHz Geschwindigkeiten > 2 m/s nicht mehr eindeutig identifizieren. Die höchste eindeutig identifizierbare Geschwindigkeit wird als Nyquist-Geschwindigkeit bezeichnet. Bei Überschreiten der Nyquist-Geschwindigkeit treten die Signale in der spektralen Darstellung am falschen Ende der Geschwindigkeitsskala auf (Abb. 2.16 b).

Wegen dieses Phänomens kann beispielsweise die hohe transvalvuläre Blutgeschwindigkeit bei einer Aortenstenose nicht mit dem gepulsten, wohl aber mit dem kontinuierlichen Doppler gemessen werden. Andererseits erlaubt der gepulste Doppler z. B. die Messung der Blutgeschwindigkeit im Ausflusstrakt des linken Ventrikels, auch wenn eine Aortenstenose vorliegt, während im kontinuierlichen Doppler die niedrigeren Geschwindigkeiten im Ausflusstrakt von den höheren in der Klappenstenose überlagert werden. Die beim Gesunden auftretenden transvalvulären Flussgeschwindigkeiten am Herzen überschreiten in Ruhe ca. 1,5 m/s nicht. Gute gepulste Dopplersignale sind, im Gegensatz zum kontinuierlichen Dopplersignal, nicht komplett „ausgefüllt", wenn im Bereich der Messzelle eine einheitliche Geschwindigkeit registriert wird (E-Welle in Abb. 2.14 b). Die Integration der Geschwindigkeiten über die Zeit, z. B. die Integration der transaortalen Geschwindigkeiten über eine Systole, liefert das Zeit-Geschwindigkeits-Integral, das die Dimension einer Länge (cm oder m) hat und multipliziert mit dem Strömungsquerschnitt die Berechnung des Schlagvolumens, in diesem Fall der Aortenklappe, erlaubt („Berechnung des Schlagvolumens über einer Klappe", s. u.).

HPRF-Doppler. Einige Geräte besitzen die Möglichkeit, hohe Geschwindigkeiten mit dem so genannten „high pulse repetition frequency"-Doppler (HPRF-Doppler) zu messen; dieser ist eine Art Hybridvariante zwischen kontinuierlichem und gepulstem Doppler, der zwar höhere Blutflussgeschwindigkeiten als der konventionelle gepulste Doppler messen kann, andererseits aber nicht mehr eindeutig angibt, **wo** sie gemessen wurden, d. h. zwei oder mehr Messzellen entlang des Messstrahls besitzt.

Farbdoppler

Der Farbdoppler ist im Prinzip ein gepulstes Dopplerverfahren, das simultan zahlreiche kleine Messzellen über das 2-D-Schnittbild legt und so die räumliche Verteilung von Geschwindigkeiten in Echtzeit wiedergibt. Aufgrund der Notwendigkeit, Signale aus vielen Messzellen gleichzeitig zu analysieren, beruht die Berechnung der Geschwindigkeiten auf einem anderen Analy-

Echokardiografische Verfahren

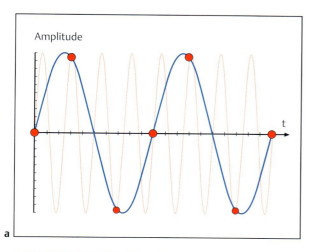

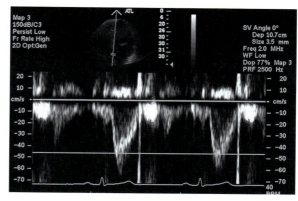

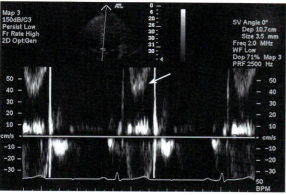

Abb. 2.16 Gepulster Doppler.
a Der gepulste Doppler hat im Gegensatz zum kontinuierlichen Doppler durch die begrenzte mögliche Pulsrepetitionsfrequenz ein begrenztes Auflösungsvermögen, d. h. er kann Geschwindigkeit oberhalb der Nyquist- oder Aliasing-Geschwindigkeit nicht eindeutig zuordnen. Dieses schematische Beispiel zeigt, dass die zwei Wellen unterschiedlicher Frequenz nicht unterschieden werden können, wenn nur die markierten Punkte detektiert werden. Für eine eindeutige Identifizierung der Frequenz bräuchte man eine wesentlich dichtere Verteilung von Registrierungspunkten, d. h. eine höhere Pulsrepetitionsfrequenz.
b Komplette Darstellung eines Flusssignals durch Verschiebung der Nulllinie („base line shift") beim gepulsten Doppler des transaortalen Flusses von apikal. Bei der Lage der Nulllinie in **b** sind nach oben (in Richtung auf den Ausflusstrakt des linken Ventrikels) maximal Geschwindigkeiten von 50 cm/s, nach unten (in Richtung auf die Aorta ascendens) maximal von 30 cm/s korrekt registrierbar. Systolisch übersteigt die gemessene Flussgeschwindigkeit nach unten die Nyquist-Geschwindigkeit. Die Spitze des annähernd dreieckigen oder kegelförmigen Signals kehrt „falsch" in der oberen Hälfte des Spektrums wieder (Pfeil).
c Durch Verschiebung der Nulllinie nach oben kann das gesamte Signal dargestellt werden. Nach unten sind jetzt Geschwindigkeiten bis 70 cm/s registrierbar. Man beachte, dass jetzt nur noch sehr geringe Geschwindigkeiten (bis 20 cm/s) nach oben korrekt wiedergegeben werden könnten. Selbst bei maximaler Verschiebung der Nulllinie an den oberen Rand des Spektrums können jedoch nur Geschwindigkeiten bis 90 cm/s weg vom Schallkopf adäquat wiedergegeben werden.

severfahren (Autokorrelation) als beim gepulsten und kontinuierlichen Doppler und liefert stärker gemittelte Daten als der spektrale gepulste Doppler. Die Geschwindigkeiten werden dabei der Übersichtlichkeit halber nicht numerisch, sondern in Farbtönen wiedergegeben. Dabei wird den Flussgeschwindigkeiten auf den Schallkopf zu meist ein rot-gelber, denen vom Schallkopf weg ein blauer Farbton zugeordnet (Abb. 2.17). Der Farbdoppler kann, ebenso wie der gepulste Doppler, hohe Geschwindigkeiten wegen des Aliasing-Phänomens nicht eindeutig zuordnen. Außerdem sind solche schnellen Strömungen turbulent, d. h. die Flüssigkeitselemente bewegen sich nicht einheitlich in Flussrichtung, sondern sind „verwirbelt" und können sich kurzfristig in alle Richtungen mit stark unterschiedlichen Geschwindigkeiten bewegen. Hohe Geschwindigkeit mit entsprechendem Aliasing sowie Turbulenz führen in der Farbdopplerdarstellung zum „Mosaikmuster" sol-

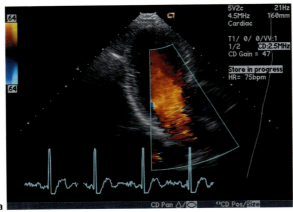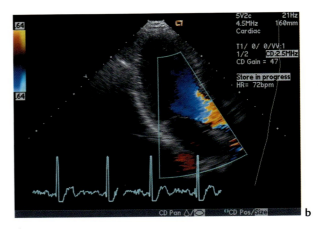

Abb. 2.17 Beispiele für Geschwindigkeitskodierung im Farbdoppler.
a Diastolischer transmitraler Einstrom in den linken Ventrikel. Die Flussgeschwindigkeiten sind in rot und gelb (d. h. auf den Schallkopf zu, vgl. Farbbalken) gekennzeichnet. Die höchsten Geschwindigkeiten treten in Höhe der Mitralsegelspitzen auf. Die Kennzeichnung des Farbbalkens besagt, dass bis zu 64 cm/s die Flussgeschwindigkeit auf den Schallkopf zu in rot und gelb wiedergegeben wird. Darüber hinaus würde es zu einem Farbumschlag nach blau kommen.
b Systolischer transaortaler Ausstrom aus dem linken Ventrikel mit weitgehend blau (vom Schallkopf weg) gekennzeichneten Flussgeschwindigkeiten. Im Bereich des Septums kommt es zu einem Farbumschlag, d. h. dort übersteigen die Geschwindigkeiten 64 cm/s vom Schallkopf weg. Das Beispiel zeigt auch, dass im Ausflusstrakt keine einheitliche Strömungsgeschwindigkeit, d. h. kein „flaches" Strömungsprofil herrscht.

cher Strömungen; darüber hinaus kann die starke örtliche und zeitliche Schwankung der gemessenen Geschwindigkeiten mit einer eigenen Farbe, z. B. Türkis, als „Varianzkodierung" kenntlich gemacht werden. Solche hohen Flussgeschwindigkeiten treten bei Klappeninsuffizienzen, Stenosen oder z. B. an Ventrikelseptumdefekten auf. Typischerweise liegen die Maximalgeschwindigkeiten bei einer Mitralinsuffizienz, ebenso wie bei einer schweren Aortenstenose, bei etwa 5 m/s und damit um ein Mehrfaches über der Aliasing-Geschwindigkeit des gepulsten und des Farbdopplers.

Die Bildrate des Farbdopplers liegt niedriger als die des 2-D-Bildes. Sie ist umgekehrt proportional zur Breite des Farbsektors, der Eindringtiefe und der Genauigkeit und Auflösung der Geschwindigkeitsmessung. Erhöhung eines dieser Faktoren (z. B. Breite des Farbsektors) führt zur Erniedrigung der Bildrate oder eines der anderen Faktoren.

Gewebedoppler

Diese neuere Technik misst die regionalen Geschwindigkeiten fester Strukturen des Herzens (in Richtung des Ultraschallstrahls und bezogen auf den Schallkopf als Fixpunkt). Von besonderem Interesse ist dabei die Bewegungsgeschwindigkeit des linksventrikulären Myokards. Technisch wird dies durch den Einsatz von Filtern ermöglicht, die die relativ intensiven Signale mit niedriger Frequenzverschiebung, die von festen Herzstrukturen reflektiert werden – entsprechend etwa Geschwindigkeiten zwischen 0 und 15 cm/s – von den Signalen des Bluts trennen, welches schwache Amplituden mit deutlich höherer Frequenzverschiebung (entsprechend normalen maximalen Blutflussgeschwindigkeiten bis zu ca. 1,5 m/s im Klappenbereich) hervorbringt. Die Daten des Gewebedopplers können in Form einer Farbdoppler-Wiedergabe oder als gepulster spektraler Doppler wiedergegeben werden (Abb. 2.18). Die Messung der Gewebegeschwindigkeit in basalen Abschnitten der Ventrikel erlaubt Aussagen zur globalen Ventrikelfunktion sowie zur Synchronie des myokardialen Kontraktionsablaufs.

Verformungsbildgebung. Aus den Daten des Gewebedopplers lassen sich Informationen zur Verformung, z. B. prozentuale Elongation und Verkürzung des Myokards in longitudinaler Richtung, herleiten, wenn die Gewebegeschwindigkeiten zwischen 2 Punkten auf einem Schallstrahl bestimmt werden. Eine vom Gewebedoppler verschiedene Bildverarbeitungstechnik, die räumliche Verfolgung von Myokardreflexionsmustern von Standbild zu Standbild („speckle tracking"), kann die Verformung des Myokards ebenfalls analysieren, ohne dabei vom Anlotwinkel abhängig zu sein, da es sich nicht um ein Dopplerverfahren handelt. Die Verformung („strain") und die Verformungsrate („strain rate", die Ableitung der Verformung nach der Zeit) stellen neue Parameter der regionalen Myokardfunktion dar, die bei bestimmten Fragestellungen (v. a. Kontraktilität, Ischämie, Vitalität, Fibrose, Asynchronie) Zusatzinformationen geben können. Die myokardiale Verformung kann auch mit einer anderen Technik, die auf der Mustererkennung in zeitlich aufeinanderfolgenden Bilddaten be-

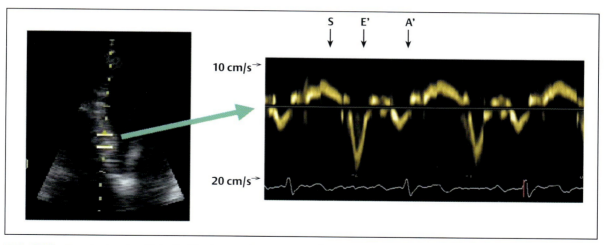

Abb. 2.18 Gewebedoppler. Links Positionierung der Messzelle im basalen Septum (apikaler Vierkammerblick). Rechts spektrale Registrierung der relativen Bewegungsgeschwindigkeit des Myokards in der Messzelle in Bezug zum Schallkopf. Man erkennt eine nach oben, d. h. apikal gerichtete systolische Welle (S) sowie eine nach basal gerichtete frühdiastolische E'- und eine spätdiastolische A'-Welle, die der diastolischen Füllung durch die transmitrale E- und A-Welle entsprechen.

ruht („speckle-tracking", „2 D-strain", „3 D-strain"), gemessen werden. Diese Technik ist winkelunabhängig und bei guter Bildqualität in der Praxis relativ einfach zu verwenden. Gewinnung und Interpretation der Daten werden derzeit noch wissenschaftlich erforscht und die Erhebung dieser Daten ist noch nicht als Routinemethode anzusehen.

Power-Doppler

Auch diese neue Dopplermodalität misst Frequenzverschiebungen zwischen ausgesandter und empfangener Ultraschallwelle, gibt aber anstelle der Größe der Frequenzverschiebung (d. h. der Geschwindigkeit des mobilen Reflektors) ihre **Stärke** (Signalintensität bzw. Amplitude) wieder. Dies hat v. a. für die Trennung von Blut und Gewebe Bedeutung sowie für die Detektion von echokardiografischen Kontrastmitteln (**Abb. 2.19**). Im Unterschied zu allen anderen Dopplerverfahren ist die Amplitude des Dopplersignals von der **Richtung** der Geschwindigkeit weitgehend unabhängig.

2.4 Speicherung echokardiografischer Daten

Videoband. Echokardiografische Daten, d. h. M-Mode-, 2-D- und Doppleraufzeichnungen wurden früher meist auf Videoband aufgezeichnet. Dabei tritt ein Qualitätsverlust auf, der v. a. nach Kopie von Videoband auf Videoband bereits erheblich ist. Videobänder altern zudem relativ rasch; nach wenigen Jahren haben sie an Qualität deutlich verloren. Praktischer Hauptnachteil

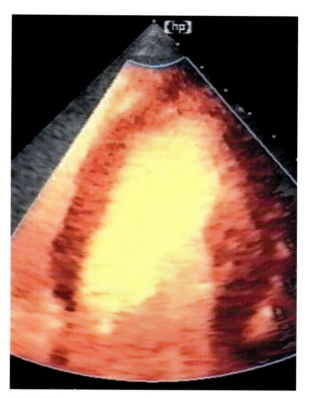

Abb. 2.19 Power-Doppler. Darstellung des Kavums des linken Ventrikels und des linksventrikulären Myokards nach Injektion eines lungengängigen Echokontrastmittels. Die Farbkodierung gibt die Bewegung sowie das Zerplatzen von Echobläschen wieder.

der Videoaufzeichnung ist jedoch der nur **sequenziell** mögliche Zugriff auf Untersuchungen: um eine Untersuchung zu finden, muss das Band auf die richtige Stelle gespult werden.

Digitale Speicherung. Dagegen ist eine digitale Speicherung im Prinzip ideal, da sie verlustfrei, beliebig kopierbar und elektronisch übermittelbar (v. a. „netzwerkfähig"), kaum alternd und bei entsprechender Technik direkt statt hintereinander abrufbar ist. Dies wird durch einen massiven Speicherplatzbedarf (Festplatten und Wechselmedien, etwa magnetooptische Platten) erkauft. Ein einziges Standbild (Breite × Höhe × Grauwertinformation = 640 × 480 × 8 Bit für ein Grauwertbild, 640 × 480 × 24 Bit für komplette Farbkodierung aller Pixel) erfordert **ohne Kompression** bis zu 1 MB (MegaByte) Speicherplatz, eine komplette digitale Speicherung von 10 min Videoaufzeichnung würde rund 20 GB (GigaByte) erfordern. Daher erfolgt die digitale Speicherung derzeit durch Auswahl jeweils eines oder weniger Herzzyklen in jedem Schnitt („klinische Kompression") sowie durch firmeneigene, verlustbehaftete Kompressionsverfahren. Typische Kompressionsalgorithmen sind JPEG (Joint Photographic Expert Group) sowie MPEG 1–4 (Motion Picture Expert Group). Die dabei entstehenden Qualitätsverluste sind niedriger als die durch Videoaufzeichnung per se entstehenden.

DICOM. Um die Datenformate verschiedener Hersteller kompatibel zu machen und einen allgemeinen Standard der medizinischen Bilddatenübermittlung zu schaffen, der die Einbeziehung unterschiedlicher bildgebender Verfahren wie Echokardiografie, Angiografie, MRT usw. erlaubt, haben Arbeitsgruppen der kardiologischen und radiologischen Gesellschaften eine Protokollvereinbarung für den Datenaustausch erarbeitet (DICOM, Digital Imaging and Communications in Medicine), der mittlerweile alle großen Hersteller beigetreten sind. Die Hersteller legen ihre Bilddaten allerdings weiterhin in eigenen Datei- und Datenträgerformaten ab, die wiederum „DICOM-kompatibel" sind, aber nicht direkt gegenseitig gelesen werden können. Hierfür existieren wiederum spezielle Programme. Mittlerweile bietet die Industrie netzwerkbasierte Speichereinrichtungen an, in denen die Daten aus Echogeräten verschiedener Anbieter zusammengeführt und gespeichert, schnell aufgerufen sowie elektronisch bearbeitet werden können (z. B. Seite-an-Seite-Darstellung der gleichen Schnittebene aus zwei Untersuchungen unterschiedlichen Zeitpunkts).

2.5 Artefakte

Eine Reihe von Artefakten erschweren bei der Ultraschalldiagnostik die Bildinterpretation (**Abb. 2.20**). Sie können sowohl vorhandene Strukturen verdecken als auch nicht vorhandene vortäuschen. Ihre Erkennung ist, besonders im letzteren Fall, nicht immer einfach.

Artefakte durch suboptimale Fokussierung und endliche Schnittebenen-Schichtdicke („beam width artifacts") bzw. durch Nebenkeulen

Der Schallstrahl kann nicht beliebig scharf fokussiert werden. Dadurch entstehen konzentrisch um den Schallstrahl (die „Hauptkeule") herum breitere „Nebenkeulen", d. h. Felder schwächerer Schallenergie. Objekte,

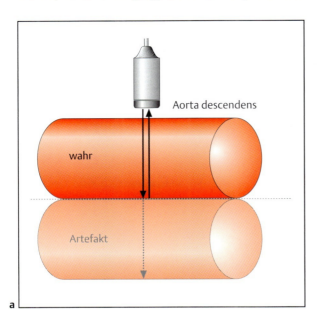

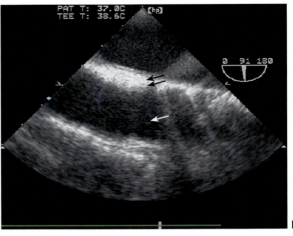

Abb. 2.20

Artefakte

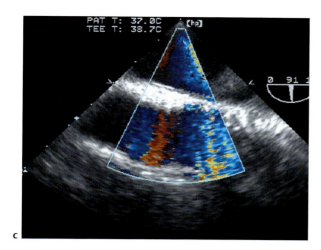
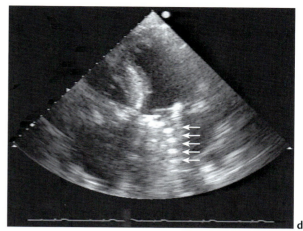
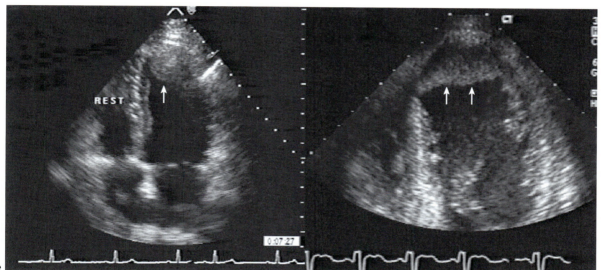
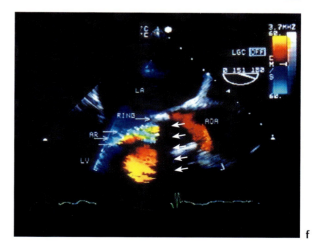

Abb. 2.20 Artefakte.
a Schema zur Entstehung von Spiegelartefakten am Beispiel der Aorta descendens. Der Schallstrahl wird teilweise durch die stark reflektierende Aortenwand zurückgeworfen und erneut am Schallkopf reflektiert. Dadurch entsteht im Echogerät eine zweite, „gespiegelte" Aorta descendens in doppelter Entfernung.
b Spiegelartefakt bei transösophagealer Untersuchung der Aorta descendens in ihrer langen Achse. Distal der wahren Aorta descendens erscheint eine zweite (Pfeil) durch Spiegelung an der sehr stark reflektierenden Aortenwand (Doppelpfeil).
c Selber Patient wie b. Auch der Farbdoppler zeigt Spiegelartefakte des aortalen Flusses („phantom flow").
d Reverberationsartefakte (Pfeile) an mechanischer Prothese in Mitralposition im apikalen Vierkammerblick. Die Artefakte verhindern eine Beurteilung des linken Vorhofs in diesem Schnitt.
e Links Nahfeldartefakt (Pfeil) im apikalen Vierkammerblick, das einen apikalen Thrombus simuliert (Kap. 4). Rechts echter, wandadhärenter Spitzenthrombus (Pfeile). Die Kontur erscheint schärfer begrenzt.
f Schallschatten durch mechanische Prothese in Aortenposition (transösophagealer Langachsenschnitt, deutliche Aorteninsuffizienz [AR, lange Pfeile]). Man erkennt, dass der Schatten durch den Ring der Prothese neben den Grauwerten im 2-D-Bild auch die Farbdopplerflussinformation auslöscht (parallele kurze Pfeile).

die von diesen Schallfeldern erfasst werden, erzeugen Reflexionen, die vom Schallkopf registriert werden. Das Echogerät verarbeitet diese Wellen jedoch so, als ob es sich um Reflexionen des fokussierten Zentralstrahls handelte (Abb. 2.7 b). Starke Reflektoren, die dem Schallstrahl (bzw. der Schnittebene) benachbart sind, werden aufgezeichnet, als ob sie sich in der gewählten Schnittebene befänden. Beispielsweise kann eine Schrittmacherelektrode im rechten Vorhof bei parasternaler Darstellung des linken Vorhofs scheinbar im linken Vorhof sichtbar werden. Weiterhin „zerfließen" starke Reflektoren, z. B. Verkalkungen oder Prothesenstrukturen, oft in senkrechter Richtung zum Schallstrahl und erscheinen breiter als sie wirklich sind.

Schallschatten

Einige Gewebe oder Materialien reflektieren Ultraschall zur Gänze, sodass „hinter" der Struktur (distal vom Schallkopf aus) ein schwarzer „Schallschatten" entsteht. Eine Erkennung von Strukturen hinter solchen starken Reflektoren ist nicht möglich. Es handelt sich dabei v. a. um Verkalkungen (z. B. kalzifizierte Aortenstenose, Mitralringverkalkung, Rippen), Klappenprothesen sowie Echokontrastmittel. Besonders zum Zeitpunkt der maximalen Anflutung von Echokontrastmitteln entsteht ein ausgeprägter dorsaler Schallschatten.

Reverberationsartefakte

Starke Reflektoren können auch Strukturen vortäuschen, die nicht vorhanden sind. Ein wichtiger Mechanismus ist die Reverberation, d. h. das Hin- und Herlaufen von Schallwellen zwischen Reflektor und Schallkopf, sodass eine schallkopfnahe, stark reflektierende Struktur eine synchron bewegliche Pseudostruktur in der doppelten Tiefe hervorbringt. Reverberationsartefakte sind sowohl im M-Mode als auch im 2-D-Verfahren sowie im Doppler nachweisbar. So kann man bei der transösophagealen Anschallung der Aorta descendens häufig eine zweite „Pseudo-Aorta" hinter der wahren erkennen, die auch farbdopplerechokardiografische Flusssignale aufweist. Der Verdacht auf ein Reverberationsartefakt liegt nahe, wenn in exakt doppelter Tiefe zu einem kräftigen Reflektor ein synchron beweglicher Reflex nachweisbar wird. Reverberationsartefakte können auch durch Hin- und Herreflexion zwischen stark reflektierenden Grenzflächen von mechanischen Klappenprothesen entstehen.

Nahfeldartefakt

Durch eine Reihe von Faktoren, wie suboptimale Fokussierung, starke Schallenergie u. a., sind die Auflösung und die Bildqualität im Nahfeld des Schallkopfs stets eingeschränkt. Dies macht besondere Schwierigkeiten beim Ausschluss apikaler Thromben im linken Ventrikel.

Klicks

Bei der spektralen Dopplersuntersuchung mechanischer Prothesen erscheinen die hochamplitudigen Öffnungs- und Schließungsklicks als dünne senkrechte Signale in der Dopplerregistrierung (Abb. 3.13 b). Ähnliche Klicks entstehen auch durch verkalkte Klappensegel.

2.6 Wirkungen von diagnostischem Ultraschall auf Gewebe

Die Ultraschalldiagnostik verdankt ihren Siegeszug teilweise ihrem Nimbus der völligen Unschädlichkeit, mit dem sie vorteilhaft von der Strahlenbelastung durch radiologische oder nuklearmedizinische Verfahren absticht. In der Tat sind keine Schädigungen von Patienten durch diagnostischen Ultraschall bekannt. Im Prinzip ist jedoch die Übertragung von Energie ins Gewebe mittels Ultraschall sehr wohl zu unerwünschten biologischen Wirkungen fähig. Hierzu zählen v. a. die Erwärmung von Gewebe und die Bildung von Kavitationen (Meltzer 1996, Rott 1996).

Erwärmung. Die Erwärmung scheint angesichts der in der Diagnostik verwandten Schallleistungen nur eine geringe Rolle zu spielen, im Gegensatz etwa zum therapeutischen Ultraschall, der ja zur Gewebeerwärmung benutzt wird. Die typische Schallintensität („SPTA" für „spatial peak/temporal average", d. h. räumlicher Spitzen- und zeitlicher Mittelwert) für das zweidimensionale Echo liegt mit 50–100 mW/cm^2 um etwa zwei Größenordnungen (Faktor 1:100) unter der von therapeutischen Ultraschallgeräten. Höhere Intensitäten werden im Dopplerverfahren generiert.

Kavitationen. Kritischer wird derzeit die Möglichkeit von Kavitationen im Ultraschallfeld gesehen. Darunter versteht man die Bildung und das Verhalten von gasgefüllten Bläschen in einem Ultraschallfeld. Solche Bläschen können unter der Beschallung entstehen, wachsen und platzen, wobei lokal erstaunliche Energien frei werden (Temperaturen bis 1000 °C und Drücke bis 1000 at), die z. B. Stahl beschädigen können. Kavitationen spielen anscheinend auch eine wichtige Rolle bei der Ultraschallthrombolyse. Eindeutige kavitationsinduzierte biologische Wirkungen von diagnostischem Ultraschall sind nicht bekannt, aber es ist gesichert, dass auch bei diagnostischen Ultraschallintensitäten und Beschallungszeiträumen in Säugetierlungen kleine Hämorrhagien hervorgerufen werden können. Am Menschen ist dies nicht beobachtet worden und für diesen Effekt müssen die Alveolen (anders als beim Fetus!) belüftet sein. Eine Folge dieser Befunde ist die Bestimmung der amerikanischen „Food and Drug Administration", auf dem M-Mode- oder 2-D-Bildschirm von Ultraschallgeräten zwingend einen Parameter für die Gefahr der Kavitationsbildung anzugeben, meist den Mechanical Index (dimensionsloser Quotient aus negativem Spitzendruck in MegaPascal und Wurzel der mittleren Trägerfrequenz in MHz, der 1,9 nicht übersteigen sollte.

2.7 Einige hydrodynamische Grundbegriffe

Die Möglichkeit, mit dem Dopplerverfahren Blutflussgeschwindigkeiten zu messen, hat die echokardiografischen diagnostischen Möglichkeiten enorm bereichert. Zwei fundamentale physikalische Gesetzmäßigkeiten spielen dabei eine zentrale Rolle (Hatle, Angelsen 1985):
- **Erhaltung der Masse.** In einem durchströmten Gefäß ist das Produkt aus Strömungsquerschnittsfläche und mittlerer Flussgeschwindigkeit überall gleich, da Masse (in diesem Fall Flüssigkeit) weder verschwinden noch aus dem Nichts entstehen kann („Kontinuitätsprinzip"). Dies ist eine Formulierung des Gesetzes von der Erhaltung der Masse in einem geschlossenen System. Wo der Querschnitt groß ist, ist die mittlere Flussgeschwindigkeit gering, wo der Querschnitt klein ist (Stenose), ist sie hoch. Es stellt die Grundlage dar für die Berechnung des Schlag- und Herzzeitvolumens, der Klappenöffnungsfläche bei Aortenstenose und der Größe eines Regurgitationslecks mit der proximalen Konvergenzmethode.
- **Erhaltung der Energie.** An Strömungsverengungen wird Druckenergie in kinetische Energie umgewandelt. Tritt in einem durchströmten Gefäß eine Querschnittverengung auf, so steigt die Geschwindigkeit der Strömung an dieser Stelle und es entsteht ein Druckgefälle. Aus der Geschwindigkeit der Strömung lässt sich das Druckgefälle berechnen (Bernoulli-Gleichung). Dies ist eine Formulierung des Gesetzes von der Erhaltung der Energie in einem geschlossenen System. Es stellt die Grundlage dar für die Berechnung von Druckgradienten über Stenosen sowie für die Berechnung des Druckgefälles zwischen zwei Kammern anhand der Regurgitationsgeschwindigkeiten (z. B. Abschätzung eines pulmonalen Hypertonus anhand der Regurgitationsgeschwindigkeit der Trikuspidalinsuffizienz, Kap. 9).

Kontinuitätsprinzip

Entlang eines durchströmten geschlossenen Gefäßes ist der Fluss (ml/s), d. h. das Produkt aus Strömungsquerschnitt ($A_1, A_2,...$) und zugehörigen mittleren Geschwindigkeiten ($v_1, v_2,...$) überall gleich (Abb. 2.21):

$$A_1 \times v_1 = A_2 \times v_2$$

Die häufigsten Anwendungen dieses Prinzips sind die Berechnung des Schlagvolumens des linken Ventrikels und der Klappenöffnungsfläche bei Aortenstenose.

Berechnung des Schlagvolumens über einer Klappe

Nach dem Kontinuitätsprinzip kann der Fluss über jeder Klappe (oder jedem anderen Querschnitt einer Strömung, also prinzipiell auch z. B. in der Aorta oder Pulmonalis) als Produkt aus Klappenöffnungsfläche und Flussgeschwindigkeit gemessen werden (Abb. 2.21). Will man statt eines momentanen Flusses das Schlagvolumen während der gesamten Öffnungszeit der Klappe (z. B. systolisch über der Aortenklappe) berechnen, so müssen die Geschwindigkeiten während der Öffnung der Klappe integriert werden. Daher ist das Schlagvolumen (SV) zu berechnen als:

$$SV = A \times VTI$$

wobei A die Klappenöffnungsfläche und VTI das Zeit-Geschwindigkeits-Integral aus dem gepulsten Doppler der Aortenklappe ist (Kap. 6). Die Klappenöffnungsfläche über der Aortenklappen-Öffnungsfläche wird näherungsweise bestimmt, indem der Durchmesser (D) des Aortenrings gemessen wird und unter Annahme eines kreisrunden Aortenrings die Fläche berechnet wird als:

$$A = \pi \cdot \left(\frac{D}{2}\right)^2 = \pi \cdot \frac{D^2}{4}$$

Bedingungen. Voraussetzung ist, dass das im gepulsten Doppler registrierte Zeit-Geschwindigkeits-Integral wirklich repräsentativ für den gesamten Strömungsquerschnitt ist, d. h. das Strömungsprofil flach ist (gleiche Geschwindigkeiten im gesamten Querschnitt zu jedem gegebenen Zeitpunkt). Auch muss die Klappenöffnungsfläche während des Zeitraums der Messung konstant sein. Diese Bedingungen werden praktisch nur unvollkommen erfüllt.

Mit den genannten Einschränkungen, die in der Praxis zu einer beträchtlichen Fehlerbreite führen, können z. B.

das Regurgitationsvolumen oder das Shuntvolumen anhand des Vergleichs von Schlagvolumina über einzelne Klappen in folgenden Fällen abgeschätzt werden:
- Zur Beurteilung einer Aorteninsuffizienz kann das Schlagvolumen über der Aortenklappe (AOSV) mit dem Schlagvolumen über der Mitralklappe (MISV) verglichen werden. Die Differenz ergibt das Regurgitationsvolumen (RV) über der Aortenklappe:
AOSV – MISV = RV.
- Zur Beurteilung eines Shuntvitiums (z. B. eines Vorhofseptumdefekts) kann das Schlagvolumen über der Aortenklappe (AOSV) mit dem über der Pulmonalklappe (PUSV) verglichen werden:

$$\frac{PUSV}{AOSV} = \frac{\text{Pulmonalkreislauf} - \text{Zeitvolumen}(Q_P)}{\text{Systemkreislauf} - \text{Zeitvolumen}(Q_S)}$$

In der Praxis sind diese Verfahren allerdings aufwendig und wegen der Fehlerbreite unsicher. Dennoch kann so z. B. das Herzzeitvolumen (HZV) bei fehlender Aorteninsuffizienz klinisch brauchbar abgeschätzt werden:
HZV = AOSV × Herzfrequenz.
Die Berechnung der Klappenöffnungsfläche bei Aortenstenose ist in Kap. 6 dargestellt.

Berechnung des Regurgitationsflusses und der Regurgitationsfläche anhand der proximalen Konvergenzzone

Dieses Verfahren zur Evaluierung von Regurgitationsvitien nimmt vereinfachend an, dass Blut sich in konzentrischen Halbkugeln gleicher Geschwindigkeit auf eine Regurgitationsöffnung (z. B. ein paravalvuläres Leck einer Prothese) zubewegt (Abb. 2.21; Abb. 5.16). Das Produkt aus Halbkugeloberfläche und zugehöriger Geschwindigkeit ist nach dem Kontinuitätsprinzip gleich dem Produkt aus der Fläche der Regurgitationsöffnung und der Regurgitationsgeschwindigkeit durch diese Öffnung, d. h. dem Regurgitationsfluss (in ml/s). Wenn Radius (r) und auf der Oberfläche herrschende Geschwindigkeit (v) einer Halbkugel bekannt sind, so können berechnet werden:
- der momentane Regurgitationsfluss (Q_M):
$Q_M = 2\pi r^2 \times v$
- das Regurgitationsvolumen (RV):
$RV = 2\pi r^2 \times VTI$,
wobei VTI das Zeit-Geschwindigkeits-Integral des kontinuierlichen Dopplersignals der Regurgitationsströmung ist
- die Fläche der Regurgitationsöffnung (RA):
$RA = Q_M/V_{REG}$,
wobei V_{REG} die momentane maximale Regurgitationsgeschwindigkeit ist (die mit dem kontinuierlichen Doppler messbar ist).

In der Praxis wird diese Methode nur bei der Mitralinsuffizienz und bei guter Farbdopplerqualität angewendet. Man geht dabei so vor, dass der Radius vom Farbumschlagspunkt zum Ort der Leckage bzw. der Regurgitationsöffnung in Richtung auf den Schallkopf gemessen wird und als v die Farbumschlagsgeschwindigkeit benutzt wird (Abb. 5.16).

Berechnung von Gradienten aus Strömungsgeschwindigkeiten: die Bernoulli-Gleichung

Druckgefälle. An Verengungen des Strömungsquerschnitts entsteht ein Druckgefälle, das kardiologischem Sprachgebrauch entsprechend als Druckgradient bezeichnet wird. Dies ist physikalisch nicht korrekt, da ein Gradient im Allgemeinen die Veränderung einer Größe über eine räumliche Entfernung bezeichnet; der kardiologisch eingebürgerte Ausdruck wird jedoch hier der Einfachheit halber beibehalten. Die über der Engstelle abnehmende Druckenergie wird in kinetische Energie umgewandelt, die die Flüssigkeit im Bereich der Strömungsverengung auf eine höhere Geschwindigkeit beschleunigt. Deshalb kann aus der Geschwindigkeitsdifferenz (zwischen der Flussgeschwindigkeit vor und in der Engstelle) auf den Druckverlust oder „Druckgradienten" rückgeschlossen werden (Abb. 2.21). Physikalisch exakt (für ideale „Newton-Flüssigkeiten") wird dies durch eine mathematische Formulierung des Energieerhaltungssatzes beschrieben, die als Bernoulli-Gleichung bekannt ist:

$$p_1 - p_2 = \frac{1}{2}\varrho(v_2^2 - v_1^2) + \varrho \int_1^2 \frac{d \cdot v(s,t)}{d \cdot t} d \cdot s + R(v)$$

Hierbei sind $p_{1,2}$ Druckwerte an zwei Punkten auf einer Stromlinie, die die Stenose passiert, $v_{1,2}$ die dort herrschenden Flussgeschwindigkeiten, ρ ist die Dichte der Flüssigkeit. s ist die Ortsvariable (auf der Stromlinie zwischen Punkt 1 und Punkt 2), t ist die Zeitvariable und R ist der visköse Widerstand.

Vereinfachte Bernoulli-Gleichung. Diese allgemeine Gleichung kann für kardiologische Zwecke zu einer quadratischen Beziehung zwischen Druck und Flussgeschwindigkeit stark vereinfacht werden:

$$(A) \quad \Delta p = \frac{1}{2}\varrho \cdot (v_2^2 - v_1^2)$$

wobei Δp der Druckgradient zwischen den Punkten 1 und 2 entlang einer Stromlinie ist, ρ die spezifische

Einige hydrodynamische Grundbegriffe

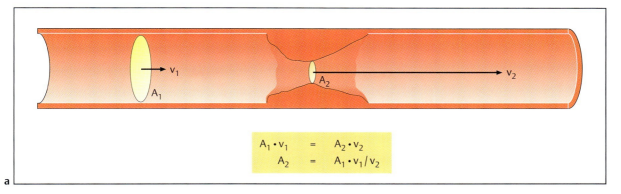

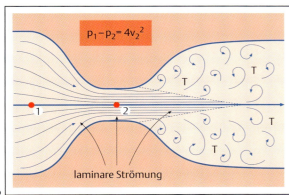

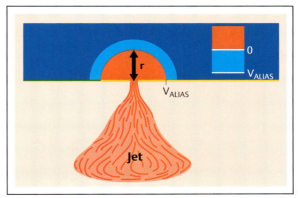

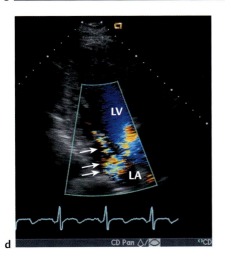

Abb. 2.21 Laminare und turbulente Strömung.
a Kontinuitätsgleichung.
b Fluss durch eine Strömungsverengung (Stenose). Die Anwendung der Bernoulli-Gleichung ist im Text besprochen. Man beachte die Entstehung von Turbulenzen (T) unmittelbar stromabwärts der Stenose. Stromaufwärts und bis in den keilförmigen Strömungskern stromabwärts ist die Strömung laminar, bevor sie von Verwirbelungen „aufgezehrt" wird.
c Schema zur Bestimmung des Regurgitationsflusses nach dem Prinzip der proximalen Konvergenzzone.
d Laminare und turbulente Strömung im Farbdoppler. Apikaler Langachsenschnitt bei einem Patienten mit Mitralinsuffizienz (Systole). Während der Ausstrom im Ausflusstrakt des linken Ventrikels (bei Geschwindigkeiten um 1 m/s) laminar ist und geordnete Farbübergänge aufweist, ist der Mitralinsuffizienzjet (Pfeil) turbulent (bei Geschwindigkeiten um 5 m/s) und zeigt ein Mosaikmuster.

Dichte der Flüssigkeit sowie v_2 und v_1 die Flussgeschwindigkeiten an Punkt 1 und 2 sind.

In der Regel wird auch noch die proximale Geschwindigkeit, v_1, vernachlässigt, und ρ sowie die Umrechnungsfaktoren zwischen den kardiologisch üblichen mmHg und den physikalischen Einheiten werden so zusammengefasst, dass die „vereinfachte Bernoulli-Gleichung" entsteht:

$$(B) \quad \Delta p = 4 \cdot v_2^2$$

Sie erlaubt eine erstaunlich zuverlässige Berechnung von Gradienten über Stenosen und Prothesen sowie bei Regurgitationen oder Shunts des Druckgefälles zwischen den beteiligten Kammern (zu Details vgl. die entsprechenden Kapitel).

Maximaler und mittlerer Gradient. Bei der Angabe eines Gradienten über einer Klappe muss immer spezifiziert werden, ob es sich um den maximalen oder den mittleren Gradienten handelt. Zu beachten ist, dass der Mittelwert der quadrierten Geschwindigkeiten nicht identisch ist mit dem Quadrat der mittleren Geschwindigkeit. Dies wird jedoch von den Analyseprogrammen der Echogeräte berücksichtigt.

Ausnahmen. Es sollte außerdem bedacht werden, dass die vereinfachte Beziehung B nur dann anwendbar ist, wenn die proximale Geschwindigkeit **vor** der Stenose vernachlässigbar (um 1 m/s oder weniger) ist. Dies ist z. B. bei erheblicher gleichzeitiger Insuffizienz, etwa an der Aortenklappe, nicht der Fall; dann sollte die proximale Geschwindigkeit durch Anwendung von Gleichung A mit eingehen. Weiterhin können aus physikalischen Gründen die – niedrigen – Geschwindigkeiten an normalen oder sehr gering stenosierten Klappen nicht ohne weiteres nach B in Druckgradienten umgerechnet werden. Hier ist im Befund statt der Angabe eines Druckgradienten die Angabe einer Maximalgeschwindigkeit vorzuziehen.

Laminare und turbulente Strömung

Blut fließt bei niedrigen Geschwindigkeiten mit laminarer Strömungscharakteristik. Dies bedeutet, dass an benachbarten Orten ähnliche Geschwindigkeiten herrschen; die Strömung ist „wohl geordnet", mit langsamen Geschwindigkeiten in der Nähe der Herz- oder Gefäßwand und hohen Geschwindigkeiten in Strömungsmitte. In Gefäßen entsteht ein „parabolisches" Strömungsgeschwindigkeitsprofil. Ab einem bestimmten Verhältnis von Strömungsquerschnitt, Strömungsgeschwindigkeit sowie Dichte und Viskosität der Flüssigkeit schlägt die Strömungscharakteristik in „Turbulenz" um: das Strömungsgeschwindigkeitsprofil wird flacher, der Strömungswiderstand steigt und die Flüssigkeitspartikel nehmen an rasch veränderlichen Verwirbelungsbewegungen teil. Statt einer wohl geordneten laminaren Geschwindigkeitsverteilung kommt es zu Wirbelbildung und Durchmischung von Teilchen verschiedener Geschwindigkeit und Bewegungsrichtung. Kinetische Energie geht irreversibel durch viskose Reibung und letztlich Umwandlung in Wärme verloren. Das Bewegungsverhalten der Partikel kann als Summe einer „chaotischen", turbulenten Geschwindigkeitskomponente und einer relativ konstanten Geschwindigkeitskomponente in Hauptströmungsrichtung aufgefasst werden. In der Bilanz heben sich, über die Zeit gemittelt, die rasch wechselnden Vektoren der turbulenten Komponente auf, während die konstante Komponente in Hauptströmungsrichtung den Fluss im Gefäß hervorbringt.

Turbulente Strömung tritt in Ruhe an normalen Herzklappen nicht auf, wohl dagegen an stenotischen Klappen (**Abb. 2.21**) oder in Regurgitationsströmungen sowie anderen Strömungen hoher Geschwindigkeit, z. B. beim drucktrennenden Ventrikelseptumdefekt. Turbulenter Fluss wird im Farbdoppler in charakteristischer Weise als intensiver, heller, vielfarbiger (Mosaikmuster) Jet dargestellt. Man beachte, dass Kontinuitätsprinzip und Bernoulli-Gleichung unabhängig von Laminarität und Turbulenz gelten. Aufgrund der Charakteristika turbulenter Strömungen ist bei hohen Geschwindigkeiten, z. B. über einer Aortenstenose, ein möglichst kleiner Winkel des kontinuierlichen Dopplerstrahls zur Hauptstromrichtung weniger kritisch als bei laminarer Strömung, da hohe Geschwindigkeiten in allen räumlichen Richtungen auftreten und demgemäß registriert werden können.

3 Untersuchungstechnik

Übersicht

Der typische Ablauf einer Untersuchung wird erörtert, beginnend mit Patientenlagerung und Geräteeinstellung, über Untersuchungsdokumentation bis zur Befundung mit Beispielen. Es folgt eine Darstellung der bei der transthorakalen Echokardiografie verwendeten Schallfenster und Schnittebenen einschließlich der M-Mode-Untersuchung mit der jeweils angetroffenen Anatomie und den im Doppler analysierbaren Blutströmungen.

3.1 Voraussetzungen

Untersuchungsraum

Der Untersuchungsraum sollte abgedunkelt sein, um die Differenzierung von Grautönen auf dem Bildschirm zu erleichtern. Beim Anschluss des Echogeräts muss darauf geachtet werden, dass die Stromleitung für die hohe benötigte Stromleistung ausgelegt ist.

Patientenlagerung

Die Untersuchung wird am liegenden Patienten vorgenommen. Vorteilhaft sind spezielle Echoliegen, bei denen ein halbkreisförmiger Ausschnitt in Höhe des Herzapex (bei Linksseitenlage des Patienten) herausnehmbar ist, sodass das Herz von unten beschallt werden kann. Liege und Untersucherstuhl sollten Rollen besitzen und der Untersuchungsstuhl sollte höhenverstellbar sein.

Positionierung des Patienten. Für die echokardiografische Untersuchung sollte der Patient flach liegen. Die meisten Schallfenster werden in Linksseitenlage aufgesucht. Ausnahmen sind das suprasternale und subkostale Schallfenster, die in Rückenlage eingestellt werden, und das rechtsparasternale Fenster, das in Rechtsseitenlage untersucht wird. Der Patient sollte seinen linken Arm unter den Kopf legen, um die Zwischenrippenräume der linken Seite so weit wie möglich zu spreizen (Abb. 3.1).

Positionierung des Untersuchers. Zwei Positionen des Untersuchers und des Echogeräts sind möglich: entweder links oder rechts von der Untersuchungsliege. Die in Deutschland meist übliche rechtsseitige Position hat den Vorteil, dass der Untersucher relativ bequem auf einem Stuhl sitzen kann. Mit der linken Untersucherhand wird der Schallkopf geführt, mit der rechten das Echogerät bedient. Bei der linksseitigen Untersucherposition sitzt der Untersucher in der Regel auf der Liege und greift mit der rechten, den Schallkopf führenden Hand über den die Linksseitenlage einnehmenden Patienten. Die linke Hand bedient das Echogerät. Beide Positionen sind gleichwertig und der Vorzug wird meist der gegeben, die man zuerst erlernt hat. Insbesondere auf der Intensivstation ist es sinnvoll, in beiden Positionen schallen zu können. Es empfiehlt sich, etwas Zeit auf die optimale Positionierung des Patienten, des Geräts und des Untersuchers zu verwenden, zumal unter schwierigen Bedingungen, wie auf der Intensivstation, da die Untersuchung sonst schnell sehr ermüdend für den Untersucher wird.

Untersuchungstechnik

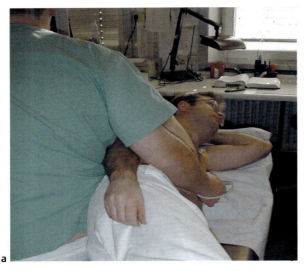
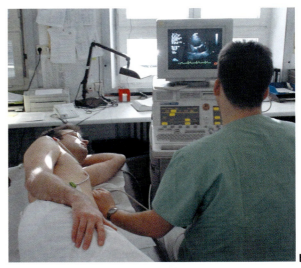
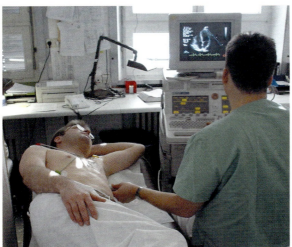
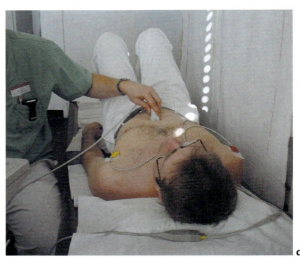
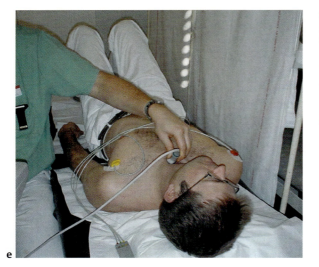

Abb. 3.1 Patientenlagerung, Untersuchungspositionen, Ultraschallgerät.
a Linksseitenlage mit Rücken des Patienten zum Untersucher. Parasternale Untersuchung.
b Linksseitenlage mit Brust des Patienten zum Untersucher. Parasternale Untersuchung.
c Lagerung wie **b**. Apikale Untersuchung.
d Subkostale Untersuchung.
e Suprasternale Untersuchung.
f Ultraschallgerät. Oben schwenkbarer Monitor, in der Mitte Bedienfeld mit alphanumerischer Tastatur und Reglern für die Einstellung des Geräts, unten Anschlüsse für Schallköpfe, Drucker, Kamera und Videorekorder. Das schräg nach links ziehende Kabel gehört zum 1-Kanal-EKG.
g Bedienfeld des Echogeräts in **f**. Unterhalb des Monitors (oben im Bild) befinden sich Laufwerke für Datenträger (magnetooptische Platten). Darunter liegen zwei Bildschirme, über die durch Fingerdruck bestimmte Einstellungen oder Regelgrößen für die darunter liegenden Drehknöpfe gewählt werden. Links unten Tastatur zur Eingabe von Namen, Nummerierung usw., in der Mitte Tiefenverstärkungsregler mit charakteristischer „Rampenkonfiguration": Der unterste Regler verstärkt die schallkopffernste Bildregion und ist wegen der Schallabschwächung im Gewebe am höchsten eingestellt, d. h. am weitesten rechts.

Voraussetzungen

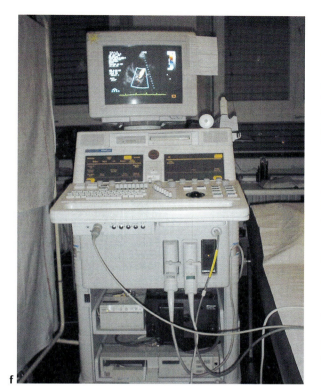

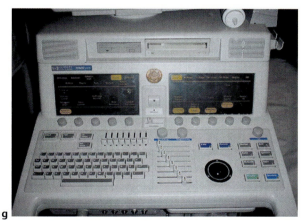

Abb. 3.1

EKG. Bei jeder Echountersuchung muss ein 1-Kanal-EKG auf dem Echogerät mitgeschrieben werden. Die Position der Elektroden ist unwichtig, solange eine klare R-Zacke vorhanden ist. Zweck ist die Beurteilung der Herzfrequenz, die Zuordnung von Flussphänomenen, das Erkennen von Extrasystolen, das Auslösen („Triggerung") der digitalen Speicherung von Herzzyklen usw. Außerdem kann für spezielle Fragestellungen in der M-Mode-Darstellung oder der spektralen Dopplerdarstellung ein zusätzliches elektrisches Signal, z. B. das Phonokardiogramm, eine Atmungskurve oder eine Druckkurve eingespeist werden, sodass eine exakte zeitliche Zuordnung möglich wird. Dies kann z. B. für die Bestimmung der isovolumetrischen Relaxationszeit oder für die Zuordnung von Dopplersignalen zu Atemphasen nützlich sein.

Akustische Ankopplung. Die akustische Ankopplung von Schallkopf und Körperoberfläche des Untersuchten erfolgt mit einem Ultraschallgel. Der Schallkopf wird mit leichtem Druck aufgesetzt. Veränderungen der Schallkopfposition sowohl hinsichtlich des Aufsetzorts als auch des Neigungswinkels sind während der gesamten Untersuchung notwendig, um Details besser herauszuarbeiten. Man sollte sich nicht scheuen, von der „klassischen" Schnittebene etwas abzuweichen, wenn dadurch eine bestimmte Struktur besser sichtbar gemacht wird.

Geräteeinstellung

Die Bedeutung der adäquaten Geräteeinstellung kann nicht hoch genug eingeschätzt werden. Wie man sich leicht überzeugen kann, lassen sich bei entsprechend falscher Einstellung jede anatomische Struktur und jedes Dopplersignal zum Verschwinden bringen oder uninterpretierbar verzerrt darstellen. Die einstellbaren oder wählbaren Parameter lassen sich in zwei große Gruppen einteilen: solche der Bildgewinnung und Bildwiedergabe.

Wählbare Parameter der Bildgewinnung

Gerät

Im weitesten Sinne zählt dazu bereits die Wahl des Geräts und des Schallkopfs. Zu den Mindestanforderungen an ein Echokardiografiegerät gehören (Tab. 3.1):
- Verwendung eines mechanisch oder elektronisch („phased array", mindestens 64 Elemente) den Schallstrahl schwenkenden Schallkopfs, nicht dagegen eines Linearschallkopfs.
- Grundschallfrequenzen zwischen 2 und 5 MHz.
- 2-D-Bildfrequenzen von mindestens 25 Hz.
- Simultane EKG-Registrierung.
- Möglichkeit der Positionierung der Dopplermesszelle und des kontinuierlichen Strahls im 2-D-Bild, d. h. kombinierter 2-D-/Dopplerschallkopf. Daneben ist ein getrennter, nicht bildgebender Schallkopf mit kleiner Aufsetzfläche für die kontinuierliche Doppleruntersuchung sinnvoll.

Schallkopffrequenz

Eindringtiefe und Auflösung. Die Wahl der Trägerfrequenz bestimmt die grundlegenden Eigenschaften Eindringtiefe und Auflösung. Je höher die Frequenz, desto höher die Auflösung, jedoch umso niedriger die Eindringtiefe. In der Erwachsenen-Echokardiografie beträgt die klassische Trägerfrequenz 2,5 MHz (Tab. 2.1). Mo-

Untersuchungstechnik

Tabelle 3.1 Apparative Mindestanforderungen an Echokardiografiegeräte nach den Qualitätsleitlinien der Deutschen Gesellschaft für Kardiologie (Erbel et al. 1997; im Folgenden „Q") und der kassenärztlichen Ultraschall-Vereinbarung (Qualifikationsvoraussetzungen 1993; im Folgenden „U").

Schallkopftypen	• elektronische (mindestens 64 Kristalle) oder mechanische („annular array"), keine linearen Scanner • maximaler Sektorwinkel 80–90° • 2–5 MHz Arbeitsfrequenz • Bildfrequenz mindestens 25/s • simultane EKG-Registrierung • Eichung auf eine Schallgeschwindigkeit von 1540 m/s • einstellbare Sende- und Empfangsverstärkung
M-Mode	• 50 mm Registriergeschwindigkeit • Pulsrepetitionsfrequenz > 200 Hz • Messfehler (Distanzmessungen) < 3 %
2-D-Bilder	• > 16 Graustufen (U) bzw. > 128 Graustufen (Q) • maximale Eindringtiefe > 20 cm • (Kalibrierung im Bildsektor erkennbar)
Doppler	• zusätzlich zur Spektralanalyse akustisches Signal
kontinuierlicher Doppler	• getrennter Schallkopf mit 2 MHz Grundfrequenz wünschenswert • Geschwindigkeiten von mindestens 6 m/s analysierbar
gepulster Doppler	• Messzellengröße und -position variabel • Pulsrepetitionsfrequenz mindestens 2 kHz • Dopplerregistriergeschwindigkeit in mindestens 3 Stufen verstellbar, niedrigste Geschwindigkeit soll eine Registrierung von mindestens 8 s auf einer Bildschirmbreite erlauben (U); 50 oder 100 mm/s bevorzugt (Q) • Messfehler (Zeit und Frequenz) < 3 %
Farbdoppler	• Anzeige der Aliasing-Geschwindigkeit • mindestens 7 Helligkeitsstufen pro Grundfarbe • mindestens 3 Eindringtiefen mit entsprechend veränderter Pulsrepetitionsfrequenz
transösophageale Echokardiografie	• 5 MHz Arbeitsfrequenz • Gerät muss für 2-D- und M-Mode sowie kontinuierlichen, gepulsten und Farbdoppler geeignet sein • mindestens 2 Schnittebenen erwünscht (biplaner oder multiplaner Schallkopf)
Belastungsechokardiografie	• digitale, EKG-getriggerte Aufzeichnung von Herzzyklen

derne Schallköpfe sind Breitbandschallköpfe, d. h. sie arbeiten auf einem relativ breiten „Frequenzband", dessen Zentrum die nominale Schallfrequenz bildet. Ein 2,5-MHz-Schallkopf wird daher mit schwächerer Schallleistung sowohl z. B. mit 2,7 als auch mit 2,3 MHz senden und empfangen. Dies hat den Vorteil, dass auch Strukturen, die Ultraschall von 2,5 MHz nicht optimal reflektieren, für die Bildgewinnung verfügbar werden. In manchen Situationen, so in der Kinderkardiologie oder bei der Abbildung schallkopfnaher Strukturen (Apex des linken Ventrikels, v. a. bei der Suche nach Thromben), sind höhere Frequenzen (5–7 MHz) sinnvoll, da die geringere Eindringtiefe keine Rolle spielt und der Untersucher in den Genuss der höheren Auflösung kommt. Einige Geräte erlauben es, die Schallfrequenz ohne Wechsel des Schallkopfs in bestimmten Grenzen zu variieren. Hierbei kann z. B. bei Patienten mit Fassthorax und relativ oberflächenfernen Herzstrukturen die Wahl einer tieferen Trägerfrequenz als üblich, etwa 2 MHz, sinnvoll sein. Entscheidend ist dabei stets die erzielbare Bildqualität.

Harmonische Bildgebung. Die meisten Echogeräte verwenden mittlerweile in der Routine die harmonische Bildgebung (Kap. 2) oder eine firmenspezifische Kombination von fundamentaler und harmonischer Bildgebung. Sie eignet sich insbesondere zur Erkennung der Echokardkontur oder allgemein von Blut-Gewebe-Flächen. Da die harmonischen Schwingungen erst im Gewebe entstehen, spielt die niedrigere Eindringtiefe dieser höheren Frequenzen eine geringere Rolle und auch tief liegende Strukturen werden noch adäquat abgebildet. Die meisten Geräte arbeiten zurzeit bei der harmonischen Bildgebung mit längeren Pulsdauern („Wellenpaketen"), sodass trotz der höheren Frequenz die räumliche Auflösung im Sinne einer axialen Punkt-zu-Punkt-Diskrimination niedriger als im „fundamentalen" (nicht harmonischen) 2-D-Betrieb ist (Abb. 3.2 b und c). Allerdings macht die rauschärmere Darstellung diesen Nachteil wieder wett. Es sollte jedoch beachtet werden, dass sehr zarte Strukturen, wie Klappensegel, im harmonischen Modus wegen der niedrigeren Auflösung verdickt

Voraussetzungen

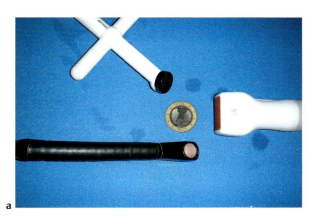
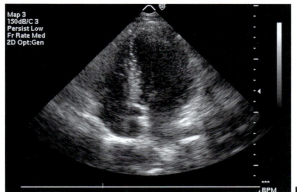

Abb. 3.2 Schallköpfe.
a In der Mitte zum Größenvergleich ein Eurostück. Rechts 2,5-MHz-Schallkopf für die Erwachsenenechokardiografie. Der Schallkopf ermöglicht auch die kontinuierliche, gepulste und Farbdoppleruntersuchung sowie harmonische Bildgebung. Links oben 1,9-MHz-Stiftsonde. Dieser Schallkopf ist ausschließlich für die kontinuierliche Doppleruntersuchung geeignet und erzeugt keine 2-D-Bilder. Vorteil ist die sehr kleine, auch für enge Interkostal- oder Suprasternalräume geeignete Aufsetzfläche. Unten transösophagealer multiplaner Schallkopf. Der eigentliche Schallkopf liegt hinter der rötlich gefärbten, kreisrunden Zone an der Spitze des Instruments.
b Apikaler Vierkammerblick (Herzgesunder) im normalen „fundamentalen" 2-D-Verfahren.
c Derselbe Schnitt wie **b** bei harmonischer Bildgebung zeigt deren Vorteil. Insbesondere die Lateralwandkontur (Pfeile) ist besser abgrenzbar. Die Auflösung ist etwas gröber, die Rauschartefakte sind jedoch geringer als bei der „fundamentalen" Betriebsart.

erscheinen können. Bei Bedarf kann daher die harmonische Bildgebung ausgeschaltet werden.

Aufsetzfläche des Schallkopfs

Ein weiterer Faktor für die Schallkopfwahl ist die Aufsetzfläche („footprint"), d. h. die Fläche, die unmittelbar mit dem Körper des Untersuchten in Berührung kommt. Kleine Schallköpfe erleichtern den Zugang bei engen Zwischenrippenräumen oder von suprasternal aus. Daher sollten Echogeräte über einen eigenen getrennten Schallkopf für den kontinuierlichen Doppler ohne 2-D-Bildgebung verfügen (**Abb. 3.2 a**). Diese Schallköpfe haben sehr kleine Aufsetzflächen und eignen sich besonders für die Suche nach dem besten Schallfenster, z. B. für das Dopplersignal der Aortenstenose.

Transösophagealer Schallkopf

Die Besonderheiten der transösophagealen Technik bedingen, dass der Schallkopf hier zum einen möglichst klein sein soll, da der Pharynx passiert werden muss, andererseits möglichst viele Freiheitsgrade der Schallebene bieten soll (**Abb. 3.2 a**, **Abb. 3.3 a**). Heutzutage werden daher in der Regel multiplane Schallköpfe verwendet, die eine Rotation der Schallebene um 180° zulassen (**Abb. 3.3 b**). Damit beschreibt die Schnittebene bei vollständiger Rotation um 180° einen Kegel, dessen Spitze im Schallkopf liegt.

Schallleistung und Fokus

Abgestrahlte Schallleistung. Die abgestrahlte Schallleistung von Echogeräten („transmit power") ist variabel. Steht der Regler auf null, bleibt der Bildschirm schwarz. In der Praxis wird die Energie so hoch gewählt, dass der 2-D-Bildsektor bei Aufsetzen des Schallkopfs in seiner gesamten Tiefe Strukturen zeigt. Dabei ist es günstiger, mit einer zu hohen als einer zu schwachen Energie zu arbeiten, da Ersteres über die Verstärkungsregler wieder korrigiert werden kann. In den meisten Fällen wird daher die Schallleistung maximal oder fast maximal gewählt. Ausnahmen sind z. B. längere transösophageale Untersuchungen, wo sich der Schallkopf bei maximaler Leistung auf Dauer zu stark erhitzen kann.

Fokussierung. Die Fokussierung des 2-D-Sektors (und des M-Mode-Strahls) kann verändert werden. Sie dient der Konzentrierung der Schallenergie in der Elevations-

Untersuchungstechnik

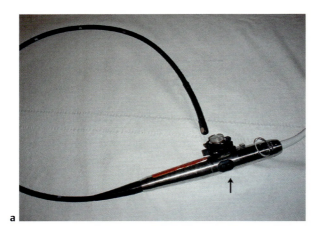

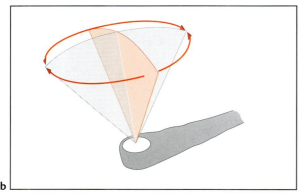

Abb. 3.3 Transösophagealer Schallkopf.
a Transösophageale multiplane Sonde. Unten im Bild ist der Griff mit zwei übereinander angebrachten, drehbaren Steuerungsknöpfen für die mechanische Veränderung der Schallkopfposition sichtbar. Dem Betrachter zugewandt ist weiter ein kleiner schwarzer Doppelknopf (Pfeil), der zur elektrischen Rotation der Schnittebene dient. Die Spitze des Instruments trägt hinter dem rötlichen Kreis den eigentlichen intern rotierbaren Schallkopf.
b Schema der Funktionsweise des multiplanen transösophagealen Schallkopfs. Durch interne Rotation der Schnittebene um 180° wird ein Kegel beschrieben, der sämtliche von dieser Schallkopfposition aus erzeugbaren Schnittebenen umfasst (nach Roelandt JRTC et al. Multiplane transesophageal echocardiography. J Am Soc Echocardiogr 1992; 5: 361).

ebene des Schallstrahls (Kap. 2). Dementsprechend sind im Bereich des Fokus die Bildqualität und die axiale Auflösung am besten. Bei schwieriger Bildgewinnung oder Interpretation einer bestimmten Struktur kann daher die Nachjustierung des Fokus hilfreich sein.

Einstellbare Parameter der 2-D-Bildwiedergabe

Verstärkung

Gesamtverstärkung und Tiefenregler. Meist gibt es sowohl einen Gesamtverstärkungsregler als auch einen Tiefenregler, die die Verstärkung in einer bestimmten Bildtiefe, d. h. in einem bestimmten Abstand zum Schallkopf regeln (Abb. 3.4). Die Gesamtverstärkung wird so eingestellt, dass im gesamten 2-D-Bildsektor Strukturen erkennbar sind. Bei zu niedriger Einstellung bleibt der Sektor dunkel oder schwarz (meist bis auf eine weiße Sektorspitze), bei zu hoher Einstellung wird er einheitlich hell oder weiß. Anfänglich sollte mit einer hohen Gesamtverstärkung gearbeitet werden, die graduell zurückgenommen wird. Andernfalls riskiert man, durch zu niedrige Verstärkung Strukturen zu „verpassen". Nach probatorischer Einstellung der Gesamtverstärkung wird die Erkennung der Strukturen mit den Tiefenreglern optimiert. Grundsätzlich wird dabei im Nahbereich wenig oder nicht und im Fernbereich stärker verstärkt, da die Energie des Schallstrahls (und damit auch die reflektierte Energie) mit zunehmender Tiefe abnimmt. Typischerweise stehen die Schieberegler der Tiefenverstellung deshalb in einer Diagonalen von oben nach unten. Die minimale Verstärkung, die alle Details erkennen lässt, sollte jeweils benutzt werden, da jedes Zuviel an Verstärkung die Grauwertdifferenzierung erschwert und Strukturen größer erscheinen lässt. Einige Geräte erlauben auch eine getrennte Verstärkung in der Querachse des Bildsektors („lateral gain control"). Diese erlaubt es beispielsweise, die schwache Endokardreflexion der Lateralwand im apikalen Vierkammerblick hervorzuheben, ohne andere Strukturen übermäßig zu verstärken.

Folgende Besonderheiten sind für die Verstärkungseinstellung zu beachten:

- Die Einstellung der Verstärkungsregler muss während der Untersuchung, von Schnittebene zu Schnittebene, aber auch manchmal von Struktur zu Struktur angepasst werden. So erfordert die Darstellung der Endokardgrenze der Lateralwand im Vierkammerblick oder der Vorderwand im Zweikammerblick häufig eine höhere Verstärkung als andere Strukturen im Bild. Während der Untersuchung sollte daher die Tiefenverstärkung häufig nachjustiert und optimiert werden. Insbesondere empfiehlt sich bei unklaren Strukturen ein Variieren der Verstärkung, um ein Maximum an Informationen herauszuarbeiten.
- Helles Licht im Untersuchungsraum macht es schwierig, Grauwertunterschiede auf dem Bildschirm zu beurteilen. Die Folge ist eine zu hohe Verstärkungseinstellung.
- Fremdkörper, z. B. Klappenprothesen, sind oft sehr stark echogebend. Um diese besser zu beurteilen, muss daher die Gesamt-, Tiefen- oder Längsverstärkung manchmal weiter reduziert werden als für die Darstellung der nativen Strukturen optimal ist.
- Spontaner Echokontrast lässt sich nur bei ausreichender Verstärkung diagnostizieren (Kap. 7). Bei entsprechender Gesamtkonstellation (großer linker Vor-

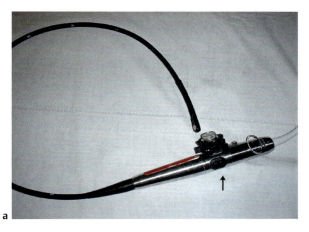
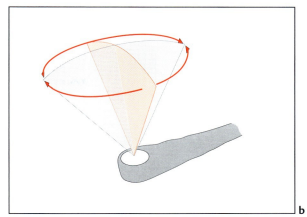
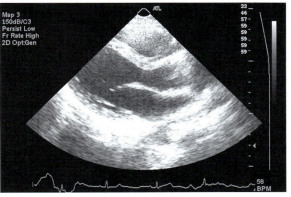

Abb. 3.4 Verstärkung.
a Normale Einstellung der Gesamt- und Tiefenverstärkung (parasternaler Langachsenschnitt).
b Selber Patient wie a, zu geringe Gesamtverstärkung. Man beachte, dass die posteriore Wand sehr viel dünner erscheint als sie tatsächlich ist.
c Selber Patient wie a, zu hohe Gesamtverstärkung.
d Selber Patient wie a, zu hohe Tiefenverstärkung im Nahbereich (Pfeile).

hof, schwer eingeschränkte linksventrikuläre Funktion usw.) sollte daher die Verstärkung probeweise mit Augenmerk auf das Auftreten von spontanem Echokontrast im Kavum der genannten Strukturen erhöht werden, um ihn nicht bei relativ niedrigem Verstärkungsniveau zu übersehen.

- Die Gabe von Linksherzkontrastmitteln zur besseren Endokardabgrenzung des linken Ventrikels erfordert eine relativ niedrige Verstärkungseinstellung. Das Myokard sollte dabei dunkel, aber nicht pechschwarz, mit soeben noch erkennbaren myokardialen Echos erscheinen. Nur dann ist eine gute Abgrenzung des Kavums, das nach Kontrastgabe hell wird, zu erwarten.

Kompression

Die elektromagnetischen Signale, in die der Schallkopf die aufgefangenen reflektierten Ultraschallwellen umwandelt, haben sehr unterschiedliche Amplituden. Das Verhältnis der kleinsten zur größten Amplitude (auch als „dynamic range" bezeichnet) im verwertbaren Frequenzbereich beträgt rund 120 dB, d. h. $1:10^6$ (**Abb. 2.6**). Dagegen besitzt jedes einzelne Bildschirmelement („Pixel", für „picture element") nur 256 mögliche Graustufen. Das menschliche Auge kann überhaupt nur rund 30 Graustufen unterscheiden. Daher muss die enorme Bandbreite des Rohsignals auf die darstellbare, relativ beschränkte Bandbreite der Bildschirmgraustufen abgebildet werden, ein Vorgang, der als Kompression („compress") bezeichnet wird und einen unvermeidlichen, grundsätzlichen Informationsverlust bedingt. Die Kompression kann in bestimmten geräteabhängigen Grenzen variiert werden (**Abb. 3.5**). Darüber hinaus kann die Funktion, die die Rohsignalamplituden den Bildschirmhelligkeitsstufen zuordnet, etwas variiert werden (z. B. mehr linear oder sigmoidal). Diese Einstellungen sind rational kaum zu begründen und werden in der Regel konstant gelassen; sie orientieren sich an dem, was der Untersucher für ein „gutes" oder „angenehmes" Bild hält.

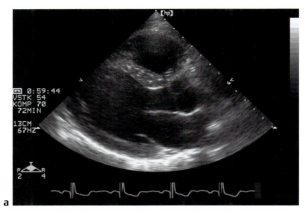
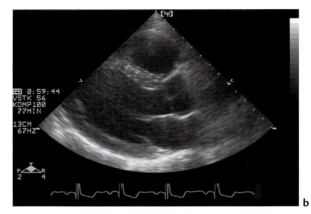

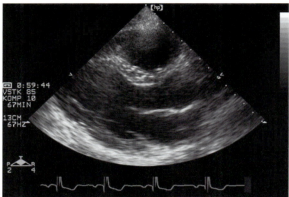

Abb. 3.5 Unterschiedliche Kompressions- oder „dynamic-range"-Einstellungen.
a „Normale", gut gewählte Kompressionseinstellung.
b Zu hohe Kompressionseinstellung. Das Bild erscheint wenig kontrastreich.
c Zu niedrige Kompressionseinstellung. Der subjektive Kontrastreichtum nimmt zu, das Bild wird körniger.

Nachverarbeitung

Weitere Optionen. Neben diesen grundlegenden Einstellungen bieten Echogeräte oft noch eine Reihe von weiteren Optionen für die Bilddarstellung an. Diese erstrecken sich z. B. auf die Filterung zur Unterdrückung niederamplitudiger Rauschsignale („reject"), die „Körnigkeit" des Bildes, auf eine Wiedergabe von Graustufen in Farbtönen, was zumindest theoretisch für das menschliche Auge bessere Differenzierungsmöglichkeiten bietet, und anderes. Die Wahl erfolgt hier nach subjektiver Präferenz.

Bildschirmeinstellung. Schließlich können am Bildschirm wie bei jedem Monitor Helligkeit, Kontrast und Farbtönung verändert werden. Diese Veränderungen wirken sich nicht nur auf den Bildsektor, sondern auch auf die übrigen Bestandteile des Monitorbilds aus. Man sollte vor Einstellung der anderen Parameter sicherstellen, dass z. B. die Textbestandteile des Monitorbilds optimal lesbar sind.

Eindringtiefe, Sektorbreite, Bildfrequenz und Ausschnittvergrößerung

Eindringtiefe. Abhängig von der interessierenden Struktur und vom Schallfenster wird die kleinstmögliche Eindringtiefe gewählt, welche die betreffende Struktur vollständig wiedergibt. Beispielsweise liegt der linke Vorhof im apikalen Vierkammerblick weiter vom Schallkopf entfernt („tiefer") als in der parasternalen langen Achse. Die Eindringtiefe muss daher während der Untersuchung entsprechend angepasst werden. Wird die Eindringtiefe zu groß gewählt, so werden die kardialen Strukturen kleiner als nötig und deswegen mit Verlust an Information dargestellt.

Sektorbreite und Bildfrequenz. Beim 2-D-Verfahren ist in der Regel die Breite des Sektors umgekehrt proportional zur Bildfrequenz, d. h. bei engerem Sektor kann eine höhere Bildfrequenz und damit bessere zeitliche Auflösung erzielt werden. Dies kann z. B. für die Diagnose sehr kurz anhaltender Phänomene wichtig sein, etwa für die systolische Vorwärtsbewegung der Mitralsegel bei der hypertrophen obstruktiven Kardiomyopathie. Darüber hinaus erlauben einige Geräte sehr hohe 2-D-Bildfrequenzen (> 150/s), die jedoch wegen der auf rund 30/s begrenzten Aufnahmefrequenz des menschlichen Auges nur sinnvoll genutzt werden können, wenn eine Szene, z. B. ein Herzzyklus, zunächst digital mit hoher Bildfrequenz aufgezeichnet und dann mit 30/s in Zeitlupe abgespielt wird.

Ausschnittvergrößerung. Die meisten Geräte verfügen außerdem über die Möglichkeit einer echten Ausschnittvergrößerung („Zoom"), die nicht nur dieselbe Information wie im Originalbild größer, sondern auch mit höherer räumlicher Auflösung (höherer Scanliniendichte) wiedergibt. Typische Anwendungsbereiche sind suspekte Klappenbezirke bei der Suche nach Vegetationen, die Suche nach Thromben oder die genaue Beurteilung von Regurgitationsjets im Farbdoppler. Von dieser Möglichkeit sollte bei entsprechender Fragestellung stets Gebrauch gemacht werden.

Digitale Hilfsfunktionen während der Untersuchung

Während der Untersuchung kann jederzeit das jeweils letzte Bild „eingefroren" werden. Danach können die letzten Sekunden der Untersuchung aus dem ständig mitlaufenden digitalen Speicher geholt und entweder kontinuierlich oder Standbild-für-Standbild (frame by frame) angesehen werden, was für die detaillierte Beurteilung und die quantitative Auswertung außerordentlich wertvoll ist. Von dieser Möglichkeit sollte ausgiebig Gebrauch gemacht werden. Die räumliche Kalibrierung ist dank der digitalen Speicherung erhalten, sodass nach Wahl des besten Standbilds oder des besten Abschnitts einer kontinuierlichen Spektraldoppler- oder M-Mode-Aufzeichnung Messungen vorgenommen werden können. In dieser Technik sollten Längenmessungen (2-D- oder M-Mode), Planimetrien im 2-D-Bild sowie die Auswertung von Dopplersignalen (maximaler, mittlerer Gradient, Zeit-Geschwindigkeits-Integral, Druckhalbwertszeit, Zeitintervalle) erfolgen.

Im Nachhinein, allerdings mühsamer, kann dies auch durch Wiederabspielen und Einzelbildschaltung des Videobands erfolgen. Um Messungen vorzunehmen, muss dann jeweils ein Standbild vom Videoband eingestellt werden und die Messeinrichtung hinsichtlich Eindringtiefe bzw. Zeit- oder Geschwindigkeitsskala rekalibriert werden. Echogeräte besitzen eingebaute „Analysepakete", die die Berechnung von M-Mode-, 2-D- und Dopplerparametern erleichtern, so etwa der Verkürzungsfraktion, der Ejektionsfraktion, von mittleren Gradienten oder der Druckhalbwertszeit.

Einstellungen bei der M-Mode-Untersuchung

Das zu den 2-D-Einstellungen Gesagte gilt auch für das M-Mode. Es entfallen naturgemäß die Möglichkeiten der Veränderung der Bildsektorbreite und der Bildfrequenzänderung. Zu beachten ist, dass Echosignale entsprechend ihrer Stärke im 2-D-Bild durch unterschiedliche Helligkeitswerte, im M-Mode dagegen umgekehrt durch unterschiedliche Schwärzung wiedergegeben werden. Beim Fehlen abgebildeter Strukturen ist der 2-D-Sektor schwarz, der M-Mode-Streifen dagegen weiß oder hell.

Einstellungen bei der Doppleruntersuchung

Spektrale Dopplerdarstellung allgemein

Für die Darstellung spektraler Dopplerkurven (Geschwindigkeits-Zeit-Kurven des gepulsten oder kontinuierlichen Dopplers) sind die folgenden Parameter einzustellen.

Verstärkung. Diese ist so einzustellen, dass eine gute Abgrenzung der Hüllkurve gelingt (Abb. 3.6 a, b und c).

Nulllinie und Geschwindigkeitsbereich (Abb. 3.6 d, e und f). Die Position der Nulllinie und die Wahl der Geschwindigkeitsskala hängen davon ab, welche Signale aufgezeichnet werden sollen. Beispielsweise sollte ein normales transmitrales Flussprofil mit der Nulllinie im unteren Drittel des Spektrums und einem Skalenmaximum aufgezeichnet werden, das etwas höher liegt als die aufgezeichnete Maximalgeschwindigkeit. Ebenso ist es wenig sinnvoll, eine Aortenstenose mit einer Maximalgeschwindigkeit von 3 m/s auf einer Skala bis zu 6 m/s im kontinuierlichen Doppler aufzuzeichnen. Die Geschwindigkeitsskala im gepulsten Doppler und Farbdoppler wird auch als Dopplerpulsrepetitionsfrequenz (PRF) bezeichnet, da die Häufigkeit, mit der der Dopplerpuls ausgesendet wird, bestimmt, wie hoch die maximal eindeutig detektierte Geschwindigkeit ist (Kap. 3).

Filter. Der so genannte Wandfilter unterdrückt die Signale niedriger Geschwindigkeiten, die z. B. von den Kammerwänden stammen (daher die Bezeichnung „wall filter"); in der Spektraldarstellung ist der eingestellte Filter an einem schwarzen horizontalen Band zu beiden Seiten der Nulllinie erkennbar (Abb. 3.6 a). Er kann nützlich sein, um Rauschsignale zu unterdrücken und das Spektrum „sauberer" zu machen.

Gepulster und kontinuierlicher Doppler

Messzelle. Beim gepulsten Doppler wird die Messzelle („sample volume") im 2-D-Bild (bzw. im dem 2-D-Bild superponierten Farbdopplersektor) positioniert (Abb. 3.7). Sie kann in ihrer Länge verändert werden, wobei eine längere Messzelle naturgemäß die räumliche Auflösung vermindert, da innerhalb der Messzelle vom Gerät eine Mittelung vorgenommen wird. Andererseits kann eine größere Messzelle manchmal Rauschartefakte vermindern. In der Regel wird allerdings die kleinstmögliche Zelle bei der Untersuchung benutzt. Man

Untersuchungstechnik

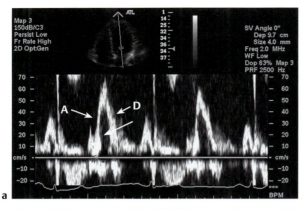
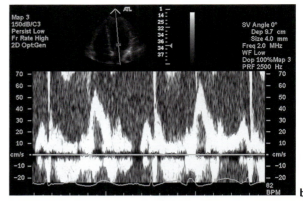
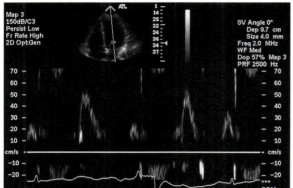
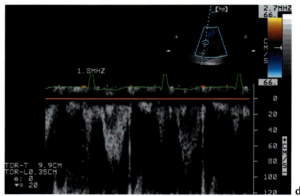
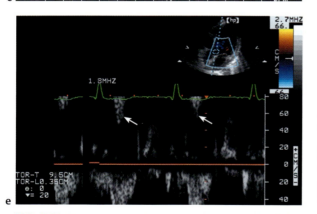
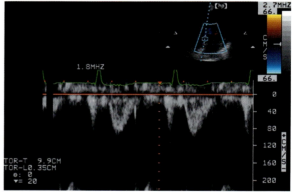
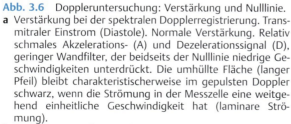

Abb. 3.6 Doppleruntersuchung: Verstärkung und Nulllinie.
a Verstärkung bei der spektralen Dopplerregistrierung. Transmitraler Einstrom (Diastole). Normale Verstärkung. Relativ schmales Akzelerations- (A) und Dezelerationssignal (D), geringer Wandfilter, der beidseits der Nulllinie niedrige Geschwindigkeiten unterdrückt. Die umhüllte Fläche (langer Pfeil) bleibt charakteristischerweise im gepulsten Doppler schwarz, wenn die Strömung in der Messzelle eine weitgehend einheitliche Geschwindigkeit hat (laminare Strömung).
b Zu hohe Verstärkung (selber Patient wie **a**). Akzelerations- und Dezelerationskontur sind zu breit, die umhüllte Fläche weitgehend durch hellweißes, übersättigtes Signal aufgezehrt.
c Zu niedrige Verstärkung (selber Patient wie **a**). Kaum erkennbares Signal mit zu niedrigen Maximalgeschwindigkeiten, zu hohe Wandfiltereinstellung.
d Spektraler gepulster transaortaler Doppler von apikal. Adäquate Position von Nulllinie und Skalenwahl zur Darstellung des gesamten Signals.
e Bei Verschiebung der Nulllinie nach unten wird der höhere Teil des Geschwindigkeitsspektrums abgeschnitten und kehrt am oberen Bildrand wieder (Pfeile).
f Falsche Wahl der Skala. Das Signal wird nur in der oberen Hälfte der Registrierung dargestellt. Die Wahl einer geringeren Maximalgeschwindigkeit würde die Situation in **d** wiederherstellen.

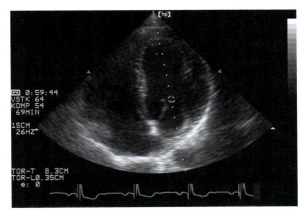

Abb. 3.7 Korrekte Messzellenpositionierung des gepulsten Dopplermessvolumens im Bereich der Segelspitzen der Mitralklappe bei Untersuchung des transmitralen Einstroms.

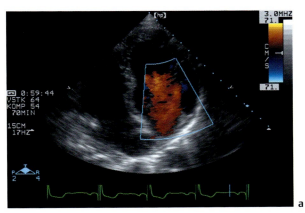

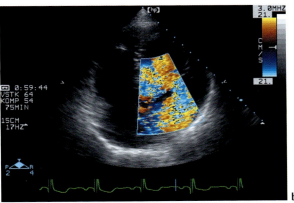

Abb. 3.8 Farbdoppler: unterschiedliche Aliasing-Geschwindigkeiten.
a Normale Farbdopplerdarstellung des transmitralen diastolischen Einstroms. Die Aliasing-Geschwindigkeit (s. Farbbalken rechts) beträgt 71 cm/s in Richtung auf den Schallkopf.
b Herabsetzung der Aliasing-Geschwindigkeit auf 21 cm/s. Ohne Anhebung der Verstärkung ist das Bild jetzt übersättigt, da fast überall im Farbdopplersektor die Geschwindigkeiten 21 cm/s übersteigen.

muss sich darüber im Klaren sein, dass die im Bild abgebildeten Dimensionen der Messzelle nur näherungsweise gelten, d.h. der Messbereich nicht völlig scharf begrenzt ist.

Winkelkorrektur. Weiterhin ist beim gepulsten Doppler meist eine Winkelkorrektur möglich. Diese sollte möglichst wenig benutzt werden, da die wahre Richtung des Geschwindigkeitsvektors meist nicht genau bekannt ist und darüber hinaus eine dreidimensionale Orientierung hat, die im 2-D-Bild oder Farbdopplersektor naturgemäß nicht adäquat wiedergegeben ist. So treten z.B. bei der Messung der Flussgeschwindigkeit im linksventrikulären Ausflusstrakt im parasternalen Langachsenschnitt trotz Korrektur so große Fehler auf, dass eine solche Messung nicht aussagefähig ist. Stattdessen sollte für diese Messung die apikale lange Achse benutzt werden. Der Winkelkorrektur bei weitem vorzuziehen ist eine entsprechende Schallkopfpositionierung, die eine annähernd koaxiale Anschallung erzielt, sodass die anzunehmende Flussrichtung entweder auf den Schallkopf zu oder von ihm weg zeigt; ein Winkelfehler von rund ±30° wird dabei in der Regel in Kauf genommen und nicht korrigiert.

Fokussierung. Beim kontinuierlichen Doppler, der per definitionem keine Messzelle, d.h. keine axiale räumliche Auflösung besitzt, kann die Fokussierung eingestellt werden; dies verbessert die Signalqualität im Bereich des Fokus.

Farbdoppler

Breite des farbkodierten Sektors. Beim Farbdoppler ist die wechselseitige Begrenzung von zeitlicher und räumlicher Auflösung von besonderer praktischer Bedeutung: wird die Breite des farbkodierten Sektors reduziert, so steigt die Bildfrequenz und damit die zeitliche Auflösung des Farbdopplers (und umgekehrt). Daher ist es beim Farbdoppler besonders wichtig, die Breite des farbkodierten Sektors jeweils auf das notwendige Minimum zu beschränken.

Ausschnittvergrößerung und Nulllinienverschiebung. Auch der Farbdoppler profitiert sowohl hinsichtlich räumlicher als auch zeitlicher Auflösung von der Ausschnittvergrößerung (Zoom), z.B. bei der Analyse von Regurgitationsjets oder bei der genauen Darstellung der Größe paravalvulärer Lecks. Ebenso wie beim gepulsten Doppler können beim Farbdoppler die Nulllinie sowie in Grenzen die Geschwindigkeitsskala verändert werden. Bei einer Eindringtiefe von 10 cm findet sich in der Regel eine maximal ohne Aliasing detektierbare Geschwindigkeit von etwa ±60 cm/s (Abb. 3.8). Um Strömungen relativ geringer Geschwindigkeit zu detektie-

Untersuchungstechnik

ren, z. B. einen Vorhofseptumdefekt, empfiehlt es sich, die Skala (d. h. die Pulsrepetitionsfrequenz) herabzusetzen, z. B. auf 20 cm/s, damit Strömungsgeschwindigkeiten dieser Größenordnung mit dem hellen Teil der Farbskala statt mit dem dunklen Teil in Nulliniennähe dargestellt werden.

Verstärkung. Die Verstärkung muss bei jedem Untersuchungsgang mit dem Farbdoppler neu justiert werden. Um eine ausreichend hohe Verstärkung zu gewährleisten, wird sie zuerst soweit erhöht, dass auch im Bereich des Gewebes Verstärkungsartefakte, d. h. zufällig verteilte Farbpunkte, auftreten. Dann wird die Verstärkung geringfügig zurückgenommen, bis diese Artefakte verschwinden.

Praktisches Vorgehen beim Einstellen des Echogeräts

Bildschirm. Nach dem Einschalten des Echogeräts sollte man sich davon überzeugen, dass der Bildschirm selbst angemessene Helligkeit und Kontrast sowie Farbwiedergabe liefert; dies lässt sich an der Wiedergabe der Bildschirmabschnitte außerhalb des 2-D-Sektors und an der Farbdopplerskala ablesen (Tab. 3.2).

Verstärkung. Danach sollte die Einstellung der Gesamtleistung („transmit power") überprüft werden; sie sollte in der Nähe des Maximums liegen und, zusammen mit einer mittleren Einstellung der Verstärkungsregler, einen weder völlig schwarzen noch völlig hellen Bildsektor hervorbringen.
Die Feineinstellung von Gesamt-, Tiefen- und ggf. Längsverstärkung kann erst nach Wahl der Bildtiefe und Dar-

stellung der gewünschten Schnittebene optimiert werden. In der Regel muss im Nahbereich die Tiefenverstärkung reduziert und im Fernbereich erhöht werden. Die Nachjustierung sollte abhängig von der interessierenden Struktur erfolgen; es ist durchaus sinnvoll, während der Untersuchung häufig mit den Verstärkungsreglern zu „spielen", um ein Bild oder eine Struktur besser herauszuarbeiten.

Übrige Parameter. Bleibt das Bild auch danach unbefriedigend, können Fokus, Kompression und Nachverarbeitung überprüft und ggf. verändert werden; hiervon sind allerdings nur kleinere Veränderungen zu erwarten. In der Praxis stellen Schallkopfwahl, Tiefe, Schallleistung und Verstärkung die entscheidenden einstellbaren Parameter dar.

Untersuchungsdokumentation

Grundsätzlich, aus praktischen sowie juristischen Gründen, muss jede Untersuchung dokumentiert werden. Darüber hinaus sollte jede Untersuchung in einem Untersuchungsbuch oder elektronisch registriert und es sollte zu jeder Untersuchung ein schriftlicher Befund angefertigt werden. Es muss möglich sein, den Patienten, den Untersucher und den Befunder nachträglich zu identifizieren.

Ausdrucke

Echogeräte besitzen häufig einen eingebauten Drucker (Videoprinter) oder einen fortlaufenden Ausschrieb, z. B. für die fortlaufende Aufzeichnung eines M-Modes oder einer spektralen Dopplerkurve. Ausdrucke von Standbildern können die Kommunikation mit anderen Ärzten oder dem Patienten erleichtern oder zur Krankenakte genommen werden. Längere Ausschriebe können im Einzelfall zur Dokumentation von Phänomenen nützlich sein, die nicht auf einen Herzzyklus beschränkt sind, etwa die respiratorische Schwankung von Doppler-Flussgeschwindigkeitsprofilen bei Perikardtamponade, intermittierende Bewegungsstörungen von Klappenprothesen u. Ä. Beide Dokumentationsformen können keinesfalls die digitale oder Video-Aufzeichnung von bewegten Bildern ersetzen.

Videoband

Qualität. Diese Speicherform war bis vor wenigen Jahren der Standard, obwohl sie beträchtliche Nachteile hat. So tritt bereits bei der Übertragung von Bildmaterial vom Bildschirm über den „Videoausgang" des Echogeräts auf Videoband ein kleiner Qualitätsverlust auf. Weiterhin verlieren die Bänder bei jahrelanger Aufbewahrung an Qualität. Das Super-VHS-Band bietet gegen Aufpreis eine etwas bessere Qualität, insbesondere wenn

---

Tabelle 3.2 Praktische Reihenfolge bei der Geräteeinstellung.

2-D-Bild
- Überprüfung der Monitoreinstellung
- Auswahl des Schallkopfs
- Auswahl der Eindringtiefe
- Einstellung der Gesamtausgangsleistung (Transmit)
- Einstellung der Tiefenverstärkung
- Einstellung des Fokus
- Überprüfung von Kompression und Nachverarbeitung
- evtl. Ausschnittsvergrößerung

spektraler Doppler
- Auswahl der Messzellenposition und -größe (gepulster Doppler) oder Position und Fokus des kontinuierlichen Dopplerstrahls
- Einstellung der Geschwindigkeitsskala, der Nulllinienposition und des Filters
- Einstellung der Dopplerverstärkung

Farbdoppler
- Auswahl des Farbdopplersektors (möglichst klein)
- Einstellung der Verstärkung
- ggf. Einstellung der Geschwindigkeitsskala (z. B. niedrige Geschwindigkeitsskala zum Nachweis niedriger Flussgeschwindigkeiten beim Vorhofseptumdefekt)

Kopien angefertigt werden. Der lästigste Nachteil ist der sequenzielle Zugriff, d. h. die Notwendigkeit zur erneuten Durchsicht, um das Band an die richtige Stelle zu spulen (im Unterschied zum direkten, „Random-access"-Zugriff bei elektronischen Medien).

Dauer der Aufzeichnung. Die Aufzeichnung auf Videoband sollte grundsätzlich nicht zu knapp erfolgen. Transösophageale Untersuchungen sollten sogar weitgehend kontinuierlich aufgezeichnet werden. Da das Zurückspulen mühsam ist, sollten in jedem Schnitt mehrere Herzzyklen aufgezeichnet werden. M-Mode- und Doppleruntersuchungen werden ebenfalls fortlaufend aufgezeichnet. Im Videobild müssen eine eindeutige Identifikation des Patienten sowie Datum und Uhrzeit erkennbar sein.

Digitale Speichermedien

Vorteile. Die digitale Speicherung hat gewichtige grundsätzliche Vorteile vor der analogen (Video, Ausdruck; Kap. 2), sodass diese Technik mittlerweile Standard ist. Diese sind:
- Höhere Bildqualität als über den Videoausgang des Echogeräts sowie verlustfreie Kopie und Übertragung von Bildern, etwa in ein Netzwerk.
- Die Kalibrierung bleibt erhalten, d. h. Messungen können auf dem gespeicherten Bild in derselben Präzision wie im Original durchgeführt werden.
- Digitale Nachverarbeitung: Als digitale Endlosbildschleife („cine-loop", „movie", „clip") kann derselbe Herzzyklus beliebig lange angeschaut werden. Er kann auch auf dem gleichen Bildschirm zusammen mit anderen Schleifen, z. B. Vorbefunden, angesehen werden. Dies ist insbesondere für die Verlaufsbeurteilung, z. B. der linksventrikulären Funktion bei KHK oder bei Vitien, sehr wichtig. Es stellt ebenfalls eine entscheidende Erleichterung beim Stressecho dar.
- Schneller Zugriff bei der Suche in einem Datenarchiv.
- Eignung für elektronische Netzwerke.

Nachteile. Ein praktischer Nachteil der digitalen Speicherung (neben Kosten für Anschaffung und Pflege eines digitalen Archivs) liegt darin, dass nur ein oder bestenfalls wenige Herzzyklen pro Schnitt aufgezeichnet werden. Solche ausgewählten Sequenzen geben jedoch weniger Information wieder als in einer ausführlichen Videodokumentation enthalten ist. So verändert sich während der Untersuchung in ein und derselben klassischen Schnittebene häufig geringfügig die Schallkopforientierung, je nachdem auf welche Struktur sich der Untersucher konzentriert. Dieser Detailreichtum geht verloren, wenn nur ein einziger Herzzyklus als repräsentativ für die jeweilige Schnittebene ausgewählt wird.

Ferner sei darauf hingewiesen, dass für die Akquisition von Bildschleifen ein gutes EKG-Signal notwendig ist; andernfalls können EKG-Artefakte zu „abgeschnittenen", kaum interpretierbaren Registrierungen führen. Auch sollte darauf geachtet werden, extrasystolenfreie Zyklen aufzuzeichnen.

Digitales Echolabor

Alle Echogeräte bieten mittlerweile die Möglichkeit einer digitalen Speicherung über Netzwerkausgang, auf Festplatte oder zumindest auf ein austauschbares Speichermedium (z. B. magnetooptische Platte). In Anbetracht der technischen Ausreifung und des Preisrückgangs von Netzwerken und Speichermöglichkeiten empfiehlt es sich, die Videoarchivierung zugunsten eines digitalen Echolabors zu verlassen. Die wesentlichen Elemente des digitalen Echolabors sind:
- Ein oder mehrere Echogeräte, die in DICOM-kompatiblem Format digitale Standbilder und Bildschleifen entweder auf ein lokales Speichermedium (Festplatte oder magnetooptische Platte) speichern oder diese Daten über ein Netzwerk einem Rechner („Server") zuleiten.
- Ein Rechner („DICOM-Server") mit entsprechender Software, um diese Daten in einem einheitlichen Format zu verwalten und sie einer abfragbaren Echo-Datenbank zuzuordnen; idealerweise erfolgt hier auch die Zuordnung zu schriftlichen Befunden, anderen digitalen Befunden (z. B. Röntgenbildern) und zu externen Patientendatenbanken (z. B. Krankenhaus-Informationssystem).
- Ein großes Speichermedium für die langfristige (Monate und Jahre) Speicherung der Echodaten. Dies können große Festplatten, CD- oder MO-„Jukeboxes", Magnetbänder oder eine hierarchische Kombination dieser Medien sein, evtl. unter Einbeziehung anderer speicherintensiver Patientendaten.

Der hohe digitale Speicherplatzbedarf erfordert eine Definition des minimal erforderlichen Dokumentationsumfangs für eine typische echokardiografische Untersuchung. Hierfür existieren verschiedene Vorschläge. Exemplarisch ist in Tab. 3.3 eine Liste der für eine vollständige echokardiografische Untersuchung erforderlichen Daten wiedergegeben. Solche Listen müssen je nach Pathologie erweitert werden. So kann ein Befund zusätzliche atypische Schnittebenen, Ausschnittvergrößerungen u. a. erfordern, andererseits können „gezielte" Untersuchungen wesentlich weniger Daten umfassen. Anhand des (minimalen) Speicherbedarfs für den angegebenen Datensatz von 20 MB ergibt sich für ein Echolabor mit z. B. 5000 Untersuchungen/Jahr bei kompletter digitaler Speicherung pro Jahr ein Speicherbedarf von mindestens etwa 100 Gigabyte (GB).

Untersuchungstechnik

Tabelle 3.3 Vorschlag für ein minimales digitales Akquisitionsprotokoll der kompletten transthorakalen echokardiografischen Untersuchung.

echokardiografische Bezeichnung	Datentyp
parasternaler Langachsenschnitt (2-D + Farbdoppler)	Schleife
parasternaler Kurzachsenschnitt Höhe Aortenklappe (2-D + Farbdoppler)	Schleife
parasternaler Kurzachsenschnitt Höhe Mitralklappe (2-D + Farbdoppler)	Schleife
parasternaler Kurzachsenschnitt Höhe Papillarmuskel (2-D)	Schleife
apikaler Vierkammerblick (2-D + Farbdoppler)	Schleife
apikaler Fünfkammerblick (2-D + Farbdoppler)	Schleife
apikaler Zweikammerblick (2-D + Farbdoppler)	Schleife
apikaler Langachsenschnitt (2-D + Farbdoppler)	Schleife
subkostaler Vierkammerblick (2-D + Farbdoppler)	Schleife
Ausschnittvergrößerung (2-D + Farbdoppler)	Schleife
Ausschnittvergrößerung (2-D + Farbdoppler)	Schleife
Mitralfluss: PW-Doppler	Standbild (spektraler Doppler)
Ausflusstrakt des linken Ventrikels: PW-Doppler	Standbild (spektraler Doppler)
Aortenfluss: CW-Doppler	Standbild (spektraler Doppler)
Trikuspidalfluss: CW-Doppler	Standbild (spektraler Doppler)
Pulmonalfluss: PW-Doppler	Standbild (spektraler Doppler)
M-Mode	2–3 Standbilder (M-Mode)

Die aufgeführten Schnittebenen und Dopplerregistrierungen verstehen sich als Minimalprogramm, insbesondere bei Normalbefund. Die Ausschnittvergrößerungen sind optional (z. B. Aorten- oder Mitralklappe, Ventrikelapex usw.). Bei pathologischem Befund oder gezielter Untersuchung bestimmter Strukturen sind regelmäßig mehr Untersuchungsebenen und Dopplerregistrierungen notwendig. Das dargestellte Protokoll von ca. 11 Schleifen und 8 Standbildern erfordert einen Speicherplatz (bei typischer JPEG-Kompression) von etwa 20 Megabyte, nach unserer Erfahrung eher ein unterer Grenzwert.

Verschiedene Firmen bieten Lösungen an, die Echogeräte verschiedener Hersteller integrieren können. Grundsätzlich sind damit auch die Voraussetzungen zur Datenübermittlung über das Internet gegeben, etwa für eine telemedizinische Konsultation oder den Zugriff auf auswärtige Vorbefunde. Praktisch sind hierfür jedoch derzeit v. a. die Datenschutzfragen nicht juristisch verbindlich geklärt. Wie alle komplexeren Informationstechniken sind auch diese fehleranfällig und ständig intensiv pflege- und entwicklungsbedürftig. Insgesamt stellt das „digitale Echolabor" jedoch eine substanzielle Verbesserung dar.

Befundung

Jede echokardiografische Untersuchung muss schriftlich befundet werden. Neben der stets erforderlichen Identifikation des Patienten, des Untersuchers, des Befunders, des Datums und der Lokalisierung der Dokumentation (z. B. Videobandnummer) gibt es viele Vorschläge für die Gliederung solcher Befunde. Ein Modellvorschlag hierzu wurde von der Arbeitsgruppe Kardiovaskulärer Ultraschall der Deutschen Gesellschaft für Kardiologie erarbeitet (Arbeitskreis Standardisierung und LV-Funktion der Arbeitsgruppe Kardiovaskulärer Ultraschall 2000).

Die Befundung sollte folgenden Anforderungen genügen:
- Es sollte deutlich gemacht werden, was untersucht wurde. Das gilt besonders für die so genannte „gezielte" Untersuchung. So sollte z. B. bei der wiederholten Untersuchung des Ausmaßes eines Perikardergusses ggf. erkennbar sein, dass keine Untersuchung anderer Strukturen erfolgt ist und daher der Schluss auf deren Unauffälligkeit nicht zulässig ist.
- Die Bildqualität sollte angegeben werden. Zumindest sollte eine stark eingeschränkte Bildqualität aus dem Befund hervorgehen. Ebenso wie der erste Punkt hat dies zum Zweck, nicht den Eindruck normaler Untersuchungsbefunde zu erwecken, wo in Wirklichkeit keine Befunde vorliegen. Die transthorakale Untersuchung eines beatmeten Patienten auf der Intensivstation, die gerade noch eine grob qualitative Beurteilung der linksventrikulären Funktion erlaubt, ist z. B. zum Ausschluss endokarditischer Klappenveränderungen nicht ausreichend.

Tabelle 3.4 Darstellung des Kerndatensatzes für einen transthorakalen Normalbefund.

Allgemeines	Patient, Untersucher, Schallbarkeit, wo dokumentiert
Aortenklappe	Morphologie, Aorteninsuffizienz, Aortenstenose, Durchmesser Aortenwurzel
Mitralklappe	Morphologie, Mitralinsuffizienz, Mitralstenose
Trikuspidalklappe	Morphologie, Trikuspidalinsuffizienz, Trikuspidalstenose
Pulmonalklappe	Morphologie
linker Ventrikel	LVEDD, IVSDD, PWDD, LVESD, LV-Funktion global und regional
linker Vorhof	Durchmesser
rechter Ventrikel	Durchmesser, qualitative Größe
rechter Vorhof	qualitative Größe

LVEDD = linksventrikulärer enddiastolischer Diameter, LVESD = linksventrikulärer endsystolischer Diameter, IVSDD = interventrikuläres Septum enddiastolischer Diameter, PWDD = Hinterwand enddiastolischer Diameter.

- Unsichere Befunde sollten dementsprechend gekennzeichnet sein. Nicht in jedem Fall kann die klinische Fragestellung bündig beantwortet werden. Ein als unsicher gekennzeichneter Befund ist besser als ein als unproblematisch präsentierter, der sich später als falsch herausstellt.
- Der Befund sollte für den Empfänger verständlich sein. Begreiflicherweise sind manche Details der Echokardiografie dem Nichtkardiologen (und auch vielen Kardiologen) nicht geläufig. Dies wird häufig durch eine Trennung von „Befund" und „Beurteilung" angestrebt. So können dopplerechokardiografisch diagnostizierte leichte Klappeninsuffizienzen bei morphologisch intakter Klappe, die oft weder auskultatorisch noch invasiv nachweisbar sind, zu scheinbar diskrepanten Befunden führen. Auch die Feststellung geringfügiger degenerativer Veränderungen an Klappensegeln kann zu Missverständnissen führen. So findet sich z. B. eine mäßige Verdickung der Aorten- und Mitralklappensegel häufig bei älteren Patienten, insbesondere beim Vorliegen eines Hypertonus, meist begleitet von einer leichten Klappeninsuffizienz. Solche diskreten Veränderungen sind weder eine Indikation zur Endokarditisprophylaxe noch sind sie Anhaltspunkte für eine aktive oder abgelaufene Endokarditis.
- Wann immer möglich, sollten frühere Befunde, besser noch die früheren Originaldokumentationen (Videos), zum Vergleich herangezogen werden. Dies betrifft ganz besonders die Beurteilung von Klappenprothesen und die Beurteilung von Klappenveränderungen, etwa im Hinblick auf eine Endokarditis sowie Veränderungen der linksventrikulären Funktion bei KHK oder Klappenerkrankungen.

Dokumentation und schriftliche Befundung pflegen besonders dort lückenhaft zu sein, wo hoher Zeitdruck herrscht, z. B. auf der Intensivstation und in der Notaufnahme. Dennoch sollte im Interesse sowohl der Patienten als auch nicht zuletzt des Untersuchers gerade hier versucht werden, ein Mindestmaß an Dokumentation zu gewährleisten.

Beispiele zur Befundung sind nachfolgend dargestellt.

Beispiele ausführlicher echokardiografischer Befunde

Tab. 3.4 liefert die Kernpunkte, die in einem transthorakalen Normalbefund erwähnt werden müssen.

Bei den folgenden Beispielen handelt es sich um einen vom Verfasser mit Erlaubnis leicht modifizierten Abdruck aus (Arbeitskreis Standardisierung und LV-Funktion der Arbeitsgruppe Kardiovaskulärer Ultraschall 2000).

Beispiel: Darstellung eines Normalbefunds

Allgemeine Angaben:
Patient: Testperson, A. geb. am 01.01.45
Untersucher: Dr. Müller
Klinische Angaben: Hypertonus, sonst keine Vorerkrankungen
Fragestellung: Systolikum über Erb
Schallbarkeit: parasternal mittelmäßig, apikal gut, subkostal nicht durchgeführt

Aortenklappe:
- trikuspide, leichtgradig verdickte und hyperdense Schließungsränder aller Segel, keine Aortenklappeninsuffizienz, keine Aortenklappenstenose
- V_{max}: 1,5 m/s
- Durchmesser Aortenwurzel: 33 mm

Mitralklappe:
- zart, keine Mitralklappeninsuffizienz, keine Mitralklappenstenose
- $V_{E-Welle}$: 0,7 m/s, $V_{A-Welle}$: 0,9 m/s

Trikuspidalklappe:
- zart, leichtgradige Trikuspidalinsuffizienz, Gradient Regurgitationsjet: 24 mmHg

Pulmonalklappe:
- nicht darstellbar

Linker Ventrikel:
- LVEDD: 51 mm, LVESD: 26 mm
- IVSDD: 13 mm, PWDD: 13 mm
- systolische LV-Funktion: normal, keine Wandbewegungsstörungen
- diastolische Funktion: E < A als möglicher Hinweis auf eine abnormale Relaxation des linken Ventrikels

Linker Vorhof:
- 32 mm

Rechter Ventrikel:
- nicht dilatiert

Rechter Vorhof:
- nicht dilatiert

Perikarderguss:
- minimaler Erguss inferior, maximale systolische Distanz Epikard – Perikard: 3 mm

Beurteilung. Normale LV-Funktion, keine regionalen Wandbewegungsstörungen. Herzhöhlen in der Norm. Leichtgradige konzentrische Myokardhypertrophie. Aortenklappensklerose. Leichtgradige Trikuspidalklappeninsuffizienz ohne pulmonale Hypertonie. Minimaler Perikarderguss inferior.

Die folgenden Beispiele geben nur die pathologischen Befunde wieder. **Abb. 3.9** zeigt die Lage der in den Befunden bezeichneten Segmente.

Beispiel: Ruhe-Wandbewegungsstörungen

Klinische Diagnosen/Fragestellung. Linksventrikuläre Funktion, Zustand nach Myokardinfarkt.

Linker Ventrikel:
- *Messwerte:*
  - LVESD: 3,8 cm, LVEDD: 5,3 cm
  - Ejektionsfraktion: 30–40% (visuell)
- *LV-Funktion (systolisch):* mittelgradig eingeschränkt
- *LV-Funktion (diastolisch):* kein Anhalt für Dysfunktion
- *Wandbewegungsstörungen:* Hypokinesie des mittleren anteroseptalen medial und mittleren septalen Segments, Akinesie des anterioren, septalen, inferioren und lateralen apikalen Segments

Weitere wichtige Befunde: mittelgradige Mitralinsuffizienz, mittelgradig dilatierter linker Vorhof (4,8 cm), mittelgradige Trikuspidalinsuffizienz mit V_{max} 3,2 m/s (entsprechend einem systolischen Gradienten über der Trikuspidalklappe von maximal 41 mmHg).

Beurteilung. Mittelgradig eingeschränkte systolische Funktion des linken Ventrikels mit ausgedehnter regio-

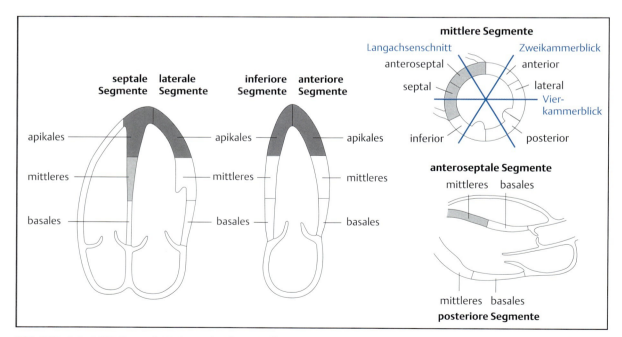

Abb. 3.9 Beispiel für Beurteilung der regionalen Wandbewegung nach Vorderwandinfarkt. 16-Segment-Modell mit Bezeichnung der einzelnen Segmente. Normokinesie ist weiß, Hypokinesie grau und Akinesie schwarz gekennzeichnet. Von links nach rechts: apikaler Vierkammerblick, apikaler Zweikammerblick, parasternaler Langachsenschnitt, parasternaler Kurzachsenschnitt. In den Kurzachsenschnitt sind die anderen Schnittebenen eingezeichnet.

naler Wandbewegungsstörung im Versorgungsgebiet des LAD, mittelgradige Mitralinsuffizienz, mittelgradige Trikuspidalklappeninsuffizienz, pulmonaler Hypertonus.

Beispiel: Aortenklappenstenose

Klinische Diagnosen/Fragestellung. Systolisches Geräusch, Verdacht auf Aortenklappenstenose.

Aortenklappe:
- *Morphologie:*
  - Anzahl der Segel: trikuspid
  - alle hyperdens und verdickt
  - verkalkt: rechtskoronar und akoronar mittelgradig
  - Öffnungsbewegung: hochgradig eingeschränkt
- *M-Mode:* Durchmesser LVOT 23 mm
- *CW-/PW-Doppler und Farbdoppler:*
  - V_{max}: 4,1 m/s, V_{mean}: 3,5 m/s
  - P_{max}: 67 mmHg, P_{mean}: 52 mmHg (ohne Korrektur für Aorteninsuffizienz)
  - Aortenklappenöffnungsfläche nach Kontinuitätsgleichung: 0,7 cm^2
  - Aorteninsuffizienz: mittelgradig
  - Jetanzahl: 1
  - Vena contracta: 6 mm
  - Druckhalbwertszeit: 300 ms

Linker Ventrikel:
- *Messwerte:*
  - LVEDD: 52 mm, LVESD: 35 mm
  - FS errechnet: 33 %
  - IVSDD: 16 mm, PWDD: 15 mm
- *LV-Funktion (systolisch):*
  - normal, Ejektionsfraktion visuell > 60 %

Beurteilung. Kombiniertes Aortenvitium mit hochgradiger Stenose und mittelgradiger Insuffizienz (AÖF 0,7 cm^2), normal großer, mittelgradig hypertrophierter LV mit normaler LV-Funktion.

Beispiel: Vorhofthrombus (TEE)

Klinische Diagnosen/Fragestellung. Embolischer Mediainfarkt, Vorhofflimmern.

Linker Vorhof:
- deutlich vergrößert
- Zusatzstrukturen: keine
- spontaner Echokontrast: ausgeprägt
- Vorhofohr: Thrombus ja
- Flussgeschwindigkeit: unter 10 cm/s

Beurteilung. Dilatierter linker Vorhof mit spontanem Echokontrast, Nachweis eines Thrombus im linken Vorhofohr.

3.2 Ablauf der echokardiografischen Untersuchung

Schallfenster

Die Interposition von Lungen- oder Knochengewebe zwischen Schallkopf und kardialen Strukturen lässt wegen zu starker Schallabschwächung keine Bildgebung zu. Deshalb muss die echokardiografische Untersuchung durch Aufsetzen des Schallkopfs auf bestimmte Körperstellen erfolgen, die als Schallfenster bezeichnet werden (Abb. 3.1 und Abb. 3.10). Bei der echokardiografischen Standarduntersuchung werden die kardialen Strukturen in einer bestimmten, festgelegten Abfolge von Schallfenstern, Schnittebenen und Modalitäten (2-D, M-Mode, Doppler) dargestellt.

Interne Merkmale der Schnittebenen. Diese Fenster und Schnittebenen sind nicht anhand anatomisch definierter Punkte (wie bei den Ableitungspunkten des EKG) oder des Winkels zum Patienten (wie bei Röntgenaufnahmen) festgelegt, sondern anhand interner Merkmale der gewonnenen Bilder. So ist jede klassische Schnittebene durch die abgebildeten Strukturen und deren Anordnung im Bild definiert. Die als Fenster benutzte Stelle der Körperoberfläche und die Schallkopfrichtung sind demgegenüber sekundär. So spielt es z. B. keine Rolle, in welchem Interkostalraum und wie weit lateral oder medial der apikale Vierkammerblick gewonnen wird, solange er die formalen Kriterien eines apikalen Vierkammerblicks (s. u.) erfüllt.

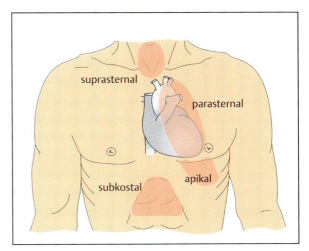

Abb. 3.10 Schallfenster.

Untersuchungstechnik

Integration von M-Mode und Doppler in den Untersuchungsgang

Die typische echokardiografische Untersuchung besteht aus einer bestimmten Folge von 2-D-Schnittebenen, in die M-Mode und Doppleruntersuchung integriert sind. Die Fähigkeit, diese Schnittebenen darzustellen und die Morphologie und Funktion der abgebildeten kardialen Strukturen zu verstehen, stellt den Kern der echokardiografischen Kompetenz dar.

Ein häufiger Fehler besteht darin, die 2-D-Untersuchung zugunsten der (Farb-)Dopplersuchung zu verkürzen. Dies ist insbesondere bei eingeschränkter Bildqualität zu vermeiden, da es gerade dann darauf ankommt, so viele Details wie möglich aus dem 2-D-Bild herauszuholen, d. h. ausgiebig und unter systematischer Variation von Winkel und Aufsetzpunkt zu untersuchen.

M-Mode

Das M-Mode wird im Rahmen der Untersuchung durch das parasternale Schallfenster registriert, in der Regel gesteuert durch den parasternalen Langachsenschnitt, bisweilen unter Zuhilfenahme der parasternalen Kurzachsenschnitte. Es dient hauptsächlich der Bestimmung von Durchmessern von Herzhöhlen und von Wanddicken.

Doppler

Die Dopplersuchung schließt sich an die 2-D-Untersuchung in jeder Schnittebene an. In der Regel wird zunächst zur Orientierung und um unvermutete pathologische Veränderungen nicht zu übersehen eine Farbdopplerdarstellung der Herzhöhlen und Gefäße aufgezeichnet. Dem schließt sich die gezielte Farbdopplersuchung bestimmter Regionen mit möglichst kleinem Farbsektor an (z. B. Ausflusstrakt des linken Ventrikels in den Langachsenschnitten). Danach erfolgt die gepulste und kontinuierliche Dopplersuchung, deren Umfang von der jeweiligen Schnittebene und Fragestellung abhängt.

Nomenklatur der Schnittebenen

Die Bezeichnung der Schnittebenen in diesem Buch folgt einheitlich nachstehender Nomenklatur:
- Die Wörter „Schnitt" und „Blick" bezeichnen synonym zweidimensionale Schnittebenen.
- Die Begriffe „lange" und „kurze" Achse sind für die Echokardiografie fundamental. Die lange Achse eines Gefäßes liegt koaxial (parallel und zentral) zum Gefäßverlauf, während die kurze Achse einem Durchmesser, ein Kurzachsenschnitt dem Querschnitt entspricht. Die kurze Achse steht senkrecht zur langen Achse (Abb. 3.11).
- Bei Klappen bezeichnet die lange Achse einen Schnitt parallel zur Flussrichtung, die kurze Achse eine „Aufsicht" quer zur Flussrichtung.
- Im engeren Sinne bezeichnet der Langachsenschnitt des linken Ventrikels einen von parasternal und von apikal darstellbaren Schnitt, der sowohl Einflusstrakt mit Mitralklappe als auch Ausflusstrakt mit Aortenklappe enthält.
- Im Folgenden beziehen sich bei der Beschreibung des 2-D-Bildsektors „links" und „rechts" sowie „oben" und „unten" auf das Sektorbild auf dem Bildschirm, nicht den Patienten, während die Schallfenster wie üblich anatomisch beschrieben sind (links und rechts vom Patienten aus gesehen, z. B. linksparasternal und rechtsparasternal). Dabei ist vorausgesetzt, dass das

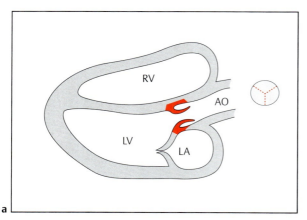
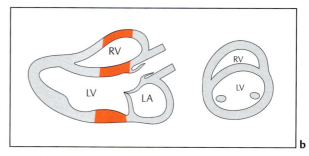

Abb. 3.11 Schematische Darstellungen des „Langachsenschnitts" (links) und „Kurzachsenschnitts" (rechts). Man beachte, dass die Begriffe lange und kurze Achse sowohl für eine Schnittbildorientierung (wie hier) als auch für ein lineares Maß (z. B. basaler Querdurchmesser des linken Ventrikels) gebräuchlich sind (s. a. Abb. 4.2).
a Aortenklappe.
b Linker Ventrikel.

2-D-Bild in typischer Weise orientiert ist (Sektorspitze oben, Orientierungsmarke, oft in Form des Firmenlogos, auf dem Monitor oben rechts von der Sektorspitze).
- Bei der Kennzeichnung einer bestimmten Schnittebene ist zuerst das Schallfenster angegeben: parasternal, apikal, subkostal, suprasternal, rechtsparasternal.
  Dann wird die Schnittebene bezeichnet als:
  – „Langachsenschnitt"
  – „Kurzachsenschnitt"
  – „Vierkammerblick"
  – „Fünfkammerblick"
  – „Zweikammerblick"

Der apikale Langachsenschnitt wird von einigen Autoren auch als „RAO-Äquivalent" wegen seiner Ähnlichkeit mit der Ventrikulografie in 30°-RAO („right anterior oblique", rechtsschräge Projektion, Fechterstellung) oder als Dreikammerblick (linker Ventrikel, linker Vorhof, aszendierende Aorta) bezeichnet.

Folgende Schallfenster werden beim erwachsenen Patienten benutzt (Abb. 3.1 und Abb. 3.10):
1. **Parasternales Schallfenster.** Es liegt etwa in Medioklavikularlinie im 3.–5. Interkostalraum.
2. **Apikales Schallfenster.** Es befindet sich in Linksseitenlage des Patienten etwa in der vorderen Axillarlinie im 5. Interkostalraum, in der Gegend des Herzspitzenstoßes (Patient in Linksseitenlage oder etwa 45°-Linksseitenlage).
3. **Subkostales Schallfenster.** Es wird medial und leicht links unter dem Rippenbogen aufgesucht. Der Patient ist in Rückenlage und zieht die Beine an, um die Bauchdecke zu entspannen. Anders als bei den übrigen Schnitten, wo meist in Exspiration die beste Bildqualität vorliegt, wird sie hier meist bei mäßiger Inspiration erzielt.
4. **Suprasternales Schallfenster.** Dieses wird im Jugulum (evtl. auch im links- oder rechtsklavikulären Dreieck) gefunden. Der Patient befindet sich in flacher Rückenlage und wendet den Kopf zur Seite. Dieses Fenster liefert beim älteren Patienten oft keine ausreichende Bildqualität, kann aber besonders bei Jugendlichen und Kindern genutzt werden.
5. **Rechtsparasternales Schallfenster.** Es wird im 3.–4. rechtsparasternalen Interkostalraum in Rechtsseitenlage aufgesucht. Dieses Fenster wird fast ausschließlich für die kontinuierliche Doppleruntersuchung der Aortenstenose (neben den anderen Schallfenstern) genutzt.

Obwohl theoretisch die verschiedenen Schnittebenen eines Fensters von exakt derselben Aufsetzstelle des Schallkopfs aus durch Drehung und Angulierung erzeugt werden, ist es in der Praxis oft notwendig, von Schnitt zu Schnitt kleine Verschiebungen des Aufsetzpunkts vorzunehmen, um das Bild zu optimieren.

Orientierung des Schallkopfs und Bildsektors

Schallköpfe tragen auf einer Seite eine Markierung. Diese korrespondiert mit einer Markierung auf dem Bildschirm, die im Regelfall rechts oben am Bildsektor angezeigt wird (Abb. 3.12). Sie dient der korrekten Orientierung der Schnittebene. So wird beispielsweise bei der Einstellung des apikalen Vierkammerblicks der Schallkopf so gehalten, dass die Markierung zur linken Axillarlinie zeigt. Dadurch wird sichergestellt, dass der linke Ventrikel auf dem Bildschirm in der üblichen Weise rechts zu sehen ist.

Parasternaler Langachsenschnitt (DVD: Loop 3–1)

Die typische echokardiografische Untersuchung beginnt mit der Darstellung des parasternalen Langachsenschnitts. Dieser Schnitt ist neben dem apikalen Vierkammerblick der wichtigste, d. h. informationsreichste Schnitt der echokardiografischen Untersuchung.

Schallkopfposition

Der Schallkopf wird annähernd senkrecht zur Haut gehalten mit leichter Neigung zur linken Schulter. Die Schallkopfmarkierung zeigt Richtung Sternum (d. h. vom Patienten aus nach rechts), sodass der Schallfächer in der vermuteten Längsachse des Herzens liegt; die kurzen Seiten des Schallkopfs weisen nach rechts und links (vom Patienten aus).

Abgebildete Strukturen

Zur Orientierung sucht man zuerst die Mitralklappe als „Leitstruktur der Echokardiografie", die als große, charakteristisch bewegliche Struktur auch beim schwer zu untersuchenden Patienten erkennbar ist. Danach wird der Langachsenschnitt so eingestellt, dass folgende Kriterien erfüllt sind (Abb. 3.13):
- **Kavum des linken Ventrikels.** Links im Bild ist das Kavum des linken Ventrikels zu sehen. Das Kavum sollte links den Rand des Sektors erreichen. Bisweilen entsteht ein Pseudoapex durch Anschnitt der Ventrikelwand. Beim Erwachsenen mit nicht zu tiefem parasternalem Schallfenster wird dagegen in diesem Schnitt der echte Apex des linken Ventrikels nicht dargestellt. Der ideale parasternale Längsachsenschnitt bildet die Papillarmuskeln nicht ab, da er genau zwischen ihnen verläuft. Dies stellt sicher, dass die wahre lange Achse des linken Ventrikels im Schnitt enthalten ist und dass hiervon ausgehend senkrecht zur langen Achse tatsächlich die wahre

Untersuchungstechnik

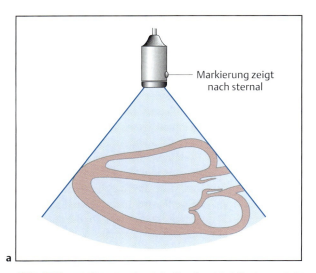
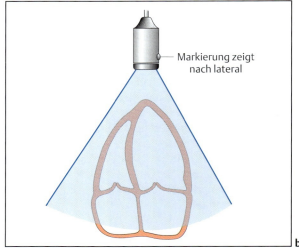

Abb. 3.12 Markierung des Schallkopfs – Verhältnis zur Sektormarkierung. Die Markierung des Schallkopfs, meist eine Kerbe oder eine Erhebung, korrespondiert mit der Markierung (oft ein Firmenlogo) rechts neben der Sektorspitze. Die Markierungen dienen dem richtigen Aufsetzen des Schallkopfs.
a Beim parasternalen Langachsenschnitt wird der Schallkopf so aufgesetzt, dass die Schallkopfmarkierung in Richtung des Sternums des Patienten zeigt.
b Beim apikalen Vierkammerblick zeigt sie nach links lateral.

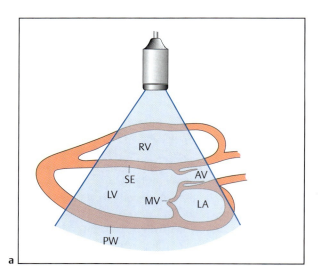
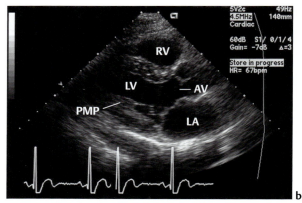
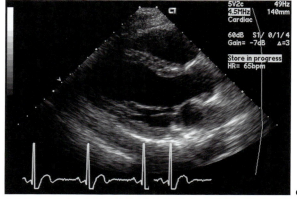

Abb. 3.13 Parasternaler Langachsenschnitt.
a Schema. Man beachte, dass der Apex des linken Ventrikels nicht dargestellt wird.
b Parasternaler Langachsenschnitt in der isovolumetrischen Relaxationszeit.
c Parasternaler Langachsenschnitt in der Frühsystole.

kurze Achse (d. h. der typische Durchmesser des linken Ventrikels, der z. B. im M-Mode gemessen wird) dargestellt wird. Geringe Angulationen des Schallkopfs bringen die Papillarmuskeln, den Chordaapparat und den Mitralsegel-Chorda-Übergang ins Bild.

- **Aorten- und Mitralklappe.** Beide Klappen sind (annähernd) in ihrer langen Achse getroffen. Beide Segel der Mitralklappe sowie das akoronare und das rechtskoronare Segel der Aortenklappe sind sichtbar; die Segel der Aortenklappe schließen zentral. Nach rechts im Bild erreicht die Aorta ascendens den Sektorrand.
- **Septum.** Das Septum (genauer: das mittlere und basale anteroseptale Segment des linken Ventrikels) verläuft annähernd horizontal. Bei anatomisch tiefem (4./5. Interkostalraum) parasternalem Schallfenster verläuft das Septum nach links ansteigend und das Bild ähnelt einem apikalen Langachsenschnitt. Das basale anteroseptale Segment geht nach rechts hin in die anteriore Wand der Aorta über; diese Region wird als membranöser Teil des Septums bezeichnet, da hier das fibröse Herzskelett geschnitten wird.
- **Posteriore Wand des linken Ventrikels.** Parallel zum Septum, aber posterior verläuft die posteriore Wand des linken Ventrikels (genauer: das basale und mittlere posteriore Segment des linken Ventrikels). Diese geht nach rechts im Bild in die posteriore Wand des linken Vorhofs über. Am Übergang ist die Atrioventrikulargrube getroffen, in der posterior der Sinus coronarius und anterior davon – manchmal – der Ramus circumflexus der linken Kranzarterie oder die periphere rechte Kranzarterie (je nach Versorgungstyp) quer geschnitten sind. Anterior dieser Gefäßstrukturen liegt die Insertion des posterioren Mitralsegels.
- **Übrige Strukturen.** Zentral im Sektor sieht man, von oben nach unten, die Brustwand, das anteriore Perikard, die freie Wand des rechten Ventrikels, das Kavum des rechten Ventrikels (nach rechts im Bild mit Übergang in den Ausflusstrakt des rechten Ventrikels), das Septum, das Kavum des linken Ventrikels, evtl. mit Papillarmuskel oder Chordaapparat, die posteriore Wand des linken Ventrikels und das posteriore Perikard, das die hellste Struktur im Bild ist. Darunter ist manchmal die Aorta descendens in einem Schrägschnitt, d. h. elliptisch, zu sehen.

Die optimale Darstellung einzelner Strukturen erfordert kleine Änderungen der Schallkopfposition. So sind z. B. Mitral- und Aortenklappe nicht genau parallel orientiert. Der posteromediale Papillarmuskel und der Chordaapparat können durch Variieren der Position ganz abgebildet werden. Solche kleine Abweichungen mit dem Ziel, Strukturen besser herauszuarbeiten, gehören zur normalen Untersuchung, zumal die Fülle der abgebildeten Strukturen es erfordert, sich allen nacheinander einzeln zuzuwenden.

M-Mode-Untersuchung

Im Rahmen der echokardiografischen Untersuchung in der parasternalen langen Achse werden im 2-D-gesteuerten M-Mode die grundlegenden Längenmessungen durchgeführt.

Positionierung des Strahls. Historisch älter als die zweidimensionale Technik, liegt die heutige Bedeutung des M-Modes noch in seinem hohen zeitlichen Auflösungsvermögen (ca. 1 ms gegenüber ca. 40 ms für das 2-D-Verfahren, wobei einige Geräte dieses Intervall bei verkleinertem 2-D-Bildsektor unter 10 ms reduzieren können). Die M-Mode-Untersuchung sollte aus der parasternalen langen Achse heraus erfolgen. Dabei wird der M-Mode-Strahl im 2-D-Bild so positioniert, dass linker Ventrikel, Mitralklappe und Aortenklappe sowie Aortenwurzel optimal getroffen werden. „Optimal" bedeutet, dass der maximale Kurzachsendurchmesser des linken Ventrikels und der Aorta ascendens sowie die maximale Separationsbewegung der Mitral- und Aortensegel abgebildet werden.

Dargestellte Strukturen. Von schallkopfnah nach schallkopffern durchquert ein parasternaler, annähernd senkrecht zur Körperoberfläche verlaufender M-Mode-Strahl zunächst das anteriore rechtsventrikuläre Perikard. Ein anteriorer Perikarderguss wird hier als echofreier Spalt erkennbar. Danach folgt die freie Wand des rechten Ventrikels. Distal davon stellt sich das Kavum des rechten Ventrikels dar, bevor der Strahl auf das interventrikuläre Septum trifft. Die rechtsventrikuläre Abgrenzung des Septums kann durch die starke Trabekularisierung des rechten Ventrikels manchmal schwierig sein. Auf der linksventrikulären Seite des Septums passiert der Strahl sodann das Kavum des linken Ventrikels und die darin befindlichen Strukturen: je nach genauer Position Anteile des vorderen und hinteren Mitralsegels, Chordafäden oder Papillarmuskel. Diese Strukturen können entweder durch kontinuierliches, fächerartiges Schwenken des M-Mode-Strahls als ununterbrochene Folge (M-Mode-Sweep, Abb. 3.14) aufgezeichnet werden oder es kann zur Optimierung zwischendurch zum 2-D-Bild zurückgeschaltet werden. Die schallkopffernsten Strukturen sind das posteriore Myokard und Epi-/Perikard, wie im 2-D-Bild die am stärksten reflektierende kardiale Struktur.

Die vom Schallstrahl getroffenen muskulären Herzstrukturen (freie Wand des rechten Ventrikels, interventrikuläres Septum, posteriore Wand des linken Ventrikels) zeichnen sich durch EKG-synchrone Kontraktion

Untersuchungstechnik

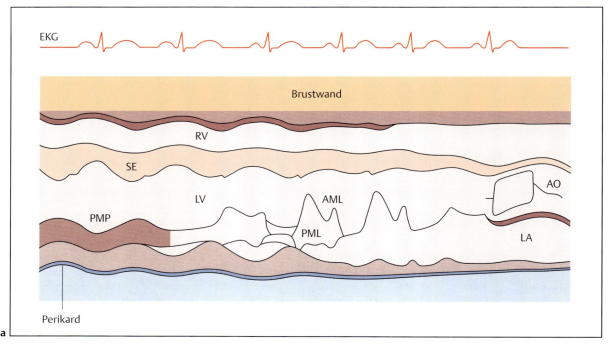

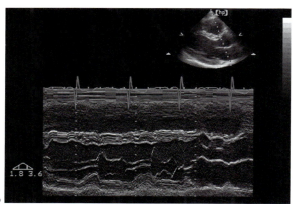

Abb. 3.14 M-Mode-Sweep.
a Durch kontinuierliches Schwenken des M-Mode-Strahls (entweder durch Bewegen des Schallkopfs oder durch elektronisches Bewegen des M-Mode-Strahls in einem parasternalen Langachsenschnitt bei fixem Schallkopf) entsteht eine kontinuierliche M-Mode-Aufzeichnung (Sweep) von linkem Ventrikel bis Aorta ascendens.
b Beispiel bei einem Herzgesunden.

aus, d.h. sie verdicken sich in der Systole (nach der R-Zacke).

Linker Ventrikel

Im M-Mode stellen sich das interventrikuläre Septum und die posteriore Wand des linken Ventrikels dar (**Abb. 3.15**). Beide kontrahieren in der Systole, wobei aufgrund der früheren Erregung das Septum früher mit der Einwärtsbewegung beginnt und früher sein Maximum erreicht. Dabei kontrahieren die subendokardialen Abschnitte der posterioren Wand und die linksventrikulären Anteile des Septums stärker als die subepikardialen Schichten der posterioren Wand bzw. die rechtsventrikulären Anteile des Septums. Daher vollführt das rechtsventrikuläre Septumendokard in der Systole eine geringe Bewegung nach posterior (nicht nach anterior, wie bei einer symmetrisch links- und rechtsventrikulären Kontraktion zu erwarten wäre). Das posteriore Epi-/Perikard vollführt eine geringe systolische Bewegung nach anterior. In der Diastole kehren sich diese Bewegungsrichtungen um.

Mitralklappe

Wird der Schallkopf so positioniert, dass der M-Mode-Strahl die Mitralsegel trifft, so entsteht ein charakteristisches Bewegungsmuster, bei dem das vordere Segel eine M-förmige, das hintere Segel eine abgeflachte W-förmige Bewegung in der Diastole beschreibt (**Abb. 3.16**). In der Systole verlaufen die Segelreflexe parallel und leicht nach anterior ansteigend. Es sollte darauf geachtet werden, dass beide Mitralsegel (und nicht nur das vordere) abgebildet werden. Die frühdiastolische Rückstell-

Ablauf der echokardiografischen Untersuchung

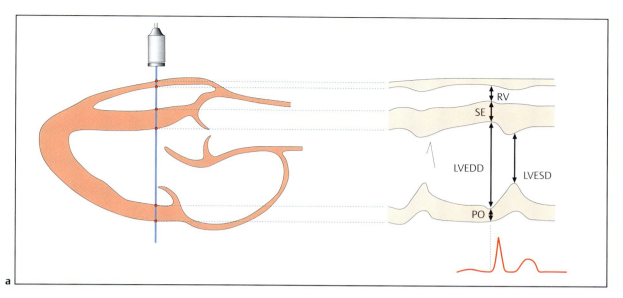

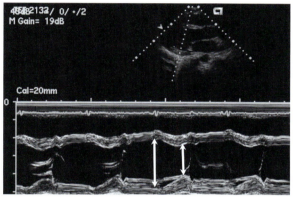

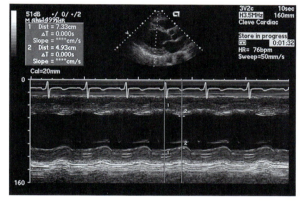

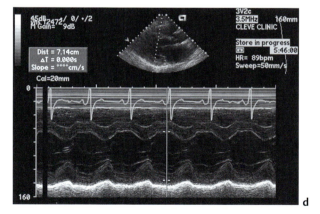

Abb. 3.15 M-Mode des linken Ventrikels.
a Schema mit Einzeichnung des enddiastolischen (LVEDD) und endsystolischen (LVESD) linksventrikulären Durchmessers sowie der enddiastolischen Dicke des Septums (SE) und der posterioren Wand (PO). RV enddiastolischer Durchmesser des rechten Ventrikels.
b Beispiel eines Herzgesunden. Der enddiastolische Durchmesser (größerer Doppelpfeil) wird zu Beginn des QRS-Komplexes im EKG gemessen, der endsystolische Durchmesser entweder zum Zeitpunkt der maximalen Einwärtsbewegung des Septums oder der posterioren Wand.
c Hypokinesie des Septums im M-Mode. Die Durchmesser sind massiv vergrößert (enddiastolisch 73 mm, endsystolisch 49 mm), die Verkürzungsfraktion ist mit 33 % aber noch normal, da die posteriore Wand kompensatorisch hyperkinetisch kontrahiert. Zum Bild einer diffusen Hypokinesie: Kap. 4, „Kardiomyopathien".
d Hyperkinesie des linken Ventrikels mit einer Verkürzungsfraktion von 46 % bei einem enddiastolischen Durchmesser von 71 mm (endsystolisch 38 mm). Ursache ist eine Volumenbelastung durch Mitralinsuffizienz.

Untersuchungstechnik

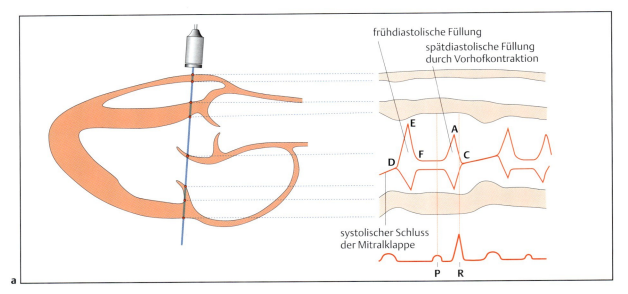

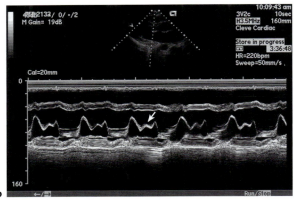

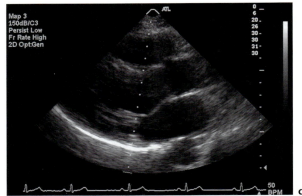

Abb. 3.16 M-Mode der Mitralklappe.
a Schema. Folgende traditionelle Bezeichnungen werden verwendet: Das Ende des systolischen Schlusses der Mitralsegel wird als D-Punkt bezeichnet. Der frühdiastolische Punkt maximaler Öffnungsamplitude des vorderen Segels wird E-Punkt genannt, der mesodiastolische Schluss der frühen Füllungsphase F-Punkt, der Punkt maximaler Öffnung infolge der Vorhofkontraktion (vgl. P-Welle des EKG) A-Punkt und der enddiastolische Mitralklappenschlusspunkt C. Das posteriore Mitralsegel führt eine zum vorderen spiegelbildliche Bewegung aus. Die Steigung der Verbindungslinie von

E nach F („EF-slope") ist normalerweise steil abwärts gerichtet; bei Mitralstenose nimmt diese negative Steigung ab, d.h. sie wird flacher (Kap. 5). Sie wurde früher zur Quantifizierung einer Mitralstenose gemessen.
b Beispiel bei einem Herzgesunden. Bei niedriger Herzfrequenz kommt es zwischen früher und später Füllungsphase zu einer dritten kleineren Füllungswelle (Pfeil) während der mesodiastolischen Diastase.
c Position des M-Mode-Strahls von **b** im zugehörigen 2-D-Bild (parasternale lange Achse, Systole).

bewegung des vorderen Mitralsegels, d. h. die Steilheit der Verbindungslinie von E zu F („EF-slope") ist ein Maß der Beweglichkeit des vorderen Mitralsegels. Daher wird sie bei einer Mitralstenose umso flacher, je stärker die Öffnung des vorderen Mitralsegels eingeschränkt ist. Die Messung der Steilheit ist jedoch überholt angesichts der umfangreichen Möglichkeiten, im 2-D-Bild und mit dem Doppler den Schweregrad einer Mitralstenose zu bestimmen.

Pathologische Befunde. Verdickung und Verdichtung der Reflexe der Mitralsegel kennzeichnen pathologische degenerative oder entzündliche Prozesse, z. B. bei rheumatischer Mitralstenose. Hierbei ist auch die Öffnungsamplitude der Mitralsegel reduziert. Eine echodichte Struktur posterior des hinteren Mitralsegels entspricht meist einer Mitralringverkalkung. Ausgeprägte Verdickungen der Segel oder eigenbewegliche Strukturen in Kontinuität zum Mitralklappenapparat lassen an Vegetationen denken. Bei Aorteninsuffizienz kommt es durch das Vorbeistreichen des turbulenten Regurgitationsjets zu einem Flattern des vorderen Mitralsegels.

Ablauf der echokardiografischen Untersuchung

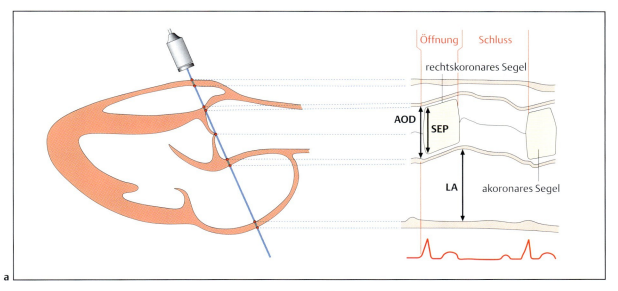

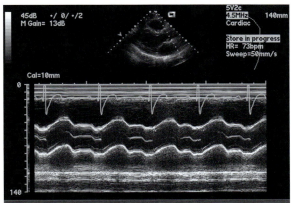

Abb. 3.17 M-Mode der Aortenklappe.
a Schema. Zu Beginn der Systole öffnen sich die beiden vom M-Mode-Strahl getroffenen Segel (rechts- und akoronares Segel) und legen sich der Aortenwand an. Sie sind dann oft von der Aortenwand nicht sicher abgrenzbar. Am Ende der Systole schließen sie ebenso abrupt und treffen sich in der Mitte des Aortenrohrs. Man beachte, dass die gesamte Aorta ascendens mit dem Aortenklappenapparat eine systolische Vorwärtsbewegung in Richtung auf die vordere Thoraxwand ausführt. Endsystolisch wird daher der Durchmesser des linken Vorhofs (LA) am größten; zu diesem Zeitpunkt wird er auch gemessen. Der Durchmesser der Aortenwurzel (AOD) wird enddiastolisch, d. h. zu Beginn des QRS-Komplexes gemessen. Die frühsystolische Separation (SEP) der beiden erfassten Aortensegel stellt einen weiteren, wegen der höheren Aussagekraft der 2-D-Echokardiografie überholten Messwert dar.
b Beispiel bei einem Herzgesunden.

Aortenklappe und linker Vorhof

Einstellung des Schallstrahls. Angulierung des M-Mode-Strahls zur Herzbasis hin bringt den Übergang von Mitralklappe zu Aortenklappe (das vordere Mitralsegel geht in die posteriore Aortenwand über) sowie von Ventrikelseptum zu anteriorer Aortenwand zur Darstellung. Bei mittiger Einstellung des M-Mode-Strahls im Aortenrohr werden nacheinander (von anterior nach posterior) die anteriore Aortenwand, das rechtskoronare Aortensegel, das akoronare Aortensegel, die posteriore Aortenwand bzw. anteriore Wand des linken Vorhofs, das Kavum des linken Vorhofs und schließlich die posteriore Wand des linken Vorhofs getroffen (Abb. 3.17).

Normale und pathologische Befunde. Die beiden dargestellten Aortensegel schließen im Regelfall diastolisch in der Mitte der Aortenwurzel. Ein nicht mittiger Schluss kann ein Hinweis auf eine bikuspide Aortenklappe sein. Oft sind die Segel nur während dieser Phase zu sehen, da sie normalerweise systolisch nach der Öffnung der anterioren und posterioren Aortenwand anliegen und oft nicht mehr abgrenzbar sind. Die Öffnungs- und Schließungsbewegung der Aortensegel hat typischerweise im M-Mode die Gestalt eines systolischen Parallelogramms. Systolische Flatterbewegungen der Aortensegel sind relativ häufig und für sich genommen nicht pathologisch. Dagegen weisen diastolische Flatterbewegungen auf eine Aorteninsuffizienz hin. Degenerative Veränderungen der Aortensegel sind als Verdickung und Verdichtung der Reflexe der normalerweise sehr zarten Aortensegel erkennbar. Eine eingeschränkte Öffnung der Aortensegel sowie Verdickung und Verdichtung der Segel kennzeichnen eine Aortenstenose. Ausgeprägte Verdickungen der Segel oder eigenbewegliche Zusatzstrukturen lassen, wie bei der Mitralklappe, an Vegetationen denken.

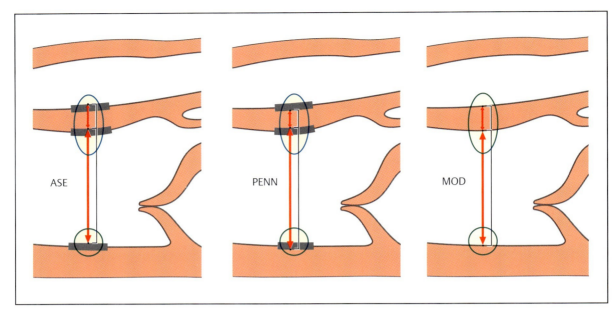

Abb. 3.18 M-Mode-Messkonventionen (schematische Messung des Durchmessers des linken Ventrikels und der Septumdicke in der parasternalen langen Achse). Zur Verdeutlichung der unterschiedlichen Methoden ist die Grenzlinie zwischen Kavum und Myokard stark hervorgehoben. Links ASE-Konvention der American Society of Echocardiography (Lang et al. 2006), bei der „leading edge to leading edge" gemessen wird. In der Mitte PENN-Konvention nach Devereux (Devereux u. Reichek 1977), bei der die Endokardkonturen des linken Ventrikels dem Kavumdurchmesser zugeschlagen werden und der Septumdurchmesser unter Ausschluss der links- und rechtsventrikulären Endokardkontur gemessen wird. Die hohe Bildqualität moderner Geräte macht es sinnvoll, von vornherein auf der Grenzlinie (im M-Mode oder auch im 2-D-Bild) zu messen (MOD), wie rechts dargestellt.

Aorta ascendens. Die Aorta ascendens bewegt sich systolisch nach anterior. Das Ausmaß dieser Bewegung korreliert mit der Ejektionsfraktion des linken Ventrikels. Da die posteriore Aortenwand in die anteriore Wand des linken Vorhofs übergeht, führt dies zu einer systolischen Vergrößerung des anteroposterioren Durchmessers des linken Vorhofs.

M-Mode-Messungen

Folgende Messungen werden wegen der höheren zeitlichen Auflösung möglichst im M-Mode statt im 2-D-Bild vorgenommen:

- enddiastolischer und endsystolischer linksventrikulärer Durchmesser (so genannter linksventrikulärer Kurzachsendurchmesser)
- enddiastolische Wanddicke des Septums und des posterioren Myokards
- enddiastolischer Durchmesser der Aorta an ihrer Wurzel sowie auf der Höhe des sinotubulären Übergangs
- anteroposteriorer systolischer maximaler Durchmesser des linken Vorhofs
- enddiastolischer Durchmesser des rechten Ventrikels
- bei sehr guter Bildqualität enddiastolische Dicke der freien Wand des rechten Ventrikels

Messkonventionen

Setzen der Messpunkte. Für die Messung der verschiedenen Längenmaße im M-Mode (Durchmesser des linken und rechten Ventrikels und des linken Vorhofs, Dicke des septalen und posterioren Myokards) wurde historisch die „Leading-Edge-Methode" empfohlen, d. h. von der anterioren Kante einer Grenzlinie (z. B. Septum-Kavum-Übergang) zur anterioren Kante der gegenüberliegenden Grenzlinie (z. B. Kavum-Hinterwand-Übergang). Der Grund hierfür lag in der unterschiedlichen gerätebedingten und verstärkungsabhängigen Wiedergabe von Grenzlinien: bei hoher Verstärkung erscheint die Grenzfläche als dickere Linie als bei niedriger Verstärkung. Dies ist bei modernen Geräten und guter Einstellung nur gering ausgeprägt. Sowohl M-Mode- als auch 2-D-Messungen können daher durch direktes Setzen der Messpunkte auf die Grenzlinie erfolgen. Man sollte jedoch beachten, dass die klassische Formel zur Berechnung der Muskelmasse des linken Ventrikels (Devereux-Formel, Kap. 4) auf einer anderen M-Mode-Messkonvention beruht, nämlich der „Penn-Konvention" (University of Pennsylvania) (**Abb. 3.18**).

In der Praxis machen diese Konventionsunterschiede gegenüber anderen Fehlern wie der Schrägmessung durch suboptimale M-Mode-Position jedoch nur mini-

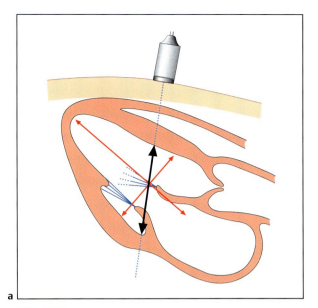 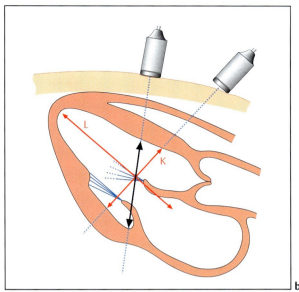

Abb. 3.19
a Schräge M-Mode-Messung. Die schematische Zeichnung zeigt, dass alle M-Mode-Längenmaße (z. B. linksventrikuläre Durchmesser und Septumdicke) zu groß gemessen werden, wenn der M-Mode-Strahl nicht senkrecht auf der langen Achse des linken Ventrikels steht. Dies ist v. a. immer dann der Fall, wenn ein tiefes parasternales Schallfenster gewählt werden muss. Der kurze rote Doppelpfeil zeigt den korrekten Querdurchmesser.

b Die aus dem M-Mode stammende Messkonvention für die kurze Achse oder den Durchmesser des linken Ventrikels (K) sieht vor, dass diese die lange Achse (L) am Übergang von Mitralsegelspitze zu Chordafäden senkrecht schneidet. Die Zeichnung verdeutlicht, dass im M-Mode dieser Durchmesser immer dann überschätzt wird, wenn die lange Achse nicht senkrecht zum M-Mode-Strahl steht (nach Weyman AE. Principles and Practice of Echocardiography. Lea & Febiger, Philadelphia, 2. Aufl. 1994).

male Unterschiede aus (s. u.). Durchmesser und Wanddicken des linken Ventrikels werden am Übergang von den Mitralsegelspitzen zu den Chordafäden gemessen. Als Enddiastole wird der Beginn des QRS-Komplexes definiert. Die endsystolische Messung des Durchmessers des linken Ventrikels erfolgt gemäß einer verbreiteten Konvention zum Zeitpunkt der größten Einwärtsbewegung des posterioren Endokards. Diese findet etwas später statt als das Kontraktionsmaximum des Septums, da das Septum früher erregt wird.

Die Messung des Durchmessers der Aortenwurzel erfolgt enddiastolisch dort, wo die Aortensegel registriert werden. In dieser Position, jedoch endsystolisch, wird auch der Durchmesser des linken Vorhofs bestimmt. Der Durchmesser der Aorta ascendens wird bestimmt, indem der Strahl soweit basal anguliert wird, dass die Aortensegel nicht mehr sichtbar sind.

Fehlermöglichkeiten

Schräge Messung. Bei den M-Mode-Messungen muss im 2-D-Bild darauf geachtet werden, dass nicht oder nur geringfügig schräg (im Verhältnis zur kurzen Achse des linken Ventrikels) gemessen wird. Dies betrifft insbesondere die Untersuchung durch ein tiefes parasternales Fenster, wo Septum und Längsachse des linken Ventrikels statt annähernd horizontal nach links im Bild ansteigend verlaufen (**Abb. 3.19**). Dadurch können ausgeprägte Überschätzungen aller M-Mode-Parameter entstehen; es ist dann weitaus besser, diese linearen Maße direkt im 2-D-Bild zu messen. Dies gilt auch, wenn kein qualitativ gutes M-Mode registrierbar ist, da die Verhältnisse im 2-D-Bild meist übersichtlicher sind und offensichtliche Fehler wie die Miterfassung des posteromedialen Papillarmuskels bei der Dicke der posterioren Wand oder von großen rechtsventrikulären Trabekeln bei der Messung der Septumdicke vermieden werden können.

Größe des linken Vorhofs. Der anteroposteriore Durchmesser des linken Vorhofs ist ein zwar traditionell etablierter, leider aber wenig sensitiver Parameter für die Größe des linken Vorhofs. Dies liegt daran, dass sich der Vorhof bei pathologischer Druckerhöhung (z. B. bei Linksherzhypertrophie oder Mitralstenose) oder bei Vorhofflimmern zunächst stärker in seiner apikobasalen Achse vergrößert. Außerdem ist der anteroposteriore Durchmesser (gleich ob im M-Mode- und im 2-D-Verfahren gemessen) extrem schlecht reproduzierbar. Daher sollte bei entsprechender Fragestellung besser das Volumen des linken Vorhofs bestimmt werden (Normalwert $22 \pm 6\,cm^3/m^2$ Körperoberfläche), das durch Umfahrung des Kavums des linken Vorhofs im apikalen Vierkammerblick (monoplan) oder sowohl im apikalen Vier- als auch Zweikammerblick (biplan) berechnet werden kann.

Enddiastolischer rechtsventrikulärer Durchmesser.
Die Messung des enddiastolischen rechtsventrikulären Durchmessers ist besonders variabel, da individuell die Lage des rechten Ventrikels variieren kann und die Führung des M-Mode-Strahls immer an linksventrikulären Strukturen ausgerichtet wird. Außerdem ist dieser Messwert stärker als die linksventrikulären atemlageabhängig; er sollte optimalerweise endexspiratorisch gemessen werden.

Wichtige qualitative M-Mode-Befunde

Wichtige qualitative Befunde, auf die im M-Mode geachtet werden sollte, sind:
a. reduzierte Öffnungsbewegung von Aorten- oder Mitralklappe
b. Verdickung oder Verkalkung von Segeln
c. Zusatzstrukturen und ihre Beweglichkeit
d. reduzierte, d.h. flachere Rückstellbewegung (EF-slope) des vorderen Mitralsegels bei Mitralstenose
e. „Hängematten-Zeichen" (bogenförmige posteriore Bewegung) der systolisch geschlossenen Mitralsegel bei Mitralprolaps
f. bogenförmige anteriore Bewegung der systolisch geschlossenen Mitralsegel (systolic anterior motion, SAM) bei hypertropher obstruktiver Kardiomyopathie
g. frühdiastolischer Schluss (d.h. vor der P-Welle im EKG) der Mitralsegel bei schwerer Aorteninsuffizienz
h. diastolisches Flattern des vorderen Mitralsegels bei Aorteninsuffizienz
i. früh- oder mittsystolische Schließungsbewegung der Aortenklappe bei subaortaler Obstruktion (hypertrophe obstruktive Kardiomyopathie oder membranöse Subaortenstenose)
j. fehlender mittiger Schluss der Aortensegel bei bikuspider Aortenklappe

Weitere Zeichen und Parameter. Eine Fülle weiterer Zeichen und Parameter im M-Mode ist beschrieben worden. So kann z.B. beim AV-Block III. Grades, Vorhofflattern u.a. Rhythmusstörungen das zeitliche Verhältnis von Vorhof- und Ventrikelkontraktion exakt mit dem M-Mode registriert werden. Präexzitationssyndrome lassen sich manchmal an der vorzeitigen Kontraktion entsprechender linksventrikulärer Segmente erkennen. Der praktische Nutzen dieser Befunde ist jedoch meist gering.

Wertigkeit der Befunde. Die unter a–g und j beschriebenen Phänomene lassen sich ebenso im 2-D-Bild nachweisen. Mehr noch: das 2-D-Bild hat hier immer Vorrang, denn das Fehlen entsprechender 2-D-Befunde bei Nachweis eines dieser Zeichen sollte zu Zweifeln am M-Mode-Befund Anlass geben. Die unter h und i beschriebenen Befunde, die sich die hohe zeitliche Auflösung des M-Modes zu Nutze machen, sind dagegen im 2-D-Bild bei normaler Bildfrequenz kaum nachweisbar. Bei der Aorteninsuffizienz sollte jedoch der Dopplerbefund wegweisend sein, während bei der hypertrophen obstruktiven Kardiomyopathie die Gesamtkonstellation der Befunde stimmig sein muss. Zusammenfassend können die genannten M-Mode-Befunde Verdachtsdiagnosen veranlassen, sind aber oft vieldeutig und artefaktanfällig und bedürfen der Bestätigung durch 2-D-Verfahren und Doppler. Historisch war das zu Beginn des 2-D-Verfahrens infolge der damals erheblich schlechteren 2-D-Bildqualität und der fehlenden Dopplerechokardiografie anders.

Andere Schnittebenen. Neben der parasternalen langen Achse kann die M-Mode-Darstellung auch aus anderen Ebenen gewählt werden, z.B. aus parasternalen Kurzachsenschnitten, um Details der Mitral- oder Aortenklappe herauszuarbeiten oder den M-Mode-Strahl für Messungen mittig im linken Ventrikel zu positionieren. Dies ist dann sinnvoll, wenn die Positionierung des M-Mode-Strahls im Langachsenschnitt schwierig ist. Schließlich kann die 2-D-gesteuerte M-Mode-Technik auch an anderen Strukturen eingesetzt werden, wenn rasche Bewegungsphänomene mit hoher zeitlicher Auflösung analysiert werden sollen. Dazu gehört auch die zeitliche Zuordnung von Farbdopplerbefunden im Farb-M-Mode (Abb. 3.20).

2-D-Untersuchung

Nacheinander werden durch Optimierung der Schallkopfposition die typischen Strukturen dieses Schnitts herausgearbeitet. Dazu gehören:

- **Linker Ventrikel.** Die Beurteilung der Kontraktion und Wanddicke der vier abgebildeten linksventrikulären Segmente (zwei anteroseptale und zwei posteriore) sowie der Größe des linksventrikulären Kavums.
- **Mitralklappe.** Dies betrifft insbesondere die Öffnung, bei der die Spitzen der Segel normalerweise annähernd das septale und posteriore Endokard erreichen. Bewegungseinschränkung, Verdickung und Verkalkung der Segel sowie der Ansatzstellen der Segel (Mitralring) werden vermerkt. Insbesondere wird Ausschau nach eigenbeweglichen Zusatzstrukturen (Vegetationen oder rupturierte Chordafäden) gehalten.

Ablauf der echokardiografischen Untersuchung

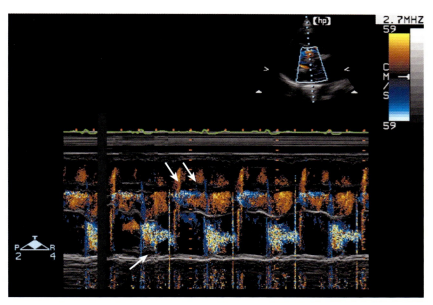

Abb. 3.20 Zeitliche Zuordnung von Flussverhältnissen im Farb-M-Mode. Gezeigt ist ein Farb-M-Mode im parasternalen Langachsenschnitt bei einem Patienten mit geringfügiger Aorten- und mittelschwerer Mitralinsuffizienz. Die Aorteninsuffizienz ist als dünnes, diastolisches Farbband zentral in der Aorta erkennbar (Doppelpfeil), während die Mitralinsuffizienz als kräftige, systolische (besonders früh- und mittsystolische) Farbwolke im linken Vorhof (Pfeil) sichtbar ist.

- **Linksventrikulärer Ausflusstrakt.** Beurteilung des linksventrikulären Ausflusstrakts, der sich von der Spitze des vorderen Mitralsegels bis zum Aortenring erstreckt. Hier wird insbesondere auf eine systolische Vorwärtsbewegung der Mitralsegelspitzen oder der Chordafäden als Zeichen einer hypertrophen obstruktiven Kardiomyopathie sowie auf subaortale Zusatzstrukturen am Septum (membranöse Subaortenstenose) geachtet.
- **Aortenklappe.** Die Öffnungsamplitude, die Dicke und die Echogenität der zwei erkennbaren Segel wird beurteilt ebenso wie eigenbewegliche Zusatzstrukturen (mögliche Vegetationen).
- **Aorta.** Durchmesser der aszendierenden Aorta sowie evtl. Zusatzstrukturen (Dissektionsmembran).
- **Linker Vorhof.** Größe und evtl. Zusatzstrukturen des linken Vorhofs. Dieser sollte im anteroposterioren Durchmesser nicht wesentlich größer als der Durchmesser der aszendierenden Aorta sein. Beide sollten 4 cm normalerweise nicht überschreiten.
- **Rechter Ventrikel.** Größe des rechten Ventrikels sowie Kontraktion der rechtsventrikulären freien Wand.
- **Perikarderguss.** Vorhandensein eines Perikardergusses vor der posterioren Wand des linken Ventrikels oder vor der freien Wand des rechten Ventrikels.

Doppleruntersuchung

Beurteilung der Flussverhältnisse. Nach M-Mode- und 2-D-Untersuchung schließt sich die Doppleruntersuchung an. Da das Blut in diesem Schnitt weitgehend horizontal und damit quer zur Schallrichtung fließt (Einstrom in den linken Ventrikel durch die Mitralis, Ausstrom durch Ausflusstrakt und Aortenklappe in die Aorta ascendens), sind quantitative Messungen mit dem gepulsten oder kontinuierlichen Doppler hier nicht sinnvoll. Wertvoll ist dagegen die Beurteilung der Flussverhältnisse im Farbdoppler (Abb. 3.21). Dabei gilt besonderes Augenmerk dem linksventrikulären Ausflusstrakt (diastolischer Rückstrom als Zeichen einer Aorteninsuffizienz, systolische Flussbeschleunigung als Hinweis auf hypertrophe obstruktive Kardiomyopathie?) und dem linken Vorhof (Insuffizienzjet der Mitralklappe?). Hilfreich kann, besonders bei kleinen Jets, eine Ausschnittvergrößerung (Zoom) sein.

Turbulenzen. Bei höherer Herzfrequenz kann es – v. a. für Ungeübte – schwierig sein, systolische und diastolische Phasen im Ausflusstrakt des linken Ventrikels auseinander zu halten. So kann es allein aufgrund eines hohen Herzzeitvolumens und kurzer Ejektionszeit systolisch zu turbulentem Fluss im linksventrikulären Ausflusstrakt kommen, was mit dem diastolischen turbulenten Fluss aufgrund einer Aorteninsuffizienz verwechselt werden kann. In diesem Fall muss nach Einfrieren des Bildes ein Zyklus sorgfältig Bild für Bild durchgesehen werden, um die zeitliche Zuordnung zu bestimmen. Alternativ ist das Schreiben eines Farb-M-Modes nützlich, wobei der M-Mode-Strahl unmittelbar ventrikelseitig der Aortenklappe positioniert wird (Abb. 3.20).

Parasternale Kurzachsenschnitte

Schallkopfposition

Durch Drehung des Schallkopfs von seiner parasternalen Langachsenstellung um 90° im Uhrzeigersinn erhält

Untersuchungstechnik

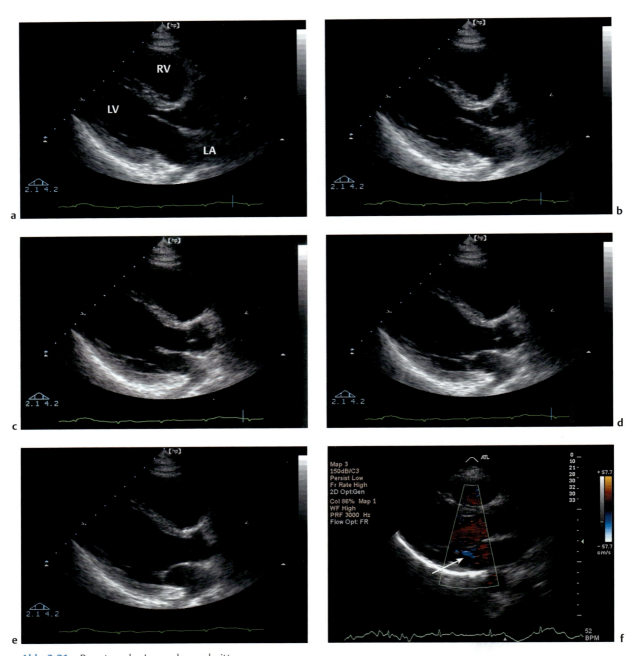

Abb. 3.21 Parasternaler Langachsenschnitt.
a–e Bewegungsmuster einer normalen Mitralklappe von früher Diastole bis Endsystole. Man beachte, dass die Segelspitzen zum Zeitpunkt der maximalen Öffnung (**a**) fast die Ventrikelwände berühren.

f Farbdoppler. Spätsystolisches Bild mit geringer Mitralinsuffizienz (Pfeil) und rot kodiertem Fluss im Ausflusstrakt des linken Ventrikels.

man einen parasternalen Kurzachsenschnitt; der ursprüngliche Langachsenschnitt und der so erzeugte Kurzachsenschnitt besitzen denselben Zentralstrahl. Die genaue Position des Kurzachsenschnitts in Bezug auf die lange Achse des linken Ventrikels hängt von der Angulierung des Schallkopfs ab: im Prinzip könnten beliebig viele Kurzachsenschnitte wie Eierscheiben das ganze Herz von der Basis bzw. den großen Gefäßen bis zum Apex darstellen (**Abb. 3.22 a**). In der Praxis ist die Zahl brauchbarer Schnitte v. a. beim Erwachsenen durch den Zwischenrippenraum limitiert.

Gebräuchliche Schnitte. Folgende Schnitte werden regelmäßig dargestellt: parasternaler Kurzachsenschnitt auf Höhe der Herzbasis, auf Höhe der Mitralklappe, auf Höhe der Papillarmuskeln und – nicht immer – auf Höhe des apikalen Drittels des linken Ventrikels. Ein besonderes Problem der Kurzachsenschnitte auf Höhe der Basis und der Mitralklappe liegt darin, dass die Herzbasis im Laufe der Systole vom linken Ventrikel um ca. 1 cm in Richtung auf den Apex gezogen wird. Dadurch variieren bei fixer Schallkopfposition die dargestellten Strukturen im Verlauf des Herzzyklus. Dies gilt auch für den Farbdoppler in diesen Schnittebenen.

Parasternaler Kurzachsenschnitt auf Höhe der Herzbasis (DVD: Loop 3–2)

Schallkopfposition

Hierzu wird der Schallkopf in Richtung auf die rechte Schulter anguliert, um die Basis des Herzens darzustellen (Abb. 3.22 b).

Abgebildete Strukturen

Aortenklappe. In diesem Schnitt ist zentral die Aortenklappe in ihrer kurzen Achse zu sehen mit Darstellung aller drei Segel (auch als „Taschen" bezeichnet) und der

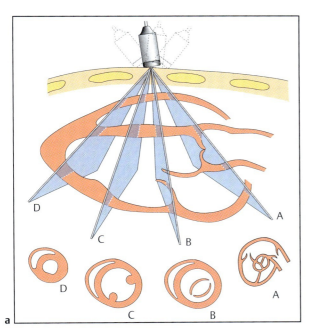

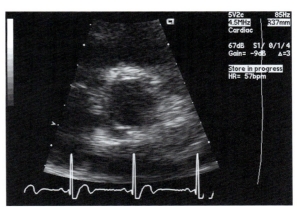

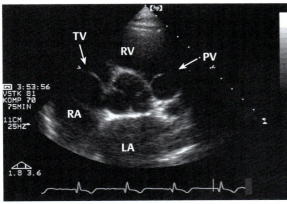

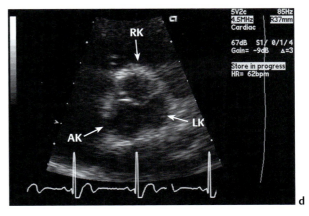

Abb. 3.22 Die parasternalen Kurzachsenschnitte.
a Schema der Hauptkurzachsenschnitte. Oben Position des Schallkopfs und der Schnittebenen relativ zu einem parasternalen Langachsenschnitt, unten die so erhaltenen Kurzachsenschnitte.
b Basaler Kurzachsenschnitt.
c Ausschnittvergrößerung der geöffneten Aortenklappe. Die Segel liegen der Aortenwand an und sind nicht abgrenzbar.
d Ausschnittvergrößerung der geschlossenen Aortenklappe. Die 3 Segel sind abgrenzbar: linkskoronares (LK), rechtskoronares (RK) und akoronares (AK) Segel (nach Weyman AE. Principles and Practice of Echocardiography. Lea & Febiger, Philadelphia, 2. Aufl. 1994).

Untersuchungstechnik

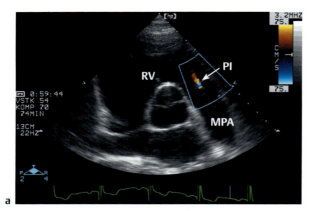

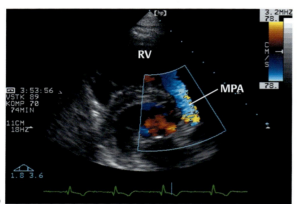

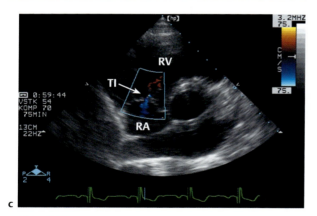

Abb. 3.23 Parasternaler basaler Kurzachsenschnitt: Farbdoppler.
a Minimale, „physiologische" Pulmonalinsuffizienz (Herzgesunder).
b Systolischer Fluss im Hauptstamm der Pulmonalarterie.
c Minimale, „physiologische" Trikuspidalinsuffizienz (Herzgesunder).

Kranzarterie, im rechtskoronaren der Abgang der (kleineren) rechten Kranzarterie, der aber oft nicht klar erkennbar ist.

Im Uhrzeigersinn, von oben im Bildsektor, wird die Aortenklappe umgeben vom Ausflusstrakt des rechten Ventrikels, der Pulmonalklappe in ihrer langen Achse (bei etwa 2 Uhr), dem Hauptstamm der Pulmonalarterie (etwa 2–5 Uhr), dem linken Vorhof (etwa 5–7 Uhr), dem rechten Vorhof (etwa 7–10 Uhr) und der Trikuspidalklappe bei etwa 9–10 Uhr. Bei sehr großem linken Vorhof ist oft bei etwa 4–5 Uhr das linke Herzohr erkennbar (Abb. 7.4 und Abb. 7.7).

Rechtes Herz. Die untere Hohlvene tritt bei etwa 7 Uhr in den rechten Vorhof ein. Näherungsweise zeigt die basale kurze Achse daher das gesamte rechte Herz in einer langen Achse: Das Blut fließt im Uhrzeigersinn von der unteren Hohlvene in den rechten Vorhof, durch die Trikuspidalklappe in den rechten Ventrikel und von dort über den Ausflusstrakt durch die Pulmonalklappe in den Hauptstamm der Pulmonalarterie. Vergrößerungen der rechtsseitigen Herzhöhlen und des Pulmonalishauptstamms sowie Veränderungen der Trikuspidal- und Pulmonalklappe sind hier gut zu erkennen. Bei weiter basaler Angulierung können v. a. bei jüngeren Patienten der Beginn der Aorta ascendens und die Bifurkation des Pulmonalishauptstamms in rechte und linke Pulmonalarterie eingesehen werden. Dies wird mitunter auch als eigener „parasternaler Langachsenschnitt des rechtsventrikulären Ausflusstrakts" bezeichnet.

Doppleruntersuchung

Farbdoppler. Die Doppleruntersuchung in dieser Schnittebene richtet sich hauptsächlich auf die 3 dargestellten Herzklappen. Die zentral im Bild im Querschnitt getroffene Aortenklappe wird im Farbdoppler auf Vorliegen einer Insuffizienz untersucht. Dagegen werden Trikuspidalklappe und Pulmonalklappe in ihren langen Achsen, d. h. parallel zur Flussrichtung getroffen. Zunächst wird im Farbdoppler nach dem Vorliegen einer Trikuspidal- bzw. Pulmonalinsuffizienz gesucht; beide Klappen weisen auch bei Herzgesunden häufig eine geringfügige Insuffizienz auf (Abb. 3.23).

Gepulster und kontinuierlicher Doppler. Das antegrade Geschwindigkeitsprofil der Trikuspidal- und Pulmonalklappe kann mit dem gepulsten Doppler in Höhe der Segelspitzen an beiden Klappen bestimmt werden. Liegt eine Trikuspidalinsuffizienz vor, wird mit dem kontinuierlichen Doppler die maximale Regurgitationsgeschwindigkeit zur Abschätzung des systolischen pulmonalarteriellen Drucks bestimmt (Kap. 9). Bei morphologischem oder auskultatorischem Verdacht auf eine Pulmonalstenose wird auch hier mit dem kontinuier-

zugehörigen Sinus Valsalvae (Abb. 3.22 c und d). Im geschlossenen Zustand bilden diese eine (Y-)sternförmige Figur (Kap. 6). Bei Klappenöffnung legen sich die Segel der Aortenwand an und sind nicht abgrenzbar. Knapp superior der Klappe findet sich im linkskoronaren Sinus Valsalvae das Ostium des Hauptstamms der linken

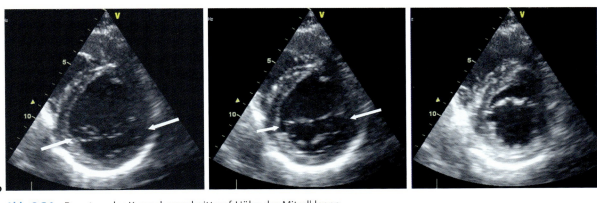

Abb. 3.24 Parasternaler Kurzachsenschnitt auf Höhe der Mitralklappe.
a Geschlossene Mitralklappe (Pfeile) in der Systole.
b Beginn der diastolischen Öffnung der Mitralklappe (Pfeile).
c Volle Öffnung der Mitralklappe in der Diastole.

lichen Doppler das antegrade systolische Flussprofil registriert.

Parasternaler Kurzachsenschnitt auf Höhe der Mitralklappe (DVD: Loops 3–3 u. 3–9)

Schallkopfposition

Durch leicht apikalwärtige Schwenkung des Schallkopfs von der Position des basalen Kurzachsenschnitts aus wird ein Kurzachsenschnitt der Mitralklappe erzeugt (Abb. 3.24).

Abgebildete Strukturen

Mitralklappe. Die Mitralklappe erscheint wie ein Fischmaul, mit dem vorderen Mitralsegel als „Oberlippe" und dem hinteren als „Unterlippe". Die posteromediale Kommissur liegt links unten, die anterolaterale rechts oben im Bild. Anterior vom anterioren Mitralsegel findet sich ein Querschnitt durch den Ausflusstrakt des linken Ventrikels; die Aortenklappe ist in diesem Schnitt nicht mehr erkennbar. Für die Beurteilung der Mitralklappe muss man sich der unterschiedlichen möglichen Schnittführung zwischen Ansatz und Spitzen der Mitralsegel bewusst bleiben, die sich obendrein während des Herzzyklus verschiebt. Dies gilt insbesondere für die Beurteilung einer Mitralstenose (Kap. 5).

Linker Ventrikel. Alle basalen Segmente des linken Ventrikels sind im Uhrzeigersinn erkennbar, beginnend mit der anterioren Insertion des Ventrikelseptums: anteriores, laterales, posteriores, inferiores, septales und anteroseptales basales Segment (Kap. 4). Die Beurteilung der Kontraktion ist allerdings schwierig, da die Schnittebene in der Nähe des Ansatzes der Mitralsegel liegt, wo die Wandkontraktion häufig herabgesetzt erscheint, weil in diesem Bereich das Ventrikelmyokard am dünnsten und an den fibrösen Mitralring angeheftet ist. Außerdem liegt hier der Übergang des muskulären in das membranöse interventrikuläre Septum. Schließlich hat sich gezeigt, dass der basale Teil des basalen anteroseptalen Segments, unmittelbar der Aortenklappe benachbart, systolisch im Rahmen der Ejektion des Schlagvolumens eine Auswärtsbewegung macht. Zusammenfassend ist daher die Beurteilung der segmentalen Kontraktion der basalen Wandsegmente in diesem Schnitt problematisch und sollte zugunsten des Schnitts auf Papillarmuskelhöhe unterbleiben.

Rechter Ventrikel. In dieser Ebene zeigt sich weiterhin ein Querschnitt durch den rechten Ventrikel, der schalenförmig dem linken Ventrikel aufsitzt, wobei Anteile der Trikuspidalsegelränder sichtbar sein können.

Doppleruntersuchung

Im Farbdoppler können Insuffizienzjets der Aortenklappe (im linksventrikulären Ausflusstrakt) und der Mitralklappe (im Mitraltrichter) im Querschnitt dargestellt werden. Das Problem der Bewegung der Herzbasis mit dem Herzzyklus macht die Beurteilung jedoch schwierig, da bei fester Schallkopfposition die Stelle, an der die Jets getroffen werden, während des Herzzyklus kontinuierlich variiert. Da Insuffizienzjets kurz nach Durchtritt durch die Regurgitationsöffnung in der Klappe kontinuierlich an Querschnitt zunehmen, führt dies zu einem ebenfalls variierenden Jetquerschnitt. Diese Größenänderung überlagert sich der ohnehin stattfindenden Größenänderung des Jets durch die während der entsprechenden Herzphase veränderliche Druckdifferenz.

Parasternaler Kurzachsenschnitt auf Höhe der Papillarmuskeln (DVD: Loop 3–4)

Schallkopfposition

Weitere Angulierung apexwärts stellt einen Querschnitt des Herzens auf Höhe der Papillarmuskeln, genauer am Ansatz der Papillarmuskeln dar (Abb. 3.25).

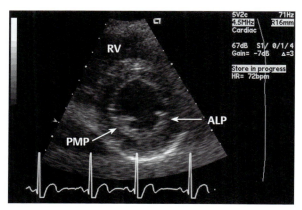

Abb. 3.25 Parasternaler Kurzachsenschnitt auf Papillarmuskelhöhe.

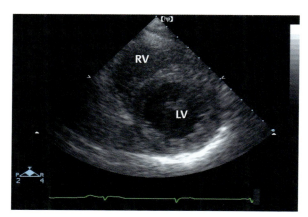

Abb. 3.26 Parasternaler apikaler Kurzachsenschnitt.

Abgebildete Strukturen

Kontraktionsbeurteilung. Die Papillarmuskeln stellen sich bei etwa 7 Uhr (posteromedialer Papillarmuskel) und 5 Uhr (anterolateraler Papillarmuskel) dar. Dieser Schnitt dient hauptsächlich der Beurteilung der Kontraktion der linksventrikulären Wandsegmente. Diese sind, beginnend mit der anterioren Insertion des Ventrikelseptums: anteriores, laterales, posteriores, inferiores, septales und anteroseptales (jeweils mittleres) Segment (Kap. 4). Die freie Wand des rechten Ventrikels ist ebenfalls dargestellt.

Doppleruntersuchung

Die Farbdoppleruntersuchung erbringt nur selten wesentliche Befunde, etwa bei einem muskulären Ventrikelseptumdefekt.

Apikaler parasternaler Kurzachsenschnitt

Dieser Schnitt ist der apikalste in der Folge der von basal nach apikal angeordneten Kurzachsenschnitte (Abb. 3.26). Er ist beim Erwachsenen oft nicht in befriedigender Qualität darstellbar, da das parasternale Schallfenster keine starken Angulierungen zulässt. Er stellt die 4 apikalen Segmente des linken Ventrikels (anteriores, laterales, inferiores, septales apikales Segment) dar; der rechte Ventrikel ist meist nicht mehr sichtbar. Die Farbdoppleruntersuchung ist nur in Ausnahmefällen (muskulärer Ventrikelseptumdefekt) ergiebig.

Parasternaler Langachsenschnitt des rechtsventrikulären Einflusstrakts

Schallkopfposition

Dieser Schnitt wird vom klassischen parasternalen Langachsenschnitt aus durch Angulierung des Schallkopfs in Richtung auf den rechts und oben liegenden rechten Ventrikel erzielt.

Abgebildete Strukturen

Der Schnitt zeigt den rechten Vorhof, die Einmündung des Sinus coronarius und der unteren Hohlvene, anteriores und posteriores Segel der Trikuspidalklappe und den Einflusstrakt des rechten Ventrikels. Der linke Ventrikel wird nicht dargestellt (Abb. 3.27).

Doppleruntersuchung

Die Farbdoppleruntersuchung zeigt, ob systolisch eine Trikuspidalinsuffizienz vorliegt. Daran schließt sich ggf. die kontinuierliche Doppleruntersuchung mit Messung der maximalen Regurgitationsgeschwindigkeit der Trikuspidalinsuffizienz an, um den maximalen systolischen pulmonalarteriellen Druck abzuschätzen. Falls eine Trikuspidalstenose vorliegt, werden diastolische maximale und mittlere Gradienten gemessen.

Apikale Schnittebenen

Schallkopfposition

Die apikalen Schnittebenen umfassen den (jeweils apikalen) Vierkammerblick, Zweikammerblick, Langachsenschnitt und Fünfkammerblick (Abb. 3.28 a). Das apikale Schallfenster liegt im 5.–6. Interkostalraum etwa in der vorderen Axillarlinie; als Orientierung ist die Palpation des Herzspitzenstoßes nützlich. Der Patient liegt etwa in einer 45°-Linksschräglage. Der Vierkammerblick wird eingestellt, indem der Schallkopf in Richtung auf die rechte Schulter anguliert wird, wobei die Markierung nach links (vom Patienten aus) zeigt, d. h. entgegengesetzt zur Orientierung der Markierung in der parasternalen langen Achse.

Da die Schallrichtung vom apikalen Fenster aus weitgehend parallel zum Ein- und Ausstrom des Bluts verläuft, sind die hier dargestellten Schnitte die wichtigsten

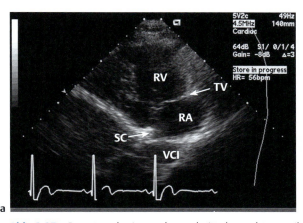 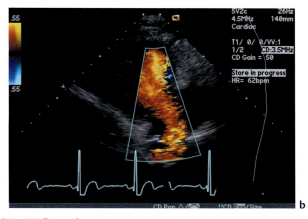

Abb. 3.27 Parasternaler Langachsenschnitt des rechtsventrikulären Einflusstrakts.
a Die Einmündung des Sinus coronarius (Pfeil SC) ist unmittelbar atrial der Trikuspidalklappe zu sehen; weiter basal liegt die Einmündung der V. cava inferior (VCI, Pfeil).
b Farbdoppler (Diastole). Einstrom aus der V. cava inferior in den rechten Ventrikel.

für die quantitative Doppleruntersuchung der Mitral-, Aorten- und Trikuspidalklappe.

Apikaler Vierkammerblick (DVD: Loop 3–5)

Abgebildete Strukturen

Dieser Schnitt ist neben der parasternalen langen Achse der wichtigste Bestandteil jeder 2-D-Untersuchung (**Abb. 3.28**). Folgende Kriterien definieren ihn:

- **Herzhöhlen.** Alle vier Herzhöhlen sind dargestellt, wobei die Ventrikel schallkopfnah, die Vorhöfe schallkopffern liegen. Linker Ventrikel und Vorhof sind rechts im Bild, die rechten Herzhöhlen links.
- **Mitral- und Trikuspidalklappe.** Mitralklappe (rechts im Bild) und Trikuspidalklappe (links im Bild) sind mit maximalem Ringdurchmesser (von Segelinsertionspunkt zu Segelinsertionspunkt) dargestellt. Links ist das vordere, rechts das hintere Mitralsegel zu sehen. Papillarmuskeln sind in der Regel nicht abgebildet, ansatzweise kann der anterolaterale Muskel erkennbar sein. Septales (rechts) und anteriores Segel (links) der Trikuspidalklappe sind dargestellt (es gibt kein „laterales" Segel!). Die Aortenklappe ist nicht sichtbar. Die morphologische Beschaffenheit der Segel sowie Öffnung und Schluss beider Klappen sind hervorragend beurteilbar.
- **Linker Ventrikel.** Der linke Ventrikel ist so dargestellt, dass eine möglichst große lange Achse (von der Mitte der Verbindungslinie der Mitralsegel-Insertionspunkte zum Apex) entsteht. Dies gewährleistet, dass der linke Ventrikel so wenig wie möglich verkürzt erscheint. Allerdings wird trotzdem regelmäßig der wahre Apex nur angeschnitten (Erbel et al. 1983). Eine eingehende Untersuchung des Apex erfordert eine mehr sagittale Schnittführung (z. B. Zweikammerblick) oder die transversale Darstellung von einem tieferen Schallfenster aus unter Verzicht auf Visualisierung der Herzbasis.
- **Wandsegmente.** Die abgebildeten sechs Wandsegmente des linken Ventrikels sind die basalen, mittleren und apikalen septalen und lateralen Segmente. Hinsichtlich der Endokarderkennung der lateralen Wand ist zu beachten, dass diese im Vergleich zum Septum schwächer reflektiert und dunkler erscheint, insbesondere basal vom anterolateralen Papillarmuskel; oft ist das Endokard nur lückenhaft abgrenzbar. Bei der Einstellung der Verstärkung muss auf eine ausreichende Darstellung der Lateralwand geachtet werden. In diesem Blick wird in der Regel die Ejektionsfraktion des linken Ventrikels berechnet (Kap. 4).
- **Rechter Ventrikel.** Der rechte Ventrikel ist normalerweise kleiner als der linke und seine Spitze erreicht nicht ganz den Apex des Herzens, der vom linken Ventrikel gebildet wird. Der rechte Ventrikel ist stark trabekularisiert; regelmäßig verläuft ein dickes, queres Muskelband durch das apikale Drittel des rechten Ventrikels, das Moderatorband, das nicht als Tumor oder Thrombus eingestuft werden sollte.
- **Linker Vorhof.** Die Vorhöfe sind annähernd gleich groß. Die Planimetrie des linken Vorhofs besitzt eine weit größere Sensitivität für eine Vorhofvergrößerung als der anteroposteriore M-Mode-Durchmesser. Rechts im Bild befindet sich unmittelbar distal der Insertion des hinteren Mitralsegels die Einmündung des linken Herzohrs, das manchmal erkennbar sein kann. Direkt dahinter in basaler Richtung liegt die Einmündung der linksseitigen Pulmonalvenen. Die rechtsseitigen Pulmonalvenen münden von basal her in Form eines umgekehrten V in den linken Vorhof. Das Vorhofseptum besteht aus dem oft lipomatös ver-

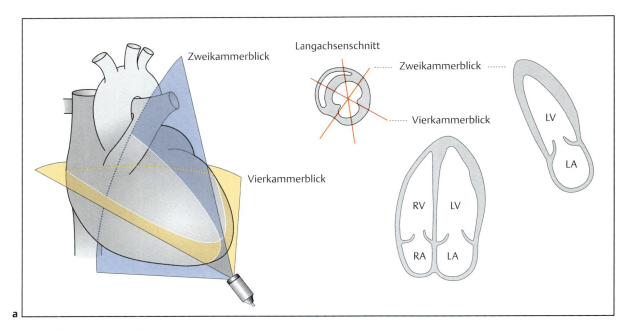

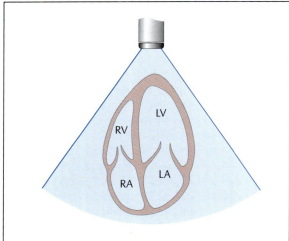

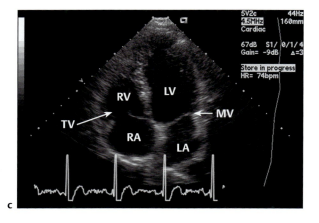

Abb. 3.28 Apikaler Vierkammerblick.
a Schema der apikalen Schnitte, eingezeichnet in einen Kurzachsenschnitt des linken Ventrikels. Es ist erkennbar, dass Vierkammerblick und Zweikammerblick annähernd senkrecht aufeinander stehen.
b Schema des apikalen Vierkammerblicks.
c Apikaler Vierkammerblick, Beginn der Systole.
d Apikaler Vierkammerblick, Endsystole.
e Sinus coronarius (SC) im leicht modifizierten apikalen Vierkammerblick. Die Einmündung in den klappennahen rechten Vorhof ist gut zu sehen.
f Einmündung des Sinus coronarius (SC) und der unteren Hohlvene (VCI) in den rechten Vorhof. Modifizierter (nach kaudal angulierter) apikaler Vierkammerblick.
g Einmündung der unteren Hohlvene in den rechten Vorhof (Pfeil). Modifizierter (nach kaudal angulierter) apikaler Vierkammerblick.
h Apikaler Vierkammerblick, Farbdoppler des diastolischen Einstroms durch die Mitralklappe.
i Apikaler Vierkammerblick, Farbdoppler des systolischen Einstroms in den linken Vorhof durch die obere rechte Pulmonalvene (Pfeil).

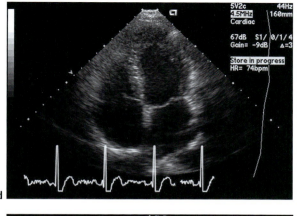
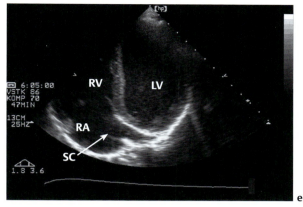
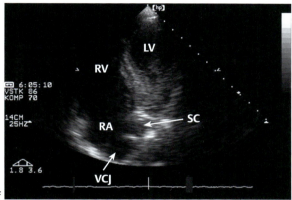
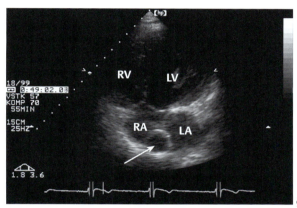
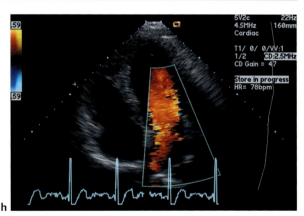
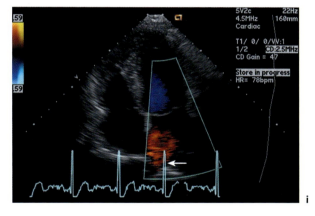

dickten klappennahen Anteil (nach seiner entwicklungsgeschichtlichen Anlage auch als „Septum primum" bezeichnet), der Fossa ovalis mit dem Foramen ovale (die infolge Schallabschwächung durch den lipomatösen Anteil oft als Pseudodefekt imponiert) und einem wieder etwas dickeren basalen Anteil.

- **Rechter Vorhof.** Im rechten Vorhof ist oft basal die elliptische oder runde Einmündung der unteren Hohlvene erkennbar. An der Einmündungsstelle befindet sich eine Leiste, die als Eustachi'sche Klappe bezeichnet wird. Ausläufer dieses embryologischen Restes der Leiste zwischen den großen Hohlvenen und der Anlage des rechten Vorhofs ziehen oft als fadenförmige, manchmal bewegliche „Chiari-Netzwerke" durch den rechten Vorhof. Der Befund ist ohne pathologische Bedeutung.
- **Sinus coronarius und Aorta.** Bei leicht kaudaler Angulation erkennt man eine gefäßartige Struktur an der Unterseite des Herzens im Vorhofbereich, die horizontal im Bild vom rechten zum linken Vorhof zieht: der Sinus coronarius, d. h. die Sammelvene für den venösen Abfluss des Myokards (Abb. 3.28). Rechts neben dem linken Vorhof ist oft ein Anschnitt der deszendierenden Aorta sichtbar.

Doppleruntersuchung

Mitral- und Trikuspidalinsuffizienz. Die Doppleruntersuchung beginnt mit einer orientierenden Farbdopplerdarstellung des linken und rechten Herzens. Hierbei wird insbesondere auf eine Mitral- oder Trikuspidalinsuffizienz geachtet. Danach wird das transmitrale Einstromprofil mittels gepulsten Dopplers mit der Messzelle in Höhe der Mitralsegelspitzen dargestellt (Abb. 3.28 h). Analog kann das Einstromprofil durch die Trikuspidalklappe in den rechten Ventrikel registriert werden. Bei Anhalt für eine Stenose wird der kontinuierliche Dopplerstrahl durch Mitral- bzw. Trikuspidalklappe gelegt. Ebenso kann bei Vorliegen einer Insuffizienz das Regurgitationssignal mit dem kontinuierlichen Doppler abgeleitet werden, wobei die optimale Darstellung des Regurgitationssignals meist nicht exakt in derselben Position wie die Darstellung des antegraden Flusses gelingt. Bei jeder Untersuchung sollte, soweit eine wenigstens leichte Trikuspidalinsuffizienz vorliegt, die maximale Regurgitationsgeschwindigkeit an der Trikuspidalklappe mit dem kontinuierlichen Doppler gemessen werden, um den systolischen pulmonalarteriellen Druck abzuschätzen (Kap. 9). Schließlich sollte, insbesondere bei erheblicher Mitralinsuffizienz, bei ausreichender Bild- und Dopplersignalqualität das pulmonalvenöse Einstromprofil der rechten oberen Pulmonalvene registriert werden (Abb. 3.28 i, Kap. 5 und 7).

Shunts. Shunts auf Ventrikel- oder Vorhofebene können oft, aber nicht immer, im apikalen Vierkammerblick im Farbdoppler erkannt werden. Vorhofseptumdefekte können allerdings durch den Schallschatten eines lipomatösen Septum primum und die relativ niedrigen Flussgeschwindigkeiten sowie bei Vorliegen eines Sinus-venosus-Defekts übersehen werden. Bei entsprechendem Verdacht kann eine Kontrastmittelinjektion mit einem nicht lungengängigen Kontrastmittel vorgenommen werden (Kap. 9 und 16).

Gewebedoppler

Bei entsprechender Fragestellung (z. B. Anhalt für Frühform einer dilatativen oder hypertrophen Kardiomyopathie mit unsicheren 2-D-morphologischen Zeichen, Verdacht auf Amyloidose, Untersuchung auf Asynchronie des linken Ventrikels bei systolischer Funktionseinschränkung) sollten folgende Registrierungen erfolgen:
1. gepulster Gewebedoppler im basalen Anteil des basalen Segments des interventrikulären Septums sowie der Lateralwand mit einer Messzellenlänge von etwa 5 mm; besonderes Augenmerk gilt der Beurteilung der maximalen S und E'-Geschwindigkeiten
2. Bildschleifen des linken Ventrikels (mit auf den linken Ventrikel adjustierter Bildsektorbreite und Eindringtiefe, maximierter Bildrate und adäquater Skala um Aliasing zu vermeiden) zur Untersuchung auf Asynchronie oder andere Analysen (z. B. Verformung)

Apikaler Fünfkammerblick

Schallkopfposition

Der Schnitt wird durch leicht kraniale Angulation ohne Drehung des Schallkopfs von seiner apikalen Vierkammerblickposition aus gewonnen.

Abgebildete Strukturen und Doppleruntersuchung

Aortenklappe. Diese Schnittebene dient im Wesentlichen der Darstellung der Aortenklappe zusätzlich zu den Strukturen des Vierkammerblicks (Abb. 3.29). Das im Fünfkammerblick dargestellte basale Ventrikelseptum liegt weiter anterior („Anteroseptum") als das im klassischen Vierkammerblick dargestellte Segment („Inferoseptum"). Ein Teil des Vorhofseptums und der Vorhöfe wird dabei von der Aortenwurzel verdeckt. Bei dilatierter Aorta ascendens und dilatiertem Aortenring stellt er sich oft „von selbst" ein, d. h. der Vierkammerblick kann kaum ohne Anschnitt der Aortenklappe dargestellt werden. Dieser Schnitt sollte dann aufgesucht werden, wenn ein apikaler Langachsenschnitt zur Untersuchung der Aortenklappe nicht in ausreichender Qualität visualisierbar ist oder wenn Auffälligkeiten der Aortenklappe oder der Aorta ascendens bestehen. Farbdoppler, gepulster und kontinuierlicher Doppler der Aortenklappe können in diesem Schnitt registriert werden.

Apikaler Zweikammerblick (DVD: Loop 3–6)

Schallkopfposition

Durch Drehung des Schallkopfs um ca. 80° im Gegenuhrzeigersinn (oder 280° im Uhrzeigersinn) von der apikalen Vierkammerblickposition aus wird bei etwa gleicher Angulation der Zweikammerblick eingestellt (Abb. 3.30 a).

Abgebildete Strukturen

Linker Ventrikel und Vorhof. Wie der Name sagt, bildet diese Schnittebene nur den linken Ventrikel und Vorhof ab (Abb. 3.30 b). Definitionsgemäß dürfen die rechtsseitigen Herzhöhlen und auch die Aortenklappe

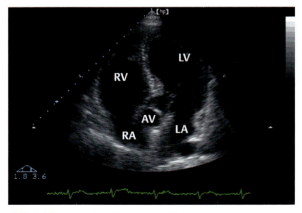

Abb. 3.29 Apikaler Fünfkammerblick.

nicht sichtbar sein. Die nach außen etwas konvexe Vorderwand (basales, mittleres und apikales anteriores Wandsegment) des linken Ventrikels ist dann rechts im Bild, die weitgehend gerade Hinterwand (basales, mittleres und apikales inferiores Wandsegment) links. Auf ausreichende Verstärkung zur Erkennung des Endokards der Vorderwand ist zu achten. Das vordere Mitralsegel inseriert rechts, das hintere links im Bild; am Insertionspunkt des hinteren Mitralsegels ist meist der quer getroffene Sinus coronarius in der Atrioventrikulargrube erkennbar. Oft sind Anteile der Papillarmuskeln im Bild getroffen. Der wahre Apex ist annähernd sagittal getroffen und zeigt meist etwas nach oben links im Bildsektor.

Dieser Schnitt ist der am schwierigsten darzustellende apikale Schnitt. Seine besondere Bedeutung liegt darin, dass nur hier die gesamte Vorderwand des linken Ventrikels erkennbar ist, was insbesondere bei Patienten mit koronarer Herzkrankheit und bei der Stressechokardiografie wichtig ist.

Doppleruntersuchung

Mit den Dopplerverfahren kann ähnlich wie im Vierkammerblick die Mitralklappe untersucht werden. Eine kurze Farbdoppleruntersuchung zum Ausschluss einer Mitralinsuffizienz ist auch zusätzlich zur Untersuchung im Vierkammerblick sinnvoll. Dagegen braucht eine Wiederholung der spektralen Dopplermessungen aus dem Vierkammerblick nicht zu erfolgen. Auch in dieser Schnittebene kann bei entsprechender Fragestellung eine Gewebedoppleruntersuchung erfolgen (s. o. unter Vierkammerblick).

Apikaler Langachsenschnitt (DVD: Loop 3–7)

Schallkopfposition

Ausgehend vom Vierkammerblick wird der apikale Langachsenschnitt nach dem Zweikammerblick durch weitere Drehung im Gegenuhrzeigersinn erzeugt (Abb. 3.31 a).

Abgebildete Strukturen

Dieser Schnitt entspricht im Prinzip dem parasternalen Langachsenschnitt mit um 90° gedrehter Schallrichtung, die nunmehr parallel statt senkrecht zum Ventrikelseptum verläuft. Synonyme Bezeichnungen sind der apikale Dreikammerblick oder das RAO-Äquivalent. Letzteres bezieht sich auf die ähnliche Gestalt des linken Ventrikels bei der Ventrikulografie in der 30°-rechtsschrägen Röntgenprojektion.

Linksventrikuläre Wandsegmente. Die dargestellten linksventrikulären Wandsegmente sind das basale und mittlere anteroseptale (rechts im Bild) und das basale

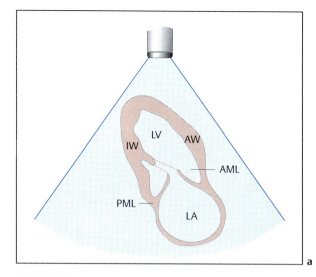
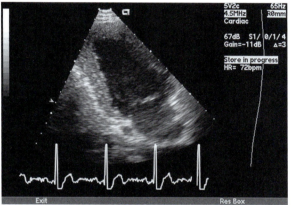

Abb. 3.30 Apikaler Zweikammerblick.
a Schema.
b Enddiastole.

und mittlere posteriore Segment (links im Bild). Der Apex ist ebenfalls erkennbar, jedoch entsprechen die apikalen Wandabschnitte nicht exakt einem der vier apikalen Segmente des 16-Segment-Modells (da sich die anteroseptale Wand apikal im anterioren und septalen Segment fortsetzt, die posteriore Wand im apikalen inferioren und lateralen Segment; Kap. 4). Die Durchmesser des linken Ventrikels, des Aortenrings und des Mitralrings sollten maximiert werden, um eine optimale Einstellung der Ebene zu gewährleisten.

Mitral- und Aortenklappe. Beide sind analog zur parasternalen langen Achse ausgezeichnet beurteilbar (Abb. 3.31 b und c). Das rechtskoronare Aortensegel befindet sich rechts, das akoronare links im Bild; beide sollten mittig schließen. Das vordere Mitralsegel liegt rechts und das hintere links im Bild. Linker Vorhof und Aorta ascendens sind einsehbar. Die deszendierende thorakale

Untersuchungstechnik

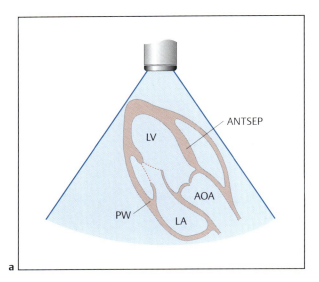

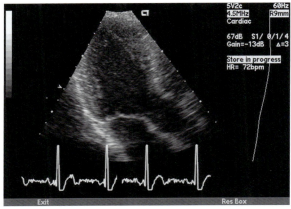

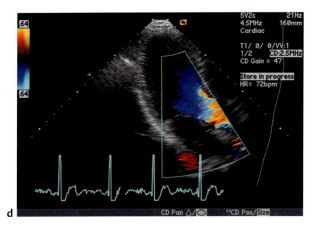

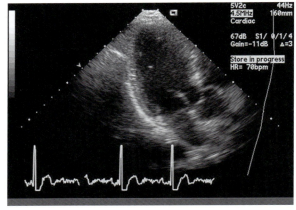

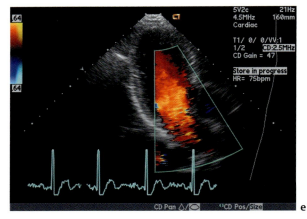

Abb. 3.31 Apikaler Langachsenschnitt.
a Schema des apikalen Langachsenschnitts in der Diastole.
b Systole (geschlossene Mitralklappe, geöffnete Aortenklappe).
c Diastole (offene Mitralklappe, geschlossene Aortenklappe).
d Farbdoppler in der Systole. Der Ausstrom ist blau im Ausflusstrakt kodiert. Man beachte das asymmetrische Strömungsprofil im Ausflusstrakt: septumnah ist die Geschwindigkeit höher, es kommt daher bereits früher zum Farbumschlag nach gelb. In Höhe der Aortenklappe ist die Flusskodierung vollständig gelb, da hier die Geschwindigkeit über der Grenzgeschwindigkeit von 64 cm/s für die Blaukodierung (s. Farbbalken links) liegt.
e Farbdoppler in der Diastole. Rot-gelb kodierter Einstrom durch die Mitralklappe.

Aorta ist oft links im Bild angeschnitten. Der rechte Ventrikel ist im Anschnitt rechts im Bild erkennbar.

Doppleruntersuchung

Aortenklappe. Durch die optimale Koaxialität der Flussrichtung des Bluts im Ausflusstrakt des linken Ventrikels und der Aortenklappe mit der Ausbreitung des Ultraschalls eignet sich der apikale Langachsenschnitt v. a. für die Doppleruntersuchung der Aortenklappe (Abb. 3.31 d und e) Hierzu gehören die orientierende Untersuchung auf Flussbeschleunigung im Ausflusstrakt sowie auf Aorteninsuffizienz mit dem Farbdoppler, der gepulste Doppler zur Bestimmung des Schlagvolumens oder Herzzeitvolumens (mit dem gepulsten Doppler in Höhe des Aortensegel) sowie der kontinuierliche Doppler zur Messung der transaortalen Gradienten und der Druckhalbwertszeit einer Aorteninsuffizienz. Hier erfolgen auch die spektralen Dopplermessungen zur Bestimmung der Öffnungsfläche einer stenosierten Aortenklappe nach dem Kontinuitätsprinzip (Kap. 6). Auch in dieser Schnittebene kann bei entsprechender Fragestellung eine Gewebedoppleruntersuchung erfolgen (s. o. unter Vierkammerblick).

Subkostale Schnittebenen

Schallkopfposition

Das subkostale Schallfenster wird subxiphoidal durch Angulation in Richtung auf die linke Schulter aufgesucht. Die Schallkopfmarkierung zeigt vom Patienten aus nach links. Dieses Schallfenster erlaubt auch bei Patienten mit unergiebigen apikalen oder parasternalen Fenstern (z. B. bei Emphysem oder postoperativen Verbänden im Bereich des linken Thorax) eine echokardiografische Untersuchung. Der Patient wird in Rückenlage mit angezogenen Beinen untersucht, um die Spannung der Abdominalmuskeln zu vermindern.

Abgebildete Strukturen

Der Schallstrahl durchquert zunächst den linken Leberlappen, bevor er auf die Herzstrukturen trifft. Meist sind die besten Bilder in halber Inspirationslage zu erzielen. Sowohl der Vier- als auch der Fünfkammerblick sowie zu den parasternalen analoge Kurzachsenschnitte in Höhe der Herzbasis, der Mitralklappe, der Papillarmuskeln und des Apex lassen sich von subkostal her darstellen (Abb. 3.32). Daneben lassen sich die Einmündungen der unteren und oberen Hohlvene in den rechten Vorhof visualisieren. Schließlich ist von subkostal auch eine Untersuchung der abdominalen Aorta descendens möglich.

Doppleruntersuchung

Ähnlich wie die parasternalen Schnitte eignet sich das subkostale Schallfenster nicht gut für die spektrale Doppleruntersuchung, da die normalen Flussrichtungen quer zur Schallrichtung verlaufen. Dagegen kann eine Farbdoppleruntersuchung Klappeninsuffizienzen nachweisen. Dieses Schallfenster eignet sich besonders zur Suche nach einem Vorhofseptumdefekt. Außerdem ist es wichtig als zusätzliches oder alternatives Schallfenster für die kontinuierliche Doppleruntersuchung einer Aortenstenose.

Subkostaler Vierkammerblick

Schallkopfposition

Diese Schnittebene entspricht weitgehend einem um 90° gedrehten Vierkammerblick.

Abgebildete Strukturen

Schallkopfnah liegen unter dem linken Leberlappen der rechte Ventrikel und der rechte Vorhof; darunter liegen der linke Ventrikel und der linke Vorhof. Durch die im Vergleich zum apikalen Schallfenster geänderte Schallrichtung befindet sich jetzt das Vorhofseptum im Bereich der axialen Auflösung des Schallstrahls und lässt sich daher besser als von apikal aus beurteilen. Weiterhin sind Perikardergüsse gut in diesem Schnitt darstellbar; ein Kollaps der rechtsseitigen Herzhöhlen, insbesondere des rechten Vorhofs, kann hier besonders gut diagnostiziert werden (Kap. 11). Durch Angulation in Richtung auf die Leber und leichte Drehung können die Einmündung der V. cava inferior in den rechten Vorhof sowie ihr Durchmesser sichtbar gemacht werden. Eine flachere Schallkopfangulation bringt, analog zum apikalen Fünfkammerblick, die Aortenklappe und Aortenwurzel ins Bild.

Doppleruntersuchung

Die Farbdoppleruntersuchung ermöglicht die Beurteilung von Insuffizienzen der Mitral- und Trikuspidalklappe sowie einer Aorteninsuffizienz. Besonderes Augenmerk gilt dem Vorhofseptum, wo ein Links-rechts-Shunt durch einen Defekt und manchmal auch ein kurzer frühsystolischer Rechts-links-Shunt durch ein offenes Foramen ovale diagnostiziert werden können. Wichtig sind hier die Ausschnittvergrößerung und eine hinreichend niedrige Einstellung der Aliasing-Geschwindigkeit, d. h. der Pulsrepetitionsfrequenz, um diese niedrigen Geschwindigkeiten (meist < 30 cm/s) adäquat zu erfassen. In den bei Darstellung der V. cava inferior von oben nach unten verlaufenden Lebervenen kann eine systolische Flussumkehr als Zeichen einer schweren Trikuspidalinsuffizienz oder rechtsatrialen Druckerhöhung dokumentiert werden. Schließlich sollte das subkostale Fenster bei der Untersuchung einer Aortenstenose stets mitbenutzt werden, da trotz des ungünstigen Anschallwinkels mit dem kontinuierlichen Doppler bei schwerer Stenose hier häufig noch hohe Flussgeschwindigkeiten registriert werden können. Der Grund hierfür liegt im Auftreten turbulenter Strömungsverhältnisse an der stenosierten Aortenklappe, wodurch hohe Flussgeschwindigkeiten in allen räumlichen Richtungen, nicht nur in Richtung auf die Aorta ascendens, entstehen.

Untersuchungstechnik

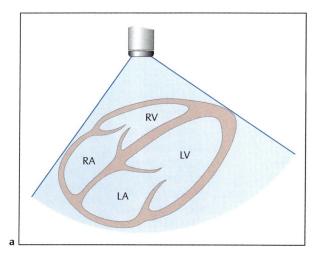
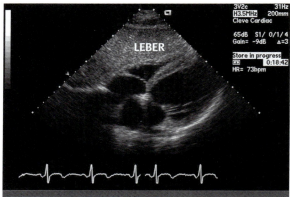
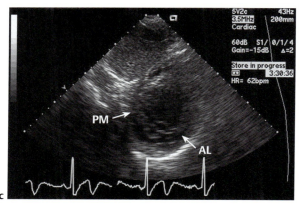

Abb. 3.32 Subkostale Schnittebenen.
a Schema des subkostalen Vierkammerblicks.
b Subkostaler Vierkammerblick.
c Subkostaler Kurzachsenschnitt auf Höhe der Mitralklappe. PM posteromediale Kommissur, AL anterolaterale Kommissur.
d Subkostaler Kurzachsenschnitt des linken Ventrikels auf Höhe der Papillarmuskeln bei dilatativer Kardiomyopathie.

Subkostale Kurzachsenschnitte

Schallkopfposition

Durch Drehung des Schallkopfs um 90° im Uhrzeigersinn von der subkostalen Vierkammerblickposition aus lässt sich bei guter Bildqualität eine Serie von Kurzachsenschnitten des linken Ventrikels und der Herzbasis herstellen, die den parasternalen analog sind (d. h. Kurzachsenschnitt auf Höhe der Herzbasis, der Mitralklappe, der Papillarmuskeln und des Apex). Allerdings sind die Strukturen entsprechend der veränderten Schallkopfposition um ca. 90° im Uhrzeigersinn rotiert.

Abgebildete Strukturen

Entsprechend der Rotation des Schallkopfs zeigt der subkostale Kurzachsenschnitt auf Höhe der Herzbasis die Trikuspidalklappe bei 12 Uhr, den rechten Ventrikel zwischen 12 und 4 Uhr, die Pulmonalklappe und den Hauptstamm der Pulmonalarterie rechts bei etwa 4 Uhr und den linken Vorhof zwischen etwa 6 und 10 Uhr. Die Position der Kommissuren der Mitralklappe und der Papillarmuskeln sind ebenfalls im Vergleich zu parasternal im Uhrzeigersinn rotiert: anterolateral von 4 nach 6 Uhr, posteromedial von 7 nach 9 Uhr (Kap. 4).

Durch Angulation nach rechts und oben sowie Drehung des Schallkopfs lässt sich die Einmündung sowohl der unteren als auch der oberen Hohlvene in einem kraniokaudal ausgerichteten sagittalen Schnitt darstellen. Angulation nach rechts zeigt die untere Hohlvene in ihrem Verlauf durch die Leber. Schließlich kann durch kraniokaudale Einstellung des Schallkopfs und leichte Angulation nach links die links paravertebral parallel zur unteren Hohlvene verlaufende Aorta abdominalis abgebildet werden.

Suprasternales Schallfenster (DVD: Loop 3–8)

Schallkopfposition

Das beim Erwachsenen am wenigsten ergiebige Schallfenster ist das suprasternale (Abb. 3.33 a). Dies wird in Rückenlage mit schräg – nicht 90 ° – zur Seite gewendetem Kopf aufgesucht; ein möglichst kleiner Schallkopf ist vorteilhaft. Wenn die Jugulargrube keine brauchbaren Bilder liefert, können versuchsweise auch die Supraklavikulargruben benutzt werden.

Abgebildete Strukturen

Aortenbogen. Dieses Schallfenster dient im Wesentlichen zur Darstellung des Aortenbogens (Abb. 3.33 b). Die Schnittebene wird entweder in der langen Achse des Aortenbogens orientiert, d. h. von vorne rechts nach hinten links, oder in der dazu senkrechten kurzen Achse. Im ersten Fall wird der Aortenbogen erkennbar, dessen kranialste Konvexität schallkopfnah liegt. Bei Schallkopfmarkierung zur linken Schulter verläuft die Aorta ascendens links und die Aorta descendens rechts im Bild. Der Abgang der linken A. subclavia ist meist sichtbar; etwas proximal und parallel wird evtl. der Abgang der linken A. carotis communis dargestellt. Das dritte, am weitesten links im Bild gelegene Gefäß ist der Truncus brachiocephalicus. Der Aortenbogen schlingt sich um die rechte Pulmonalarterie, die in dem beschriebenen Langachsenschnitt des Aortenbogens quer getroffen ist. Insgesamt ist die Bildqualität beim Erwachsenen jedoch eingeschränkt, sodass z. B. die Diagnose einer Aortendissektion aus diesem Schnitt nur mit Vorsicht zu stellen und in keinem Fall auszuschließen ist.

Doppleruntersuchung

Dieser Schnitt eignet sich als alternatives und Zusatzfenster zur Anlotung einer Aortenstenose mit dem kontinuierlichen Doppler sowie für die Darstellung des Flussprofils der aszendierenden oder deszendierenden Aorta bei Aorteninsuffizienz. Weiterhin kann (im Farb- und kontinuierlichen Doppler) eine Aortenisthmusstenose, typischerweise distal des Abgangs der linken A. subclavia, untersucht werden.

Rechtsparasternales Fenster

Dieses Fenster wird beim Patienten in Rechtsseitenlage zur Evaluierung einer Aortenstenose aufgesucht, insbesondere wenn andere Schallfenster unbefriedigend sind. Der erste oder zweite (selten dritte bis vierte) Interkostalraum rechts parasternal werden mit dem in Richtung des Herzapex gerichteten Schallkopf, am besten mit einer „Stiftsonde" für die kontinuierliche Doppleruntersuchung, nach dem typischen systolischen, zum Schallkopf gerichteten Flusssignal der Aortenstenose abgesucht.

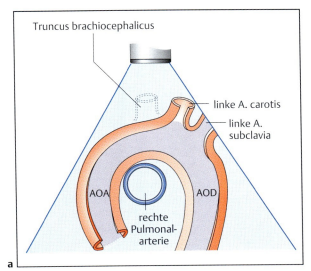
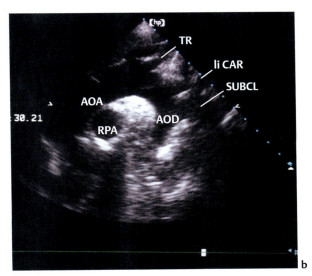

Abb. 3.33 Suprasternaler Langachsenschnitt des Aortenbogens.
a Schemazeichnung (nach Weyman AE. Principles and Practice of Echocardiography. Lea & Febiger, Philadelphia, 2. Aufl. 1994).
b Suprasternale Darstellung des normalen Aortenbogens.
TR = Truncus brachiocephalicus,
li CAR = linke A. carotis,
SUBCL = linke A. subclavia,
RPA = rechte Pulmonalarterie.

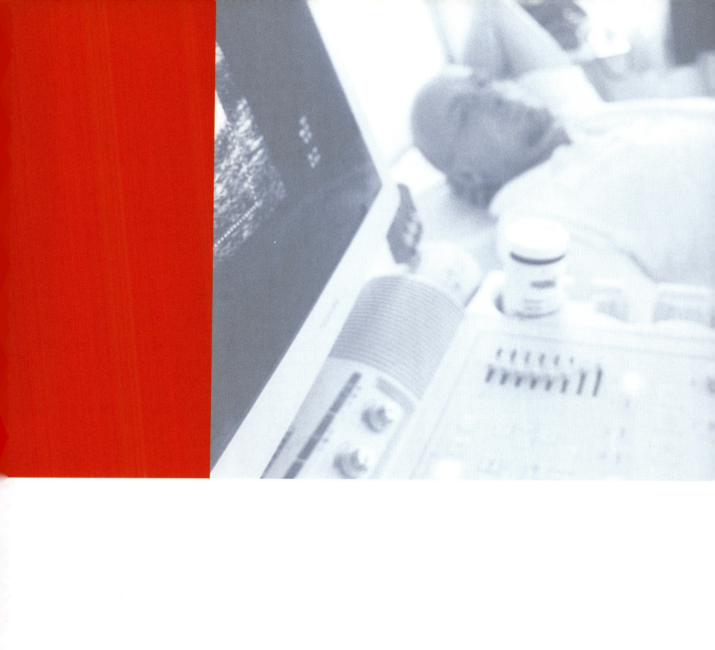

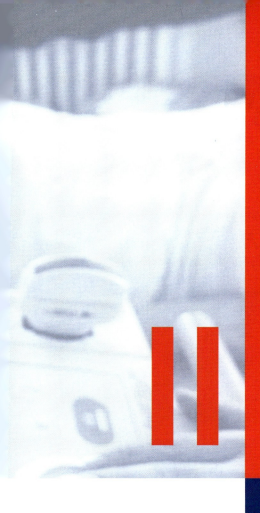

II Aufbaukurs

4 Linker Ventrikel und Kardiomyopathien

5 Mitralklappe

6 Aortenklappe

7 Linker Vorhof

8 Rechter Ventrikel, Pulmonalklappe und Pulmonalarterie

9 Rechter Vorhof, Vorhofseptum und Trikuspidalklappe

10 Aorta

11 Perikard

4 Linker Ventrikel und Kardiomyopathien

Übersicht

Nach der normalen und pathologischen Echoanatomie werden globale Parameter der Größe, der systolischen und diastolischen Funktion und der Masse ebenso wie die Beurteilung der regionalen Funktion besprochen. Der linke Ventrikel stellt die wichtigste Struktur bei der echokardiografischen Beurteilung der chronischen und akuten koronaren Herzkrankheit einschließlich ihrer Komplikationen, z. B. der chronischen Herzinsuffizienz, dar. Weiterhin werden seine Veränderungen bei den Kardiomyopathien sowie nach Herztransplantation besprochen.

4.1 Linker Ventrikel: globale und regionale Veränderungen

Funktionelle Anatomie

Wichtigste Strukturen. Der linke Ventrikel ist die größte und muskelstärkste Kammer des Herzens, deren Pumpfunktion den systemischen Kreislauf aufrechterhält. Der normale linke Ventrikel ist ein dickwandiger, kegelförmiger Hohlmuskel mit einer halbkugeligen apikalen Kappe (**Abb. 4.1**). Sein Querschnitt, wie in parasternalen oder subkostalen Kurzachsenschnitten erkennbar, ist kreisrund. Anhand der Insertion der freien Wand des rechten Ventrikels in den linken Ventrikel

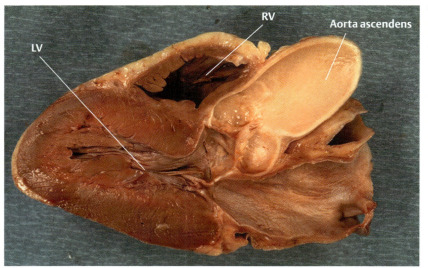

Abb. 4.1 Pathologisches Präparat eines entsprechend der parasternalen langen Achse aufgeschnittenen linken Ventrikels. Ein- und Ausflusstrakt, Papillarmuskel, Chordae und Apex sind gut zu erkennen. Die Wände erscheinen wesentlich dicker als im normalen Echokardiogramm, da sich das tote Herz im Zustand der Kontraktur, d. h. in der „Systole" befindet.

wird das interventrikuläre Septum von der freien Wand des linken Ventrikels unterschieden, von der die Papillarmuskeln entspringen; diese haben keinen Kontakt zum Septum. Der linke Ventrikel besitzt zwei Papillarmuskeln, den anterolateralen und den posteromedialen. Jeder Papillarmuskel entsendet Chordafäden sowohl zum vorderen als auch hinteren Mitralsegel.

Ein- und Ausflusstrakt. Obwohl im linken Ventrikel eine eigentliche anatomische Trennung in Einfluss- und Ausflusstrakt fehlt (im Gegensatz zum rechten Ventrikel!), haben sich diese Bezeichnungen als funktionelle Begriffe eingebürgert. Das Blut strömt durch die Mitralklappe zunächst in den Einflusstrakt des linken Ventrikels, der durch die Mitralsegel, den subvalvulären Apparat und die Papillarmuskeln gebildet wird (Kap. 5). Aus dem Einflusstrakt fließt das Blut zum Apex, wo es in einer großen Wirbelbewegung in Richtung auf den Ausflusstrakt um nahezu 180° umgelenkt wird. Der Apex ist die am schlechtesten darstellbare Region des linken Ventrikels, da er in der Regel zumindest teilweise vom Nahfeldartefakt überlagert wird. Außerdem ist hier von Natur aus das Myokard am dünnsten und umso schwerer exakt abzugrenzen. Der Ausflusstrakt des linken Ventrikels wird durch das vordere Mitralsegel sowie basale Anteile des Septums und der Vorderwand gebildet. In diesem Bereich ist das Septum am wandstärksten.

Echokardiografische Morphologie und Funktionsbeurteilung

Die Untersuchung des linken Ventrikels nimmt eine zentrale Rolle in jeder vollständigen echokardiografischen Untersuchung ein (Tab. 4.1). Sie zielt dabei auf:
- **Morphologie.** Regionale Wanddicke, Muskelmasse, endsystolische und enddiastolische Durchmesser und Volumina, Einflusstrakt, Ausflusstrakt, Papillarmuskeln, Apex sowie pathologische Zusatzstrukturen.
- **Funktion.** Diese besteht darin, rhythmisch Blut in den Systemkreislauf zu pumpen (systolische Pumpfunktion) und sich zu füllen (diastolische Funktion). Die systolische Funktion wird regional als systolische Wandverdickung und Endokardeinwärtsbewegung, global als Ejektionsfraktion sowie im Rahmen der Doppleruntersuchung als Schlag- bzw. Herzzeitvolumen beschrieben. Die globale „diastolische Funktion", d. h. die Druck-Volumen-Beziehung des linken Ventrikels während der diastolischen Füllungsphase, wird echokardiografisch im Wesentlichen anhand von Größe des linken Vorhofs, transmitralem und pulmonalvenösem Einstromprofil sowie über die frühdiastolische Gewebegeschwindigkeit beurteilt. Anerkannte echokardiografische regionale diastolische Funktionsparameter gibt es nicht.

Tabelle 4.1 Welche Befunde gehören zur echokardiografischen Beurteilung des linken Ventrikels?

Struktur oder Parameter	optimale Charakterisierung	Mindestanforderung
globale systolische Funktion	enddiastolischer und endsystolischer Durchmesser Ejektionsfraktion (Flächen-Längen- oder Simpson-Methode) endsystolisches Volumen bei Regurgitationsvitien	enddiastolischer und endsystolischer Durchmesser EF oder semiquantitative Beurteilung
globale diastolische Funktion	septale und posteriore Wanddicke Mitraleinstromprofil einschließlich E/A-Verhältnis Dezelerationszeit A-Dauer isovolumetrische Relaxationszeit Pulmonalvenenprofil (s. Kap. 5)	Septumdicke
Muskelmasse	Septumdicke und posteriore Wanddicke Masse nach Devereux-Formel	Septumdicke
regionale systolische Funktion (segmentale Wandbewegung)	Wandbewegung im 16-Segment-Modell	orientierende Lokalisierung von Wandbewegungsstörungen, insbesondere ausgedehnte Akinesie/Aneurysma
Zusatzstrukturen, z. B. Thrombus, Tumor	Lokalisation größter Durchmesser und dazu querer Durchmesser Mobilität Echogenität	Lokalisation Mobilität größter Durchmesser

Linker Ventrikel und Kardiomyopathien

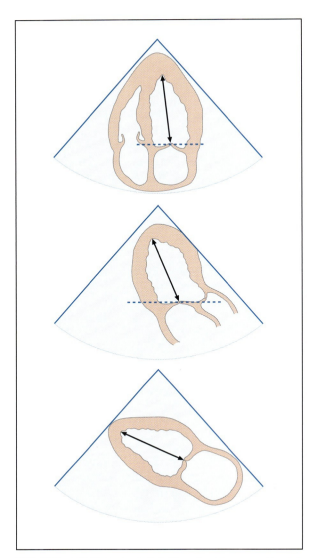

Abb. 4.2 Schematische Darstellung der langen und kurzen Achse des linken Ventrikels.
Die lange Achse (Doppelpfeil) ist im apikalen Vier- und Zweikammerblick durch die Mitte des Mitralrings (Ansatzstellen der Mitralsegel) einerseits und den fernsten apikalen Punkt des Kavums andererseits definiert. Im apikalen und parasternalen Langachsenschnitt wird sie dagegen so gelegt, dass das linke Ventrikelkavum in zwei gleich große Hälften geteilt wird (da im parasternalen Langachsenschnitt der Apex nicht erkennbar ist). Siehe auch **Abb. 3.19**.

Untersuchungsebenen

Lange und kurze Achse. In allen üblichen Untersuchungsebenen werden Anteile des linken Ventrikels dargestellt. Daher kann nur die Gesamtheit der Schnittebenen ein vollständiges Bild dieser Struktur gewährleisten (Kap. 3). Zur Beschreibung der Größe des Kavums werden die Begriffe lange und kurze Achse zu Hilfe genommen, die im engeren Sinne nicht Schnittebenen, sondern geometrische Hilfslinien bezeichnen: die lange Achse ist eine Linie von der Mitte des Mitralrings zum fernsten Punkt des Apex; die kurze Achse schneidet die lange Achse senkrecht am Übergang des basalen Drittels der langen Achse zum mittleren Drittel (**Abb. 4.2**).

Parasternaler Langachsenschnitt. Im parasternalen Langachsenschnitt (**Abb. 4.3 a**) werden die grundlegenden Messungen von Wanddicke und Ventrikeldurchmesser („kurze Achse" des linken Ventrikels) vorgenommen. In diesem Schnitt sind anteroseptale und posteriore basale und mittlere Segmente beurteilbar, ebenso wie der linksventrikuläre Aus- und Einflusstrakt, nicht jedoch der Apex, der in der parasternalen langen Achse nicht sichtbar oder durch andere Wandanschnitte vorgetäuscht wird. Der wahre Apex kann von parasternal nur in atypischen Schnitten, wenn überhaupt, dargestellt werden.

Parasternale Kurzachsenschnitte. In den parasternalen Kurzachsenschnitten (in Mitralsegelhöhe, in Papillarmuskelhöhe (**Abb. 4.3 b**) und apikal) sind idealerweise basale, mittlere und apikale Segmente des linken Ventrikels getroffen; in der Praxis ist allerdings v. a. der apikale Kurzachsenschnitt häufig von der Bildqualität her nicht ausreichend. Der normal geformte linke Ventrikel stellt sich in Kurzachsenschnitten kreisrund dar. Im Uhrzeigersinn sind im mittleren parasternalen Kurzachsenschnitt auf Papillarmuskelhöhe anteriore, laterale, posteriore, inferiore, septale und anteroseptale, jeweils mittlere Segmente beurteilbar.

Apikale Schnittebenen. Im apikalen Vierkammerblick (**Abb. 4.3 c**) werden die laterale und septale Wand dargestellt, zusammen mit dem Einflusstrakt und dem Apex. Im apikalen Zweikammerblick (**Abb. 4.3 d**) werden die Vorderwand und die inferiore (Hinter-)Wand einschließlich Apex und Einflusstrakt visualisiert; dieser Schnitt steht nahezu rechtwinklig zum Vierkammerblick, sodass beide zusammen einen sehr guten Überblick über die Pumpfunktion des linken Ventrikels liefern. Im apikalen Langachsenschnitt (**Abb. 4.3 e**) sind wiederum anteroseptale und posteriore Wand zu sehen, mit guter Darstellung des Ausflusstrakts.

Subkostale Schnittebenen. Schließlich können subkostal sowohl ein Vierkammerblick als auch Kurzachsenschnitte hergestellt werden, die zusätzlich zu oder – im Falle eines prohibitiven apikalen Schallfensters – anstatt der genannten Schnitte verwendet werden können. Bei den subkostalen Kurzachsenschnitten muss berücksichtigt werden, dass die Strukturen um 60–90° im Uhrzeigersinn gegenüber der parasternalen Orientierung rotiert sind: Der posteromediale Papillarmuskel

Linker Ventrikel: globale und regionale Veränderungen

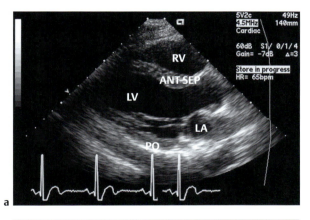
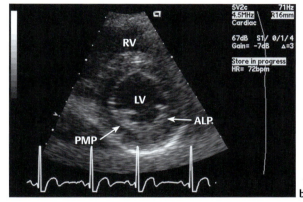
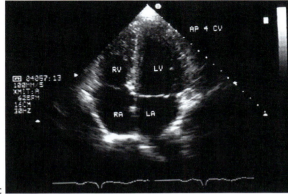
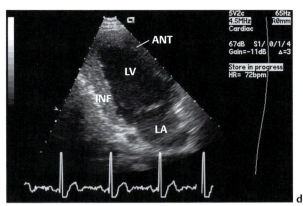
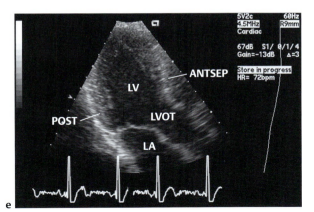

Abb. 4.3 Der linke Ventrikel in den klassischen 2-D-Schnittebenen.
a Parasternaler Langachsenschnitt in der Systole mit anteroseptalen und posterioren Wandanteilen des linken Ventrikels.
b Parasternaler Kurzachsenschnitt auf Papillarmuskelhöhe.
c Apikaler Vierkammerblick.
d Apikaler Zweikammerblick. Die anterioren und inferioren Wandabschnitte sind abgebildet.
e Apikale lange Achse in der Systole. Die anteroseptalen und posterioren Wandabschnitte sind abgebildet.

ist von 7 Uhr nach ca. 9 Uhr, der anterolaterale von 5 Uhr nach 7 Uhr rotiert.

Schallreflexmuster des Myokards. Das Myokard des linken Ventrikels erscheint bei optimaler Verstärkungseinstellung relativ schwach echogebend; es ist deutlich weniger hell als das Epi-/Perikard oder das Endokard, aber etwas heller als das Kavum des linken Ventrikels. Ein Rückschluss von der Myokardhelligkeit auf histologische Veränderungen ist kaum möglich; insbesondere können eine Kardiomyopathie oder eine Amyloidose nicht sicher aus dem Schallreflexmuster des Myokards diagnostiziert werden. Allerdings sind ältere Infarktnarben, v. a. im Septum, häufig etwas heller als normales Myokard, was auf den erhöhten Kollagengehalt zurückgeführt wird.

Axiale und laterale Auflösung. Aufgrund der physikalischen Gesetzmäßigkeiten sind Darstellung und Auflösung im Ultraschallbild axial (in Schallstrahlrichtung) besser als lateral (quer zur Schallstrahlrichtung). Grenzflächen, die grob parallel zum Schallstrahl verlaufen, wie das laterale und septale Endokard im apikalen Vierkammerblick oder in der parasternalen kurzen Achse, sind

Linker Ventrikel und Kardiomyopathien

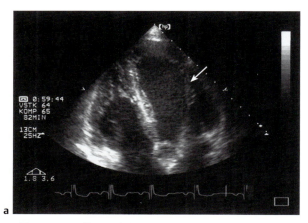 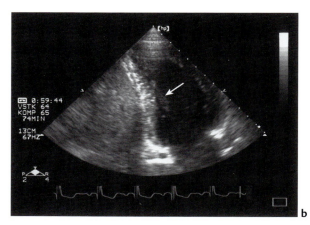

Abb. 4.4 Papillarmuskeln.
a Längsdarstellung des anterolateralen Papillarmuskels im apikalen Vierkammerblick.
b Längsdarstellung des posteromedialen Papillarmuskels im modifizierten apikalen Zweikammerblick.

daher nur schlecht erkennbar. Außerdem verzerrt die niedrigere laterale Auflösung die wahren Verhältnisse: ein punktförmiger Reflektor erscheint in der lateralen Auflösung breiter als in der axialen. Dabei ist die Abgrenzbarkeit des Endokards in der Systole durch die „Auffältelung" des Endokards in der Regel besser als in der Diastole. Diese Gesichtspunkte erklären die Bestrebung, Endokardkonturen möglichst in verschiedenen Ebenen darzustellen (optimalerweise so, dass Schallstrahl und Endokardverlauf senkrecht zueinander stehen).

Verstärkungseinstellung. Weiter ist zu berücksichtigen, dass normalerweise im apikalen Vierkammerblick die laterale Wand und im apikalen Zweikammerblick die Vorderwand schwächer reflektierend, d. h. dunkler als Septum bzw. inferiore Wand erscheinen. Daher sollte die Verstärkungseinstellung der Erkennbarkeit insbesondere des Endokards dieser Segmente Rechnung tragen.

Papillarmuskeln

Der anterolaterale Papillarmuskel ist im mittleren parasternalen Kurzachsenschnitt etwa bei 5 Uhr, der posteromediale bei 7 Uhr erkennbar (**Abb. 4.3 b**). Ihre Verbindungslinie liegt parallel und leicht posterior der Verbindungslinie der beiden Kommissuren der Mitralklappe. Der anterolaterale Papillarmuskel ist bei leicht anteriorer Angulierung des apikalen (und subkostalen) Vierkammerblicks (**Abb. 4.4 a**) in seiner Längsausdehnung sichtbar, der posteromediale Papillarmuskel ist im modifizierten Zweikammerblick (**Abb. 4.4 b**) oder Langachsenschnitt darstellbar.

Wandsegmente

Nomenklatur. Der hier befolgte modifizierte Nomenklaturvorschlag der American Society of Echocardiography von 1989 ist zwar nicht der Einzige, hat sich aber weitgehend durchgesetzt und sollte der Klarheit und Übertragbarkeit auf die Stressechokardiografie wegen bevorzugt werden (**Abb. 4.5**). Diese Nomenklatur teilt die Wand des Ventrikels von apikal nach basal in je drei Abschnitte ein: apikales, mittleres und basales Segment. Zirkumferenziell werden die Wände im Uhrzeigersinn als anterior (Vorderwand), lateral, posterior, inferior (Hinterwand im engeren Sinne), septal und anteroseptal bezeichnet.

Es gibt jedoch kein apikales anteroseptales und kein apikales posteriores Segment, d. h. im apikalen Kurzachsenschnitt liegen nur vier Segmente (anterior, septal, lateral, inferior) vor. Der Grund dafür liegt in dem Bestreben, Segmente etwa gleicher Myokardmasse zu schaffen; daher sind dem Apex weniger Segmente zugeteilt worden. Die Darstellbarkeit der Segmente in den Standardschnittebenen ist aus der Abbildung zu erkennen. Im Prinzip sind alle Segmente sowohl in Langachsenschnitten als auch in Kurzachsenschnitten darstellbar. Da jedoch häufig apikale Kurzachsenschnitte nicht in ausreichender Qualität erzielbar sind, können die apikalen Segmente in der Regel nur in Langachsenschnitten dargestellt werden.

Vor kurzem wurde von der American Heart Association ein neuer Achsen-, Wand- und Segment-Nomenklaturvorschlag für alle bildgebenden Verfahren gemacht, der bislang aber keine allgemeine Verbreitung gefunden hat (Cerqueira et al. 2002). Dieser sieht ein zusätzliches siebzehntes, rein apikales Segment vor, das als „Kappe" sechs basalen, sechs mittleren und vier apikalen Wandsegmenten aufsitzt.

Linker Ventrikel: globale und regionale Veränderungen

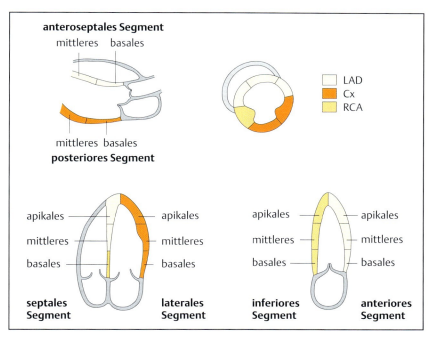

Abb. 4.5 16-Segment-Modell des linksventrikulären Myokards nach dem modifizierten Vorschlag der American Society of Echocardiography von 1989. Die Perfusionsterritorien von LAD („left anterior descending" = Ramus interventricularis anterior) und das gemeinsame Territorium von Ramus circumflexus (Cx) und rechter Kranzarterie (RCA) sind eingezeichnet. Wegen der hohen individuellen Variabilität lassen sich Letztere im Einzelfall nur schwer zuordnen; theoretisch werden posteriore und laterale Wand dem Ramus circumflexus, inferiore Wand und basales Septum der rechten Kranzarterie zugerechnet. Weitere Details sind dem Text zu entnehmen.

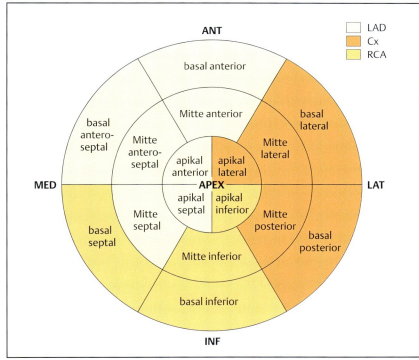

Abb. 4.6 „Bull's eye plot"-Format des 16-Segment-Modells zum leichteren Vergleich mit nuklearmedizinischen Perfusionsbildern in Polarkoordinaten, d. h. der Darstellung des linksventrikulären Apex im Zentrum und der Myokardregionen in konzentrischen Ringen um den Apex.

Bedeutung. Die sorgfältige Beurteilung der Wandsegmente und ihrer systolischen Funktion ist v. a. bei der koronaren Herzkrankheit wichtig. Daher kommt diesem Segmentmodell, das sich mit der in der Perfusionsszintigrafie verbreiteten Polarkoordinatendarstellung („Bull's eye plot"; **Abb. 4.6**) gut vergleichen lässt, v. a. bei der Beurteilung von Infarktnarben sowie in der Stressechokardiografie bei der Erfassung induzierbarer Wandbewegungsstörungen grundlegende Bedeutung zu.

Wanddicke und Muskelmasse

Schnittebene und Messstelle. Grundlage für die Beurteilung der Wanddicke und Muskelmasse sind die Messungen der enddiastolischen Septum- und Hinterwanddicke in der parasternalen langen oder kurzen Achse (im 2-D- oder M-Mode, Kap. 3). Insbesondere die Messung der Septumdicke gehört zum Minimalprogramm jeder Untersuchung. Hierbei ist zu beachten, dass entsprechend der M-Mode-Konvention die Messung der Septumdicke nicht an der Stelle der größten Wanddicke, die weiter basal oder apikal liegen kann, sondern in Höhe des Chorda-Mitralsegel-Übergangs erfolgt.

Hypertrophietypen. Eine Septumdicke > 12 mm ist ein Hinweis auf eine Hypertrophie, obwohl diese Bezeichnung streng genommen nur angewendet werden darf, wenn die Gesamtmasse des linken Ventrikels vermehrt ist (s. u.). Ist die Hinterwanddicke ebenfalls erhöht, spricht man von einer konzentrischen Hypertrophie. Übersteigt das Verhältnis von Septumdicke zu Hinterwanddicke 1:1,3, so wird von asymmetrischer Septumhypertrophie gesprochen. Sie kommt sowohl bei der hypertrophen Kardiomyopathie vor als auch bei langjährigem Hypertonus und anderen Erkrankungen und kann andererseits bei der hypertrophen Kardiomyopathie auch fehlen (**Abb. 4.7**, vgl. „Kardiomyopathien", Kap. 4.2). Weiterhin kann eine konzentrische und eine exzentrische Hypertrophie des linken Ventrikels unterschieden werden, je nachdem, ob der Durchmesser des Kavums normal bzw. verkleinert oder vergrößert ist:

- normal bzw. verkleinert: konzentrische Hypertrophie; typisch bei Hypertonie oder Aortenstenose
- vergrößert: exzentrische Hypertrophie; typisch bei Aorten- und Mitralinsuffizienz

Eine exzentrische Hypertrophie bezeichnet also die Zunahme der Gesamtmasse bei erhöhtem enddiastolischen Kavumdurchmesser und kann, muss aber nicht, mit einer erhöhten Wanddicke verbunden sein, da das vergrößerte Kavum bereits bei normaler Wanddicke in einer erhöhten Gesamtmuskelmasse des linken Ventrikels resultiert. Man beachte, dass der Begriff der Hypertrophie, der im engeren Sinne die Vergrößerung der einzelnen Myozyten bezeichnet, hier sehr umfassend für jede Massenzunahme des linken Ventrikels unabhängig von deren Ätiologie verwendet wird, d. h. auch bei Speichererkrankungen (z. B. Amyloidose) oder bei bindegewebigem Umbau.

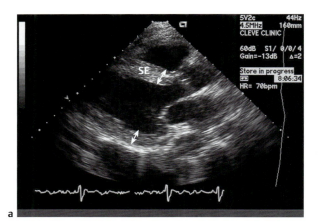
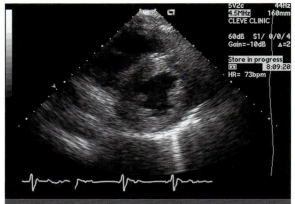
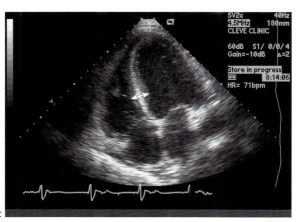

Abb. 4.7 Schwere linksventrikuläre Hypertrophie bei Hypertonie. Die Bilder **a–c** stammen vom selben Patienten.
a Parasternaler Langachsenschnitt in Enddiastole. Das Septum misst an typischer Stelle 16 mm, die posteriore Wand 13 mm (Doppelpfeile).
b Parasternaler Kurzachsenschnitt. Die Septumbetonung der Wanddickenverteilung ist erkennbar.
c Apikaler Vierkammerblick. Die maximale Septumdicke (Doppelpfeil) beträgt 20 mm und liegt damit deutlich höher als die konventionsgemäß an typischer Stelle im parasternalen Langachsenschnitt gemessene Dicke (vgl. **a**). Letztere entspricht auch der im M-Mode gemessenen Septumdicke.

Tabelle 4.2 Differenzialdiagnose der pathologischen Erhöhung von enddiastolischer Wanddicke und Muskelmasse des linken Ventrikels.

Erkrankung	Wandverdickung, insbesondere Septumverdickung	Erhöhung der linksventrikulären Masse
Hypertonie	ja, oft septal betont	ja
hypertrophe (obstruktive oder nicht obstruktive) Kardiomyopathie	ja, unterschiedliche lokale Ausprägung, überwiegend septal betont	ja
Aortenstenose, Aortenisthmusstenose	ja, konzentrisch, z. T. septal betont	ja
Speichererkrankungen (v. a. Amyloidose)	ja, konzentrisch (evtl. auch rechter Ventrikel betroffen)	ja
Aorteninsuffizienz	nein (außer beim kombinierten Vitium)	ja
Mitralinsuffizienz	nein	ja
dilatative Kardiomyopathie	nein	ja
KHK nach großem Infarkt (Remodelling)	nein (außer zusätzliche Hypertonie)	ja (kompensatorisch)

Berechnung der Muskelmasse. Aus den beiden genannten Wanddicken sowie dem enddiastolischen Durchmesser des linken Ventrikels kann die Muskelmasse des linken Ventrikels näherungsweise aus einer teils geometrisch, teils empirisch begründeten Formel (Devereux-Formel) berechnet werden, wobei diese Formel nur für annähernd normal geformte Ventrikel, d. h. nicht bei Vorliegen ausgedehnter Wandbewegungsstörungen (z. B. Aneurysma) verlässlich ist. Dabei wird das berechnete Myokardvolumen (in cm^3) durch Multiplikation mit einer angenommenen Myokarddichte von 1,04 g/cm^3 in Myokardmasse umgewandelt (s. S. 100). Alternativ – und sehr umständlich, dafür aber genauer – kann die Masse aus 2-D-Messungen der Myokardquerschnittsfläche errechnet werden. Grundlage ist dabei die Planimetrie der Myokardfläche im Kurzachsenschnitt auf Papillarmuskelhöhe (unter Ausschluss der Papillarmuskeln) und die Bestimmung der langen Achse des linken Ventrikels. Diese Methode wird des Aufwands halber jedoch in der Praxis nicht benutzt.

Indexierung auf Körpermaße. Bei der Beurteilung der linksventrikulären Muskelmasse ist eine Indexierung auf Körperoberfläche oder Körperhöhe sowie eine Trennung weiblicher und männlicher Untersucher sinnvoll. (Da in die Bestimmung der Körperoberfläche aus Nomogrammen das Gewicht mit eingeht und Übergewicht per se statistisch unabhängig vom Blutdruck mit Myokardhypertrophie assoziiert ist, ziehen einige Autoren es vor, auf die Körpergröße statt -oberfläche zu normalisieren.) Ein Überschreiten des Normalbereichs wird grundsätzlich als linksventrikuläre Hypertrophie bezeichnet (zu den Normwerte s. Tabelle im vorderen Einband). Die Differenzialdiagnose geht aus **Tab. 4.2** hervor. In geringem Ausmaß zeigt sich eine „physiologische" Hypertrophie auch bei Leistungssportlern, jedoch wird eine Septumdicke von 12 mm nur bei ca. 2 % der Leistungssportler überschritten (Pelliccia et al. 1991). Eine Verdünnung der Wand findet sich v. a. nach vorangegangenem Myokardinfarkt.

Trabekelwerk. Das Endokard des linken Ventrikels weist bei genauer Betrachtung wie das des rechten Ventrikels ein dichtes Trabekelwerk auf, das allerdings auf der linksventrikulären Seite des Septums wenig ausgeprägt ist. Aufgrund dieses Trabekelwerks sind die aus Angiogramm (neben anderen Gründen) oder Kontrastechokardiogramm berechneten Volumina stets etwas größer als im 2-D-Echo, da bei ersteren Verfahren das Kontrastmittel in das Trabekelwerk eindringt und dieses selbst optisch noch dem Kavum zugeschlagen wird, während das 2-D-Echo die Grenze auf der Innenseite des Trabekelwerks zieht (**Abb. 4.8**).

Globale systolische Pumpfunktion

Kontraktionsbewegungen. Die normale systolische Wandbewegung des linken Ventrikels ist durch eine Verdickung und Verkürzung der Wände gekennzeichnet, Ersteres quer und Letzteres koaxial zur Orientierung der Muskelfasern. Da diese in unterschiedlichen Tiefenschichten der Wände unterschiedlich orientiert sind, stellt die im Echo sichtbare Wandbewegung die Summation unterschiedlich orientierter Kontraktionsbewegungen im Myokard dar. Im Endeffekt zeigen alle Wandsegmente eine Einwärtsbewegung des Endokards und eine Verdickung des Myokards (am geringsten in den basalen Segmenten). Eine gewisse Ausnahme bildet der basale Anteil des basalen anteroseptalen Segments, der systolisch keine Einwärts- oder sogar eine geringfügige Auswärtsbewegung macht (erkennbar v. a. in der parasternalen basalen kurzen Achse), die vermutlich durch die „Pulswelle" des Schlagvolumens im linksvent-

Linker Ventrikel und Kardiomyopathien

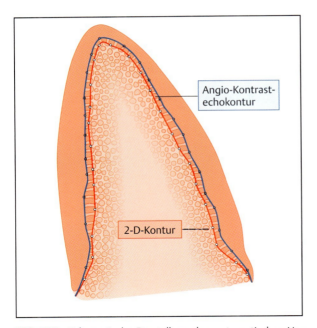

Abb. 4.8 Schematische Darstellung des systematischen Unterschieds in der Endokardkonturerkennung von 2-D-Echo und kontrastgestützten Verfahren wie Angiografie und Kontrastecho. Letztere erzeugen eine systematisch größere eingeschlossene Fläche, da Kontrastmittel zwischen die Trabekel gelangt und das Trabekelwerk damit dem Kavum zugeschlagen wird. Dementsprechend sind so berechnete Volumina höher.

rikulären Ausflusstrakt und die Anheftung dieses Segments am Aortenring zustande kommt. Auch die übrigen basalen Wandsegmente des linken Ventrikels weisen relativ geringe Kontraktionsamplituden auf.

Enddiastolisches Volumen. Das enddiastolische Hohlvolumen des normalen linken Ventrikels beträgt etwa 100 ml, von denen normalerweise über 60 % mit jedem Schlag systolisch ausgeworfen werden und diastolisch durch die Mitralklappe wieder aufgefüllt werden.

Berechnung der Parameter. Die Formeln für die Berechnung der im Folgenden erwähnten Parameter der globalen systolischen Funktion sind im Anschluss an den Abschnitt „Linker Ventrikel" (s. u.) eingehend dargestellt.

Zirkumferenzielle Verkürzungsfraktion

Ein einfacher, zur Orientierung nützlicher Parameter der linksventrikulären Funktion ist die „zirkumferenzielle" Verkürzungsfraktion, die analog der Ejektionsfraktion aus dem enddiastolischen und endsystolischen linksventrikulären Durchmesser (im M-Mode oder 2-D) errechnet wird. Der Ausdruck „zirkumferenziell" bezieht sich auf den Umfang des kreisrund gedachten Ventrikels in der kurzen Achse, dessen prozentuale Verkürzung während der Systole errechnet wird; durch die Normalisierung auf den diastolischen Umfang kürzt sich π heraus. Sie korreliert mit der Ejektionsfraktion; man beachte aber, das Normalwerte hier bei > 25 % liegen, d. h. nur halb so hoch wie bei der Ejektionsfraktion. Naturgemäß handelt es sich um eine Abschätzung der globalen Funktion anhand von Messungen an der Ventrikelbasis, sodass die Methode etwa bei einem apikalen Aneurysma irreführend ist (**Abb. 4.15**). Aus demselben Grund sollte die Berechnung des Volumens aus dem parasternalen M-Mode (so genannte Teichholz-Formel) wegen der mangelhaften Berücksichtigung der Ventrikelgeometrie verlassen werden.

Ejektionsfraktion

Wichtigster globaler Funktionsparameter. Der klassische Parameter der globalen systolischen Funktion des linken Ventrikels ist die Ejektionsfraktion (Differenz aus enddiastolischem und endsystolischem linksventrikulärem Volumen geteilt durch enddiastolisches Volumen, in %; normal > 55 %; **Abb. 4.9 c** und **d**). Dieser Parameter hat sich wegen seiner relativ einfachen Bestimmbarkeit mit verschiedenen bildgebenden Verfahren (Angiografie, Radionuklidventrikulografie, Echokardiografie) in der klinischen Praxis durchgesetzt, obwohl ein direkter Schluss von der Ejektionsfraktion auf die Kontraktilität des Myokards nicht statthaft ist (s. u.). Seine Bestimmung setzt die Messung oder visuelle Beurteilung der endsystolischen und enddiastolischen Volumina voraus. Diese Bestimmung kann unterschiedlich aufwendig und damit auch unterschiedlich genau gehandhabt werden.

Einteilung. Für die klinische Praxis ist meist eine einfache Einteilung eingeschränkt ausreichend:
- normal (EF > 55 %)
- leicht (45–55 %)
- mittelgradig (30–45 %)
- schwer (< 30 %)

Diese gelingt dem Geübten auch ohne Messung ausreichend sicher. Dabei muss beachtet werden, dass bei dilatiertem linkem Ventrikel visuell die Neigung besteht, die Ejektionsfraktion zu unterschätzen, da die Kontraktionsamplituden relativ geringer sind. Eine weitere wichtige Fehlerquelle ist ein nicht gut erkennbares Endokard; es besteht dann die Neigung, die Volumina zu überschätzen und die Ejektionsfraktion zu unterschätzen.

Abhängigkeit von anderen Parametern. Es sollte im Auge behalten werden, dass die Ejektionsfraktion im Grunde kein robuster Parameter für die Kontraktionsfähigkeit des Myokards ist, da sie empfindlich sowohl

Linker Ventrikel: globale und regionale Veränderungen

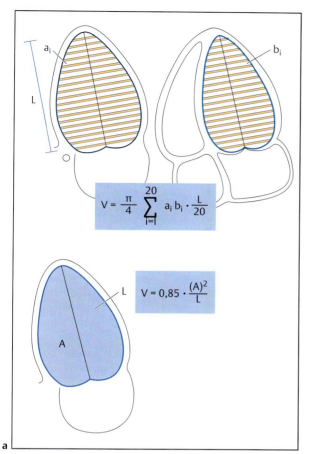

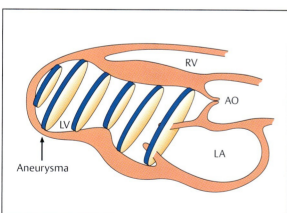

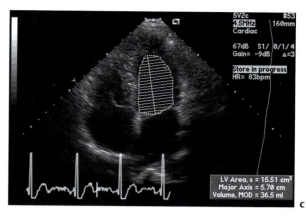

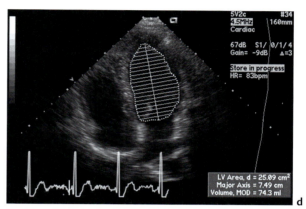

Abb. 4.9 Verfahren zur Volumen- und Ejektionsfraktionsberechnung.
a Biplane Scheibchen-Summationsmethode (oben) und monoplane Flächen-Längen-Methode (unten).
b Schematische Darstellung der Scheibchen-Summationsmethode bei unregelmäßig geformtem Ventrikel (apikales Aneurysma) (nach Weyman AE. Principles and Practice of Echocardiography. Lea & Febiger, Philadelphia, 2. Aufl. 1994).
c Berechnung der Ventrikelvolumina mittels monoplaner Scheibchen-Summationsmethode aus dem apikalen Vierkammerblick. Berechnung des endsystolischen Volumens durch Umfahrung der endsystolischen Kontur des linken Ventrikels. Das errechnete Volumen beträgt 37 ml.
d Analoge Berechnung des enddiastolischen Volumens (74 ml). Aus **c** und **d** errechnet sich eine Ejektionsfraktion von $(74-37)/74 = 50\,\%$ (leicht reduziert).

auf Änderungen der Vorlast (enddiastolische Füllung) als auch der Nachlast (systemischer Blutdruck) reagiert. Daher erhöht bei normaler Myokardkontraktilität eine mäßige Mitralinsuffizienz durch die höhere Vorlast (höheres enddiastolisches Volumen) und niedrigere Nachlast die Ejektionsfraktion. (Bei chronischer Mitralinsuffizienz mit stark dilatiertem Ventrikel kann die Nachlast wegen der höheren Wandspannung trotz des „Niederdruckventils" in den linken Vorhof normal oder erhöht sein.)

Umgekehrt senkt eine Aortenstenose durch die höhere Nachlast – wiederum bei normaler Myokardkontraktilität – die Ejektionsfraktion. Eine Ejektionsfraktion an der unteren Normgrenze muss daher bei Mitralinsuffizienz schon als Ausdruck einer Myokardschädigung aufgefasst werden und lässt nach operativer Korrektur eine herabgesetzte Ejektionsfraktion erwarten, während eine herabgesetzte Ejektionsfraktion bei Aortenstenose sich nach Beseitigung der Stenose regelmäßig verbessert (falls nicht eine zusätzliche Myokarderkrankung vorliegt).

Enddiastolische und endsystolische Ventrikelvolumina. Hohe Anforderungen an die Genauigkeit der Ejektionsfraktion erfordern die quantitative Bestimmung der enddiastolischen und endsystolischen Ventrikelvolumina. Dies kann z. B. sinnvoll sein bei der Betreuung von Patienten mit chronischen Regurgitationsvitien (Mitral- oder Aorteninsuffizienz) zur Beurteilung der zeitlichen Veränderung der Ventrikelfunktion. Die Auswahl des endsystolischen Standbilds erfolgt entweder durch Vergleich mit dem EKG (Ende der T-Welle), durch Wahl des Bildes mit der kleinsten Ausdehnung des Kavums oder durch Wahl des letzten Schlags vor der frühdiastolischen Öffnung der Mitralklappe. Das enddiastolische Standbild wird zum Zeitpunkt der Q-Zacke, als Bild mit der größten Ausdehnung des Kavums oder unmittelbar nach spätdiastolischem Schluss der Mitralklappe gewählt.

Messung der Volumina. Dazu gibt es verschiedene empfohlene Verfahren (Abb. 4.9). Die einfachsten sind die monoplane und biplane Flächen-Längen-Methode; dabei wird angenommen, dass das Volumen sich durch Drehung der Fläche des Ventrikelkavums um ihre lange Achse im apikalen Vierkammerblick (monoplan) oder im Vier- und Zweikammerblick (biplan) annähern lässt. Die Messung erfordert das Nachzeichnen der (enddiastolischen und endsystolischen) linksventrikulären Endokardkontur und die Bestimmung der langen Achse. Weiterhin kann das Volumen monoplan und biplan nach der Scheibchen-Summationsmethode gemessen werden („modified Simpson's rule"), die auch bei unregelmäßig geformten Ventrikeln am genauesten ist. Dieses Verfahren erfordert lediglich die Umfahrung der enddiastolischen und -systolischen Ventrikelkonturen. Die weitere Berechnung der Volumina und der Ejektionsfraktion mit den genannten Verfahren wird vom Echogerät übernommen. Es sollte beachtet werden, dass monoplane und biplane Verfahren geringfügig, aber systematisch unterschiedliche Werte ergeben (monoplane Verfahren errechnen leicht größere Volumina und geringere Ejektionsfraktionen); bei Vergleichen sollte daher die gleiche Methode zu Grunde gelegt werden (St. John Sutton et al. 1998). Die Volumenbestimmung aus dem M-Mode ist wegen der mangelhaften Berücksichtigung der tatsächlichen Ventrikelgeometrie veraltet. Theoretisch am besten für Volumenbestimmungen geeignet, da von geometrischen Vereinfachungen unabhängig, ist die Echtzeit-3-D-Echokardiografie. Insbesondere zusammen mit automatischen Konturfindungsalgorithmen, wie sie von verschiedenen Herstellern angeboten werden, können damit Volumina und Ejektionsfraktion schneller und genauer als mit der klassischen biplanen Scheibchen-Summationsmethode ermittelt werden.

Schlagvolumen. Die Differenz des enddiastolischen und endsystolischen Volumens entspricht dem Schlagvolumen, d. h. dem Blutvolumen, das pro Herzschlag durch die Aortenklappe in den systemischen Kreislauf gepumpt wird. Dies gilt allerdings nur, wenn sowohl Mitralklappe als auch Aortenklappe dicht sind oder allenfalls minimale Insuffizienzen aufweisen.

Probleme. Verschiedene Probleme erschweren die klinisch eminent wichtige Bestimmung der Ejektionsfraktion des linken Ventrikels:
- Im Vierkammerblick wird häufig der wahre Apex verkürzt und damit das kalkulierte Volumen unterschätzt (Abb. 4.10). Der Fehler vermindert sich allerdings bei der Ejektionsfraktionsbestimmung, da sowohl das diastolische als auch das systolische Volumen unterschätzt wird. Es sollte daher darauf geachtet werden,

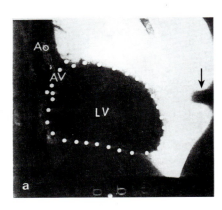 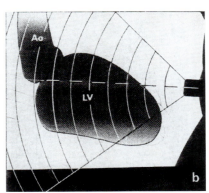

Abb. 4.10 Radiologische und schematische Darstellung der Unterschätzung der Dimensionen des linken Ventrikels durch zu kraniale Anlotung. Insbesondere der Apex wird somit nicht dargestellt (aus Erbel et al. 1983).
a Röntgen-Ventrikulogramm mit auf den Brustkorb am apikalen Schallfenster aufgesetzten Schallkopf (Pfeil).
b Schemazeichnung.

Linker Ventrikel: globale und regionale Veränderungen

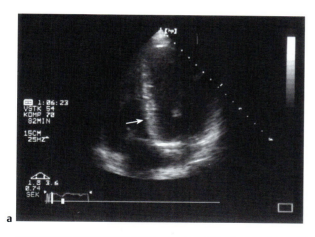
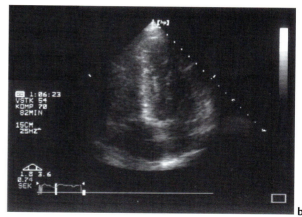
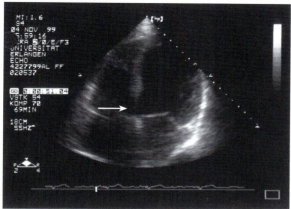
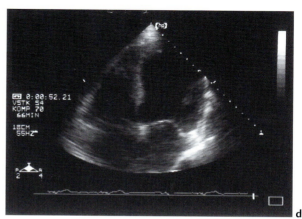

Abb. 4.11 Longitudinale systolische Kontraktion des linken Ventrikels.
a Normaler linker Ventrikel. Apikaler Vierkammerblick in Enddiastole. Der Pfeil bezeichnet die endsystolische Position des Ansatzes des vorderen Mitralsegels.
b Apikaler Vierkammerblick in Endsystole (selber Patient wie **a**). Die Verschiebung des Mitralrings, entsprechend der Longitudinalverkürzung des linken Ventrikels, beträgt mehr als 1 cm.
c Schwer eingeschränkter linker Ventrikel. Apikaler Vierkammerblick in Enddiastole.
d Endsystolisches Bild zu **c**. Der Ansatz des anterioren Mitralsegels ist mit einem Pfeil gekennzeichnet. Die Verschiebung des Mitralrings, entsprechend der Longitudinalverkürzung des linken Ventrikels, beträgt wenige mm.

den tiefstmöglichen Zwischenrippenraum, der einen Vierkammerblick erlaubt, für die Volumenbestimmung zu wählen.
- 2-D-Standbilder zeigen fast nie eine ununterbrochene Endokardkontur des linken Ventrikels. In der Praxis sollten daher digital oder auf Videoband aufgezeichnete Herzzyklen mehrmals angeschaut werden, um durch die Bildsequenz ein besseres Gefühl für den tatsächlichen Verlauf des Endokards zu bekommen.
- Die Endokardkontur ist am schlechtesten in den Regionen erkennbar, wo sie dem Schallstrahl parallel verläuft, insbesondere lateral im apikalen Vierkammerblick sowie anterior im apikalen Zweikammerblick. Eine Verbesserung der Erkennung der Endokardkontur kann durch Verwendung höherfrequenter Schallköpfe, durch harmonische Bildgebung oder durch Linksherzkontrastmittel erzielt werden.
- Zur Plausibilitätskontrolle einer errechneten Ejektionsfraktion können andere Parameter herangezogen werden: endsystolischer und enddiastolischer Ventrikeldurchmesser, Längsverkürzung des linken Ventrikels und Dopplerschlagvolumen.

Longitudinale Verkürzung

Systolisch findet neben der Verkürzung des Querdurchmessers, d. h. der „zirkumferenziellen" Kontraktion des linken Ventrikels, auch eine – prozentual viel geringere – Verkürzung der langen Achse des linken Ventrikels statt und zwar hauptsächlich in den basalen zwei Dritteln der langen Achse (**Abb. 4.11**). Diese Verkürzung gibt dem linken Ventrikel endsystolisch eine kugeligere Gestalt als die mehr kegelförmige in der Enddiastole. Der Effekt der Längsverkürzung ist an der apikalen Verlagerung des Mitralrings in der Systole (bzw. der diastolischen Rückbewegung) zu erkennen, die normalerweise > 1 cm beträgt und direkt mit der Ejektionsfraktion korreliert. Für die Messung der Längsverkürzung des linken Ventrikels gibt es keine etablierte Methodik; meist wird ein Mitralsegel-Insertionspunkt oder die Mitte der Verbindungslinie der beiden Insertionspunkte benutzt und deren apikale Verlagerung von Enddiastole zu Endsystole gemessen.

Die maximale systolische longitudinale Verkürzungsgeschwindigkeit S und die frühdiastolische Elongationsgeschwindigkeit e' der Wände des linken Ventrikels können in apikalen Schnitten, z. B. im Vierkammerblick in der septalen und lateralen Wand, mit dem Gewebedoppler aufgezeichnet werden, indem das Messvolumen in der Nähe des Ansatzes der Mitralsegel im basalen Segment der jeweiligen Wand positioniert wird. Diese Daten sind sehr empfindliche Parameter der globalen Kontraktion und Relaxation des linken Ventrikels und können pathologische Veränderungen, etwa Frühformen von dilatativen oder hypertrophen Kardiomyopathien, bereits anzeigen, bevor klassische morphologische Parameter (etwa die Ejektionsfraktion) pathologisch werden.

Eine weitere wichtige Information liefert der Quotient E/e' (E: maximale frühdiastolische transmitrale Blutflussgeschwindigkeit) als Abschätzung des linksventrikulären Füllungsdrucks.

Schlagvolumen, Herzzeitvolumen

Die Doppleruntersuchung der Aortenklappe erlaubt die direkte Bestimmung des systolischen Schlagvolumens und damit des Herzzeitvolumens als Produkt von Schlagvolumen und Herzfrequenz (Kap. 6).

Eingeschränkte linksventrikuläre Funktion

Differenzialdiagnose

Eine herabgesetzte Ejektionsfraktion oder erhöhte systolische oder diastolische Durchmesser bzw. Volumina des linken Ventrikels sind Hinweise auf eine Herzinsuffizienz. In der Regel dilatiert der Ventrikel kompensatorisch, wenn die myokardiale Kontraktilität abnimmt, um mithilfe einer erhöhten Vorlast seine Kontraktionsreserve auszunutzen (Frank-Starling-Mechanismus). Differenzialdiagnostisch kommen für eine **Dilatation** des linken Ventrikels folgende Ursachen in Frage:
- Herabgesetzte myokardiale Kontraktilität bei KHK nach Myokardinfarkt, Kardiomyopathie (insbesondere dilatative) oder Myokarditis. Die Ejektionsfraktion ist reduziert.
- Volumenbelastung bei Regurgitationsvitien. Die Ejektionsfraktion ist anfangs erhöht, später geht sie zurück.
- Überwässerung. Die Ejektionsfraktion ist normal oder erhöht.
- In mäßigem Umfang im Rahmen von Leistungssport: ein Drittel der Leistungssportler haben eine Vergrößerung des enddiastolischen Durchmessers, einige Prozent über 60 mm (Pelliccia et al. 1991). Die Ejektionsfraktion ist dabei normal.

Beurteilung der diastolischen Funktion

Hierbei geht es zum einen um die Abschätzung des diastolischen Druckniveaus, das für die Füllung des linken Ventrikels erforderlich ist (entsprechend den hämodynamischen Parametern pulmonalkapillärer Mitteldruck, linksatrialer Mitteldruck, enddiastolischer linksventrikulärer Druck), zum anderen um die Erkennung bestimmter Füllungsmuster, für die eine klinisch-prognostische Bedeutung gesichert ist.

Wesentliche Messparameter sind hierbei (Abb. 4.12):
1. Wanddicke. Wichtiger Hinweis auf eine „diastolische Dysfunktion" ist jede Wanddickenzunahme des linken Ventrikels, da dies nach dem LaPlace-Gesetz einen höheren diastolischen Füllungsdruck zur Erzielung eines ausreichenden Füllungsvolumens bedingt als bei normaler Wanddicke.
2. Die Größe des linken Vorhofs (am genauesten durch Planimetrie oder Volumetrie im apikalen Vierkammerblick); jede chronische diastolische Druckerhöhung führt zu einer Vergrößerung des linken Vorhofs. Ein normal großer linker Vorhof schließt daher eine erhebliche Druckerhöhung und damit eine diastolische Dysfunktion aus. Allerdings kann umgekehrt der linke Vorhof vergrößert sein, ohne dass eine linksventrikuläre diastolische Druckerhöhung besteht, v. a. bei Vorhofflimmern oder bei Mitralstenose.
3. Parameter des transmitralen Einstroms. Das diastolische transmitrale Flussgeschwindigkeitsprofil wird bestimmt durch den zeitlichen Verlauf des Druckgefälles zwischen linkem Vorhof und linkem Ventrikel. Bei normaler Funktion der Mitralklappe hängt das Druckgefälle wiederum frühdiastolisch v. a. von der aktiven Relaxation des linken Ventrikels und spätdiastolisch v. a. von seiner passiven Dehnbarkeit ab. Bis zum Alter von 50–60 Jahren zeigt das transmitrale Einstromprofil normalerweise annähernd gleiche Maximalgeschwindigkeiten der E- und A-Welle oder etwas höhere E- als A-Maximalgeschwindigkeiten, eine E-Dezelerationszeit > 150 ms und eine IVRT von 60–80 ms.

Im höheren Alter, aber auch bei Tachykardie, kehrt sich das E/A-Verhältnis bei den meisten Menschen auch ohne strukturelle Herzerkrankungen um; bei einem über 60-Jährigen kann ein E/A-Quotient < 1 nicht ohne Weiteres als pathologisch angesehen werden.

Bei jüngeren Patienten ist das Muster in der Regel pathologisch und tritt v. a. bei Hypertrophie des linken Ventrikels, so z. B. bei Hypertonie, bei Ischämie oder

Linker Ventrikel: globale und regionale Veränderungen

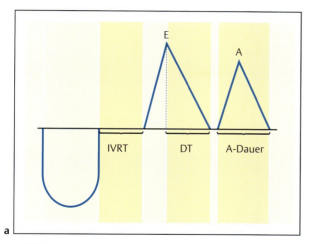

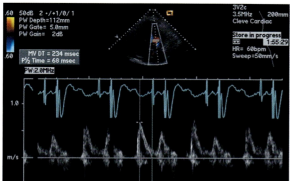

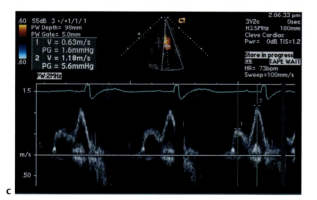

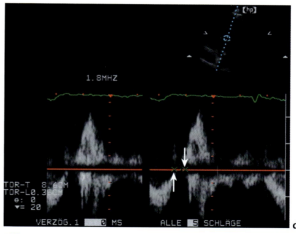

Abb. 4.12 Transmitrale Flussprofilmuster.
a Schema des transmitralen spektralen Flussprofils im gepulsten Doppler in Höhe der Mitralsegelspitzen. Links ist der systolische Auswärtsstrom im Ausflusstrakt des linken Ventrikels erfasst, danach folgen die isovolumetrische Relaxationszeit (IVRT, vom Ende des Ausstroms bis zum Beginn des Einstroms) sowie der transmitrale Einstrom mit E- und A-Welle. Die maximale Geschwindigkeit der E-Welle, Dezelerationszeit (DT) und A-Wellen-Dauer sind eingezeichnet.
b Transmitrales Flussgeschwindigkeitsprofil im gepulsten Doppler mit typischer E- und A-Welle. Die Dezelerationszeit der E-Welle ist eingezeichnet und mit 234 ms normal.
c Reduzierung der maximalen E-Wellen-Geschwindigkeit (63 cm/s) unter die maximale A-Wellen-Geschwindigkeit (118 cm/s) bei Linkshypertrophie infolge Hypertonus. Dieses Muster wird oft simplifizierend als Zeichen einer „Relaxationsstörung" („impaired relaxation") gedeutet, wofür es aber nicht spezifisch ist.
d Berechnung der isovolumischen Relaxationszeit aus der Registrierung des gepulsten Dopplers zwischen Ausfluss- und Einflusstrakt des linken Ventrikels. Der Abstand zwischen dem Ende des nach unten gerichteten Flusses in Richtung auf die Aortenklappen und dem transmitralen Einstrom beträgt hier 80 ms (normal).

bei Kardiomyopathien auf. Es wird als Füllungsmuster der „gestörten Relaxation" bezeichnet, obwohl dieser Schluss von einem Füllungsmuster auf eine spezifische pathophysiologische Erklärung eigentlich unzulässig ist. So kann ein solches Muster auch durch Vorlastsenkung (z. B. Volumenmangel) bei Herzgesunden erzeugt werden.

Andererseits kann eine zunehmende diastolische Funktionsstörung durch den steigenden linksventrikulären Füllungsdruck zu einer „Pseudonormalisierung" des Mitralprofils mit dann nicht mehr erniedrigten E/A-Quotienten führen; diese ist rein formal nicht von einem wirklich normalen Profil mit E > A zu unterscheiden. Zur Diagnose der Pseudonormalisierung müssen andere Parameter als das Mitralprofil herangezogen werden (z. B. Gewebedoppler, s. u.).

Ein weiterer wichtiger Parameter ist die Dezelerationszeit der E-Welle. Kurze Dezelerationszeiten (< 150 ms) deuten auf einen steifen, unnachgiebigen linken Ventrikel in der mittleren bis späten Diastole hin. Zusammen mit einer sehr kleinen A-Welle (E/A > 2) wird eine kurze Dezelerationszeit daher als „restriktives Füllungsmuster" bezeichnet.

Für die Beurteilung mit hinzugezogen werden kann auch die isovolumetrische Relaxationszeit (IVRT), die als Zeitintervall vom Ende des transaortalen Aus-

Linker Ventrikel und Kardiomyopathien

stroms bis zum Beginn des transmitralen Einstroms gemessen wird, indem die Messzelle des gepulsten Dopplers oder der Strahl des kontinuierlichen Dopplers von apikal zwischen Ein- und Ausflusstrakt des linken Ventrikels gelegt wird. Sie verlängert sich bei Hypertrophie des linken Ventrikels („gestörte Relaxation") und verkürzt sich beim restriktiven Mitralprofil.

4. Pulmonalvenöses Flussprofil (Kap. 7). Hier weist eine verstärkte oder verlängerte reverse Welle (simultan mit der Vorhofkontraktion) auf einen erhöhten linken Vorhofdruck hin. Die diastolische Einstromwelle verändert sich parallel zur E-Welle des Mitralprofils. Die systolische Welle ist normalerweise etwa gleich hoch wie die diastolische Einstromwelle; eine Reduzierung der systolischen Maximalgeschwindigkeit auf weniger als die Hälfte der diastolischen Maximalgeschwindigkeit weist auf eine linksatriale Druckerhöhung hin, findet sich allerdings auch bei Vorhofflimmern und insbesondere bei Mitralinsuffizienz.

5. Gewebedopplerdaten. Als besonders hilfreich hat sich die Bestimmung der maximalen frühdiastolischen Geschwindigkeit e' des Myokards im basalen Septum und der basalen Lateralwand im apikalen Vierkammerblick erwiesen. Die Messung sollte mittels gepulsten Dopplers (also nicht aus Gewebe-Farbdopplerdaten) in der Nähe des Ansatzes der Mitralsegel erfolgen. Die Werte aus der Lateral- und septalen Wand sollten gemittelt werden. Bei verlangsamter Relaxation des linken Ventrikels geht e' zurück und wird dabei weniger von der Vorlast beeinflusst als die transmitrale E-Welle. Eine Erhöhung des Quotienten E/e' (> 15) hat sich als relativ zuverlässiger Parameter erhöhter linksventrikulärer Füllungsdrücke erwiesen.

Praktisches Vorgehen

Angesichts der Fülle von Parametern, der uneinheitlichen Nomenklatur und der z. T. noch im Fluss befindlichen pathophysiologischen Konzepte zur diastolischen Dysfunktion wird folgendes diagnostische Vorgehen empfohlen (**Abb. 4.13**):

- Jede systolische linksventrikuläre Dysfunktion wird von einer „diastolischen Dysfunktion", d. h. einer diastolischen Druckerhöhung begleitet. Das Auftreten eines restriktiven Mitralprofils signalisiert dabei unabhängig von Grad der systolischen Einschränkung der Ventrikelfunktion eine besonders schwere Erkrankung und eingeschränkte Prognose.
- Liegt eine linksventrikuläre Hypertrophie vor? In diesem Falle liegt regelmäßig auch eine diastolische Druckerhöhung vor.
- Gibt es Hinweise auf eine Pericarditis constrictiva (s. dort)? Diese – seltene – Erkrankung stellt das Paradebeispiel einer isolierten diastolischen Funktionsstörung dar; die Ejektionsfraktion und selbst die regionale Myokardfunktion ist dabei in der Regel intakt, obwohl die Füllungsdrücke massiv erhöht sind.
- Liegt eine Vergrößerung des linken Vorhofs vor? Liegt eine Dilatation nicht vor, können die diastolischen Drücke nicht chronisch erhöht sein.
- Liegt der E/e'-Quotient > 15? Dann liegt in der Regel ein deutlich erhöhter Füllungsdruck des linken Vent-

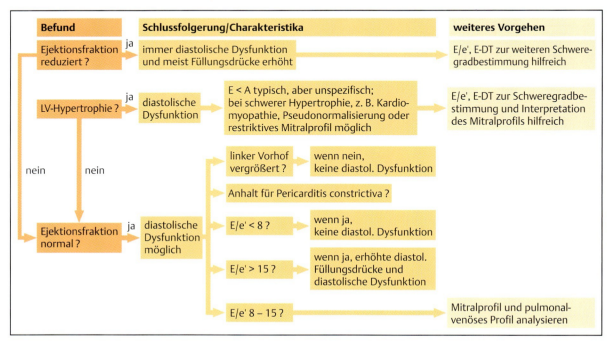

Abb. 4.13 Praktisches Vorgehen zur Evaluierung der „diastolischen Funktion" des linken Ventrikels.

rikels vor. Falls im Mitralprofil E > A, liegt eine Pseudonormalisierung vor.
- Liegt der E/e'-Quotient < 8? Damit ist das Vorliegen einer „diastolischen Dysfunktion" unwahrscheinlich.
- Werte zwischen 8 und 15 sollten unter Zuhilfenahme der Mitral- und Pulmonalvenenprofile interpretiert werden.

Eingeschränkte regionale systolische Funktion: Wandbewegungsstörungen

Systolische Wandverdickung. Die normale regionale systolische Wandbewegung weist eine erhebliche Variabilität auf, sodass Grenzen des Normalen und Anfänge des Pathologischen nur schwierig zu trennen sind. Der sicherste Parameter ist dabei die Wandverdickung, da diese von der Translationsbewegung des Herzens und von einem asynchronen Kontraktionsverhalten, etwa beim Schenkelblock, unabhängig ist. Sie zu beurteilen setzt jedoch sowohl die Erkennung des Endo- als auch des Epikards voraus, die bei eingeschränkter Bildqualität häufig nicht gegeben sind (**Abb. 4.14**).

Diastolisch kehrt sich die Wandbewegung um, sodass das Endokard sich nach auswärts bewegt und die Wand dünner wird. Anders als in der Systole ist dies jedoch ein Vorgang, der durch die zwei Einstromphasen der Mitralklappe (E- und A-Welle im Sinusrhythmus) beeinflusst wird und visuell noch schwieriger zu beurteilen ist als die systolische Kontraktion.

Formen der Wandbewegungsstörung

Für Wandbewegungsstörungen wird eine qualitative Nomenklatur benutzt (**Abb. 4.14**):
- **Normokinesie:** normale Wandbewegung und -verdickung.
- **Hypokinesie:** herabgesetzte, aber nicht aufgehobene Wandbewegung und -verdickung.
- **Akinesie:** aufgehobene Wandbewegung und -verdickung.
- **Dyskinesie:** systolische Auswärtsbewegung der Wand (selten!).
- **Aneurysma:** auch in der Diastole erkennbare Ausbuchtung des linken Ventrikels mit abnorm dünnem, nicht kontrahierendem Myokard.
- **Hyperkinesie:** das Normale überschreitende Wandbewegung und -verdickung bei Regurgitationsvitien, als Kompensation einer Wandbewegungsstörung in einer anderen Region (z. B. nach Infarkt), unter Belastung, bei Regurgitation oder unter Katecholaminstimulation. Hierbei kann endsystolisch das Kavum nahezu komplett durch kontrahiertes Myokard ausgefüllt sein (Kavumobliteration). Eine Hyperkinesie besitzt *per se* keinen Krankheitswert, stellt jedoch einen Hinweis auf eine der genannten Ursachen dar.

Quantifizierung. Frühere Versuche, die regionale systolische Funktion objektiv zu erfassen und zu quantifizieren, stellten sich als qualitativ unbefriedigend und dabei sehr zeitaufwendig heraus. Am meisten verspricht derzeit in dieser Hinsicht die Analyse der regionalen Verformung („strain") mittels Gewebedoppler oder „speckle tracking".

Ursachen von Wandbewegungsstörungen
(DVD: Loops 4–7 bis 4–9)

Koronare Herzkrankheit. Wandbewegungsstörungen finden sich am häufigsten auf dem Boden einer koronaren Herzkrankheit (**Tab. 4.3**). Grundsätzlich treten hier-

Tabelle 4.3 Echokardiografische Befunde bei koronarer Herzkrankheit.

Akuter Infarkt, akute Ischämie
Wandbewegungsstörung (Akinesie) im Bereich der Ischämie umgeben von hypokinetischen Arealen. Evtl. kompensatorische Hyperkinesie anderer Areale. Das Ausmaß der akuten Wandbewegungsstörung ist meist deutlich größer als die Nekrosezone („Stunning")
Mitralinsuffizienz, v. a. bei großen oder inferior/posterioren Infarkten
Häufig transmitrales Füllungsmuster der verlangsamten Relaxation (Kap. 5). Prognostisch ungünstig ist das Auftreten eines restriktiven transmitralen Füllungsmusters (E >> A, Dezelerationszeit < 150 ms)
Mechanische Komplikationen: Papillarmuskelruptur mit schwerer akuter Mitralinsuffizienz, Ventrikelseptumruptur, Ruptur der freien Wand des linken Ventrikels mit Perikardtamponade oder Ausbildung eines Pseudoaneurysmas
Subakuter Infarkt
Mechanische Komplikationen (s. o.)
Perikarderguss
Thrombenbildung im Bereich ausgedehnter Wandbewegungsstörungen (Aneurysmen)
Rückbildung der akinetischen Zone bis auf die eigentliche Narbenzone und/oder Regionen hibernierenden Myokards
Chronische KHK nach vorausgegangenem Infarkt
Progressive Dilatation des linken Ventrikels, v. a. nach großem Infarkt, mit kompensatorischer exzentrischer Hypertrophie („Remodeling")
Häufig transmitrales Füllungsmuster der verlangsamten Relaxation. Prognostisch ungünstig ist das Auftreten eines restriktiven transmitralen Füllungsmusters
Akinetische Areale können Narbenregionen (typischerweise dünn und manchmal echoreich) darstellen oder Regionen „hibernierenden" Myokards (normale Wanddicke), d. h. noch vitales, aber kontraktionsgemindertes Myokard. Zur Differenzierung kann die Stressechokardiografie herangezogen werden
KHK ohne vorausgegangenen Infarkt und ohne akute Ischämie
Oft völlig unauffälliges Echo in Ruhe! Hämodynamisch wirksame Stenosen führen im Stressecho zu einer induzierbaren Ischämie

Linker Ventrikel und Kardiomyopathien

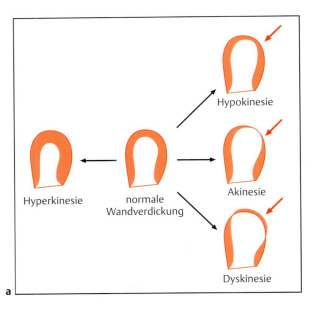

Abb. 4.14 Wandbewegungsstörungen. In **b–e** sind links enddiastolische, rechts endsystolische Bilder gezeigt. Die Wandbewegungsstörung erschließt sich am besten im Vergleich zu den normal kontrahierenden anderen Segmenten.
a Schematische Darstellung der möglichen Wandbewegungsstörungen. Die schraffierte Fläche entspricht der systolischen Wandverdickung, d. h. die dünne innere Linie repräsentiert die endsystolische, die dicke äußere Linie die enddiastolische Kontur des linksventrikulären Kavums (aus Flachskampf FA, Lethen H. Stress-Echokardiographie: Versuch einer Standortbestimmung. Dt Ärztebl 1997; 94: A-523–528, mit Erlaubnis).
b Parasternale lange Achse. Hypokinesie des basalen und mittleren anteroseptalen Segments (Pfeile).
c Parasternale kurze Achse. Hypokinesie des mittleren anteroseptalen Segments (Pfeil).
d Apikaler Vierkammerblick. Akinesie/Hypokinesie des apikalen und mittleren septalen Segments und des apikalen lateralen Segments (Pfeile).
e Apikaler Zweikammerblick. Akinesie des apikalen und mittleren anterioren sowie des apikalen inferioren Segments (Pfeile).

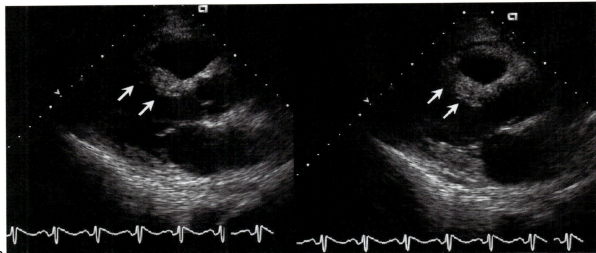

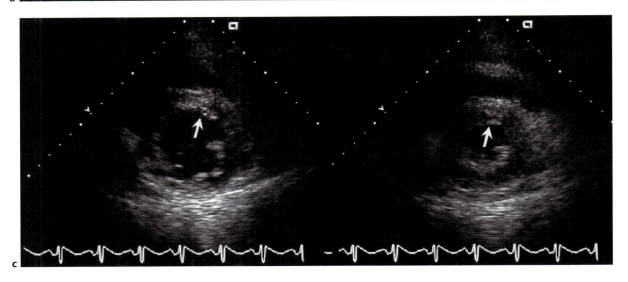

Linker Ventrikel: globale und regionale Veränderungen

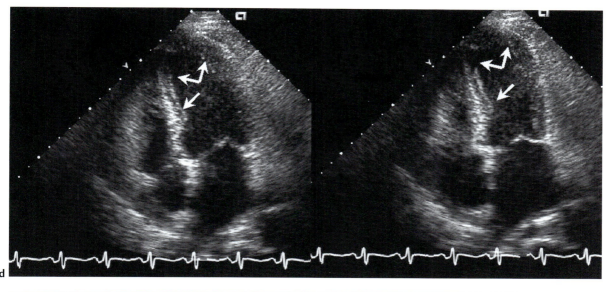

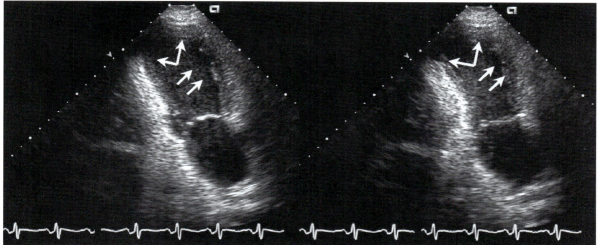

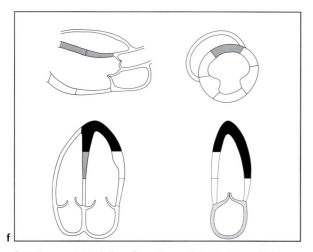

f 16-Segment-Modell zu **b**–**e**. Normokinesie ist weiß, Hypokinesie grau, und Akinesie schwarz gekennzeichnet.

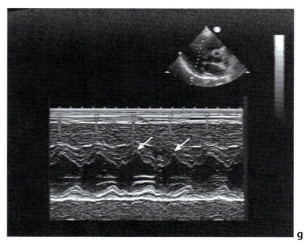

g „Paradoxes Septum" im M-Mode bei schwerer pulmonaler Hypertonie. Frühsystolisch (vgl. QRS-Komplex) bewegt sich das Septum abrupt auswärts.

bei Wandbewegungsstörungen aufgrund folgender Mechanismen auf:
- Nach Infarkt (irreversible, in Ruhe vorhandene Wandbewegungsstörung).
- Bei akuter Ruhe- oder belastungsinduzierter Ischämie (reversible Wandbewegungsstörung, diagnostisch genutzt in der Stressechokardiografie, Kap. 15).
- Bei myokardialem „Stunning"; dieser Begriff bezeichnet vitales Myokard nach abgelaufener Ischämie, das trotz normalisierter Myokardperfusion noch nicht wieder normal kontrahiert, z. B. nach reperfundiertem Myokardinfarkt (reversible Wandbewegungsstörung).
- Bei „hibernierendem" Myokard; dieser Begriff bezeichnet vitales Myokard, das aufgrund chronisch verminderter koronarer Perfusion oder Koronarreserve seine Kontraktion vermindert hat. Der Zustand ist bei Besserung der Perfusion innerhalb eines gewissen Zeitfensters im Prinzip reversibel. Seine Abgrenzbarkeit von wiederholtem Stunning ist umstritten.

Dabei imponiert eine größere Infarktnarbe als Akinesie oder Dyskinesie, während kleine Infarkte häufig nur eine Hypokinesie oder keine fassbare Wandbewegungsstörung hinterlassen. Größere Infarktnarben zeichnen sich durch eine Verdünnung der Wand um ca. 30 % und manchmal eine höhere Echogenität als das umgebende Myokard aus, die durch den erhöhten Kollagengehalt der Narbe erklärt wird. Die exakte Zuordnung der Wandbewegungsstörung zum histologischen Infarktareal wird durch die Kontinuität des Myokards erschwert: sowohl können angrenzende normal kontrahierende Bezirke akinetische Areale „mitziehen" als auch umgekehrt Wandbewegungsstörungen in infarzierten Arealen die Kontraktionsamplitude angrenzender gesunder Abschnitte reduzieren.

Andere Erkrankungen. Regionale Wandbewegungsstörungen kommen außer bei der KHK bei folgenden Erkrankungen vor:
- **Dilatative Kardiomyopathie** (vgl. „Kardiomyopathien", S. 101). Obwohl der Befall häufig diffus ist, können durchaus erhebliche regionale Variationen im Grad der Hypokinesie gesehen werden. Aneurysmen werden hierbei jedoch nicht gesehen.
- **Während oder nach Myokarditis.** Hierbei kommen selten auch ausgeprägte regionale Wandbewegungsstörungen vor, so z. B. apikale Aneurysmen bei der Chagas-Krankheit durch Trypanosoma cruzii.
- **Diffuse Hypokinesien.** Diese kommen als Spätfolge von Mitral- und Aorteninsuffizienz, Aortenstenose, langjährigem Hypertonus, „ausgebrannter" hypertropher (obstruktiver und nicht obstruktiver) Kardiomyopathie sowie bei restriktiver Kardiomyopathie, z. B. Amyloidose vor.

- **Rein septale Wandbewegungsstörungen.** Sie sind relativ häufig und es muss so gut wie möglich unterschieden werden zwischen einem lediglich zeitlich abnormen Kontraktionsmuster mit erhaltener septaler Wandverdickung, z. B. nach Herzoperation, bei Linksschenkelblock, bei WPW-Syndrom, bei rechtsventrikulärer Druck- oder Volumenüberlastung und bei großem Perikarderguss sowie einer echten Verminderung der Kontraktionsamplitude, die für eine KHK oder eine Kardiomyopathie spricht. Durch regionale Verspätung der mechanischen Systole, die Interaktion von linkem und rechtem Ventrikel sowie die Superposition der Gesamtbewegung des Herzens im Thorax und der kardialen Kontraktionsvorgänge kommt es bei den erstgenannten Situationen zu vielfältigen, v. a. im M-Mode gut darstellbaren Veränderungen des normalen Kontraktionsmusters. Findet frühsystolisch eine Auswärtsbewegung des Septums statt, so wird dies als „paradoxes Septum" bezeichnet, das als unspezifischer Befund bei allen genannten klinischen Situationen auftreten kann (Abb. 4.14 g).

Aneurysma, Pseudoaneurysma, Ventrikelseptumdefekt

Bei erheblicher Größe eines transmuralen Infarkts und insbesondere bei apikaler Lokalisation bildet sich ein Aneurysma aus, d. h. eine systolische Dyskinesie mit diastolisch persistierender Konturanomalie des linken Ventrikels im Sinne einer Ausbuchtung (Abb. 4.15, Abb. 4.16 und Abb. 4.17). Die Aneurysmawand ist dünn und kontrahiert nicht. Eine angiografische Dyskinesie imponiert dabei im Echo häufig nur als ausgedehnte Akinesie; eine echte Dyskinesie wird echokardiografisch wesentlich seltener als in der Angiografie gesehen, wo diese Diagnose häufig durch die Einwärtsbewegung gesunder Areale vorgetäuscht wird.

Lokalisationen und Ursachen. Nach ungefährer Lokalisation werden Aneurysmen als Vorderwand-, Vorderwandspitzen-, Apex-, Hinterwandaneurysmen usw. bezeichnet. Diese Angaben sind oft vom EKG- oder Herzkatheterbefund mitbeeinflusst und cum grano salis zu nehmen. Beispielsweise kommt ein Vorderwandaneurysma ohne Beteiligung des Apex so gut wie nicht vor, „Hinterwandaneurysmen" umfassen oft auch Teile der posterioren Wand usw.

Aneurysmen kommen außer als Infarktfolge ganz selten auch als Trauma- oder Abszessfolge vor. Außerdem gibt es angeborene bindegewebige Aneurysmen insbesondere an der Basis des linken Ventrikels.

Pseudoaneurysma. In der Praxis ist die wichtigste Differenzialdiagnose ein Pseudoaneurysma, d. h. eine durch Perikardverklebungen gedeckte Ruptur der freien Wand

Linker Ventrikel: globale und regionale Veränderungen

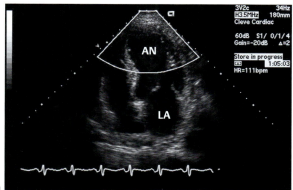
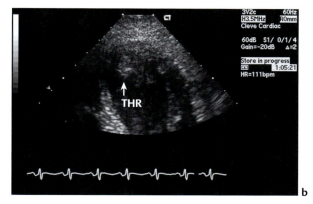
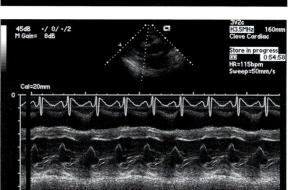

Abb. 4.15 Vorderwandspitzenaneurysma mit apikalem Thrombus.
a Im apikalen Vierkammerblick (man beachte die kugelförmig aufgetriebene Apexregion).
b Ausschnittvergrößerung mit ins Lumen ragendem apikalem Thrombus (THR).
c M-Mode des gleichen Patienten, das eine Hypokinesie des Septums zeigt. Man beachte, dass die Verkürzungsfraktion trotz des Vorderwandaneurysmas normal ist, da sie nur die systolische Funktion an der **Basis** des linken Ventrikels wiedergibt.

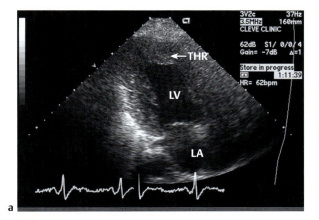
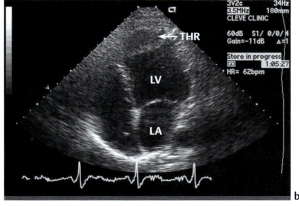

Abb. 4.16 Weiteres Beispiel eines Vorderwandspitzenaneurysmas mit apikalem Spitzenthrombus (THR).
a Apikaler Zweikammerblick.
b Apikaler Vierkammerblick.

des linken Ventrikels in den Perikardraum, die eine dringliche Operationsindikation darstellt (**Abb. 4.18**). Differenzialdiagnostische Kriterien sind:
- der engere Hals (weniger als 40 % des maximalen Aneurysmadurchmessers) mit spitzerem Winkel und abrupterer Konturänderung als beim echten Aneurysma
- systolischer Einstrom und frühdiastolischer Ausstrom von Blut in und aus dem Pseudoaneurysma im gepulsten und Farbdoppler

Der Ventrikelseptumdefekt ist in Kapitel 8 dargestellt.

Linker Ventrikel und Kardiomyopathien

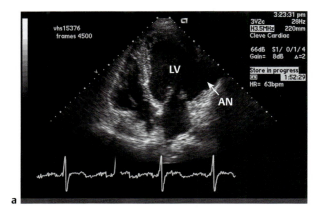

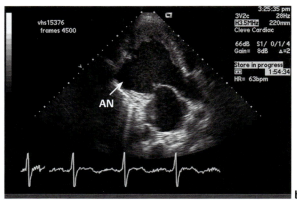

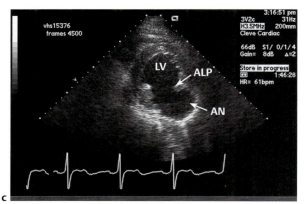

Abb. 4.17 Posterolaterales Aneurysma.
a Apikaler Vierkammerblick. Aneurysma der lateralen Wand (Pfeil).
b Apikaler Langachsenschnitt. Aneurysma der posterioren Wand.
c Parasternaler Kurzachsenschnitt auf Papillarmuskelhöhe. Die Konfiguration ähnelt durch den prominenten anterolateralen Papillarmuskel (ALP) einem Pseudoaneurysma, es handelt sich jedoch um ein echtes Aneurysma der lateralen und posterioren Wand.

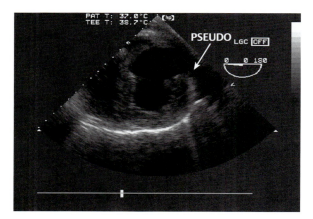

Abb. 4.18 Pseudoaneurysma. Parasternaler Kurzachsenschnitt mit Darstellung eines lateralen Pseudoaneurysmas (PSEUDO). Die Ruptur der lateralen Wand des linken Ventrikels ist gut darstellbar.

Andere umschriebene pathologische Veränderungen und Zusatzstrukturen

Thromben (DVD: Loop 4–4)

Differenzierung vom Nahfeldartefakt. Aneurysmen und große Wandbewegungsstörungen sind Prädilektionsstellen für die Ausbildung von Thromben (**Abb. 4.15** und **Abb. 4.16**). Die Abgrenzung eines apikalen Thrombus vom Nahfeldartefakt kann sehr schwierig sein. Zwingend muss eine erhebliche Wandbewegungsstörung vorliegen; nicht zwingend, aber häufig vorhanden, ist eine zum Kavum hin konvexe Oberfläche des Thrombus. Breitbasig der Wand aufsitzende Thromben tragen ein geringeres Loslösungs- und damit Thromboembolierisiko als engbasige, ins Kavum ragende, evtl. sogar flottierende Thromben (**Abb. 4.19**). Bei zweifelhaftem Befund sollte eingehend v. a. in tiefen und lateralen, atypischen sagittalen Schnittebenen (im rechten Winkel zum Vierkammerblick) sowie mit harmonischer Bildgebung oder mit einem 5-MHz-Schallkopf der wahre Apex dargestellt werden. Auch eine transösophageale Untersuchung ist zu erwägen, obwohl der linksventrikuläre Apex dabei im Fernfeld des Schallkopfs liegt.

Echogenität. Die Echogenität thrombotischen Materials variiert, wobei sehr frische Thromben wenig echogen sind und manchmal nur mit Mühe vom Blut im Kavum differenziert werden können. Andererseits kann es bei alten Thromben zur Anhebung der Echogenität bis hin zur Kalzifizierung kommen.

Linker Ventrikel: globale und regionale Veränderungen

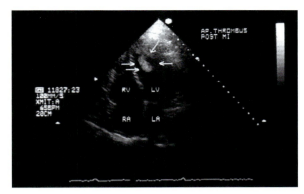

Abb. 4.19 Großer, weit ins Kavum ragender Apexthrombus (Pfeile). Die Anheftungsregion ist durch das Nahfeldartefakt verdeckt. Diese Konfiguration ist mit einem höheren Embolierisiko verbunden als nicht protruierende, breit wandständige Thromben wie in **Abb. 4.16**.

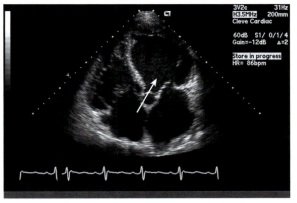

Abb. 4.20 Spontaner Echokontrast im linken Ventrikel (Pfeil) bei dilatativer Kardiomyopathie.

Spontankontrast. Ein weiteres Zeichen einer thrombogenen Disposition, z. B. bei großem Vorderwandaneurysma oder bei schwerer dilatativer Kardiomyopathie sowie häufig in Gegenwart von Thromben, ist Spontankontrast im linken Ventrikel (vgl. „Dilatative Kardiomyopathie", s. u.; **Abb. 4.20**). Dieses Phänomen, das wie Rauch oder Schlieren im 2-D-Bild aussieht, kommt durch Geldrollenbildung der Erythrozyten bei niedrigen Flussgeschwindigkeiten zustande; es wird häufiger bei höherer Schallfrequenz (z. B. 5 MHz) gesehen und deutet auf ein erhöhtes Embolierisiko (Kap. 7). Zur Erkennung muss die 2-D-Verstärkung hoch genug eingestellt sein, d. h. das Kavum darf nicht pechschwarz erscheinen.

Andere Zusatzstrukturen

Tumoren, Vegetationen und Fremdkörper. Wie überall sonst im Herzen auch muss bei einer unklaren Zusatzstruktur im Kavum grundsätzlich an einen Thrombus, einen Tumor oder eine Vegetation gedacht werden. Tumoren sind zwar selten, kommen jedoch, einschließlich des Myxoms, auch im linken Ventrikel vor (**Abb. 4.21**). Vegetationen können in seltenen Fällen direkt am Myokard, d. h. ohne Verbindung zu einer Klappenstruktur ansetzen. Abszesse, Granulome und Hydatidenzysten sind insbesondere im Septum beobachtet worden. Schließlich ist an Fremdkörper zu denken, wie embolisierte Katheterfragmente, perforierte Schrittmacherelektroden aus dem rechten Ventrikel, Geschosse, Splitter usw., die in der Regel stark echogen sind.

Verdickung des basalen Septums. Bei langjähriger Hypertonie, aber auch bei hypertropher Kardiomyopathie, kommt es zu einer ausgeprägten Verdickung des basalen Septums. Diese wird häufig durch die konventionelle Septumdickenmessung auf der Höhe der Mit-

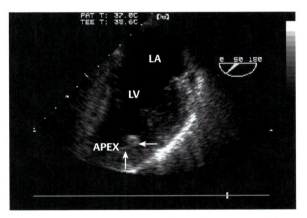

Abb. 4.21 Kleines Myxom (Pfeile) im linken Ventrikel bei multiplem kardialen Myxombefall (pathologisch gesichert). Transösophageale Anlotung.

ralsegelspitzen nur unzureichend erfasst und sollte daher gesondert als Befund berücksichtigt werden (**Abb. 4.7**).

Aberrierende Sehnenfäden. Diese können v. a. im apikalen Bereich quer durch den linken Ventrikel ziehen und auch ins Septum oder in die Papillarmuskeln einstrahlen. Ihnen kommt keine pathophysiologische, als Zusatzstrukturen jedoch eine differenzialdiagnostische Bedeutung zu, da sie für die Endokardkontur gehalten werden oder Thromben vortäuschen können.

Pathologische Veränderungen im Ausflusstrakt

Systolische Vorwärtsbewegung der Mitralklappe

Zu den pathologischen Veränderungen, nach denen im Ausflusstrakt Ausschau gehalten werden muss, zählt die Vorwärtsbewegung der Mitralsegel („systolic anterior motion", SAM) bei Vorliegen einer Ausflussbahnobstruktion. Diese kommt v. a. bei der hypertrophen obstruktiven Kardiomyopathie (s. u.), jedoch auch bei Hypovolämie vor, besonders unter gleichzeitiger Katecholamingabe sowie nach operativer Mitralklappenrekonstruktion. Es handelt sich um eine systolische Bewegung der geschlossenen Mitralsegelspitzen und/oder der Chordafäden auf das Septum zu (s. u.).

Subaortale Membran

Subaortale Membranen können als meist täuschend kleine, membranartige Ausstülpungen des Septums unmittelbar unter dem Aortenring diagnostiziert werden (**Abb. 4.22**). Das Ausmaß der Obstruktion durch diese Membranen, die den Ausflusstrakt halbmondförmig einengen und in der Regel zum vorderen Mitralsegel ziehen, wird meist unterschätzt. Häufig liegt bedingt durch die Membran auch eine leichte bis mittelgradige Aorteninsuffizienz vor.

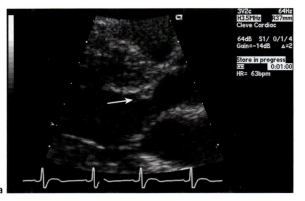
a

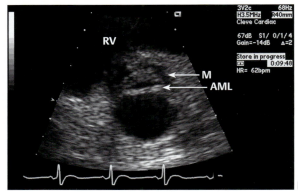
b

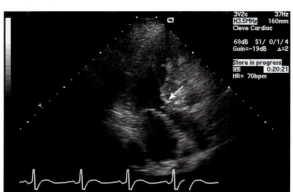
c

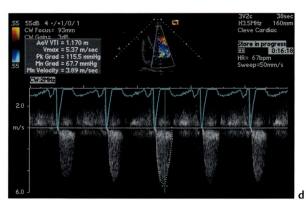
d

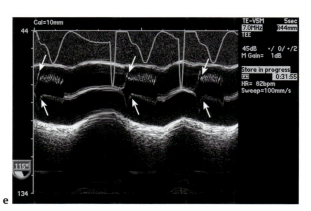
e

Abb. 4.22 Subaortale Membran.
a Ausschnittvergrößerung aus dem parasternalen Langachsenschnitt. Im Ausflusstrakt des linken Ventrikels, vom Septum ausgehend, erkennt man eine klein erscheinende Zusatzstruktur (Pfeil), die der Membran entspricht. Typischerweise erscheinen subaortale Membranen in Langachsenschnitten häufig geringfügig.
b Im Kurzachsenschnitt verlegt die Membran (M), die Kontakt zum vorderen Mitralsegel (AMS) besitzt, halbmondförmig den Ausflusstrakt.
c Im apikalen Langachsenschnitt wird die unterhalb der Aortenklappe liegende Obstruktion ebenfalls deutlich.
d Im kontinuierlichen Doppler von apikal zeigt sich – bei unauffälliger Aortenklappe – ein hoher Gradient infolge der subaortalen Membran (maximal 116, im Mittel 68 mmHg).
e M-Mode der Aortenklappe bei subaortaler Membran. Holosystolische Flatterbewegungen sowie eine frühsystolische Schließungsbewegung der beiden dargestellten Aortensegel durch das Einsetzen der Obstruktion fallen auf (Pfeile).

Häufige echokardiografische Fehler

Probleme bei eingeschränkter Bildqualität. Bei eingeschränkter Bildqualität kann selbst eine so fundamentale Größe wie die globale systolische Funktion des linken Ventrikels schwer zu beurteilen sein. Häufig ist die Endokardkontur nur abschnittsweise zu erkennen und viele Segmente können nur vage beurteilt werden. In dieser Situation sollten v. a. subkostale oder andere atypische Schnitte zu Hilfe genommen werden, die Plausibilität geschätzter Parameter kritisch überprüft werden (so ist z. B. eine chronisch eingeschränkte globale Funktion praktisch immer mit einem erhöhten endsystolischen und enddiastolischen Durchmesser verknüpft) und nicht zuletzt sollte aus dem Befund die eingeschränkte Beurteilbarkeit klar hervorgehen.

Thromben und Nahfeldartefakt. Speziell im Apexbereich ist die Bildqualität häufig eingeschränkt, sodass hier Thromben häufig übersehen werden. Andererseits kann das Nahfeldartefakt, eine helle, nach „unten" konvexe Zone in der Spitzenregion des 2-D-Sektors, v. a. bei zu hoher Nahfeldverstärkung, einen apikalen Thrombus vortäuschen (Abb. 4.22 e).

Nicht sichtbare Endokardkontur. Eine nicht sichtbare Endokardkontur des Septums oder der lateralen Wand im apikalen Vierkammerblick oder der inferioren oder anterioren Wand im apikalen Zweikammerblick kann zu Fehleinschätzungen führen; meist erscheinen die sichtbaren Epikardareale oder das stark echogene zentrale Septum dann „hypokinetisch", sodass fälschlich eine Wandbewegungsstörung diagnostiziert wird. Deshalb sollte bewusst danach gesucht werden, ob das Endokard, das immer wesentlich weniger echogen ist als das Epikard/Perikard oder das zentrale Septum, wirklich erkennbar ist. Hierbei kann die intravenöse Injektion von Linksherzkontrastmittel hilfreich sein.

Pseudo-Apex. Schließlich kann die apikale Region durch eine starke Verkürzung des linken Ventrikels im Vierkammerblick, die zur Darstellung eines Pseudo-Apex führt, verfehlt werden. Eine systematische Suche nach dem wahren Apex, d. h. der maximalen Längsachse des linken Ventrikels im Zweikammerblick, kann dies vermeiden helfen.

Messfehler und Fehleinschätzungen

Messungen im M-Mode. Bei der Messung des enddiastolischen und endsystolischen linksventrikulären Durchmessers sind die häufigsten Fehler eine Überschätzung dieser Größen durch das M-Mode, wenn das Septum nicht wirklich senkrecht zur Schallrichtung verläuft, was v. a. bei älteren Patienten eher die Regel als die Ausnahme ist. Alle M-Mode-Messungen müssen im 2-D-Bild auf Plausibilität hin überprüft werden. In der parasternalen Achse kann die Hinzunahme des Papillarmuskels zur Hinterwand sowie von rechtsventrikulären Trabekeln zum Septum die Dickenmessung verfälschen. Auch hier ist eine sorgsame Beachtung des 2-D-Bildes vorbeugend.

„Leicht eingeschränkte systolische linksventrikuläre Funktion". Diese Diagnose sollte nur mit Vorsicht gestellt werden. Häufig liegt ihr lediglich eine eingeschränkte Untersuchungsqualität oder Untersucherunsicherheit zugrunde, sie impliziert jedoch eine Herzkrankheit, da sich die systolische Funktion ohne Herzerkrankung auch im Alter nicht verschlechtert.

Ausflusstrakt. Im Ausflusstrakt des linken Ventrikels kann Unachtsamkeit zum Übersehen einer subaortalen Membran oder eines SAM-Phänomens führen.

Ruhe-Wandbewegungsstörungen. Schließlich sollte bei der Beurteilung von Ruhe-Wandbewegungsstörungen die hohe Spontanvariabilität sowohl bei Gesunden als auch bei Erkrankten berücksichtigt werden. Leistungssportler haben häufig relativ niedrige Verkürzungsfraktionen, jedoch eine kräftige Longitudinalverkürzung des linken Ventrikels und daher bei Messung der Ejektionsfraktion dann auch normale Werte. Infolge ihrer Sinusbradykardie erscheinen die Ventrikel oft „träge". Hier sollte man sich vor der Brandmarkung als „beginnende dilatative Kardiomyopathie" oder dergleichen hüten. Weiterhin kann aus der Globalität oder Regionalität von Wandbewegungsstörungen die Differenzialdiagnose zwischen KHK und dilatativer Kardiomyopathie im Einzelfall nicht gestellt werden; eine weitergehende Diagnostik ist hier zwingend.

Echokardiografische Befunde bei Herztransplantation

Nach Herztransplantation finden sich einige charakteristische Befunde, die in Tab. 4.4 zusammengefasst sind. Diese können je nach Operationstechnik, z. B. Größe des verbleibenden Anteils des Empfängervorhofs, variieren (Abb. 4.23). Die Diagnose einer Abstoßung im Frühstadium allein aufgrund des Echokardiogramms, z. B. anhand von Füllungsparametern, ist unsicher.

Linker Ventrikel und Kardiomyopathien

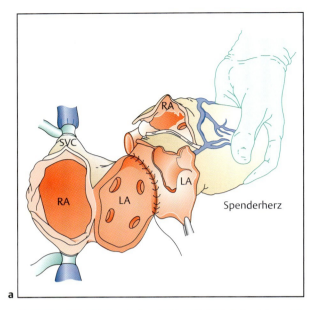

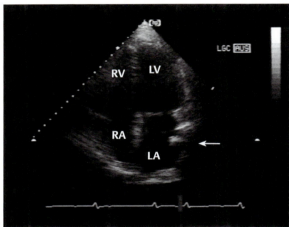

Abb. 4.23 Herztransplantation.
a Schema der Operationstechnik bei Herztransplantation. Links die belassenen Vorhofanteile des Empfängers, rechts das an die Vorhofreste des Empfängers angenähte Spenderherz (nach Stinson et al., Am J Cardiol 1968).
b Z. n. Herztransplantation. Apikaler Vierkammerblick. In diesem Beispiel einige Jahre nach Transplantation ist der rechte Ventrikel normal groß. Einziger Hinweis auf die Transplantation ist die diskrete Einschnürung des linken Vorhofs (Pfeil) an der Nahtstelle zwischen Spender- und Empfängervorhof.

Anhang

Wichtige Formeln zur Beurteilung der systolischen Funktion des linken Ventrikels (s. a. Tabelle im vorderen Einband).

Zirkumferenzielle Verkürzungsfraktion VF, in %. LVEDD = enddiastolischer Durchmesser des linken Ventrikels; LVESD = endsystolischer Durchmesser des linken Ventrikels.

$$VF = \frac{LVEDD - LVESD}{LVEDD} \cdot 100$$
Normwert > 25 %

Ejektionsfraktion EF, in %. LVEDV = enddiastolisches Volumen des linken Ventrikels; LVESV = endsystolisches Volumen des linken Ventrikels.

$$EF = \frac{LVEDV - LVESV}{LVEDV} \cdot 100$$
Normwert > 55 %

Linksventrikuläre Masse LVM, in g. LVEDD = enddiastolischer Durchmesser des linken Ventrikels; PWEDD = enddiastolische Dicke der posterioren Wand in cm; SEDD = enddiastolische Dicke des Septums in cm.
- ≤ 115 g/m² (Körperoberfläche) für Männer
- ≤ 95 g/m² für Frauen

Linksventrikuläres Volumen, in ml. Die folgenden zwei Methoden eignen sich sowohl zur Berechnung des endsystolischen als auch des enddiastolischen Volumens, die beide in die Berechnung der Ejektionsfraktion eingehen.

$$LVM = 0{,}8[1{,}04(LVEDD + PWEDD + SEDD)^3 - LVEDD^3] + 0{,}6$$

Normwerte (Lang et al. 2006):

1. *Monoplane Flächen-Längen-Methode.* V = Volumen in ml; A = Fläche des linken Ventrikels im Vierkammerblick in cm²; L = Länge der linksventrikulären langen Achse in cm. Die linksventrikuläre lange Achse ist die Verbindungslinie zwischen der Mitte des Mitralanulus und dem fernsten Apexpunkt.

$$V = 0{,}85 \times A^2/L$$

2. *Biplane Scheibchen-Summationsmethode* (modifizierte Simpson-Methode). V = Volumen in ml; a i = Radius des Scheibchens i (i = 1, 2, 3...20) im apikalen Vierkammerblick; b i = Radius des Scheibchens i im apikalen Zweikammerblick; L = Länge der langen Achse in cm (hierzu wird in der Regel die längere der beiden langen Achsen im Vier- und Zweikammerblick verwendet).

Normwerte:
- enddiastolisches Volumen > 75 ml/m²
- endsystolisches Volumen > 30 ml/m²

Herzzeitvolumen HZV, in ml/min.

$$HZV = SV \times Herzfrequenz$$

Kardiomyopathien

Tabelle 4.4 Echokardiografische Zeichen nach Herztransplantation.

Struktur/Strömung	typische Befunde nach Transplantation
Ventrikel	normale globale systolische Funktion, oft hypokinetisches oder paradox bewegliches Septum vergrößerter rechter Ventrikel früh nach Transplantation meist durch Ödem erhöhte Wanddicke
Klappen	meist deutliche (nicht schwere) Mitralinsuffizienz, oft mittelschwere Trikuspidalinsuffizienz, oft fortbestehender pulmonaler Hypertonus wegen der Immunsuppression Anfälligkeit für Endokarditis
Vorhöfe	vergrößert, bei bestimmten Operationstechniken können Empfänger- und Spenderanteil deutlich durch eine echodichte Leiste im Bereich der Naht abgesetzt sein durch die Vergrößerung der Vorhöfe vermehrte Thrombenbildung
transmitraler Einstrom	falls 2 Vorhofrhythmuszentren (von Empfänger und Spender) fortbestehen, ist deren Rhythmus dissoziiert, d. h. die Kontraktion des Empfängervorhofs fällt unterschiedlich in den Rhythmus des Spenderherzens ein. Die Amplituden von E- und vor allem A-Wellen können dementsprechend beeinflusst werden bei Abstoßung häufig „restriktives" Muster des Mitraleinstroms mit E $\gg$ A, verkürzter Dezelerationszeit und verkürzter isovolumetrischer Relaxationszeit (Kap. 5)
Perikard	v. a. früh postoperativ Perikarderguss

Tabelle 4.5 Normwerte diastolischer Parameter in Abhängigkeit vom Alter.

Alter	E/A	Dezelerationszeit (ms)	e' (cm/s)	E/e'
<45	1,44 ± 0,41	197 ± 49	10,1 ± 2,6	8,2 ± 2,2
45–54	1,25 ± 0,39	200 ± 41	8,9 ± 1,8	9,1 ± 2,9
55–64	1,11 ± 0,47	197 ± 50	7,6 ± 2,3	10,4 ± 3,3
65–74	1,08 ± 0,43	210 ± 49	7,0 ± 2,1	11,5 ± 3,1
>74	0,98 ± 0,58	215 ± 71	6,2 ± 1,7	12,4 ± 3,3

Aus De Sutter J, de Backer J, Van de Veire N, Velghe A, De Buyzere M, Gillebert. TC effects of age, gender, and left ventricular mass on septal mitral annulus velocity (E') and the ratio of transmitral early peak velocity to E' (E/E'). Am J Cardiol 2005; 95: 1020–1023.

Schlagvolumen SV, in ml/Schlag. Aus der zweidimensionalen Echokardiografie:
LVEDV = enddiastolisches Volumen;
LVESV = endsystolisches Volumen, keine gleichzeitige Mitral- oder Aorteninsuffizienz.

$$SV = LVEDV - LVESV$$

Alternativ mittels gepulsten Dopplers der Aortenklappe (Kap. 6):
TVI = Zeit-Geschwindigkeit-Integral in cm des gepulsten systolischen Dopplersignals über der Aortenklappe;
d = Durchmesser des linksventrikulären Ausflusstrakts auf der Höhe des Aortenrings in cm, keine Aorteninsuffizienz.

$$SV = TVI \cdot \pi d^2 / 4$$

Gewebedoppler. Die angegebenen Werte sind aufgrund der limitierten Daten zu diesem Verfahren vorläufig. Die Messungen sollten mit dem gepulsten Doppler erfolgen; für e' wird die Mittelung der Werte aus dem basalen Septum und der basalen Lateralwand im apikalen Vierkammerblick empfohlen (Tab. 4.5).

4.2 Kardiomyopathien

Einteilungen

Nach der Einteilung der Weltgesundheitsorganisation von 1995 (Report of the 1995, WHO 1996) umfasst der Begriff Kardiomyopathie nicht mehr nur die klassischen „idiopathischen" Kardiomyopathien, sondern ganz allgemein Erkrankungen des Herzmuskels. Danach ist es statthaft, neben den klassischen „idiopathischen" Kardiomyopathien von ischämischer, valvulärer, hypertensiver, alkoholischer und anderen Kardiomyopathien zu sprechen. Im engeren Sprachgebrauch werden aber im-

mer noch vorwiegend folgende Formen darunter verstanden:
- dilatative Kardiomyopathie
- hypertrophe Kardiomyopathie, mit obstruktiven und nicht obstruktiven Formen
- restriktive Kardiomyopathie (Löffler-Endokardfibrose, eosinophile Endomyokardfibrose, Endokardfibroelastose, Speichererkrankungen, wie Amyloidose und Fabry-Erkrankung)
- rechtsventrikuläre Kardiomyopathien (arrhythmogene Dysplasie des rechten Ventrikels, Morbus Uhl)

Diagnose. Die Echokardiografie spielt bei der Diagnose dieser Erkrankungen meist die Schlüsselrolle. Ihr Hauptmanifestationsort ist – bis auf die rechtsventrikulären Kardiomyopathien – der linke Ventrikel. Dabei sollte jedoch bedacht werden, dass die Echokardiografie letztlich immer auf indirekte Zeichen angewiesen ist, etwa Veränderungen des Ventrikelvolumens, der Herzwanddicke u. a. Eine direkte Diagnose, etwa anhand der Textur des Myokards, ist dagegen nicht möglich.

Dilatative Kardiomyopathie (DVD: Loops 4–1 bis 4–4)

Echokardiografische Charakteristika. Die dilatative Kardiomyopathie ist durch folgende echokardiografische Charakteristika gekennzeichnet (Abb. 4.24):
- Herabgesetzte globale systolische und diastolische Funktion des linken Ventrikels. Die regionale systolische Funktion ist meist diffus herabgesetzt (hypokinetisch), allerdings kommen durchaus regionale Unterschiede in der Ausprägung der Hypokinesie vor, die die Differenzialdiagnose zur diffusen, schweren koronaren Herzkrankheit nicht erlauben. Eindeutige große Akinesien oder Aneurysmen gehören allerdings nicht zum Bild der dilatativen Kardiomyopathie.
- Vergrößerung der enddiastolischen und endsystolischen Ventrikeldurchmesser und -volumina. Frühe Formen, die noch nicht zu einer Dilatation des linken Ventrikels geführt haben, können anscheinend anhand der longitudinalen Gewebedoppler-Geschwindigkeiten S und e' erfasst werden. Die Daten hierzu sind jedoch noch sehr limitiert.
- Sekundäre Mitralinsuffizienz mit Vergrößerung des linken Vorhofs und häufigem Vorhofflimmern.
- Zunahme an Gesamtmuskelmasse durch die Vergrößerung des Ventrikels. Die Dicke der Wände des linken Ventrikels ist allerdings meist normal.
- Im Spätstadium restriktives transmitrales Füllungsmuster (Kap. 5) mit überhöhter E-Welle und verkürzter Dezelerationszeit (< 150 ms).
- Niedriges Herzzeitvolumen, herabgesetzte Ventrikelfunktion, Vergrößerung von linkem Ventrikel und Vorhof sowie Vorhofflimmern begünstigen das Auftreten von Spontankontrast (Abb. 4.24 c und Kap. 7) und Thromben im linken Ventrikel und im linken Vorhof oder Vorhofohr.

Die dilatative Kardiomyopathie befällt vorzugsweise den linken oder beide Ventrikel, sehr selten auch nur den rechten Ventrikel.

Echokardiografische Differenzialdiagnose der dilatativen Kardiomyopathie

KHK. Differenzialdiagnostisch muss die koronare Herzkrankheit erwogen werden, die sich nur koronarangiografisch definitiv ausschließen lässt.

Leistungssportler. Eine Vergrößerung des linken Ventrikels bei guter Funktion findet sich bei Leistungssportlern, insbesondere bei Ausdauersportlern. Die Vergrößerung kann beträchtlich sein (enddiastolische Ventrikeldurchmesser bis 66 mm sind bei gesunden Sportlern beschrieben worden; Pelliccia et al. 1991). Die systolische Ventrikelfunktion ist dabei normal.

Regurgitationsvitien. Eine Vergrößerung der Herzhöhlen und eine Einschränkung der Ventrikelfunktion findet sich auch bei fortgeschrittenen Regurgitationsvitien (Mitral- und Aorteninsuffizienz). Wegweisend ist hier der Nachweis der Klappenerkrankung. Die Abgrenzung einer Mitralinsuffizienz im Endstadium kann schwierig sein, da auch die dilatative Kardiomyopathie zur schweren sekundären Mitralinsuffizienz führen kann. Eine morphologisch unauffällige Klappe mit zentralem Regurgitationsjet durch Schlussunfähigkeit der Mitralsegel infolge exzentrischen Papillarmuskelzugs spricht für eine primäre Myokarderkrankung.

Hypertrophe Kardiomyopathie (DVD: Loops 4–5 u. 4–6)

Eine Verdickung der Herzwände über 12 mm ohne erkennbare Ursache (d. h. Hypertonie, Aortenstenose oder Speichererkrankung) wird als hypertrophe Kardiomyopathie bezeichnet (Abb. 4.25). Durchmesser und Volumen des linken Ventrikels sowie systolische Funktion sind zunächst normal. Oft, aber nicht immer, ist das Septum bevorzugt betroffen; bei einem Verhältnis von (enddiastolischer) Septumdicke zu Dicke der posterioren Wand von 1,3:1 oder mehr spricht man von asymmetrischer Septumhypertrophie, sonst von konzentrischer Hypertrophie. Durch die Dickenzunahme der Wände des linken Ventrikels erfordert dieser diastolisch höhere Füllungsdrücke. Außerdem ist die aktive, frühdiastolische Relaxation bei Hypertrophie verlangsamt. Beides führt zur „diastolischen Dysfunktion" des linken

Kardiomyopathien

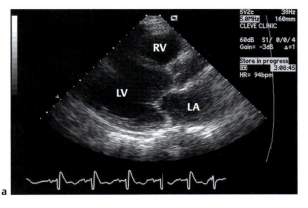
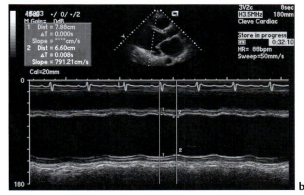
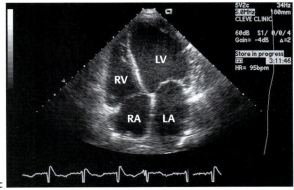
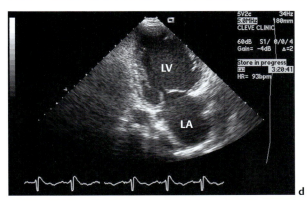
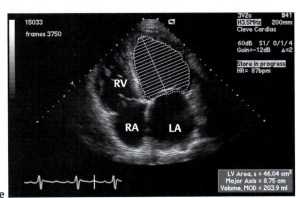
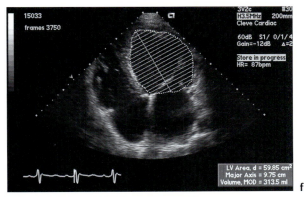

Abb. 4.24 Dilatative Kardiomyopathie.
a Parasternaler Langachsenschnitt, Enddiastole. Das Kavum des linken Ventrikels ist massiv dilatiert (auf 65 mm Querdurchmesser). Auch der linke Vorhof ist etwas vergrößert. Die enddiastolische Wanddicke ist normal, die (normal dicken) Wände erscheinen wegen der Größe des Kavums dünn.
b M-Mode des linken Ventrikels bei dilatativer Kardiomyopathie. Massive Erweiterung des linken Ventrikels in Enddiastole (79 mm) und Endsystole (66 mm), Verringerung der Kontraktionsamplituden sowohl des Septums als auch der posterioren Wand (Verkürzungsfraktion 14 %).
c Apikaler Vierkammerblick. Spontaner Echokontrast im linken Ventrikel. Man beachte die weit in den linken Ventrikel verschobene Apposition der Mitralsegel (durch exzentrischen Zug der Papillarmuskeln).
d Apikaler Zweikammerblick.
e Berechnung der Ejektionsfraktion. Planimetrie des linken Ventrikels in der Endsystole. Nach Simpson errechnet sich ein Volumen von 204 ml.
f Entsprechende Berechnung des enddiastolischen Ventrikelvolumens (314 ml). Die Ejektionsfraktion errechnet sich als (314−204)/314 = 35 %.

Linker Ventrikel und Kardiomyopathien

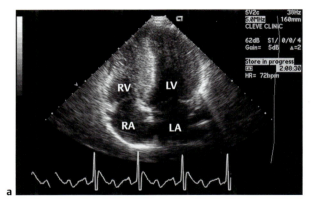

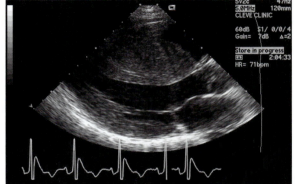

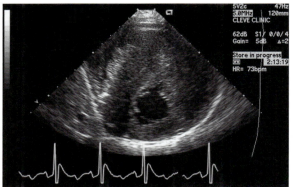

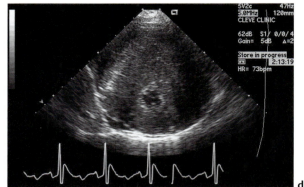

Abb. 4.25 Hypertrophe Kardiomyopathie.
a Apikaler Vierkammerblick. Schwere Hypertrophie des Septums und (geringer) der Lateralwand. Aus diesem Bild allein ist die Unterscheidung zur hypertrophen obstruktiven Kardiomyopathie nicht möglich.
b Parasternaler Langachsenschnitt desselben Patienten wie in a. Schwere Hypertrophie des Septums, aber auch der posterioren Wand. Ein SAM ist nicht erkennbar; der Ausflusstrakt erscheint normal dimensioniert.
c Parasternaler Kurzachsenschnitt auf Mitralklappenniveau (Enddiastole).
d Parasternaler Kurzachsenschnitt auf Mitralklappenniveau (Endsystole). Es kommt zu einer fast vollständigen Kavumobliteration.

Ventrikels. Die erhöhten Füllungsdrücke führen zur Dilatation des linken Vorhofs und später zum Vorhofflimmern. Frühe Formen, die noch nicht zu einer Dilatation des linken Ventrikels geführt haben, können anscheinend anhand der longitudinalen Gewebedoppler-Geschwindigkeiten S und e' erfasst werden. Die Daten hierzu sind jedoch noch sehr limitiert.

Hypertrophe obstruktive Kardiomyopathie

Diese liegt vor, wenn zur unerklärten Hypertrophie ein systolischer intraventrikulärer Gradient im linken Ventrikel tritt, ohne dass eine fixierte Obstruktion (Aortenstenose, subvalvuläre Membran, supraaortale Stenose) nachweisbar ist. Die typische Ausflussbahnobstruktion wird auch als idiopathische Subaortenstenose (IHSS) bezeichnet.

Die „dynamische" Obstruktion kann
- bereits in Ruhe nachweisbar sein oder
- nur unter Belastung, nach Amylnitritinhalation, durch Vorhofstimulation oder durch Katecholamininfusion provozierbar sein.

Charakteristika der Obstruktion

Beteiligung der Mitralklappe. Der Ort der Obstruktion ist individuell unterschiedlich. Klassisch ist die Obstruktion im Ausflusstrakt, die von einer systolischen Vorwärtsbewegung der Mitralklappe, meist vorwiegend des vorderen Segels, begleitet und zumindest teilweise auch hervorgerufen wird (**Abb. 4.26**). Dieses Phänomen wird zumindest teilweise mit einer Vergrößerung der Mitralsegel und mit einer pathologisch veränderten Aufhängung an den Papillarmuskeln erklärt, wodurch der distale Teil insbesondere des vorderen (manchmal auch des hinteren) Mitralsegels (**Abb. 4.27**) nicht mehr unter Spannung steht und vom Blut in den Ausflusstrakt geschwemmt wird. Die Vorwärtsbewegung der Segel fin-

Kardiomyopathien

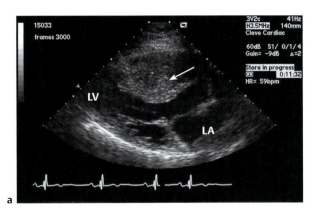
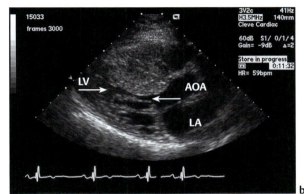
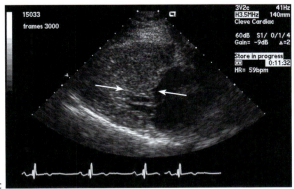
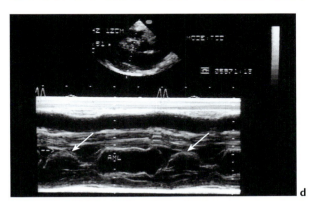
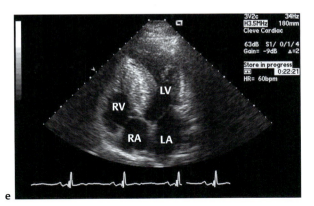

Abb. 4.26 Hypertrophe obstruktive Kardiomyopathie.
a Parasternaler Langachsenschnitt. Das massiv hypertrophierte Septum (Pfeil) ist erkennbar. Zu Beginn der Systole ist die Konfiguration der Mitralsegel unauffällig.
b Mittsystolisch wird eine deutliche Vorwärtsbewegung der Mitralklappe, hier vorwiegend des vorderen Segels (SAM, Pfeil) sichtbar, die den Ausflusstrakt des linken Ventrikels einengt.
c Spätsystolisch liegt ein breiter Kontakt des vorderen Mitralsegels mit dem basalen Ventrikelseptum vor (ausgeprägter SAM, Pfeil).
d M-Mode bei hypertropher obstruktiver Kardiomyopathie. Die anteriore Bewegung des vorderen Mitralsegels in der Systole ist mit einem Pfeil markiert.
e Apikaler Vierkammerblick mit massiv hypertrophiertem Septum.

det mitt- bis spätsystolisch statt und kann (aber muss nicht) zum Kontakt der Segelspitzen mit dem interventrikulären Septum führen (**Abb. 4.24 c**); ihr Ausmaß korreliert mit dem Grad der Obstruktion, d. h. mit dem systolischen Ausflussbahngradienten. Charakteristisch ist jedoch eine hohe intraindividuelle Variabilität in der Ausprägung.

M-Mode. Die Bewegung ist gut in parasternalen und apikalen Langachsenschnitten erkennbar; sie kann durch das Schreiben eines M-Modes bestätigt werden, in dem systolisch nach Mitralklappenschluss eine nach anterior konvexe, bogenförmige Bewegung (umgekehrt wie beim Mitralsegelprolaps) der Mitralsegel erkennbar ist (**Abb. 4.26 d**). Hinzu kommt eine mittsystolische Schließungsbewegung der Aortenklappe, die oft nur im M-Mode erkennbar wird.

Doppler. Im gepulsten Doppler ist bei Bewegung der Messzelle auf die Aortenklappe zu ein abrupt zunehmender Anstieg der maximalen Flussgeschwindigkeiten entlang des Septums erkennbar. Im kontinuierlichen Doppler ist das typische schmale säbelförmige Geschwindigkeitsprofil mit spätsystolischem Gipfel charakteristisch. Der Farbdoppler zeigt bei entsprechend

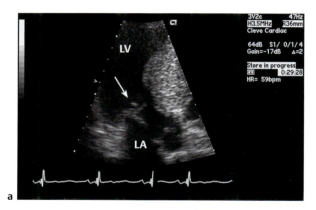
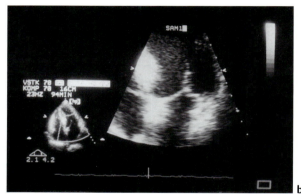
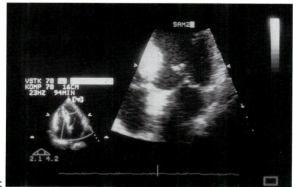

Abb. 4.27 Systolische Vorwärtsbewegung beider Mitralsegel.
a Hypertrophe obstruktive Kardiomyopathie (HOKM) im apikalen Langachsenschnitt, Ausschnittvergrößerung. SAM beider Segel (Pfeil).
b Systolische Vorwärtsbewegung beider Mitralsegel im apikalen Vierkammerblick. Frühsystolisch normale Konfiguration der geschlossenen Mitralsegel.
c Selber Patient wie b, Ausschnittvergrößerung, Spätsystole. Deutliche Bewegung beider Segelränder (dies ist nicht bei allen Patienten mit SAM der Fall!) zum Septum hin.

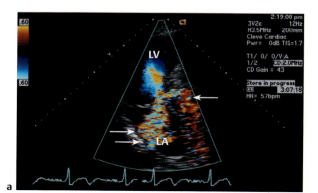
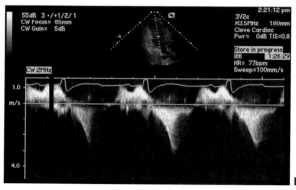
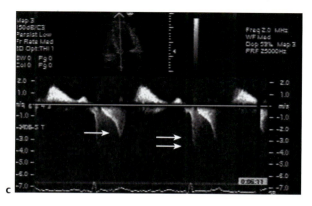

Abb. 4.28 Dopplerbefunde bei hypertropher obstruktiver Kardiomyopathie.
a Farbdoppler zu Abb. 4.27 T.-Abb. a. Turbulenter Fluss im Ausflusstrakt des linken Ventrikels (Pfeil), gleichzeitig spätsystolische schwere Mitralinsuffizienz (Doppelpfeil).
b Kontinuierlicher Doppler des systolischen Ausflussbahngradienten in der apikalen langen Achse. Der spätsystolisch akzentuierte Gradient beträgt maximal etwa 36 mmHg.
c Kontinuierlicher Doppler des systolischen Ausflussbahngradienten (Pfeil) im apikalen Vierkammerblick, der vom Mitralinsuffizienzsignal (Doppelpfeil) überlagert wird. Das Mitralinsuffizienzsignal hat die gleiche Richtung wie der Fluss im Ausflusstrakt, ist aber mehr glockenförmig und beginnt früher, nämlich unmittelbar nach Beendigung des – ebenfalls abgebildeten – diastolischen Einstroms durch die Mitralklappe.

hohen Geschwindigkeiten Turbulenzmuster am Ort der Obstruktion, z. B. im linksventrikulären Ausflusstrakt (Abb. 4.28). Die systolische Vorwärtsbewegung der Mitralklappe wird meist von einer erheblichen Mitralinsuffizienz begleitet. Seltener ist die mittventrikuläre Obstruktion auf Papillarmuskelhöhe, noch seltener die apikale Abschnürung eines Teils des Ventrikels in der Systole (Abb. 4.29). Der Ort der Obstruktion kann bereits im 2-D-Bild anhand der Hypertrophieverteilung vermutet werden und ist im gepulsten, kontinuierlichen und Farbdoppler als Flussbeschleunigung detektierbar.

Typische Befunde der Doppleruntersuchung:

- Im Farbdoppler lässt sich am Ort der Obstruktion (d. h. meist im Ausflusstrakt des linken Ventrikels) systolisch turbulente Strömung nachweisen. Bei Herzgesunden ist die Strömung im Ausflusstrakt laminar.
- Mit dem gepulsten Doppler lässt sich im apikalen Langachsenschnitt eine pathologische Zunahme der systolischen Flussgeschwindigkeiten auf die Aortenklappe zu messen. Hierzu sollte die Messzelle entlang dem Ventrikelseptum langsam in Richtung Aortenklappe gefahren werden. Während normalerweise hier Geschwindigkeiten um 1 m/s gemessen werden, kommt es bei Ausflussbahnobstruktion bereits deutlich vor Erreichen der Aortenklappe zu einem Hochschnellen der Flussgeschwindigkeiten.
- Mit dem kontinuierlichen Doppler lässt sich das typische, spätsystolisch betonte Profil eines Ausflussbahngradienten registrieren und quantifizieren. Hierbei wird meist lediglich der maximale Gradient oder die maximale Geschwindigkeit notiert. Geschwindigkeiten von 4 m/s und mehr sind keine Seltenheit. Zu achten ist auf die Abgrenzung vom kontinuierlichen Dopplerprofil der Mitralinsuffizienz (die ja meist ebenfalls besteht). Letzteres ist glockenförmig, beginnt früher und endet später als die Ausflussbahnobstruktion. Im Zweifel kann ein Vergleich der gepulsten Dopplersignale aus dem Ausflusstrakt und der Mitralinsuffizienz im Hinblick auf die zeitliche Zuordnung zum EKG die Differenzierung erleichtern.

Echokardiografische Differenzialdiagnose der hypertrophen Kardiomyopathie

Eine Verdickung der Wände des linken Ventrikels findet sich auch bei Hypertonus, Aortenstenose sowie Speichererkrankungen (z. B. Amyloidose). Das Muster der Hypertrophieverteilung, d. h. das Ausmaß der Asymmetrie, ist dabei kein sicheres Kriterium für eine Unterscheidung, obwohl die klassische hypertrophe obstruktive Kardiomyopathie eine eindrucksvolle „asymmetrische" Septumhypertrophie aufweist. Zur Differenzialdiagnose der systolischen Vorwärtsbewegung der Mitralklappe

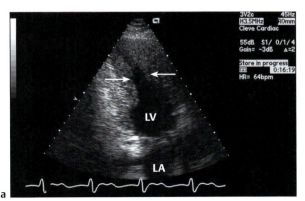

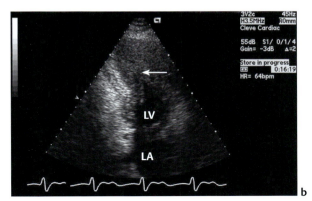

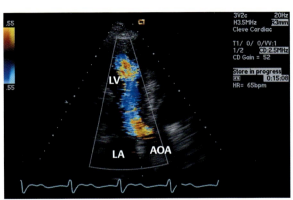

Abb. 4.29 Apikale Form der hypertrophen obstruktiven Kardiomyopathie. Diese Form ist in Europa selten, in Japan häufiger.
a Apikaler Zweikammerblick. Im Gegensatz zur häufigeren Hypertrophie des Septums ist hier der Apex des linken Ventrikels hypertrophiert (Pfeile).
b Selber Patient wie in a in Endsystole. Es kommt zu einer apikalen Kavumobliteration (Pfeil).
c Selber Patient wie in a und b, systolischer Farbdoppler des apikalen Zweikammerblicks mit apikal-mittkavitärer Flussbeschleunigung.

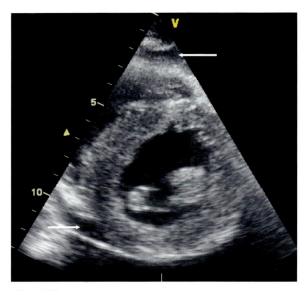

Abb. 4.30 Amyloidose. Parasternaler Kurzachsenschnitt auf Papillarmuskelhöhe. Alle Wandsegmente des linken Ventrikels sind stark hypertrophiert und vermehrt echogebend. Kleiner Perikarderguss (Pfeile).

(SAM) s. o. „Pathologische Veränderungen im Ausflusstrakt".

Restriktive Kardiomyopathien (DVD: Loops 2–1, 4–10, 4–11)

Hierunter fasst man eine Reihe von Krankheiten zusammen, die primär zu einer herabgesetzten Dehnbarkeit des linken Ventrikels („Restriktion") führen. Von einigen Autoren wird diese heterogene Krankheitsgruppe nicht den Kardiomyopathien im engeren Sinne zugerechnet (Deutsche Gesellschaft für Innere Medizin 1994). Prototyp ist die kardiale Amyloidose (**Abb. 4.30**).

Echokardiografische Charakteristika sind:
- Füllungsbehinderung beider Ventrikel („diastolische Dysfunktion")
- normale (bzw. erst im Endstadium eingeschränkte) systolische linksventrikuläre Funktion
- normale Größe der Ventrikel, oft mit konzentrischer Dickenzunahme der Wände
- Vergrößerung der Vorhöfe, Vorhofflimmern, pulmonaler Hypertonus

Die Amyloidose geht meist mit einem kleinen oder mäßigen Perikarderguss einher.

Echokardiografische Differenzialdiagnose der restriktiven Kardiomyopathie

Speichererkrankungen führen zur Wandverdickung und müssen von anderen Hypertrophieformen abgegrenzt werden. Wichtig ist die Differenzialdiagnose zur konstriktiven Perikarditis (Kap. 11), die sich klinisch ähnlich manifestiert und bei der Katheteruntersuchung ein ähnliches diastolisches Druckmuster in den Ventrikeln („Dip und Plateau", frühdiastolischer kurzer Druckabfall und danach überhöhter, weitgehend gleich bleibender Druck bis zum Ende der Diastole) aufweisen kann.

Zeichen einer restriktiven Herzmuskelerkrankung sind:
- Fehlen einer ausgeprägten respiratorischen Variabilität des transmitralen Einstromprofils und der pulmonalvenösen diastolischen Welle (Kap. 11).
- Nachweis eines pulmonalen Hypertonus anhand der Trikuspidalinsuffizienz, der bei Pericarditis constrictiva in der Regel fehlt.

Die arrhythmogene Dysplasie des rechten Ventrikels und die Uhl-Erkrankung sind in Kap. 8 dargestellt.

5 Mitralklappe

Übersicht

Die Mitralklappe ist die „zentrale Struktur der Echokardiografie". Nach Erörterung der Klappenfunktion und Echoanatomie werden Mitralprolaps und Endokarditiden besprochen. Es folgt die Darstellung der Mitralstenose mit Bestimmung von Gradienten und Mitralklappenöffnungsfläche (mittels Planmetrie und nach Dopplerdruckhalbwertszeit) sowie der Mitralinsuffizienz, ihrer zahlreichen Ursachen und der Möglichkeiten der Schweregradbestimmung.

5.1 Funktionelle Anatomie

Klappenapparat. Die Mitralklappe reguliert den Einstrom des Bluts aus dem linken Vorhof in den linken Ventrikel (**Abb. 5.1**). Sie besteht aus einem fibrösen, nicht ganz geschlossenen Ring und den daran ansetzenden 2 Segeln. Der „Mitralklappenapparat" umfasst zusätzlich die Strukturen, an denen die Segel aufgehängt sind: Chordafäden und Papillarmuskeln. Beides wird auch als „subvalvulärer Apparat" bezeichnet.

Mitralring. Der Mitralring ist uneben und weist eine annähernd sattel- oder liegestuhlartige Gestalt auf (**Abb. 5.2**): Das anteriore, dem Ausflusstrakt des linken Ventrikels benachbarte Segment und das gegenüberliegende posteriore Segment sind zum linken Vorhof hin angehoben, während septales und laterales Segment zum linken Ventrikel hin abgesenkt sind. Die maximale „Unebenheit" des Mitralrings in apikobasaler Richtung beträgt etwa 1 cm. Der anteroposteriore Durchmesser ist etwas größer als der septal-laterale, was dem Ring eine etwas elliptische Projektionsfläche verleiht. Endsystolisch ist diese Fläche am kleinsten und nimmt diastolisch um etwa 25 % zu. Durch die Kontraktion des linken Ventrikels bewegt sich der Mitralring systolisch um über 1 cm in Richtung auf den Apex, was die passive Füllung des linken Vorhofs begünstigt. Diastolisch bewegt sich der Ring dann während der Ventrikelfüllung wieder in seine Ausgangslage zurück.

Segel. Die Segel sind dünne, glatte, mobile Membranen, deren Ränder etwas dicker und rauer sind. Im geschlossenen Zustand kommen die Segelspitzen im Bereich der rauen Spitzenzone in einer Breite von wenigen Millimetern aufeinander zu liegen. Das vordere Mitralsegel ist annähernd halbkreisförmig und von Ansatz zu Rand doppelt so lang wie das hintere. Der Anheftungsbereich des hinteren Segels an den Mitralring ist dagegen doppelt so lang wie der des vorderen, sodass vom linken Vorhof aus gesehen das hintere Segel u-förmig die „Zunge" des vorderen umfasst. Die chirurgische Anatomie unterscheidet am hinteren Segel drei Segmente („scallops"), die einzeln pathologisch verändert sein können. Die exakte Lokalisierung pathologischer Veränderungen ist eine Domäne der transösophagealen Echokardiografie und kann im Rahmen der intraoperativen Untersuchung bei rekonstruktiven Eingriffen dem Chirurgen entscheidende Informationen zur Operationsplanung und zur intraoperativen Erfolgsbeurteilung an die Hand geben.

Mitralklappe

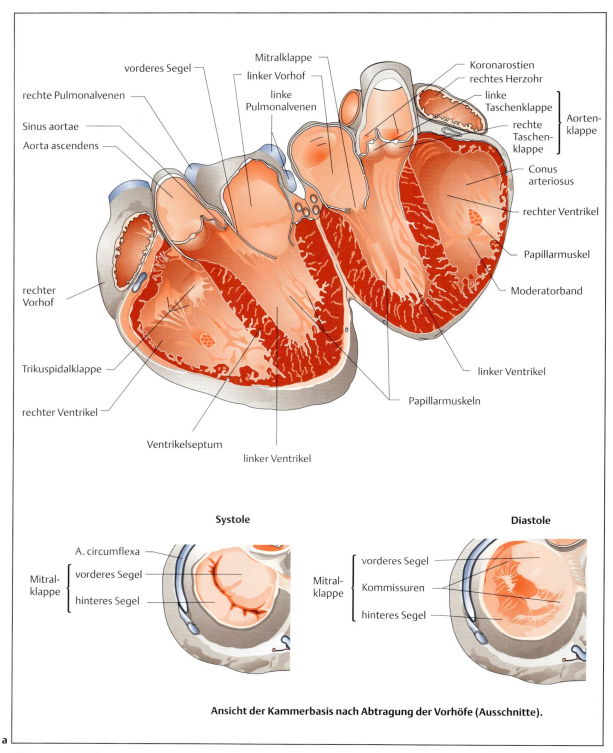

Abb. 5.1 Mitralklappe.
a Schematische Darstellung der Mitralklappe in verschiedenen Ansichten.

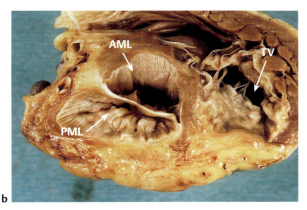

b Anatomisches Präparat. Blick vom (entfernten) linken Vorhof aus auf den Mitraltrichter.

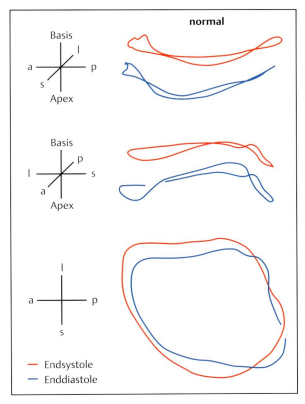

Abb. 5.2 3-D-Rekonstruktion des Mitralrings aus transösophagealen echokardiografischen Bildern. Die Achsen links bezeichnen die Orientierung des Rings (Basis = Herzbasis, Apex = Herzapex, l = lateral, s = septal, a = anterior, p = posterior). Die unebene („non-planare") annähernd elliptische Form des Rings wird deutlich.

Chordafäden und Papillarmuskeln. Die Segel werden durch eine Vielzahl von bindegewebigen Chordafäden, die zu den zwei Papillarmuskeln ziehen, am Durchschlagen in den linken Vorhof gehindert. Die beiden Papillarmuskeln (anterolateraler und posteromedialer Muskel) setzen im mittleren Drittel des linken Ventrikels an seiner freien Wand an. Ihre Verbindungslinie, und damit auch der überwiegende Teil der Schließungslinie der Mitralklappe, liegt nicht genau zentral, sondern leicht posterior im linken Ventrikel. Die beiden Kommissuren, an denen die Segel miteinander in Verbindung stehen, werden ebenso wie die Papillarmuskeln bezeichnet. Beide Papillarmuskeln geben Chordafäden zu beiden Segeln ab. Ihr Zug einerseits sowie das Druckgefälle zwischen linkem Ventrikel und linkem Vorhof andererseits bestimmen die Position beider Mitralsegel.

5.2 Echokardiografische Beurteilung der Mitralklappe

Morphologische Beurteilung

Die Mitralklappe ist die „Leitstruktur der Echokardiografie". Als große, charakteristisch bewegliche Struktur im Zentrum des Herzens dient sie der ersten Orientierung des Untersuchers nach Aufsetzen des Schallkopfs. Wohl bei keiner anderen kardialen Struktur ist das physiologische und pathophysiologische Verständnis so durch die Echokardiografie erweitert worden wie bei der Mitralklappe.

Beweglichkeit, Segeldicke, Verkalkungen, Zusatzstrukturen sowie subvalvulärer Apparat sind echokardiografisch hervorragend beurteilbar (**Abb. 5.3** und **Abb. 5.4**). Die Segelspitzen sollten während der frühen Öffnung eine Amplitude erreichen, die deutlich den Durchmesser des Mitralrings übersteigt. Die Segel sind normalerweise < 3 mm dick und weisen lediglich an der Spitze eine geringe Verdickung auf. Sie haben eine etwas höhere Echodichte als das Myokard, jedoch eine geringere als das Perikard. Im geschlossenen Zustand (systolisch) bleiben Segelränder und -bäuche in der parasternalen langen Achse auf der Ventrikelseite einer gedachten Verbindungslinie zwischen den Segelansätzen. Im apikalen Vierkammerblick können die Bäuche diese Linie in Richtung auf den Vorhof gering überschreiten.

Schnittebenen

Parasternale Schnitte. Im parasternalen Langachsenschnitt werden beide Segel etwa in ihrer Mitte in einer anteroposterioren Schnittebene getroffen. Besonders die Diagnose eines Prolapses oder einer systolischen Vorwärtsbewegung (SAM, bei hypertropher obstruktiver Kardiomyopathie) sind in dieser Ebene am besten zu stellen. Dieser Schnitt dient auch der Steuerung des M-Mode-Strahls, der ebenfalls charakteristische Veränderungen (eingeschränkte Öffnung und Rückstellbewegung, Prolaps, SAM, Mitralringverkalkung u. a.) qualitativ aufzeigen kann.

Mitralklappe

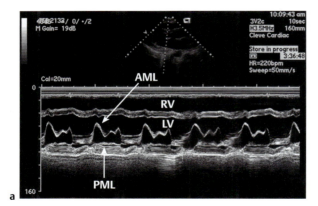

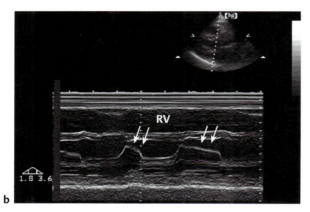

Abb. 5.3 M-Mode der Mitralklappe.
a Normales M-Mode der Mitralklappe.
b M-Mode der Mitralklappe bei Mitralstenose. Die Segel sind verdickt, die Rückstellbewegung des vorderen Segels (EF-Slope, Doppelpfeile) vermindert, das posteriore Segel bewegt sich mit Beginn der Diastole nicht zur posterioren Wand hin.

Der parasternale Kurzachsenschnitt in Höhe der Mitralklappe dient v. a. der Beurteilung der Beweglichkeit der Segelränder; in diesem Schnitt wird bei Mitralstenose die Planimetrie durchgeführt (s. u.).

Apikale Schnitte. Im apikalen Vierkammerblick lässt sich ebenfalls die Morphologie von Segeln und subvalvulärem Apparat beurteilen. Die Information aus diesem Schnitt ist nicht redundant zum parasternalen Langachsenschnitt, da hier die Ebene septal-lateral verläuft und mithin andere Abschnitte der Klappe getroffen werden. In dieser Ebene ist bei dilatiertem Ventrikel besonders gut die Schließungsbehinderung durch Ringdilatation und Papillarmuskelzug erkennbar.
Der apikale Langachsenschnitt liefert im Prinzip gleiche morphologische Informationen wie der parasternale Langachsenschnitt. Durch die unterschiedliche Schallausbreitungsrichtung können jedoch hier manchmal bestimmte Details besser herauskommen.

Der apikale Zweikammerblick liefert evtl. ebenfalls Zusatzinformationen durch seine zum Vierkammerblick fast senkrechte Schnittebenenorientierung.

Subkostale Schnitte. Die subkostalen Schnitte sind für die Mitralklappe lediglich bei unergiebigen parasternalen und apikalen Schallfenstern sowie bei der Beurteilung von Mitralprothesen von Interesse.

Funktionsbeurteilung

Die Funktion kann sowohl morphologisch im 2-D-Bild als auch unmittelbar anhand der Doppleruntersuchung beurteilt werden: In der Diastole soll die Mitralklappe die Füllung des linken Ventrikels ermöglichen, während sie in der Systole den Rückstrom von Blut in den linken Vorhof verhindern soll.

Bewegungsamplitude der Segelränder. Die Mitralklappe öffnet nach der isovolumetrischen Relaxationsphase des linken Ventrikels, sobald der Druck im linken Vorhof den des linken Ventrikels übersteigt. Die Öffnung erfolgt wie bei anderen normalen Klappen schnell; binnen etwa 60 ms erreichen die Segelränder ihre größte Öffnungsamplitude. Die Ränder der geöffneten Segel umschreiben eine erheblich größere Fläche als der Mitralring. Empfindlichstes Zeichen einer Öffnungseinschränkung der Mitralklappe ist daher eine reduzierte Bewegungsamplitude der Segelränder.

Öffnungsphasen. Liegt Sinusrhythmus vor, so sind im 2-D-Verfahren, im M-Mode und im transmitralen Dopplerprofil zwei Öffnungsphasen der Mitralklappe zu erkennen: eine frühdiastolische (mit dem Buchstaben E für „early" bezeichnet), die durch die Relaxation des linken Ventrikels initiiert wird, und eine spätdiastolische, die Folge der Vorhofkontraktion ist (mit dem Buchstaben A für „atrial" bezeichnet und der P-Welle des EKG folgend). Bei Vorhofflimmern fehlt Letztere. Bei höheren Sinusfrequenzen (> 100/min) kommt es zu einer Fusion beider Phasen. Zwischen den Phasen liegt bei niedrigen Herzfrequenzen die so genannte Diastase, ein Intervall, in dem die Mitralklappe ganz oder nahezu geschlossen ist und nur ein geringer Einstrom in den linken Ventrikel stattfindet.

Klappenschluss. Nach Depolarisation des linken Ventrikels und infolge des den Vorhofdruck übersteigenden linksventrikulären Drucks schließt sich nach der A-Welle die Mitralklappe während der nun einsetzenden mechanischen Systole. Die Segel weisen im geschlossenen Zustand während der Systole einen zum Vorhof konvexen Bauch auf, der jedoch die vorhofwärtig höchsten Punkte des Mitralrings nicht überschreitet. Liegt

Echokardiografische Beurteilung der Mitralklappe

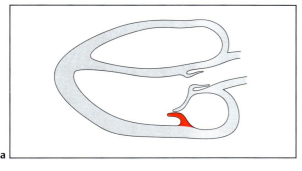
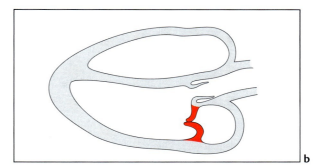
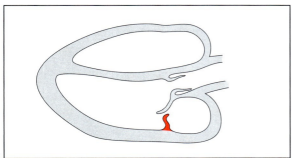
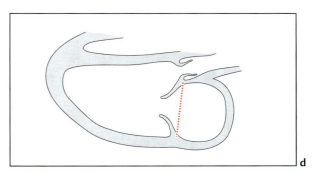
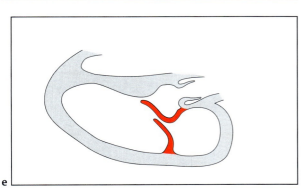
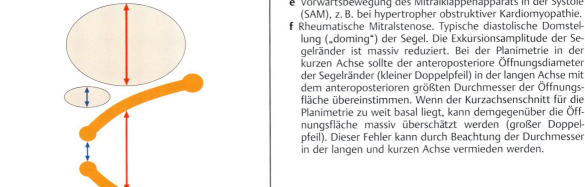

Abb. 5.4 Schematische Darstellung abnormer Konfigurationen der Mitralklappe in der parasternalen langen Achse.
a Eingeschränkte Beweglichkeit des verdickten posterioren Mitralsegels (z. B. degenerative Verkalkung). Systole; Abb. 5.8.
b Mitralsegelprolaps des hinteren Mitralsegels. In diesem Fall sind beide Segel verdickt, wobei nur das posteriore prolabiert. Systole; Abb. 5.7.
c „Flail" (Durchschlagen) des posterioren Mitralsegels bei Chordafadenruptur. Systole; Abb. 5.6 T.-Abb. a, T.-Abb. b und T.-Abb. c.
d Dilatation des Mitralrings bei dilatiertem linken Ventrikel und Vorhof (z. B. dilatative Kardiomyopathie, KHK nach großem Infarkt). Die systolische Kontaktzone zwischen den Segelrändern ist in den linken Ventrikel hinein verlagert. Im Extremfall bleibt der Kontakt auch während der Systole aus und führt so zu einer schweren zentralen Mitralinsuffizienz.
e Vorwärtsbewegung des Mitralklappenapparats in der Systole (SAM), z. B. bei hypertropher obstruktiver Kardiomyopathie.
f Rheumatische Mitralstenose. Typische diastolische Domstellung („doming") der Segel. Die Exkursionsamplitude der Segelränder ist massiv reduziert. Bei der Planimetrie in der kurzen Achse sollte der anteroposteriore Öffnungsdiameter der Segelränder (kleiner Doppelpfeil) in der langen Achse mit dem anteroposterioren größten Durchmesser der Öffnungsfläche übereinstimmen. Wenn der Kurzachsenschnitt für die Planimetrie zu weit basal liegt, kann demgegenüber die Öffnungsfläche massiv überschätzt werden (großer Doppelpfeil). Dieser Fehler kann durch Beachtung der Durchmesser in der langen und kurzen Achse vermieden werden.

Mitralklappe

eine Mitralinsuffizienz vor, so beginnt diese unmittelbar nach Mitralklappenschluss, d.h. deutlich vor dem Beginn der Aortenklappenöffnung. Sie dauert bis zur Öffnung der Mitralklappe in der frühen Diastole an. In sehr seltenen Fällen, bei massiv erhöhtem linksventrikulärem diastolischen Druck, z.B. bei restriktiver Kardiomyopathie, kann es auch zwischen E- und A-Welle zu einer **diastolischen** Mitralinsuffizienz kommen.

Doppleruntersuchung

Fragestellungen. Die Doppleruntersuchung zielt sowohl auf die Feststellung des diastolischen Füllungsmusters des linken Ventrikels, insbesondere einer Füllungsbehinderung durch eine Stenose, als auch auf den Nachweis einer Undichtigkeit in der Systole (Mitralinsuffizienz) ab. Das Füllungsmuster wird anhand des diastolischen transmitralen Einstromprofils im spektralen gepulsten Doppler beschrieben. Bei Vorliegen einer Stenose werden die erhöhten Flussgeschwindigkeiten vorzugsweise mit dem kontinuierlichen Doppler registriert. Eine Insuffizienz wird vorzugsweise mit dem Farbdoppler als Regurgitationsjet im linken Vorhof diagnostiziert und evtl. zusätzlich mit dem gepulsten oder kontinuierlichen Doppler weiter evaluiert.

Parasternale lange Achse. Die Doppleruntersuchung in der parasternalen langen Achse erfolgt als Farbdopplerdarstellung, da die spektralen Dopplerdarstellungen infolge des ungünstigen Anlotungswinkels unbrauchbar sind. Es wird auf das Vorhandensein einer Mitralinsuffizienz, ungefähre Ausbreitungstiefe und -richtung eines Mitralinsuffizienzjets sowie den Jetdurchmesser unmittelbar hinter der Durchtrittsstelle durch die Mitralklappe geachtet.

Apikale Schnitte. Im apikalen Vier- und Zweikammerblick sowie der apikalen langen Achse ist die Schallausbreitungsrichtung annähernd mit Vorwärts- und Rückwärtsflussrichtung des Bluts durch die Mitralklappe parallel. Daher eignen sich alle diese Schnitte für die Bestimmung der folgenden Parameter, wobei die Registrierung meist am bequemsten im apikalen Vierkammerblick erfolgt:

- gepulster Doppler des transmitralen Einstromprofils in Höhe der Mitralsegelspitzen
- bei erhöhten transmitralen Flussgeschwindigkeiten kontinuierlicher Doppler des transmitralen Einstroms
- Farbdoppler und evtl. kontinuierlicher Doppler eines mitralen Regurgitationsjets
- gepulster Doppler der rechten oberen Pulmonalvene (im apikalen Vierkammerblick) zur Quantifizierung einer Mitralinsuffizienz oder Abschätzung einer linksatrialen Druckerhöhung (Kap. 7)

Subkostale Schnitte. Die subkostalen Schnittebenen sind lediglich als Ersatz bei unbrauchbaren parasternalen oder apikalen Fenstern von Bedeutung.

5.3 Erkrankungen der Mitralklappe

Degenerative Veränderungen der Mitralklappe

Im Alter sowie bei Hypertonus entstehen charakteristische degenerative Veränderungen am Mitralklappenapparat (**Abb. 5.5**). Hierzu gehören:
- eine Verdichtung und mäßige Verdickung der Segel
- das Auftreten von Verkalkungen, deren Prädilektionsstelle der posteriore Mitralring ist, von wo sie auf das posteriore Endokard übergreifen können
- eine minimale bis leichte Mitralinsuffizienz

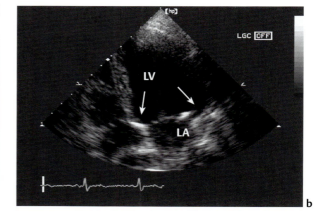

Abb. 5.5 Degenerative Veränderungen.
a Mitralringverkalkung am Ansatz des posterioren Segels (Pfeil) im parasternalen Langachsenschnitt.
b Mitralringverkalkung am Ansatz beider Segel im apikalen Vierkammerblick (Pfeile).

Tabelle 5.1 Marfan-Syndrom.

Ätiologie
- Mutation des Gens für Fibrillin-1, ein ubiquitäres Bindegewebsprotein

Inzidenz und Vererbung
- 1:10 000; autosomal dominant mit variabler Penetranz

Diagnose
- klinisch, da über 100 Mutationen des Gens bekannt sind und viele Erkrankungen Neumutationen darstellen

Hauptmanifestationen
- kardiovaskulär (Tab. 5.2)
- Skelett: vermehrte Körpergröße, Gelenküberstreckbarkeit, Arachnodaktylie, Pectus excavatum/carinatum, Skoliose, Duraektasie mit Erosion der Lumbosakralwirbel u. a.
- Auge: Kurzsichtigkeit, Netzhautablösung, Linsenektopie
- Haut: Hernien, atrophische Striae

Tabelle 5.2 Kardiovaskuläre Manifestationen des Marfan-Syndroms.

Struktur	Veränderung	echokardiografische Zeichen
Mitralklappe	Prolaps, Insuffizienz	Prolaps im parasternalen oder apikalen Langachsenschnitt, Segelverdickung und Mitralinsuffizienz
Aortenklappe	Dilatation der Aortenwurzel, Insuffizienz	vermehrter Durchmesser des Aortenrings, der Sinus Valsalvae und des sinotubulären Übergangs, der oft verstrichen ist, zentrale Aorteninsuffizienz
Aorta	Dilatation und Dissektion (alle Typen)	vermehrter Durchmesser der Aorta ascendens und descendens, Dissektionsmembran (TEE!)
Trikuspidalklappe	Prolaps, Insuffizienz	Prolaps im parasternalen Langachsenschnitt des rechtsventrikulären Einflusstrakts, im parasternalen Kurzachsenschnitt der Herzbasis oder im apikalen Vierkammerblick

Mitralprolaps (DVD: Loop 5–1)

Vorkommen und Befunde. Systemische Erkrankungen des Bindegewebes, insbesondere das Marfan-Syndrom (Tab. 5.1 und Tab. 5.2) oder das seltene Ehlers-Danlos-Syndrom, führen zu charakteristischen Deformationen der Mitralklappe (Abb. 5.6, Abb. 5.7 und Abb. 5.8). Ein Teil der Patienten hat allerdings keine weiteren kardialen oder systemischen Auffälligkeiten. Die Segel sind bei ausgeprägtem Befall verdickt („myxomatös"), aber meist nicht verkalkt (Abb. 5.6 d). Die Segel sind vergrößert, wodurch Segelfläche im Überschuss vorhanden ist („Redundanz", „floppy valve"). Die Folge ist ein Durchhängen der Segelbäuche in den linken Vorhof in der Systole, meist mit einer erheblichen oder schweren Mitralinsuffizienz. Die Krankheit kann eines oder beide Segel betreffen. Der Regurgitationsjet im Farbdoppler ist vom betroffenen Segel weg, bei Befall beider Segel auch zentral gerichtet.

Durch Ruptur der Chordafäden kann es zum Durchschlagen eines Segels oder Segelanteils in den linken Vorhof kommen (Abb. 5.6 a, b und c). Dieses Phänomen wird in der englischsprachigen Literatur als „flail leaflet" dadurch vom Prolaps abgegrenzt, dass sich beim „flail leaflet" der Segelrand systolisch am weitesten in den linken Vorhof hineinbewegt, während es beim Prolaps der Segelbauch ist. Beim „flail leaflet" entsteht so systolisch eine bereits im 2-D-Bild erkennbare große Diskontinuität im Segelapparat mit entsprechend meist schwerer Insuffizienz. Beim Prolaps ist dagegen die Apposition der Segelränder in der Regel erhalten. Man beachte, dass im deutschen und französischen Sprachgebrauch jedoch häufig auch das Durchschlagen des Segelrandes, also das „flail leaflet", als Prolaps bezeichnet wird.

Langachsenschnitt. Die definitive Diagnose eines Mitralprolapses sollte wegen der Unebenheit des Mitralrings nur aus dem (parasternalen oder apikalen) Langachsenschnitt gestellt werden (Abb. 5.7). Eine zusätzliche Segelverdickung ≥ 5 mm (während der Diastole gemessen) und erhebliche Mitralinsuffizienz bestätigen die Diagnose und definieren eine Gruppe von Patienten, bei denen der Mitralprolaps eine echte Erkrankung darstellt, die mit meist progredienter Mitralinsuffizienz (oft durch Chordaruptur) und Anfälligkeit für infektiöse Endokarditis einhergeht. Diese Patienten bedürfen bei Eingriffen, die mit einer Bakteriämie einhergehen, einer Endokarditisprophylaxe. Umgekehrt sollte die Diagnose

Mitralklappe

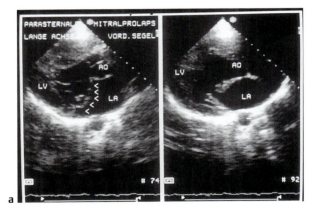
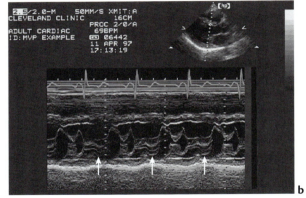
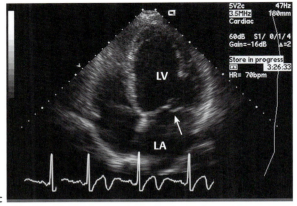
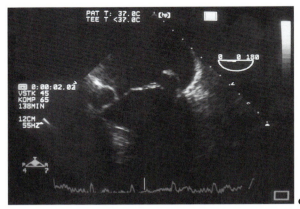
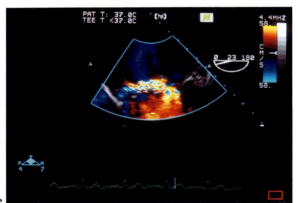

Abb. 5.6 Mitralprolaps und „flail leaflet".
a Mitralprolaps im parasternalen Langachsenschnitt. Links Systole, rechts Diastole. Beide Segel prolabieren über die Verbindungslinie der Segelansatzpunkte in den linken Vorhof (Pfeilspitzen). In der Diastole erscheinen die Segel „myxomatös" verdickt.
b M-Mode bei Mitralprolaps. Spätsystolisch (Pfeil) vollziehen die Mitralsegel eine posteriore Exkursion („Hängematte").
c Durchschlagen des posterioren Mitralsegels („flail leaflet", Pfeil). Apikaler Vierkammerblick. Systole.
d Durchschlagen des posterioren Mitralsegels („flail leaflet", Pfeil). Transösophagealer transversaler Schnitt von Mitralklappe und linkem Ventrikel. Systole.
e Selber Patient wie in **b**, Farbdoppler des exzentrischen, nach anterior septal gerichteten Mitralinsuffizenzjets.

eines Mitralprolapses nicht gestellt werden, wenn lediglich im Vierkammerblick ein geringes Durchhängen der normal dicken Segel gesehen wird. Dieser „Prolaps" ist physiologisch und hat keine pathologische Bedeutung.

Infektiöse Endokarditis (DVD: Loop 5–2)

Die infektiöse Endokarditis (Tab. 5.3) befällt besonders vorgeschädigte Klappen. So bilden degenerative Veränderungen, ein Mitralprolaps oder rheumatische Veränderungen Prädilektionsstellen für den endokarditischen Befall. Zeichen der infektiösen Endokarditis sind:

- **Vegetationen,** d.h. am Mitralklappenapparat ansetzende Massenläsionen aus zerstörtem Gewebe, Thrombus und Bakterien (Abb. 5.9), die meist eine ausgeprägte Eigenbeweglichkeit im Blutstrom haben. Prädilektionsstelle ist die Vorhofseite der Segel. Die Vegetationen prolabieren dann oft diastolisch in den

Erkrankungen der Mitralklappe

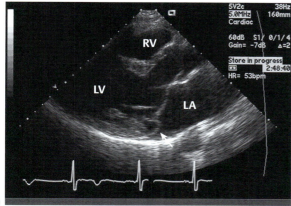
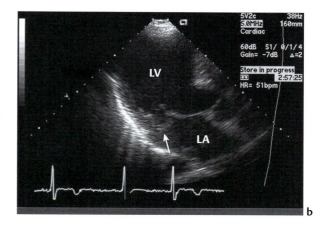
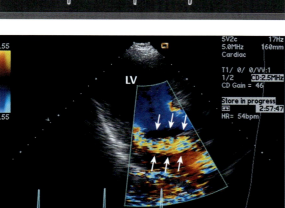

Abb. 5.7 Posteriorer Mitralsegelprolaps.
a Prolaps (Pfeil) in einem parasternalen Langachsenschnitt. Systole.
b Selber Patient wie in **a**, apikaler Langachsenschnitt.
c Selber Patient wie in **a** und **b**, Farbdopplerdarstellung des exzentrischen, nach anterior ziehenden Mitralinsuffizienzjets (Pfeile).

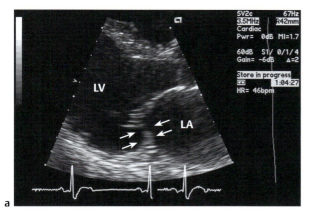
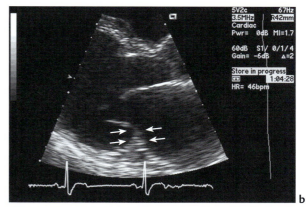
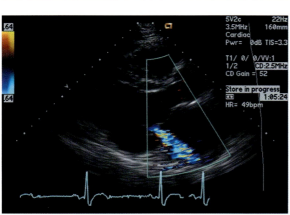

Abb. 5.8 Eingeschränkte Beweglichkeit („Restriktion") der Mitralsegel.
a Frühsystolisches Bild in der parasternalen langen Achse. Das posteriore Mitralsegel (Pfeile) ist morphologisch unauffällig.
b Selber Patient wie in **a**. In der Diastole zeigt das posteriore Segel exakt die gleiche Konfiguration wie in **a** (Pfeile), d. h. die Beweglichkeit ist eingeschränkt.
c Selber Patient wie in **a** und **b**. Posterior gerichteter Mitralinsuffizienzjet aufgrund der Bewegungseinschränkung des posterioren Segels.

Mitralklappe

Tabelle 5.3 Duke-Kriterien der infektiösen Endokarditis (Durack et al. 1994).

Definitive Diagnose
- pathologisch (histologisch/kulturell):
  aus chirurgisch oder autoptisch gewonnener Vegetation (einschließlich embolisiertem Material)
- klinisch: 2 Major-Kriterien oder 1 Major- und 3 Minor-Kriterien oder 5 Minor-Kriterien (s. u.)

Ausschlusskriterien
- Alternativdiagnose für klinische Symptome (z. B. andere Fieberursache)
- Beseitigung der klinischen Symptome nach 4 Tagen antibiotischer Therapie
- kein pathologischer Nachweis einer Endokarditis nach 4 Tagen antibiotischer Therapie

Diagnose einer möglichen infektiösen Endokarditis
- nach den angegebenen Kriterien weder definitive Diagnose noch Ausschluss möglich

Major-Kriterien
- echokardiografischer Nachweis endokarditischer Läsionen
- Vegetation
- Abszess
- neu aufgetretene Dehiszenz einer Prothese
- positive Blutkulturen:
  - mindestens zwei getrennte Blutkulturen positiv für Streptococcus viridans, bovis, nicht hospitalären Staphylococcus aureus, Enterokokken, HACEK-Keim (Haemophilus, Actinobacillus actinomycetemconcomitans, Cardiobacterium hominis, Eikenella, Kingella kingae) oder
  - zwei mehr als 12 h auseinander liegende oder mehr als drei 1 h auseinander liegende Blutkulturen, die für einen potenziell Endokarditis verursachenden Keim positiv sind
- neues Klappeninsuffizienzgeräusch

Minor-Kriterien
- vorbestehende kardiale Läsion oder i. v.-Drogenabusus
- Fieber ≥ 38 °C
- „vaskuläre" Zeichen
  - Embolien
  - hämorrhagischer Insult
  - Konjunktivenblutung
  - Janeway-Läsion (schmerzlose rote Flecken auf Fingern, Hand- oder Fußsohlen)
- „immunologische" Zeichen
  - Osler-Knötchen (schmerzhafte rote subkutane Knötchen, v. a. auf der palmaren Fingerseite)
  - positiver Rheumafaktor
  - Glomerulonephritis
  - Roth-Flecken (Netzhautblutungen)
- positive Blutkulturen, die das Major-Kriterium nicht erfüllen
- positive Serologie für Keim, der mit Endokarditis kompatibel ist
- echokardiografische Zeichen, die das Major-Kriterium nicht erfüllen (z. B. Segelverdickung ohne klare Vegetation)

Es ist vorgeschlagen worden, den serologischen Nachweis von Coxiella burnetii, dem Erreger des Q-Fiebers, als zusätzliches Major-Kriterium aufzunehmen, da diese Zoonose (von Milchvieh auf Menschen übertragen) in der Blutkultur nicht nachweisbar ist (Habib et al. 1999)

linken Ventrikel. Je größer und beweglicher die Vegetation, desto höher ist das Risiko einer arteriellen Embolie.
- **Destruktionen der Klappe,** die von Perforationen bis zum Ausriss von Segelteilen und Chordarupturen reichen, meist mit schwerer akuter Mitralinsuffizienz. Schwere, schnell auftretende Destruktionen sind besonders für die Staphylokokken-Endokarditis charakteristisch.
- **Abszesse** im Ring-, Segel- oder Chordabereich. Diese sind im Vergleich zur Aortenklappenendokarditis selten. Charakteristisches Zeichen ist eine Gewebsverdickung mit einer zentralen echofreien oder -armen Zone, die der Einschmelzung entspricht.

Mitralinsuffizienz. Die infektiöse Endokarditis führt nicht zu einer Mitralstenose, allerdings bildet eine rheumatische Mitralklappenerkrankung einen günstigen Boden für sekundären endokarditischen Befall. In der Regel liegt bei Endokarditis eine Mitralinsuffizienz vor, allerdings ist ihr Schweregrad kein Gradmesser der Schwere des endokarditischen Befalls.

Komplikationen. Im fortgeschrittenen Stadium (das bei einer Staphylokokken-Endokarditis binnen Tagen eintreten kann) ist eine Vielzahl von Komplikationen möglich, die durch die Ausbreitung der Infektion zustande kommt: das Auftreten eines meist kleinen entzündlichen Perikardergusses, Abklatschentzündungen an der Kontaktstelle des vorderen Mitralsegels und des Ventrikelseptums, Übergreifen auf die Aortenklappe,

Erkrankungen der Mitralklappe

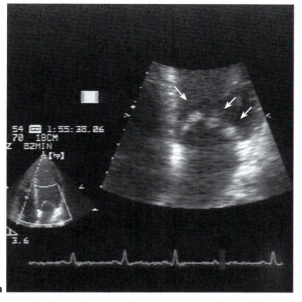
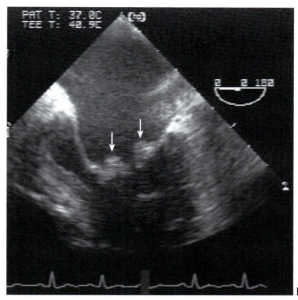
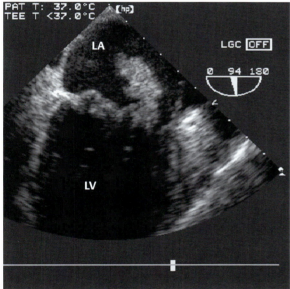
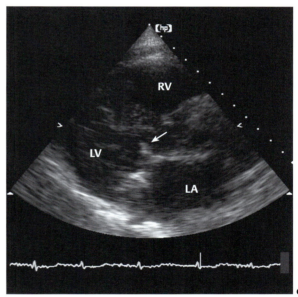

Abb. 5.9 Infektiöse Endokarditis der Mitralklappe.
a Im apikalen Vierkammerblick (Ausschnittvergrößerung) ist lediglich eine Verdickung der Segel auffällig (Pfeile).
b Bei der transösophagealen Untersuchung desselben Patienten wie in **a** kommen große, flaue (frische) Vegetationen zur Darstellung, die den atrialen Seiten beider Segelränder anhaften.
c Transösophageale Darstellung (Longitudinalschnitt) einer Mitralendokarditis. Auf der Vorhofseite des posterioren Segels ist eine sehr mobile, flaue Vegetation angeheftet. Auch das anteriore Segel ist verdickt und mitbefallen.
d Mitralklappenendokarditis mit großer, mobiler, echodichter Struktur (Pfeil) an der Ausflusstraktseite des vorderen Mitralsegels. Das posteriore Mitralsegel ist verdickt.

Fisteln zwischen Herzhöhlen und/oder der Aorta ascendens u. a.

Differenzialdiagnose. Die Abgrenzung von frühen endokarditischen und degenerativen Läsionen allein aufgrund des Echobefunds ist schwierig und manchmal unmöglich. Außerdem kann aufgrund des morphologischen Bildes in der Regel keine Aussage darüber gemacht werden, ob es sich um frische oder abgeheilte Läsionen handelt. Entscheidend ist das klinische Gesamtbild (insbesondere das Vorliegen von positiven Blutkulturen, Fieber und laborchemischen Entzündungszeichen). In Zweifelsfällen (insbesondere bei eingeschränkter Bildqualität, etwa bei beatmetem Patienten), bei begründetem klinischem Verdacht und negativem Echo sowie bei Vorliegen einer Klappenprothese in Mitralposition sollte wegen der viel höheren Sensitivität eine transösophageale Echokardiografie durchgeführt werden.

Kontrolluntersuchungen. Die Frage, in welchen Intervallen bei Endokarditisverdacht oder unklarem Fieber die Echokardiografie wiederholt werden sollte, lässt sich nur individuell beantworten. Es sollte aber bedacht werden, dass insbesondere bei immunkompromittierten Patienten oder sehr aggressiven Erregern (Staphylokokken) schwere Veränderungen bereits nach 1–2 Tagen auftreten können.

Abakterielle Endokarditiden

Libman-Sacks-Endokarditis. Wichtigste abakterielle Endokarditis ist die Libman-Sacks-Endokarditis beim systemischen Lupus erythematodes. Sie befällt vorzugsweise die ventrikuläre Seite des posterioren Mitralsegels und führt zu warzenartigen, wenige Millimeter großen Segelauflagerungen und Insuffizienz der Klappe. Auch andere Segel, der subvalvuläre Apparat und andere Klappen können befallen sein. Ein Perikarderguss begleitet häufig den aktiven Lupus. Typische Vegetationen wie bei der infektiösen Endokarditis treten nicht bzw. nur bei sekundärer Infektion auf, für die der Lupus allerdings prädisponierend wirkt. Eine ähnliche Endokarditis tritt beim Antiphospholipid-Syndrom auf.

Karzinoid. Eine seltene Form der Mitralendokarditis entsteht beim Karzinoidsyndrom bei pulmonalen Metastasen oder offenem Foramen ovale durch Freisetzung von Serotonin; häufiger sind bei Befall des Gastrointestinaltrakts die rechtsseitigen Herzklappen befallen. Auf den Mitralsegeln bilden sich Plaques, die sowohl zu Stenose als auch Insuffizienz führen können.

Löffler-Endokarditis. Beim Hypereosinophilie-Syndrom kommt es als kardiale Manifestation zur Löffler-Endokarditis. Diese besteht charakteristischerweise in einer fibrotischen Verdickung des subvalvulären und apikalen Endokards und der Chordafäden in beiden Ventrikeln, was sowohl zur Insuffizienz als auch zur Stenosierung von Mitral- und Trikuspidalklappe mit sekundärer Thrombenauflagerung führen kann. Ursache ist die Kardiotoxizität des Inhalts der eosinophilen Granula. Die Zahl der eosinophilen Granulozyten im Blutbild ist erhöht.

Mitralstenose (DVD: Loops 5–3 bis 5–5)

Ursachen. Die Verengung der Mitralklappe ist fast immer rheumatisch bedingt. Ausnahmen bilden die kongenitale Mitralstenose und ausgedehnte degenerative Mitralringverkalkungen, die meist jedoch nur zu einer mäßig ausgeprägten Flussbehinderung führen. Ein linksatrialer Tumor, typischerweise ein Myxom, kann durch diastolisches Prolabieren in die Mitralis funktionell zu einer Mitralstenose bis hin zur intermittierenden kompletten Obstruktion mit Synkopen führen.

Rheumatische Mitralstenose. Die rheumatische Mitralstenose entsteht meist 10 Jahre oder später nach der akuten Phase des rheumatischen Fiebers, das eine immunologische Reaktion auf einen Streptokokkeninfekt darstellt. Der Krankheitsprozess führt zur Verdickung und Versteifung der Segel, zur Schrumpfung des Chordaapparats sowie zur Fusion von Kommissuren und Chordae, wodurch die Öffnungsfläche in Höhe der Segelspitzen fortschreitend eingeengt wird. In der Regel ist die Stenose von einer Insuffizienz begleitet, da die starren Segel weder adäquat öffnen noch schließen.

Morphologische Charakteristika (Tab. 5.4)

„Domstellung" der Segel. Echokardiografisch ist das klassische, pathognomonische Zeichen der Mitralstenose die „Domstellung" des vorderen, eventuell auch hinteren Segels (Abb. 5.10 und Abb. 5.11). Sie entsteht durch eine diastolisch herabgesetzte Beweglichkeit der Segelspitze, sodass diastolisch eine nach außen (zum Ventrikel hin) konvexe Form entsteht, die an einen Rund- oder Spitzbogen erinnert. Das hintere Segel ist oft völlig starr. Die Segel sind verdickt und vermehrt echodicht bis hin zur Verkalkung. Der Chordaapparat schrumpft.

Klappenöffnungsfläche. Wie bei allen Klappenstenosen ist der Gradient abhängig vom Schlagvolumen und von der Herzfrequenz. Dagegen ist die Klappenöffnungsfläche entsprechend der pathologischen Grundlage der Erkrankung weitgehend fixiert und von Schlagvolumen oder Frequenz weitgehend unabhängig.

Planimetrie. Der optimale Parameter zur Bestimmung des Schweregrads der Mitralstenose ist daher die – nicht einfache – Planimetrie der Klappenöffnungsfläche in der parasternalen kurzen Achse. Dies gelingt nur bei guter Bildqualität und nicht zu stark verkalkter Klappe. Wichtig ist in der parasternalen langen Achse, den Abstand der Segelränder in anteroposteriorer Richtung zu bestimmen. Dann wird die Ebene in einen Kurzachsenschnitt gedreht und die minimale Öffnungsfläche der Klappe gesucht, wobei der anteroposteriore (senk-

Erkrankungen der Mitralklappe

Tabelle 5.4 Echokardiografische Zeichen der Mitralstenose.

2-D-Echo
- Verdickung, Verdichtung, Verkalkung, eingeschränkte Beweglichkeit und Domstellung der Mitralsegel in der parasternalen langen Achse sowie den apikalen Schnitten
- Planimetrie der Klappenöffnungsfläche in der parasternalen kurzen Achse:
  < 1 cm² schwere,
  1–1,5 cm² mittelschwere,
  > 1,5 cm² leichte Mitralstenose
- Vergrößerung des linken Vorhofs
- Vergrößerung der rechtsseitigen Herzhöhlen

Doppler
- erhöhte maximale und mittlere transmitrale Flussgeschwindigkeit mit pathologischen Gradienten nach der Bernoulli-Gleichung
- mittlerer Gradient:
  > 15 mmHg schwere,
  8–15 mmHg mittelschwere,
  < 8 mmHg leichte Mitralstenose
- verringerte Dezeleration der E-Welle; Druckhalbwertszeit (DHT) umgekehrt proportional zu Klappenöffnungsfläche (A):
  A = 220 / DHT
- erhöhte Regurgitationsgeschwindigkeit an der Trikuspidalklappe als Ausdruck eines pulmonalen Hypertonus

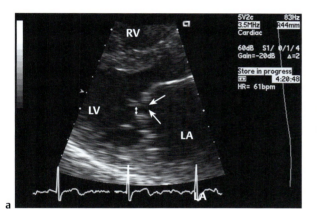
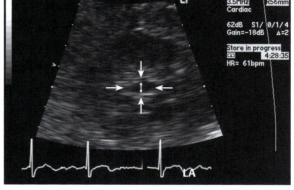
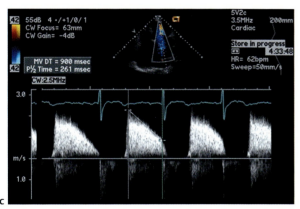

Abb. 5.10 Mitralstenose.
a Nicht verkalkte, schwere Mitralstenose in der parasternalen langen Achse (Ausschnittvergrößerung) mit „doming". Die Mitralklappenöffnung ist mit einem Doppelpfeil markiert. Der linke Vorhof ist erheblich vergrößert (anteroposteriorer Durchmesser 50 mm).
b Parasternaler Kurzachsenschnitt (Ausschnittvergrößerung) zu **a** mit Einstellung der Mitralklappenöffnungsfläche (Pfeile). Der Doppelpfeil markiert den anteroposterioren Durchmesser und entspricht (bei Berücksichtigung der unterschiedlichen Kalibrierung) genau dem Doppelpfeil in **a** (in beiden Bildern 5 mm). Vgl. Schema in Abb. 5.4 T.-Abb. f.
c Kontinuierlicher Doppler der Mitralstenose (selbe Patientin wie in **a** und **b**) im apikalen Vierkammerblick. Der mittlere Gradient (Messung nicht eingezeichnet) beträgt 10 mmHg, die Druckhalbwertszeit 261 ms, entsprechend einer kalkulierten Öffnungsfläche von 220/261 = 0,8 cm² (schwere Mitralstenose). Diese Berechnung deckt sich mit der planimetrisch aus **b** bestimmten Öffnungsfläche.

rechte) Durchmesser in der kurzen Achse dem Segelrandabstand in der langen Achse entsprechen sollte. Nur so ist gewährleistet, dass nicht weiter basiswärts im Mitraltrichter eine falsch zu hohe Querschnittsfläche bestimmt wird. Bei seitlich verzogener Öffnung kann auch dies irreführen.

Vorhofthromben. Direkte Folge der Mitralstenose ist eine Vergrößerung des linken Vorhofs, die sich zuerst in den apikalen Schnitten und später parasternal im M-Mode-Durchmesser manifestiert. Bei lang bestehender Mitralstenose und Vorhofflimmern kann der linke Vorhof größer als der linke Ventrikel werden („giant left

Mitralklappe

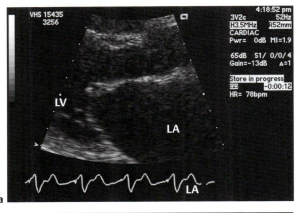
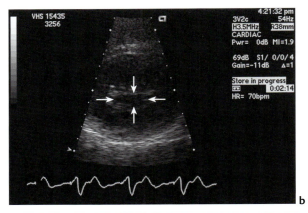
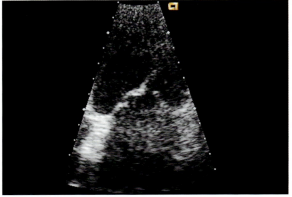
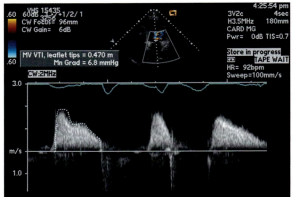
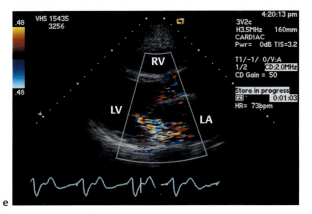

Abb. 5.11 Nicht verkalkte, leichte Mitralstenose.
a Parasternaler Langachsenschnitt mit typischem Doming (Ausschnittvergrößerung).
b Selbe Patientin wie in **a**. Parasternaler Kurzachsenschnitt der Klappenöffnungsfläche (Pfeile; planimetrisch 1,3 cm²).
c Selbe Patientin wie in **a** und **b**. Doming der Mitralklappe im apikalen Vierkammerblick.
d Kontinuierlicher Doppler von apikal (selbe Patientin wie in **a**–**c**). Der mittlere Gradient des ausgewerteten Schlags beträgt 7 mmHg. Man beachte die unterschiedliche Gestalt der Einstromprofile dreier aufeinander folgender Diastolen (Vorhofflimmern). Der Schweregrad der Stenose ist nach Planimetrie und mittlerem Gradienten leicht- bis mittelgradig.
e Farbdoppler in der parasternalen langen Achse, selbe Patientin wie in **a**–**d**. Ein posterior gerichteter Mitralinsuffizienzjet ist erkennbar, wahrscheinlich durch ein starres posteriores Segel bedingt.

atrium"; Abb. 5.12). Sowohl im Sinusrhythmus als auch – besonders – nach Einsetzen von Vorhofflimmern ist die Mitralstenose daher mit Thromben im linken Vorhof oder Herzohr und hohem Embolierisiko vergesellschaftet. Während große Thromben im eigentlichen Vorhof auch in der konventionellen Echokardiografie gesehen werden können, bedarf der Ausschluss von Thromben im linken Vorhof und linken Herzohr des transösophagealen Zugangswegs. Dies ist besonders vor Kardioversion wichtig. Als Marker einer besonders hohen Thrombogenität kann das Auftreten von spontanem Echokontrast gelten, eine vermehrte Echogenität des Bluts, die wie Rauch oder Nebelschlieren den Blutfluss im 2-D-Bild sichtbar macht. Spontaner Echokontrast tritt bei niedrigen Flussgeschwindigkeiten auf und wird auf erythrozytäre Adhärenz, so genannte Geldrollenbildung, zurückgeführt.

Die Diagnose hängt von der Schallkopffrequenz ab: je höher die Frequenz, desto häufiger wird spontaner Echokontrast gesehen. Auch dieses Phänomen wird daher häufiger von transösophageal aus gesehen.

Indikationsstellung zur Valvuloplastie. Die genaue 2-D-echokardiografische Beurteilung dieser Veränderungen ist wegweisend zur Auswahl von Patienten, die für eine perkutane Mitralvalvuloplastie in Frage kommen. Je geringer Verdickung, Verkalkung, Bewegungseinschränkung und Veränderungen des subvalvulären Apparates sind (Wilkins et al. 1988), desto höher sind – unabhängig von der Klappenöffnungsfläche – die Erfolgsaussichten für die Valvuloplastie, d. h. die Aussichten, durch diese Technik die Klappenöffnungsfläche erheblich und nachhaltig zu vergrößern ohne eine schwere Mitralinsuffizienz hervorzurufen.

Dopplercharakteristika (Tab. 5.4)

Druckgradient. Im Farbdoppler stellt sich der Einstrom in den linken Ventrikel als typischer turbulenter Jet dar. Im gepulsten oder kontinuierlichen Doppler werden erhöhte Flussgeschwindigkeiten registriert, aus denen der mittlere und der – wenig aussagekräftige – maximale Druckgradient berechnet werden können (**Abb. 5.13 a**). Die Gradienten der Mitralstenose variieren stark mit der Herzfrequenz. Da bei steigender Frequenz die Diastole überproportional kürzer wird, sind die Gra-

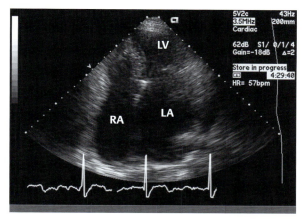

Abb. 5.12 „Giant left atrium". Selbe Patientin wie in **Abb. 5.10 a, b** und **c**. Der rechte Vorhof ist ebenfalls massiv vergrößert. Man erkennt, dass die Vergrößerung vor allem in der apikobasalen Achse erfolgt ist.

dienten umso höher, je höher die Herzfrequenz ist. Es empfiehlt sich bei stark variierenden Zykluslängen sowohl einen Schlag mit besonders kurzem als auch mit besonders langem RR-Intervall auszuwerten und im Befund die Spanne der Gradienten anzugeben.

Einstromgeschwindigkeiten. Die maximale Einstromgeschwindigkeit wird unmittelbar nach Klappenöffnung registriert. Danach gehen die Geschwindigkeiten konti-

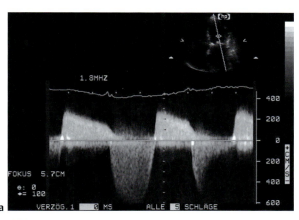

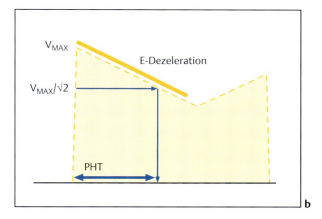

Abb. 5.13 Doppleruntersuchung der Mitralstenose.
a Kontinuierliches Dopplerprofil von apikal bei kombiniertem rheumatischem Mitralvitium im Vorhofflimmern. Man beachte die unterschiedliche Diastolendauer mit entsprechend unterschiedlichen Gradienten (der mittlere Gradient der kürzeren Diastole ist höher als der der längeren Diastole). Dazwischen liegt das glockenförmige Profil der Mitralinsuffizienz mit einer maximalen Regurgitationsgeschwindigkeit von etwa 6 m/s, entsprechend einer maximalen momentanen Druckdifferenz zwischen linkem Ventrikel und linkem Vorhof während der Systole von 144 mmHg.
b Schema zur Bestimmung der Druckhalbwertszeit („pressure half-time", PHT) bei Mitralstenose. Gezeigt ist ein sche-

matisches kontinuierliches Dopplerprofil des Mitraleinstroms bei Sinusrhythmus; die Methode kann jedoch auch bei Vorhofflimmern eingesetzt werden. Als Druckhalbwertszeit wird die Zeitspanne bezeichnet, in der der anfängliche maximale Druckgradient (entsprechend der frühdiastolischen maximalen Flussgeschwindigkeit V_{MAX}) auf die Hälfte bzw. V_{MAX} auf $V_{MAX}/\sqrt{}$ (wegen der quadratischen Beziehung zwischen Druckgradient und Flussgeschwindigkeit) abgefallen ist. Wenn die E-Dezeleration nicht einheitlich ist, z. B. durch eine kleine frühdiastolische Zacke, sollte die zeitlich dominierende Dezelerationsneigung als repräsentativ gewählt werden.

nuierlich zurück, bis sie, bei erhaltenem Sinusrhythmus, im Rahmen der Vorhofkontraktion nochmals ansteigen (A-Welle). Aus dem Abfall der Einstromgeschwindigkeiten während der frühen Diastole, der Dezeleration, lässt sich auf den Schweregrad der Stenose schließen. Dieser Abfall wird als E-Wellen-Dezeleration bezeichnet.

Druckhalbwertszeit. Da jede momentane Geschwindigkeit sich nach der vereinfachten Bernoulli-Gleichung in die momentane Druckdifferenz zwischen linkem Vorhof und Ventrikel umrechnen lässt, ist die diastolische Druckdifferenz genau dann auf die Hälfte ihres anfänglichen, maximalen Werts abgefallen, wenn die transmitrale Geschwindigkeit auf ihres Anfangswerts gefallen ist. Die Zeit von der Klappenöffnung bis zum Abfall der transmitralen Momentangeschwindigkeit auf ihres Anfangswerts wird daher Druckhalbwertszeit („pressure half-time"; **Abb. 5.13 b**) genannt. Nach einem Vorschlag von Hatle wird dabei die Klappenöffnungsfläche nach der Formel 220 / Druckhalbwertszeit abgeschätzt.

Da die Konstante 220 empirisch ist und andere Faktoren, z. B. die Dehnbarkeit von linkem Ventrikel und linkem Vorhof, eine gleichzeitige Aorteninsuffizienz oder der maximale frühdiastolische Gradient die Druckhalbwertszeit beeinflussen, liefert die Formel nicht immer zutreffende Werte. Insbesondere bei akuten Änderungen der Dehnbarkeit, z. B. während einer Valvuloplastie, bei erheblicher gleichzeitiger Aorteninsuffizienz sowie bei Vorliegen einer Mitralprothese ist die Methode unzuverlässig. Bei chronischer nativer Mitralstenose liefert sie aber akzeptable Resultate und ist einfacher als die Planimetrie der Klappenöffnungsfläche.

Die Messung der maximalen Trikuspidal-Regurgitationsgeschwindigkeit im kontinuierlichen Doppler (Kap. 9) gibt Aufschluss über das Ausmaß des pulmonalen Hypertonus als Folge der Mitralstenose.

Mitralinsuffizienz
(DVD: Loops 5–4, 5–6, 5–7, 5–8)

Eine Vielzahl von Erkrankungen führt zur Insuffizienz der Mitralklappe (**Tab. 5.5**). Selbst beim Herzgesunden wird in über 30 % eine minimale bis leichte Mitralinsuffizienz gefunden, der keine pathologische Bedeutung zukommt.

Pathophysiologie

Die Schlussunfähigkeit der Mitralklappe hat folgende pathophysiologischen Konsequenzen:
- Durch das Pendelvolumen, das mit jedem Schlag zusätzlich zum effektiven Herzzeitvolumen ausgeworfen werden muss, vergrößern sich bei chronischer

Tabelle 5.5 Formen, Ursachen und Echobefunde der Mitralinsuffizienz.

Formen	Ursachen	Echobefunde
akut		
degenerativ	Chorda-/Papillarmuskelruptur	Durchschlagen eines Segels, Nachweis des abgerissenen Chordafadens/Papillarmuskelkopfs
endokarditisch	endokarditische Destruktion	Durchschlagen eines Segels, Perforation, endokarditische Vegetationen
prothetisch	Prothesendehiszenz	pathologische Prothesenbeweglichkeit
ischämisch	akute Ischämie bei KHK	akutes Auftreten einer Ventrikeldilatation oder Wandbewegungsstörung
chronisch		
Mitralprolaps	idiopathisch, Marfan-Syndrom, Bindegewebserkrankung	Durchhängen des Segelbauchs, Verdickung des Segels ≥ 5 mm beim „klassischen" Prolaps
degenerativ	Mitralring- und Segelverkalkung	Verkalkungsnachweis, eingeschränkte Segelbeweglichkeit
	Chordaruptur	Durchschlagen eines Segels, Nachweis des abgerissenen Chordafadens
„relativ", „funktionell" oder „ischämisch" (dilatierter Ventrikel)	abgelaufener Infarkt, dilatative Kardiomyopathie, Aorteninsuffizienz	Ventrikelgröße, Ringdilatation, apikal verlagerter Appositionpunkt der Segel, inkompletter Segelschluss, eingeschränkte Schließungsbewegung eines oder beider Segel durch exzentrischen Papillarmuskelzug
rheumatisch	Beweglichkeitsminderung der Segel	Mitralstenose („Doming"), Verdickung, Verdichtung der Segel, eingeschränkte Segelbeweglichkeit, Verkürzung und Verdickung des Chordaapparats

Insuffizienz der linke Ventrikel und der linke Vorhof. Dies führt in einem Circulus vitiosus zu einer zunehmenden Schlussunfähigkeit der Mitralklappe durch Ringdilatation, insbesondere nach dem Auftreten von Vorhofflimmern.
- Das diastolische Druckniveau im linken Ventrikel und das (sowohl diastolische als auch systolische) Druckniveau im linken Vorhof steigen. Bei akuter Insuffizienz kommt es zu einer massiven Drucksteigerung, die sich rückwärts in die Pulmonalvenen und damit den kleinen Kreislauf fortpflanzt (z. B. Lungenödem bei akuter ischämischer Mitralinsuffizienz oder Papillarmuskelruptur trotz normaler linksventrikulärer Ejektionsfraktion!). Bei chronischer erheblicher Mitralinsuffizienz ist das pulmonale Druckniveau erhöht (ausgenommen nach massiver diuretischer Behandlung).
- Nachlast und Vorlast des linken Ventrikels verändern sich. Während bei akuter Insuffizienz und bei mäßiger chronischer Insuffizienz die Nachlast sinkt, da nun systolisch ein Ventil in die Niederdruckkammer linker Vorhof besteht, liegen die Verhältnisse bei schwerer chronischer Mitralinsuffizienz mit erheblicher Ventrikeldilatation anders. Durch den erhöhten Durchmesser des linken Ventrikels steigt hier die Wandspannung nach dem LaPlace-Gesetz stark an (Kap. 4). Damit wird aber die Nachlast für die einzelne Myokardfaser höher. Die Vorlast steigt sowohl in der akuten als auch in der chronischen Situation durch das Pendelvolumen. Dementsprechend führt eine akute Mitralinsuffizienz zu einer erhöhten Vorspannung und erniedrigten Nachlast. Beides erhöht die Ejektionsfraktion des linken Ventrikels. Dagegen kommt es bei der chronischen schweren Mitralinsuffizienz durch die erhöhte Nachlast zu einer zunehmend geringeren myokardialen Kontraktilität, die durch die hohe Vorlast und dadurch hoch gehaltene Ejektionsfraktion kaschiert wird. Aus diesem Grund muss bei erheblicher Mitralinsuffizienz bereits eine niedrig normale Ejektionsfraktion (< 60 %) als pathologisch gelten.

Morphologische Veränderungen bei Mitralinsuffizienz

Einige Formen der Mitralinsuffizienz besitzen echokardiografisch charakteristische Kennzeichen (**Abb. 5.4**, **Abb. 5.6**, **Abb. 5.7** und **Abb. 5.8**). Hierzu gehören:
- Der Mitralprolaps, insbesondere wenn er mit einer Verdickung der Segel (≥ 5 mm) verbunden ist.
- Das Durchschlagen eines Segels oder Segelanteils („flail leaflet"), in der Regel nach einer Chordaruptur. Die Spitze des betroffenen Segels bewegt sich dabei systolisch in den linken Vorhof und lässt systolisch anstelle einer Koaptation eine deutliche Lücke zum anderen Segel erkennen. Vom Prolaps im engeren Sinne ist dieses Krankheitsbild dadurch abgegrenzt, dass bei diesem die Apposition der Segelränder erhalten bleibt und nur der Segelbauch während der Systole in den Vorhof verlagert ist (s. o. unter Mitralprolaps). Da häufig nur ein umschriebener Segelanteil – insbesondere des hinteren Segels – betroffen ist, kann es sein, dass dieses Phänomen in nur einer Schnittebene erkennbar ist. Dieses Krankheitsbild entsteht degenerativ, insbesondere auf der Grundlage eines Mitralprolapses, endokarditisch oder ischämisch. Die Papillarmuskelruptur kann dabei als katastrophische Maximalvariante angesehen werden (**Abb. 5.14**).
- Die rheumatische Erkrankung des Mitralklappenapparats (s. o.).
- Die degenerative Beweglichkeitseinschränkung eines Mitralsegels, z. B. bei ausgeprägter Mitralringverkalkung.
- Endokarditische destruktive Veränderungen (Perforation, Ausriss).
- Mitralringdilatation infolge dilatierten linken Ventrikels mit exzentrisch verlagertem Zug der Papillarmuskeln. Die Appositionszone der Mitralsegel ist apikal verlagert oder es bleibt systolisch zentral eine sichtbare Lücke.

Schweregradbeurteilung

Neben indirekten Zeichen, wie der Vergrößerung des linken Ventrikels und Vorhofs (die bei der akuten Mitralinsuffizienz fehlt!) oder – in seltenen Fällen – einer direkten Visualisierung eines Defekts basiert die Schweregradbeurteilung hauptsächlich auf den Dopplerbefunden (**Abb. 5.15** und **Abb. 5.16**). Diese sind in **Tab. 5.6** zusammengefasst. Wichtig ist, dass die Beurteilung allein anhand der Farbjetgröße lediglich für minimale, geringe und mäßige Insuffizienzen hinreichend ist (Kap. 2). Mittelschwere und schwere Insuffizienzen lassen sich allein aufgrund der Farbjetgröße nicht sicher differenzieren. Hier müssen die anderen Zeichen mit hinzugezogen werden und kritisch im Licht der klinischen Information beurteilt werden. Reicht hierfür die transthorakale Bildqualität nicht aus, sollte die Schweregradbestimmung transösophageal erfolgen.

Chirurgische Aspekte

Die Echokardiografie, evtl. unter Zuhilfenahme des transösophagealen Fensters, erlaubt sowohl eine semiquantitative Abschätzung des Schweregrads als auch meist eine genaue Beurteilung des Orts und der direkten mechanischen Ursache der Mitralinsuffizienz. Dies ist insbesondere für die zunehmend durchgeführte chirurgische Rekonstruktion der Klappe von Bedeutung, die daher häufig unter intraoperativer transösophagealer Echokontrolle erfolgt.

Mitralklappe

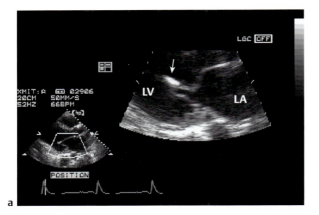
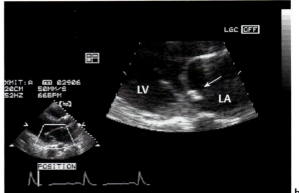
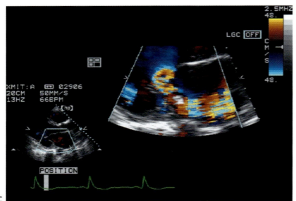
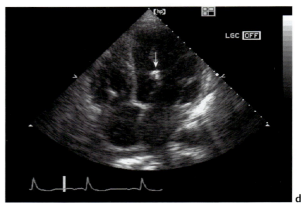
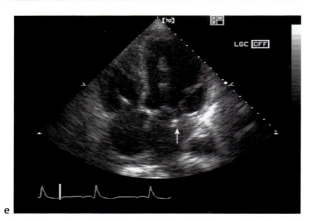

Abb. 5.14 Papillarmuskelruptur.
a Ausschnittvergrößerung der parasternalen langen Achse. Der Kopf des rupturierten (posteromedialen) Muskels ist verstärkt echogebend (Pfeil). In diesem enddiastolischen Bild befindet er sich im linken Ventrikel.
b Zu Beginn der Systole schlägt das vordere Mitralsegel mit dem angehefteten Papillarmuskelkopf in den linken Vorhof durch (Pfeil).
c Die resultierende schwere Mitralinsuffizienz mit posterior, d. h. vom durchschlagenden Segel weg gerichtetem Jet ist im Farbdoppler gut erkennbar. Man beachte die deutliche proximale Konvergenzzone.
d Apikaler Vierkammerblick, Diastole. Der Papillarmuskelkopf (Pfeil) befindet sich im linken Ventrikel. Man beachte die normale Größe von linkem Ventrikel und Vorhof, da es sich um eine **akute** Mitralinsuffizienz handelt.
e Apikaler Vierkammerblick, Systole. Der Papillarmuskelkopf (Pfeil) befindet sich im linken Vorhof.

Abb. 5.15 Schweregradbeurteilung der Mitralinsuffizienz.
a Schwere rheumatische Mitralinsuffizienz. Farbdoppler des apikalen Vierkammerblicks. Selbe Patientin wie in Abb. 5.11. Ventrikelseitig der geschlossenen Mitralklappe ist eine deutliche proximale Konvergenzzone sichtbar (Pfeile).
b Schwere degenerativ bedingte Mitralinsuffizienz (Pfeile). Links Farbdoppler im apikalen Vierkammerblick. Das posteriore Segel ist deutlich verkalkt. Rechts gepulster Doppler in Höhe der Mitralsegelspitzen derselben Patientin. Das bandförmige Mitralinsuffizienzsignal (Pfeile) wird sowohl oberhalb als auch unterhalb der Nulllinie registriert (Aliasing durch die hohen Regurgitationsgeschwindigkeiten). Man beachte die gegenüber der A-Welle überhöhte E-Welle durch den frühdiastolisch hohen Druck im linken Vorhof, der sich aus der Volumenbelastung durch die Mitralinsuffizienz erklärt.
c Schwere Mitralinsuffizienz bei dilatiertem, in seiner Funktion herabgesetztem linkem Ventrikel. Apikaler Vierkammerblick. Die Vorhöfe sind vergrößert. Links im Farbsektor kommt ein Anschnitt eines großen Trikuspidalinsuffizienzjets zur Darstellung.
d Selber Patient wie in c. Mitralinsuffizienz in der parasternalen langen Achse. Der Jet ist leicht posterior gerichtet, möglicherweise durch Zug des Papillarmuskels und daraus

Erkrankungen der Mitralklappe

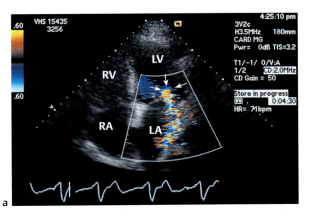

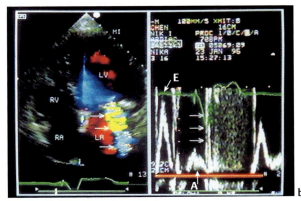

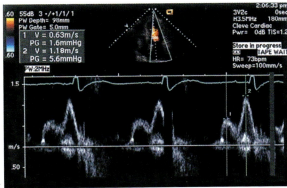

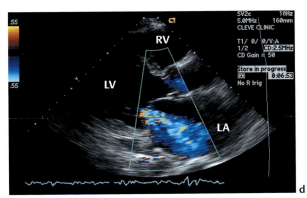

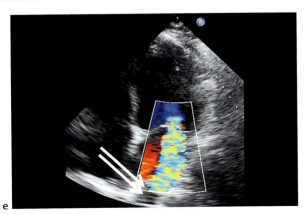

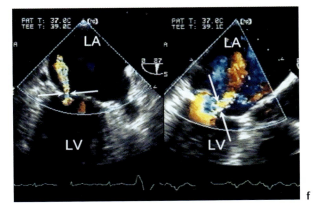

entstehende Beweglichkeitseinschränkung des posterioren Segels.
- **e** Schwere zentrale Mitralinsuffizienz bei dilatiertem linken Ventrikel. Farbdoppler im apikalen Vierkammerblick. Der Jet reicht deutlich bis an die Einmündung der rechtsseitigen Lungenvenen (Pfeile) heran.
- **f** Transösophageale Beispiele zur Bestimmung des Jetdurchmessers („Vena contracta"). Links ist ein kleiner Mitralinsuffizienzjet mit einem unmittelbar vorhofseitig der Mitralklappe nur wenige Millimeter breiten Durchmesser zu sehen. Rechts liegt eine schwere Mitralinsuffizienz mit ausgeprägter proximaler Konvergenzzone und einem Jetdurchmesser von 8 mm vor (mit Erlaubnis aus Flachskampf et al., J Am Soc Echocardiogr 1998; 11: 882–892).
- **g** „Physiologische" minimale Mitralinsuffizienz bei einem Herzgesunden.

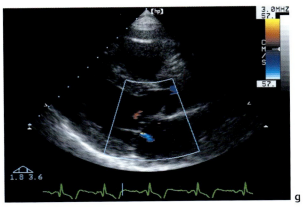

Mitralklappe

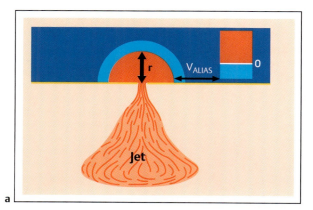

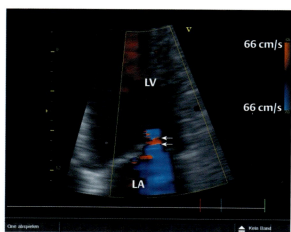

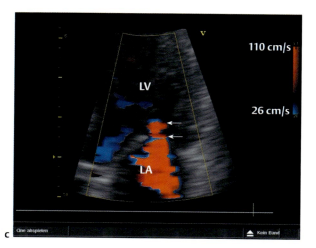

Abb. 5.16 Bestimmung des Schweregrads einer Mitralinsuffizienz aus der proximalen Konvergenzzone (Kap. 2).
a Schematische Darstellung eines Farbdopplerstandbilds. Der Jet strömt im Schema von oben nach unten, analog einem Mitralinsuffizienzjet im apikalen Vierkammerblick. Proximal der Durchtrittstelle durch die Klappe bilden sich annähernd halbkugelige Schalen von Flüssigkeitsteilchen gleicher Geschwindigkeit („isovelocity surfaces", Isotachen) aus. Unter Ausnutzung des Farbumschlags von Rot nach Blau in der Nähe der Durchtrittstelle kann der Radius r derjenigen Halbkugel berechnet werden, durch die die Flüssigkeitsteilchen gerade mit der Farbumschlagsgeschwindigkeit („Aliasing"- oder Nyquist-Geschwindigkeit) hindurchtreten. Die Fläche der Halbkugel beträgt $2\pi r^2$. Multipliziert mit der Farbumschlagsgeschwindigkeit, die am Farbbalken abgelesen werden kann, erhält man so den momentanen Fluss Q in ml/s durch diese Halbkugel:

$Q = 2\pi r^2 \times v_{ALIAS}$.

Aus Gründen der Kontinuität (pro Zeiteinheit passiert dieselbe Menge Flüssigkeit die berechnete Halbkugel wie auch die Regurgitationsöffnung) ist dies auch der momentane Regurgitationsfluss. Man beachte, dass die berechneten Werte **Momentanwerte** sind, die nur für dieses Standbild und nicht etwa für die ganze Systole gelten. Um den gemessenen Konvergenzzonenradius möglichst groß zu gestalten und damit den Messfehler für r zu minimieren, wird die Nulllinie in Richtung des Jets verschoben.
b, c Beispiel zur Bestimmung des Konvergenzzonenradius. In **b** beträgt die Aliasing-Geschwindigkeit 66 cm/s in Richtung auf den linken Vorhof. Durch Verschiebung der Nulllinie in **c** beträgt sie nur noch 26 cm/s in Richtung auf den linken Vorhof. Der Farbumschlag von Blau nach Rot (oberer Pfeil) markiert die Entfernung von der Durchtrittsöffnung in der Mitralklappe (unterer Pfeil), in der das Blut mit 26 cm/s auf die Mitralklappe zu fließt. Der Radius der Konvergenzzone (12 mm) ist jetzt größer. Die **momentane** Regurgitationsrate ergibt sich aus $2\pi \times (1{,}2\,cm)^2 \times 26\,cm/s = 235\,ml/s$. Dies entspricht einer schweren Mitralinsuffizienz. Beachte: diese hohe Rückflussrate herrscht nur zum Zeitpunkt des betreffenden Standbilds, d. h. hier mittsystolisch.

Pathomechanismen. Einem Vorschlag des Chirurgen Carpentier folgend (Carpentier 1983), können die Ursachen einer schweren Mitralinsuffizienz in folgende Kategorien eingeteilt werden:
1. Eingeschränkte Schließungsbewegung eines oder beider Segel; betrifft dies nur ein Segel, so ist der Regurgitationsjet zu diesem Segel hin gerichtet.
2. Zu große Beweglichkeit eines oder beider Segel; betrifft dies nur ein Segel, so ist der Regurgitationsjet von diesem Segel weg gerichtet. Dieser Mechanismus umfasst sowohl den Prolaps als auch das Durchschlagen eines Segels („flail"), z. B. nach Chordaruptur.
3. Ringdilatation aufgrund einer Dilatation des linken Ventrikels oder Vorhofs (oder beider Herzhöhlen) und damit des Mitralrings mit Auseinandertreten

Tabelle 5.6 Dopplerparameter des Schweregrades der Mitralinsuffizienz (**Abb. 5.15**).

Parameter	Trennwerte (leicht, mittel, schwer)	Limitationen
Farbjetfläche	< 4 cm² (< 40 % Vorhofgröße), 4–8 cm² (40–60 %), > 8 cm² (> 60 %)	nur bei leichter MI zuverlässig; wandadhärente Jets werden unterschätzt, extrem empfindlich für Blutdruckschwankungen (hoher RR: großer Jet, niedriger RR: kleiner Jet)
maximaler Regurgitationsfluss proximale Konvergenzmethode	< 100 ml/s, 100–180 ml/s, > 180 ml/s nur bei guter Bildqualität sinnvoll messbar	
Regurgitationsöffnung* proximale Konvergenzmethode	< 0,1 cm² 0,1–0,3 cm² > 0,3 cm²	
proximaler Jetdurchmesser ("Vena contracta")	< 4 mm, 4–7 mm, ≥ 7 mm	gute Bildqualität erforderlich, z. B. TEE
pulmonalvenöses Einstromprofil	systolische Welle < diastolische Welle oder systolischer Rückstrom	Ersteres unspezifisch (z. B. auch bei eingeschränkter linksventrikulärer Funktion und Vorhofflimmern), Letzteres unsensitiv (nur bei schwerer MI); in ca. ⅓ nur durch TEE registrierbar

* Zur Berechnung s. Kap. 4.

der Segel. Der Jet ist meist zentral. Die Dilatation des linken Ventrikels führt zu einer apikalen Verlagerung der Segelapposition und zu einer immer geringeren Appositionsfläche der beiden Segelränder. Dazu kommt durch einen zunehmend kugelförmigen Ventrikel ein immer mehr exzentrisch werdender Zug der Papillarmuskeln, der dem kompletten Schluss der Segel entgegenwirkt.
4. Perforation/Destruktion, z. B. bei Endokarditis.

Die Bedeutung dieser Einteilung liegt neben ihrem Erklärungswert darin, dass sie die chirurgische Strategie leiten kann. So sind Substanzdefekte wie unter 4. meist einer Rekonstruktion nicht zugänglich.

Lokalisation. Neben dem Mechanismus spielt die Lokalisation pathologischer Veränderungen eine wichtige Rolle für die chirurgische Strategie. Eine genaue Untersuchung lässt meist erkennen, welches Segel oder ob beide betroffen sind. Bei Prolaps und Durchschlagen ("flail") kann v. a. unter Zuhilfenahme der transösophagealen Echokardiografie oft die Läsion genau lokalisiert werden.

Ventrikelfunktion und Morphologie der Klappe. Für die Indikation zur operativen Behandlung einer Mitralinsuffizienz stellt der Schweregrad der Insuffizienz nicht den einzigen echokardiografisch beurteilbaren Faktor dar. Entscheidend wichtig sind hierfür auch die systolische Funktion des linken Ventrikels sowie die Morphologie der Klappe, die über die Erfolgsaussichten eines rekonstruktiven Eingriffs entscheidet (**Tab. 5.7**). Stark rheumatisch oder degenerativ veränderte Klappen oder endokarditisch zerstörte Klappen eignen sich hierfür nicht, wohl dagegen Prolaps, Durchschlagen eines Segels oder eine reine Ringdilatation.

Angeborene Erkrankungen

Angeborene Mitralfehler sind selten. Sie können funktionell sowohl eine Stenose als auch eine Insuffizienz der Klappe bewirken. Zu ersteren zählen die angeborene Stenose und die „Parachute"(Fallschirm)-Malformation, die durch einen einzigen großen Papillarmuskel charakterisiert ist. Eine Insuffizienz wird vor allem durch Endokardkissendefekte im Rahmen eines Atrioventrikularkanals, z. B. beim Vorhofseptumdefekt vom Primumtyp beobachtet, wo eine Spalte ("cleft") des vorderen Mitralsegels häufig ist (Kap. 9 und **Abb. 9.11 d**).

5.4 Transmitrales Flussgeschwindigkeitsprofil und diastolische Funktion des linken Ventrikels (Kap. 4)

Füllungsverhalten des linken Ventrikels. Die gepulste Doppleruntersuchung des transmitralen Einstroms in den linken Ventrikel, in der Regel im Vierkammerblick, gibt Aufschluss über das Füllungsverhalten des linken Ventrikels (Kap. 4: Beurteilung der diastolischen Funktion).

Mitralklappe

Tabelle 5.7 Welche Befunde gehören zur echokardiografischen Beurteilung der Mitralklappe?

Struktur oder Parameter	optimale Charakterisierung	Mindestanforderung
Morphologie	Mitralringverkalkung (Ausmaß) Prolaps Durchschlagen („flail") Bewegungsbehinderung (degenerativ/durch Dilatation des linken Ventrikels) Vegetationen Doming SAM Lokalisierung der pathologischen Veränderungen	Mitralringverkalkung Prolaps Durchschlagen („flail") Bewegungsbehinderung (degenerativ/durch Dilatation des linken Ventrikels) Vegetationen Doming SAM
Funktion (Doppler)	maximale E- und A-Wellengeschwindigkeit Dezelerationszeit isovolumetrische Relaxationszeit pulmonalvenöses Einstromprofil Anhaltspunkte für erhöhten Druck im linken Vorhof und/oder „diastolische Funktionsstörung", insbesondere bei restriktivem Mitralprofil oder ausgeprägter respiratorischer Schwankung der Einstromgeschwindigkeiten	qualitative Beschreibung des transmitralen Einstromprofils, falls • die Flussgeschwindigkeiten abnorm hoch sind • das Profil „unerwartet" abnorm ist, d. h. sich nicht durch Hypertrophie, eingeschränkte systolische Funktion, Tachykardie, Alter oder niedrige Vorlast erklären lässt • bei restriktivem Mitralprofil
bei Vorliegen einer Mitralstenose	vgl. Tab. 5.4 Mitralöffnungsfläche nach Planimetrie und nach Druckhalbwertszeit mittlerer Gradient Aussage zu Eignung für Valvuloplastie Befall des subvalvulären Apparats	Mitralöffnungsfläche nach Druckhalbwertszeit und – soweit möglich – Planimetrie mittlerer Gradient
bei Vorliegen einer Mitralinsuffizienz	Ursache und Lokalisation Schweregrad mit Angabe quantitativer Parameter (vgl. Tab. 5.5 und Tab. 5.6) bei schwerer Insuffizienz Aussage zur Rekonstruierbarkeit	vermutliche Ursache qualitativer Schweregrad

Selbstverständlich gehören zur Beurteilung eines Mitralvitiums auch Aussagen zu linkem Ventrikel, linkem Vorhof u. a.; diese Übersicht bezieht sich nur auf unmittelbar an der Klappe zu erhebende Befunde

5.5 Häufige Untersuchungsfehler

- Bei degenerativ veränderten Segeln (z. B. Mitralringverkalkung) kann die Beantwortung der Frage, ob eine Stenose vorliegt, schwierig sein. Die Druckhalbwertszeit ist bei sehr leichten Stenosen oder normalen Klappen nicht aussagekräftig. Eine maximale Geschwindigkeit < 1,5 m/s schließt eine relevante Stenose weitgehend aus. Bei Geschwindigkeiten in diesem Bereich sollte die Umrechnung in Druckgradienten unterbleiben, da die vereinfachte Bernoulli-Gleichung eigentlich nicht anwendbar ist. Besser ist die Angabe der maximalen Flussgeschwindigkeit.
- Bei schwer herabgesetzter linksventrikulärer Funktion und niedrigem Schlagvolumen ist die Öffnungsamplitude der Mitralklappe herabgesetzt. Systolisch kommt es zu einer apikalen Verlagerung der Segelapposition während des Klappenschlusses. Im Unterschied zur Mitralstenose sind die Segel jedoch in der Regel zart und machen feine Flatterbewegungen während der Diastole. Die transmitralen Flussgeschwindigkeiten sind niedrig.
- Die Druckhalbwertszeit ergibt bei gleichzeitiger erheblicher Aorteninsuffizienz falsch zu hohe Werte für die Mitralklappenöffnungsfläche nach der 220/PHT-Formel, d. h. sie unterschätzt den Schweregrad der Mitralstenose.
- Exzentrische Mitralinsuffizienzjets werden leicht im Schweregrad unterschätzt. Ihre darstellbare Farbjetfläche kann, auch in mehreren Ebenen, relativ gering sein. Das Beachten der Jetbreite und des Vorhandenseins einer proximalen Konvergenzzone sowie die Registrierung des pulmonalvenösen Flussprofils (ggf. von transösophageal) helfen, eine Unterschätzung zu vermeiden.

6 Aortenklappe

Übersicht

Der Besprechung von Klappenfunktion und Echoanatomie folgt die eingehende Darstellung des häufigsten Vitiums im Erwachsenenalter, der Aortenstenose. Die Schweregradbestimmung anhand von Gradienten und Klappenöffnungsfläche mit ihren Fallstricken wird erörtert. Daran schließt sich die Darstellung der Aorteninsuffizienz sowie der Endokarditis der Aortenklappe an.

6.1 Funktionelle Anatomie

Klappenapparat. Die normale Aortenklappe (Abb. 6.1) besteht aus drei gleich großen und gleich geformten Segeln (oder „Taschen"), die systolisch das vom linken Ventrikel ausgeworfene Blut in die aszendierende Aorta passieren lassen und diastolisch den Rückstrom des Bluts in den linken Ventrikel durch ihren Schluss verhindern. Geschlossen bilden sie eine sternartige Figur, wobei jedes Segel über einen Winkel von etwa 120° halbmondförmig an der Aortenwand ansetzt. Der Raum zwischen freiem Segelrand und Aortenwand wird als Sinus Valsalvae bezeichnet. Man unterscheidet linkskoronares, rechtskoronares und akoronares Segel, da die Kranzgefäße aus den entsprechenden Sinus Valsalvae entspringen. Die Segel haben keine Aufhängevorrichtung wie der Chordaapparat der Mitral- und der Trikuspidalklappe, sondern werden durch ihre Anheftung am Aortenring in ihrer Position gehalten.

Bikuspide Aortenklappe. Bei 1–2 % der Bevölkerung liegt eine bikuspide Klappe vor (Abb. 6.2). Dies kann durch bikuspide Anlage oder durch funktionelle Bikuspidie, d.h. durch Fusion einer der Kommissuren zustande kommen. Eine solche Fusion findet sich sowohl kongenital als auch erworben durch entzündliche oder degenerative Prozesse. Die Bedeutung dieser Anomalie liegt darin, dass fast immer bereits im jugendlichen Alter eine gewisse Insuffizienz besteht, die Anfälligkeit für eine infektiöse Endokarditis erhöht ist und die abnorme Klappe zu degenerativ-kalzifizierenden Veränderungen mit Ausbildung eines kombinierten Vitiums prädisponiert. Sehr selten kommen andere Anlageanomalien vor (quadrikuspide, unikuspide Klappe).

6.2 Echokardiografische Beurteilung der Aortenklappe (Tab. 6.1)

Morphologische Beurteilung

Schnittebenen. Im parasternalen und apikalen Langachsenschnitt wird die Aortenklappe in ihrer langen Achse dargestellt. Wird die Schnittebene so positioniert, dass der maximale Durchmesser der Aorta und des Ausflusstrakts sichtbar sind, so wird anterior das rechtskoronare und posterior das akoronare Segel visualisiert (Kap. 3). In ihrer kurzen Achse kommt die Aortenklappe im basalen parasternalen Kurzachsenschnitt zur Darstellung sowie (weniger gut) im subkostalen basalen Kurzachsenschnitt. Tangenzial werden die Aortenklappe

Aortenklappe

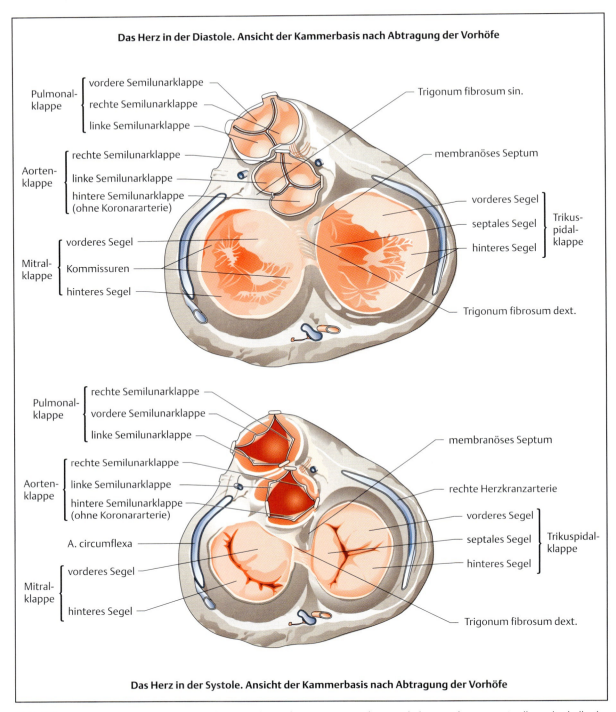

Abb. 6.1 Anatomisch-schematisches Bild. Querschnitt der Aorta ascendens und der Herzbasis unmittelbar oberhalb der Aortenklappe. Die drei Segeltaschen der Aorten- (und Pulmonal-)klappe sind in geschlossener und offener Position zu sehen.

Echokardiografische Beurteilung der Aortenklappe

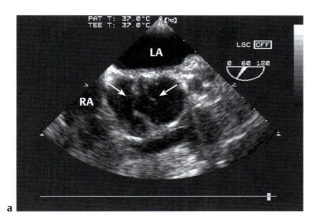
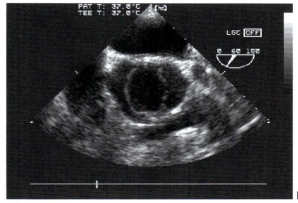
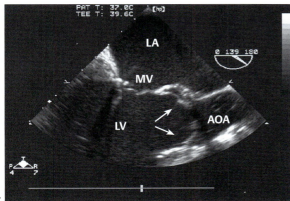
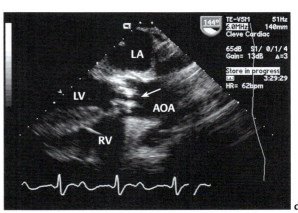

Abb. 6.2 Bikuspide Aortenklappe.
a Transösophagealer Kurzachsenschnitt der Aortenklappe (Pfeile) in der frühen Systole.
b In der Mitte der Systole. Die anfangs schlitzförmige, später zirkuläre Öffnung ist erkennbar.
c Transösophagealer Langachsenschnitt mit typischem systolischen Doming (Pfeile). Die Segel sind zart bis auf eine Verdickung an den Rändern.
d Verkalkte, schwer stenosierte bikuspide Aortenklappe (Pfeil) im transösophagealen Langachsenschnitt. Angedeutet ist noch ein Doming erkennbar.
e M-Mode einer bikuspiden Aortenklappe mit typischer asymmetrischer Öffnung der Segel (Pfeile) und etwas verdickten Klappenrändern.

und -wurzel im apikalen und subkostalen Fünfkammerblick abgebildet, wiederum meist unter Darstellung des rechts- und akoronaren Segels.

Klappenöffnung und -schluss. Bei der parasternalen Darstellung können sowohl die Anatomie der Segel als auch ihre Öffnungsbewegung gut dargestellt werden. Im M-Mode wird die Öffnung des rechtskoronaren und des akoronaren Segels dokumentiert; hier lassen sich auch subtile Veränderungen, wie diastolisches Flattern bei Aorteninsuffizienz oder eine mittsystolische Schließungsbewegung bei hypertropher obstruktiver Kardiomyopathie, nachweisen (**Abb. 6.3**). Die normale Klappe öffnet so vollständig, dass die Segel kaum von der Aortenwand, der sie sich anlegen, zu unterscheiden sind. Liegt eine bikuspide Klappe vor, so erfolgt der Schluss im M-Mode und 2-D-Bild meist nicht mittig, sondern exzentrisch in der Aortenwurzel, was sowohl zweidimensional als auch im M-Mode während der Diastole nachweisbar ist. Bei der Öffnung findet sich hierbei häufig ein Doming der Segel (**Abb. 6.2 c**).

Aortenklappe

Tabelle 6.1 Welche Befunde gehören zur echokardiografischen Beurteilung der Aortenklappe?

Struktur oder Parameter	optimale Charakterisierung	Mindestanforderung
Anatomie der Klappe	• trikuspide/bikuspide, ggf. welche Kommissur fusioniert ist	• bikuspide/trikuspide (falls erkennbar)
morphologische Läsionen	• fokale/diffuse degenerative Veränderungen • Verkalkungen • Öffnungsbehinderung • Vegetationen, Abszess • andere Zusatzstrukturen • Prolaps • Durchschlagen („flail") eines Segels, möglichst mit Angabe des befallenen Segels • Ringdilatation (Durchmesser des Rings und der Aortenwurzel) „Aortensklerose"	• Öffnungsbehinderung • Durchmesser der Aortenwurzel • Zusatzstrukturen ja/nein
Funktion (Doppler)	• maximale transvalvuläre Geschwindigkeit, bei Erhöhung maximaler und mittlerer Gradient • maximale systolische Geschwindigkeit im Ausflusstrakt	• maximale transvalvuläre Geschwindigkeit
bei Vorliegen einer Aortenstenose	• maximaler und mittlerer Gradient • Klappenöffnungsfläche (Planimetrie und Kontinuitätsprinzip)	• maximaler und mittlerer Gradient • Klappenöffnungsfläche (Kontinuitätsprinzip) bei eingeschränkter Ventrikelfunktion
bei Vorliegen einer Aorteninsuffizienz	• Schweregradabschätzung (vgl. Tab. 6.5) • Mechanismus	• Versuch der Schweregradabschätzung aus parasternalem Jetdurchmesser und Größe des linken Ventrikels

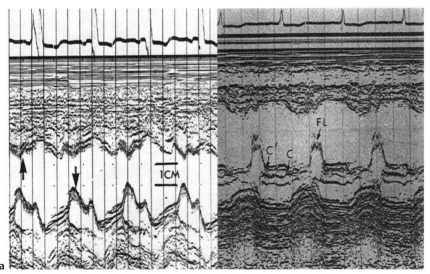
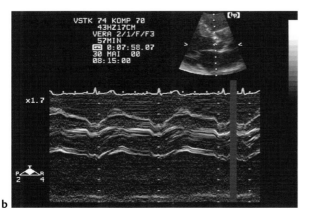
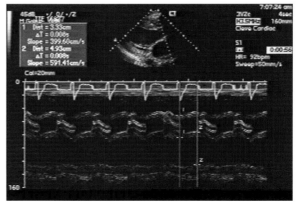

Abb. 6.3 M-Mode bei Aortenklappenerkrankungen.
a M-Mode bei Aortenklappenerkrankungen. Hochfrequentes Vibrieren des vorderen Mitralsegels und des septalen Endokards infolge des Regurgitationsjets (Pfeile). Rechts vorzeitiger Mitralklappenschluss in der Mittdiastole durch schwere Aorteninsuffizienz. Auch hier ist ein Flattern des vorderen Segels erkennbar (aus Feigenbaum, Echocardiography, 5. ed.).
b M-Mode bei Aortenstenose mit verdickten, nicht separierenden Segeln.
c M-Mode der Aortenklappe bei endokarditisch befallener, stenotischer Aortenklappe. Beide Segel sind verdickt und öffnungsbehindert.

Funktionsbeurteilung (Doppler)

Die Doppleruntersuchung der Aortenklappe umfasst:
- **Die Farbdoppleruntersuchung** (in der parasternalen langen und kurzen Achse sowie in der apikalen langen Achse). Hierbei geht es hauptsächlich um den Nachweis einer Aorteninsuffizienz anhand eines diastolisch im Ausflusstrakt nachweisbaren Insuffizienzjets, der seinen Ausgang von der Aortenklappe nimmt. Diese beiden Schnittebenen ermöglichen auch eine semiquantitative Einschätzung des Schweregrads einer Insuffizienz. Im Farbdoppler lässt sich bei guter Bildqualität auch bei vielen Herzgesunden und der Mehrzahl aller älteren Patienten eine minimale, in der Regel zentrale Aorteninsuffizienz nachweisen (**Abb. 6.9**).
- **Die gepulste und kontinuierliche Doppleruntersuchung** des Ausflusstrakts und der Aortenklappe in der apikalen langen Achse oder im apikalen Fünfkammerblick (für die kontinuierliche Untersuchung auch nötigenfalls im apikalen und subkostalen Fünfkammerblick, von rechtsparasternal und von suprasternal, **Abb. 6.4**). Hierbei wird das Messvolumen in die Höhe des Aortenrings gelegt und das spektrale Dopplersignal aufgezeichnet. Die maximale Flussgeschwindigkeit durch eine normale Aortenklappe liegt zwischen 1 und 1,5 m/s. Die Untersuchung v. a. mit dem kontinuierlichen Doppler ermöglicht es, pathologisch erhöhte Geschwindigkeiten aufgrund einer morphologisch nicht gesehenen Obstruktion auf Höhe des Ausflusstrakts (hypertrophe obstruktive Kardiomyopathie, subvalvuläre Membran), der Klappe (Aortenstenose) oder supravalvulär (kongenitale supravalvuläre Membran) auszuschließen.

Bestimmung des linksventrikulären Schlagvolumens

Kontinuitätsprinzip. Weiterhin kann auf Höhe der Aortenklappe das Schlagvolumen des linken Ventrikels aus Doppler und 2-D-Bild bestimmt werden. Die Bestimmung des Schlagvolumens beruht auf dem Kontinuitätsprinzip, das wiederum auf der Erhaltung von Masse in einem geschlossenen System beruht (Kap. 2): Fließt eine inkompressible Flüssigkeit durch ein geschlossenes System, so ist der Fluss Q (Volumentransport/Zeit, in ml/s oder cm³/s) an jedem Querschnitt des Systems gleich und entspricht dem Produkt der mittleren Flussgeschwindigkeit v (in cm/s) an dieser Stelle und der Querschnittsfläche A (in cm²): Q = vA.

Messungen am Aortenring. Der am einfachsten messbare „Querschnitt" des Herzens ist der Aortenring, der annähernd rund ist und daher durch Messung des Durchmessers d in der parasternalen langen Achse berechnet werden kann (A = π · r² mit r = d/2 oder A = π²/4).

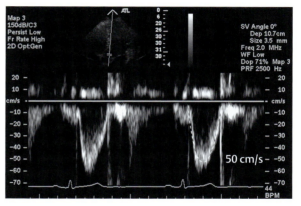

Abb. 6.4 Normaler transaortaler gepulster Doppler vom apikalen Schallfenster. Die Umfahrung der modalen Geschwindigkeit zur Berechnung des Zeit-Geschwindigkeits-Integrals ist eingezeichnet.

Diese Fläche wird mit dem Zeit-Geschwindigkeits-Integral TVI des gepulsten Dopplers in Höhe der Aortenklappe (Kap. 3) multipliziert.

Herzzeitvolumen. Die Multiplikation des Schlagvolumens mit der Herzfrequenz ergibt das Herzzeitvolumen. Die Güte dieser Messungen hängt von der Genauigkeit der Messung des Durchmessers des Ausflusstrakts sowie der Qualität des Dopplersignals ab. Außerdem ist weder der Ausflusstrakt exakt kreisförmig noch das Flussgeschwindigkeitsprofil im Ausflusstrakt flach. Trotz dieser Probleme sind die gemessenen Werte klinisch brauchbar. Einige Echogeräte verfügen über die Möglichkeit, automatisch innerhalb einer vom Benutzer positionierten Messzelle volumetrische Flussmessungen durchzuführen.

6.3 Erkrankungen der Aortenklappe

Degenerative Veränderungen der Aortenklappe

Im Alter und besonders bei Hypertonus kommt es zu degenerativen Veränderungen der Segel in Form einer Verdichtung und Verdickung („Sklerosierung"), die aber meist die Beweglichkeit nicht merklich beeinträchtigt. Ebenso finden sich häufig fokale Verkalkungen an den Segelrändern (Noduli Arantii) oder an der Basis der Segel (**Abb. 6.5**). Vor allem bei der transösophagealen Untersuchung lassen sich manchmal filamentöse, 1–2 mm dünne, mehrere mm lange flottierende Strukturen nachweisen, die wahrscheinlich harmlos sind (Lambl-Exkreszenzen); die Differenzialdiagnose zu einer kleinen Vegetation muss jedoch stets mitbedacht werden.

Aortenklappe

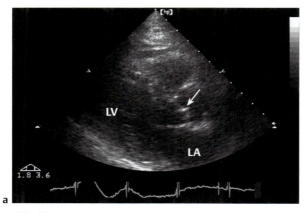
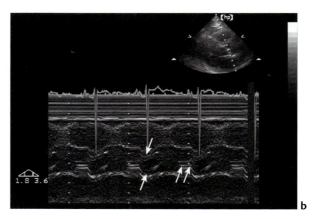

Abb. 6.5 Aortensklerose.
a Parasternaler Langachsenschnitt mit geschlossener Klappe. Im Bereich des zentralen Aortensegelschlusses (Pfeil) sind die Segel verdickt und echodicht.

b M-Mode. Im geöffneten Zustand sind die Aortensegel infolge der vermehrten Echogenität gut zu verfolgen (Pfeile), im geschlossenen Zustand erkennt man Zusatzechos (Doppelpfeil).

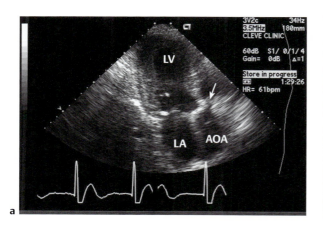
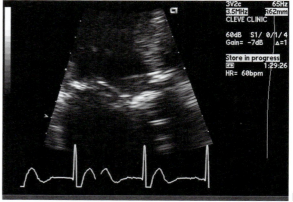
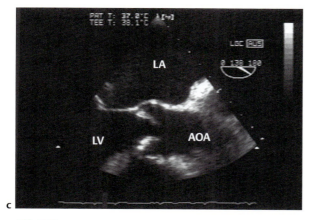

Abb. 6.6 Aortenstenose.
a Apikaler Langachsenschnitt. Die Klappe ist deutlich verkalkt (Pfeil).
b Ausschnittvergrößerung („Zoom") von **a**. Ein angedeutetes Doming ist systolisch erkennbar.
c Deutliches Doming bei verkalkter Aortenstenose im transösophagealen Langachsenschnitt.
d Stark verkalkte Aortenstenose im parasternalen Langachsenschnitt.

Erkrankungen der Aortenklappe

Tabelle 6.2 Echokardiografische Zeichen der Aortenstenose.

2-D-Echo
- Verkalkung und Verdickung sowie eingeschränkte Beweglichkeit der Segel, bei bikuspider Aortenklappe Domstellung im parasternalen Langachsenschnitt, reduzierte Öffnungsamplitude im M-Mode
- Planimetrie der Klappenöffnungsfläche in der parasternalen kurzen Achse schwierig, aber bei nicht zu schwerer Verkalkung möglich (ggf. TEE):
  < 1 cm² schwere*,
  1–1,5 cm² mittelschwere*,
  > 1,5 cm² leichte Aortenstenose
- konzentrische Hypertrophie des linken Ventrikels

Doppler
- erhöhte maximale und mittlere transaortale Flussgeschwindigkeit mit pathologischen Gradienten nach der Bernoulli-Gleichung:
  mittlerer Gradient > 50 mmHg schwere,
  25–50 mmHg mittelschwere,
  < 25 mmHg leichte Aortenstenose
  Diese Werte sind nur bei normaler systolischer Funktion des linken Ventrikels verwertbar! Bei eingeschränkter Funktion muss das Hauptaugenmerk auf der Klappenöffnungsfläche liegen.
- bei schwerer Aortenstenose verlangsamter frühsystolischer Geschwindigkeitsanstieg
- Berechnung der Klappenöffnungsfläche nach Kontinuitätsprinzip, errechnete Flächen sind systematisch kleiner als planimetrisch bestimmte Flächen!

* Hier wurde früher und wird von einigen Autoren auch weiterhin als Grenzwert zur schweren Stenose 0,8 cm² angegeben. Die jetzt angegebenen Werte folgen dem Vorschlag der amerikanischen Fachgesellschaften (American College of Cardiology und American Heart Association, J Am Coll Cardiol 1998; 32: 1486–1588). Der Grenzwert von 0,8 cm² kann weiterhin für „kleinere" Patienten gelten. Die European Society of Cardiology empfiehlt eine Indexierung des Grenzwertes auf die Körperoberfläche mit 0,6 cm²/m² (Eur Heart J 2002; 23: 1253–1266). Diese Unschärfen verwundern nicht angesichts des Messfehlers aller Methoden und einer gewissen Willkürlichkeit bei der Grenzziehung zwischen Schweregraden.

Aortenstenose (DVD: Loops 6–1 u. 6–2)

Degenerative Form. Eine bedeutsame Stenose der Aortenklappe erfordert einen Rückgang der systolisch zur Verfügung stehenden Querschnittsfläche auf etwa ein Viertel des Normalen. Dieses Krankheitsbild kommt am häufigsten als „degenerativ-kalzifizierende" Aortenstenose vor, meist in höherem Alter (**Abb. 6.6**). Prädisponierend kann eine bikuspide angelegte Aortenklappe sein; häufig kommt es jedoch auch bei ursprünglich trikuspiden Klappen sekundär durch den degenerativen Prozess zu einer (Teil-)Fusion einer oder mehrerer Kommissuren, sodass eine „funktionell bikuspide" Klappe entsteht.

Rheumatische Form. Seltener ist die rheumatische Aortenstenose. Sie beginnt durch entzündliche Fusion der Kommissuren und Schrumpfung der Segel mit sekundärer Verkalkung. Durch die Fusion entsteht häufig eine systolische Domstellung (Doming) der Segel (**Abb. 6.6 b**). Eine sichere ätiologische Differenzierung von der degenerativ-kalzifizierenden Aortenstenose ist echokardiografisch nicht möglich. Eine begleitende Mitralstenose spricht für eine rheumatische Genese.

Die entscheidenden funktionellen Parameter der Aortenstenose sind (wie bei allen Klappenstenosen) der maximale und mittlere Gradient sowie die Klappenöffnungsfläche (**Tab. 6.2**).

Berechnung des maximalen und mittleren Gradienten

Antegrades Flusssignal. Die Berechnung erfolgt durch Umfahrung des antegraden Flusssignals im kontinuierlichen Dopplerprofil. Es gibt leider keine Möglichkeit, anhand eines gegebenen Signals sicher festzustellen, ob es sich tatsächlich um die maximalen Geschwindigkeiten handelt; auch ein gut definiertes Dopplersignal kann die wahren maximalen Geschwindigkeiten massiv unterschätzen. Daher muss der Untersucher unter Verwendung aller zugänglichen Schallfenster so lange suchen, bis er sicher ist, die maximalen Geschwindigkeiten registriert zu haben.

Einstellen des Dopplerspektrums. Diese Suche nach einem zuverlässigen kontinuierlichen Dopplerspektrum bei Aortenstenose gehört zum technisch Schwierigsten und Zeitaufwendigsten in der Echokardiografie (**Abb. 6.7**). Es ist wichtig zu berücksichtigen, dass die Qualität des 2-D-Bildes nicht immer die Qualität des Dopplersignals vorherbestimmt. Wegen des besseren Signal-Rausch-Verhältnisses beim Doppler sowie der meist niedrigeren Trägerfrequenz des kontinuierlichen Dopplers kann eine befriedigende kontinuierliche Dopplerregistrierung bisweilen auch bei unbefriedigender 2-D-Bildqualität erzielt werden. Umgekehrt garantiert eine gute 2-D-Bildqualität nicht, dass man mit der CW-Doppleruntersuchung die maximalen Flussgeschwindigkei-

Aortenklappe

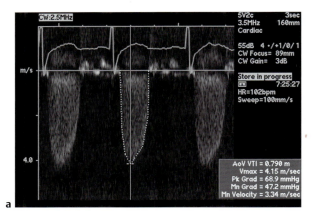

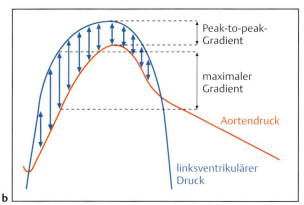

Abb. 6.7 Kontinuierliche Dopplerprofile und Gradienten.
a Kontinuierliches Dopplerprofil einer Aortenstenose mit einem maximalen Gradienten von 69 mmHg (maximale Flussgeschwindigkeit 4,15 m/s) und einem mittleren Gradienten von 47 mmHg.
b Schema zum Verhältnis von mittlerem, maximalem und „Peak-to-peak"-Gradienten über der Aortenklappe anhand simultaner Druckkurven von linkem Ventrikel und Aorta ascendens.

Maximaler Gradient. Bei der Interpretation der Signale ist Folgendes zu berücksichtigen: der maximale Gradient ist ein momentaner Gradient (oft auch als „instantaner" Gradient bezeichnet), der meist frühsystolisch auftritt. Er entspricht nicht dem bei der Katheteruntersuchung gemessenen „Peak-to-peak"-Gradienten, der keine real wirkende Druckdifferenz darstellt, da der maximale Ventrikeldruck vor dem maximalen Aortendruck auftritt. Bei invasiver Druckregistrierung des Gradienten (simultane linksventrikuläre und aortale Druckkurve) kann allerdings der korrespondierende maximale momentane Druckgradient direkt gemessen werden.

Mittlerer Gradient. Wesentlich besser zur Charakterisierung des Schweregrads eignet sich ohnehin der mittlere Druckgradient, der bei invasiver und nicht invasiver Messung gleich sein sollte (zumindest bei simultaner Registrierung, Ausnahmen sind bei sehr schmaler Aorta, z. B. bei hypoplastischer Aorta ascendens möglich; Baumgartner et al. 1999). Dieser entspricht theoretisch und praktisch dem mittleren aus invasiven Druckkurven gemessenen Gradienten (**Abb. 6.7 b**).

Bestimmung der Klappenöffnungsfläche

Zur echokardiografischen Bestimmung der Klappenöffnungsfläche bei Aortenstenose stehen zwei Methoden zur Verfügung.

Direkte Planimetrie. Die direkte Planimetrie erfordert meist eine transösophageale Untersuchung, um die nötige Bildqualität zu erzielen. Diese Fläche entspricht theoretisch der nach der Gorlin-Formel aus den invasiven Druck- und Herzzeitvolumendaten errechneten Öffnungsfläche (**Abb. 6.8 a**).

Berechnung mithilfe der Kontinuitätsgleichung. Die zweite Methode bedient sich der „Kontinuitätsgleichung". Angewandt auf die Aortenstenose besagt diese Gleichung, dass das Produkt aus durchströmter Querschnittsfläche und Flussgeschwindigkeit sowohl in Höhe des Ausflusstrakts (A1, v1) als auch in Höhe der Aortenstenose (A2, v2) selbst gleich ist, da kein Blut abgezweigt wird oder hinzutritt. Dementsprechend verhalten sich die durchströmten Querschnittsflächen umgekehrt wie die lokalen Flussgeschwindigkeiten:

$$A1 \times v1 = A2 \times v2 \text{ bzw. } A2 = (v1/v2) \times A1$$

Je kleiner die Aortenklappenöffnungsfläche ist, desto höher wird die Geschwindigkeit in der Stenose. Kennt man die Geschwindigkeit auf Höhe der Aortenklappe sowie Querschnitt und mittlere Geschwindigkeit des Ausflusstrakts, lässt sich die Öffnungsfläche der Aorten-

ten erfasst. Es muss regelhaft sowohl apikal als auch subkostal und rechtsparasternal sowie, wenn möglich, auch suprasternal nach den maximalen Flussgeschwindigkeiten gesucht werden, wobei letztere zwei Schallfenster am besten mit dem speziellen kleinen CW-Schallkopf (vgl. **Abb. 3.2 a**) untersucht werden. Wichtig ist es, sich bei der Positionierung des Dopplerstrahls nur grob vom 2-D-Bild leiten zu lassen. Die tatsächliche **räumliche** Hauptrichtung des Jets durch eine Stenose ist meist nicht definitiv aus dem 2-D-Bild oder Farbdoppler zu klären und muss durch kleine blinde Korrekturbewegungen mit Blick auf die Wiedergabe des Spektrums und Ohr auf die Höhe des Dopplergeräuschs gefunden werden. Hohe Frequenzen des Dopplergeräuschs entsprechen hohen Flussgeschwindigkeiten. Somit sucht man nicht nur „optisch" im Dopplerspektrum nach den höchsten Geschwindigkeiten, sondern auch akustisch nach den höchsten Frequenzen.

Erkrankungen der Aortenklappe

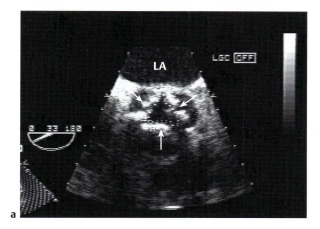

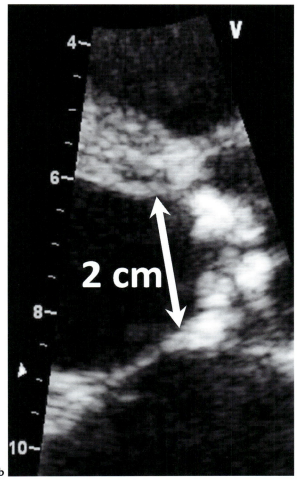

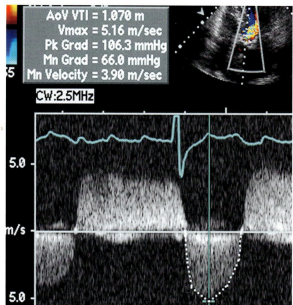

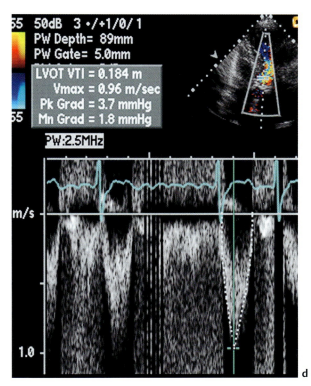

Abb. 6.8 Aortenklappenöffnungsfläche.
a Transösophageale Planimetrie der Aortenklappe (Pfeile) bei mittelgradiger Stenose (Öffnungsfläche 1,2 cm²).
b Berechnung der Aortenklappenöffnungsfläche nach dem Kontinuitätsprinzip. Messung des Durchmessers des Aortenklappenrings (hier 2 cm, d. h. Radius 1 cm) in einer Ausschnittsvergrößerung des parasternalen Langachsenschnitts.
c Kontinuierliches Dopplerspektrum des kombinierten Aortenvitiums mit maximalem/mittleren Gradienten von 106 bzw. 66 mmHg und einem systolischen Zeitgeschwindigkeitsintegral von 107 cm.
d Gepulstes Dopplerspektrum aus dem linksventrikulären Ausflusstrakt mit einem Zeitgeschwindigkeitsintegral von 18 cm. Nach der Kontinuitätsgleichung berechnet sich die Aortenklappenöffnungsfläche als 3,14 × (1 cm)² × 18/107 = 0,53 cm².

Aortenklappe

klappe berechnen. Diese Beziehung gilt sowohl momentan (v1 und v2 sind dann momentane gleichzeitige Geschwindigkeiten in Ausflusstrakt und Stenose) als auch in der Bilanz über eine Systole. Dann wird statt der Momentangeschwindigkeiten das Zeit-Geschwindigkeits-Integral (TVI1, TVI2) eingesetzt, sodass die obige Gleichung lautet:

$$A2 = (TVI1/TVI2) \times A1$$

Varianten. Die Kontinuitätsgleichung wird daher entweder durch Einsetzen der Maximalgeschwindigkeiten im Ausflusstrakt (aus der gepulsten Dopplerregistrierung) und im Stenosebereich (aus der kontinuierlichen Dopplerregistrierung) oder durch Einsetzen der dortigen Zeit-Geschwindigkeits-Integrale benutzt. Theoretisch sind beide Varianten gleichwertig, in der Praxis ist die Berechnung anhand der Maximalgeschwindigkeiten schneller, aber etwas ungenauer, da das Maximum stärker als das Zeit-Geschwindigkeits-Integral von Messung zu Messung variiert.

Fehlermöglichkeiten. Folgende Fehlermöglichkeiten müssen berücksichtigt werden:

- Falsche Messung von Einzelkomponenten (Durchmesser des Ausflusstrakts, Geschwindigkeiten im Ausflusstrakt, transstenotische Geschwindigkeiten). Dies bedeutet auch, dass die Methode wertlos ist, wenn in der Stenose nicht die wahren maximalen Geschwindigkeiten registriert worden sind!
- Bei Messung des gepulsten Dopplerprofils sollte die modale Geschwindigkeit des gepulsten Dopplers (Kontur größter Amplitude, d. h. Helligkeit) benutzt werden, nicht die maximale (äußerster Rand der Kontur des Geschwindigkeitsprofils).
- Bei Anwendung auf Aortenklappenprothesen können irreführend niedrige Klappenöffnungsflächen gemessen werden, wenn es sich um Zweiflügelprothesen handelt. Ursache ist die so genannte Druckrückgewinnung ("pressure recovery") durch geometrische Besonderheiten dieser Prothesen (Baumgartner et al. 1990; Baumgartner et al. 1993).

Größendifferenzen. Weiterhin muss bedacht werden, dass die auf diese Weise berechnete Öffnungsfläche im hydrodynamischen Sinne eine "effektive" Querschnittfläche ist, die stets um einen variablen Prozentsatz kleiner als die anatomische (z. B. planimetrische oder Gorlin-Fläche) ist. Dieser Prozentsatz liegt im Allgemeinen bei 20–40 %, lässt sich aber im Einzelfall – da von der individuellen Morphologie abhängig – nicht vorhersagen. Die "nach Kontinuität" berechneten Flächen sind demzufolge tendenziell kleiner als die planimetrischen oder invasiv bestimmten.

Unabhängigkeit von der systolischen linksventrikulären Funktion. Hauptvorteil der Bestimmung der Öffnungsfläche ist die weitgehende Unabhängigkeit vom Schlag- oder Herzzeitvolumen und damit von der systolischen Funktion des linken Ventrikels. Dagegen sind die entscheidenden Determinanten des **Druckgradienten** Öffnungsfläche **und** Schlagvolumen, sodass dieser bei eingeschränkter systolischer linksventrikulärer Funktion irreführend niedrig ist.

Bei schwer eingeschränkter linksventrikulärer Funktion (z. B. Ejektionsfraktion < 30 %), vermindert öffnender Aortenklappe, niedrigem Gradienten (mittlerer Gradient < 30 mmHg) und nach Kontinuität berechneter Aortenklappenöffnungsfläche < 1 cm^2 ("low-flow, low-gradient aortic stenosis") kann in Einzelfällen die Frage auftauchen, ob es sich um eine genuine schwere Aortenstenose handelt oder um eine linksventrikuläre Erkrankung, z. B. eine dilatative Kardiomyopathie, die zufällig zusammen mit einer sklerosierten Aortenklappe auftritt, welche wegen des geringen Schlagvolumens nicht vollständig öffnet (so genannte "pseudoschwere Aortenstenose"). Diese Frage stellt sich v.a. dann, wenn die Aortenklappe nicht schwer verkalkt und relativ beweglich erscheint. Eine Differenzierung kann hier durch eine Dobutaminstimulation herbeigeführt werden, indem geprüft wird, ob unter inotroper Stimulation der Gradient steigt und die Öffnungsfläche gleich bleibt oder durch das höhere Schlagvolumen die Aortenklappe "nachgibt" und die Öffnungsfläche größer wird. Meist handelt es sich jedoch bei der oben genannten Konstellation (Aortenstenose mit niedriger Ejektionsfraktion, niedrigem Gradienten und Öffnungsfläche < 1 cm^2) um eine echte schwere Aortenstenose mit linksventrikulärer Funktionseinschränkung aufgrund der Aortenstenose, sodass eine Dobutaminstimulation überflüssig und gefährlich ist.

Diagnostische Aussagekraft der Echokardiografie bei der Aortenstenose

Präoperative Beurteilung. Bei korrekter Untersuchungstechnik und hinreichender Bildqualität wird eine Aortenstenose echokardiografisch zuverlässig erkannt und beurteilt. So wird in vielen kardiologischen Zentren bei der präoperativen Beurteilung einer Aortenstenose eine direkte Druckmessung des Gradienten, die die Passage der stenosierten Klappe mit dem Katheter (oder gar eine transseptale Punktion) erfordert, nicht mehr verlangt. Die Katheteruntersuchung dient dann im Wesentlichen der Beurteilung der Koronararterien. Bei nicht ausreichender transthorakaler Bildqualität kann die Aortenstenose auch gut transösophageal beurteilt werden. Hierbei ist in der überwiegenden Zahl der Fälle eine direkte Planimetrie der Öffnungsfläche möglich.

Erkrankungen der Aortenklappe

Tabelle 6.3 Fehlerquellen bei der Beurteilung der Aortenklappenstenose.

Untersuchungsmodus	Fehlermöglichkeiten	Kautelen
2-D-/M-Mode: maximale Segelseparation, Klappenöffnungsfläche in Kurzachsenschnitten	<ul><li>je nach Lage des Langachsenschnitts, der Schnittebene oder des M-Mode-Strahls kann der Stenosegrad massiv über- oder unterschätzt werden</li><li>im Kurzachsenschnitt kann starke Verkalkung die Bestimmung der Öffnungsfläche unmöglich machen</li><li>bei bikuspiden Klappen mit systolischer Domstellung kann ein Kurzachsenschnitt in falscher Höhe, d. h. zu basal, zur Überschätzung der wahren Öffnungsfläche führen</li></ul>	<ul><li>keine Beurteilung allein anhand der Segelseparation</li><li>kritische Wertung der Klappenöffnungsfläche im Licht der übrigen (Doppler-)echokardiografischen und klinischen Daten</li><li>ggf. transösophageale Untersuchung</li></ul>
Doppler: maximaler/mittlerer Gradient	<ul><li>zu niedriger Gradient:<ul><li>Verfehlen der maximalen Flussgeschwindigkeiten im CW-Doppler</li><li>zu großer Winkel zwischen Dopplerstrahl und Flussrichtung</li><li>Cave: bei eingeschränkter linksventrikulärer Funktion wird der Gradient durch das niedrige Schlagvolumen reduziert</li></ul></li><li>zu hoher Gradient:<ul><li>fälschliche Messung des Mitralinsuffizienzsignals</li><li>extreme Bradykardie</li><li>abnorm erhöhtes Herzzeitvolumen</li></ul></li><li>variabler Gradient:<ul><li>bei Vorhofflimmern (sehr hoher Gradient nach langem RR-Intervall)</li></ul></li></ul>	<ul><li>alle Fenster nutzen, einschließlich des rechtsparasternalen</li><li>Gradienten kritisch im Lichte der anderen echokardiografischen und klinischen Daten werten</li><li>evtl. Applikation von lungengängigem Echokontrast</li><li>Mitralinsuffizienz beginnt früher und endet später als transaortaler Fluss (zur Klärung kann mit dem gepulsten Doppler die genaue zeitliche Zuordnung von Ausstrom und Einstrom des linken Ventrikels in Bezug zum EKG überprüft werden und dann mit dem registrierten kontinuierlichen Signal verglichen werden)</li><li>Flussprofil der Aortenstenose mehr dreieckig, der Mitralinsuffizienz mehr parabolisch</li><li>Wiederholung bei normalisierter Frequenz</li><li>Mittelung über mehrere Schläge</li></ul>

Wegen der großen Tragweite des echokardiografischen Befundes ist jedoch die Berücksichtigung der möglichen Fehlerquellen wichtig. Diese sind in **Tab. 6.3** nochmals zusammengefasst.

Aorteninsuffizienz (DVD: Loops 6–3 u. 6–4)

Ursachen und Morphologie. Die Ursachen der Aorteninsuffizienz (**Abb. 6.9**) sind in **Tab. 6.4** aufgeführt. Die häufigste Ursache ist die „anuloaortale Ektasie", d. h. eine Erweiterung des Klappenrings mit zentralem Insuffizienzjet. Andere wichtige Ursachen sind die bikuspide Aortenklappe, die Aortenklappenendokarditis, die degenerativ-kalzifizierte Aortenklappe mit kombinierter Stenose und Insuffizienz, der Prolaps von Aortensegeln sowie die rheumatische Insuffizienz, die ebenfalls fast immer mit einer Stenose kombiniert ist. Die morphologische Beurteilung der insuffizienten Klappe sollte Integrität, Prolaps oder Durchschlagen sowie Sklerosierung und Verkalkung der Segel berücksichtigen; weiterhin sollten die Durchmesser des Aortenrings und der Aorta ascendens in der parasternalen langen Achse gemessen werden.

Schweregradbeurteilung

Die Schweregradeinteilung der Aorteninsuffizienz ist von allen Regurgitationsvitien die schwierigste. Die zur Verfügung stehenden Parameter sind in **Tab. 6.5** zusammengefasst. Bei chronischer Aorteninsuffizienz sollte besonderes Augenmerk auf die linksventrikulären Dimensionen (Durchmesser oder Volumen) gelegt werden. Ejektions- oder Verkürzungsfraktion sowie endsystolischer Durchmesser oder Volumen sind als Parameter für die Verlaufsbeobachtung und die Entscheidung zur Operation bei asymptomatischer Aorteninsuffizienz entscheidend wichtig. Eine eingeschränkte oder sich verschlechternde linksventrikuläre systolische Funktion, d. h. Zeichen einer myokardialen Schädigung bei schwerer Aorteninsuffizienz, stellen auch bei Symptomfreiheit eine Operationsindikation dar. Im Rahmen der

Aortenklappe

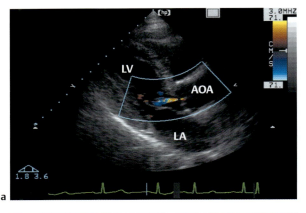
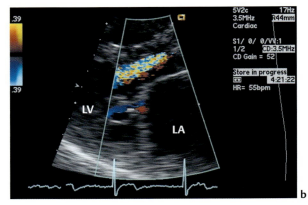
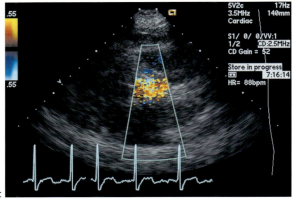
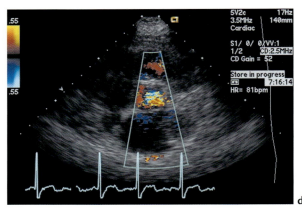
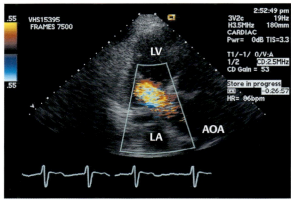
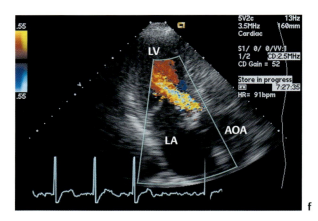

Abb. 6.9 Aorteninsuffizienz.
a Minimale zentrale Aorteninsuffizienz (Herzgesunder).
b Parasternaler Langachsenschnitt, Farbdoppler der Aortenklappe bei mittelschwerer rheumatischer Aorteninsuffizienz mit zentralem Jet. Ausgeprägte Vergrößerung des linken Vorhofs bei rheumatischer Mitralstenose.
c Parasternaler Kurzachsenschnitt, frühdiastolischer Farbdoppler der Aortenklappe.
d Parasternaler Kurzachsenschnitt, spätdiastolischer Farbdoppler der Aortenklappe (selber Patient wie in **c**). Durch die Verschiebung der Klappenebene und die enddiastolisch geringer werdende Regurgitation ist der Jetquerschnitt jetzt weitaus kleiner.
e Farbdoppler einer Aorteninsuffizienz in der apikalen langen Achse.
f Farbdoppler einer Aorteninsuffizienz in der apikalen langen Achse. Der Insuffizienzjet adhäriert am vorderen Mitralsegel.

Erkrankungen der Aortenklappe

Tabelle 6.4 Ursachen und echokardiografische Zeichen der Aorteninsuffizienz.

Ursachen	Echobefunde
Akut	
Endokarditis	Destruktion, in der Regel mit Durchschlagen eines Segels („flail") oder Perforation, Vegetationen, Abszess
traumatisch	in der Regel Durchschlagen eines oder mehrerer Segel
Aortendissektion bei Hypertonie/Marfan-Syndrom	Dissektionsmembran, Perikarderguss, Dilatation der Aortenwurzel
Chronisch	
anuloaortale Ektasie (degenerativ, besonders bei Hypertonie)	zentraler Insuffizienzjet, Erweiterung des Aortenrings, sonst strukturell normale Klappe
angeborene bikuspide Klappe	direkte Diagnose transthorakal in der basalen parasternalen kurzen Achse oft schwierig, exzentrischer Schluss der Klappe in der parasternalen langen Achse oder im M-Mode kann ein Hinweis sein, transösophageal ideal beurteilbar
degenerativ-kalzifizierendes Aortenvitium	Verdickung, Verkalkung, Immobilität der Segel, meist kombiniertes Vitium
rheumatisches Aortenvitium	Kommissurenfusion, Schrumpfung, Verdickung, Verkalkung der Segel, in der Regel kombiniertes Vitium
postendokarditisch	s. o., Segelverdickung, ältere Vegetationen
Protheseninsuffizienz	meist nur transösophageal ausreichend beurteilbar!
Degeneration bei Bioprothesen	direkter Nachweis des Durchschlagens, Ausrisses oder der Perforation von Segel(teile)n
„normale" Regurgitation bei mechanischen Prothesen	typisches Regurgitationsmuster
Prothesendehiszenz	pathologische Prothesenbeweglichkeit
struktureller Defekt	direkter Nachweis (Fehlen des Verschlusskörpers)
Teilthrombosierung bei mechanischen Prothesen	abnorm eingeschränkte Beweglichkeit bei Flügelklappen
paravalvuläres Leck	Leck, d. h. Durchtrittstelle des Blutes im Farbdoppler außerhalb des Prothesenrings lokalisierbar

Aorteninsuffizienz kann es auch ohne begleitende koronare Herzkrankheit zu regionalen Hypokinesien des linken Ventrikels kommen, deren Ursache nicht klar ist.

Probleme der Doppleruntersuchung

Bei der Doppleruntersuchung können folgende Schwierigkeiten auftreten:

- Bei hoher Herzfrequenz oder hohem Schlagvolumen kann während der Systole im Ausflusstrakt ein „turbulentes" Farbdopplersignal auftreten und als Aorteninsuffizienz fehlgedeutet werden. Sorgfältige Beachtung der zeitlichen Zuordnung, ggf. unter Verwendung eines Farb-M-Modes, vermeidet diesen Fehler.
- Die Registrierung des Aorteninsuffizienzsignals im kontinuierlichen Doppler zur Bestimmung der Druckhalbwertszeit ist oft schwierig. Insbesondere ist zu berücksichtigen, dass die optimale Schallkopfposition meist nicht dieselbe wie die zur optimalen Registrierung des Vorwärtsflusses ist (**Abb. 6.10**).

Diagnostische Aussagekraft der Echokardiografie bei der Aorteninsuffizienz

Der Farbdoppler ist das sensitivste Verfahren zur Detektion einer Aorteninsuffizienz und übertrifft darin bei weitem die Auskultation oder die Aortografie (**Abb. 6.9**). Im 2-D-Echo der Aortenklappe kann darüber hinaus sehr häufig die Ursache einer Insuffizienz dingfest gemacht werden. Weniger zuverlässig ist dagegen die echokardiografische Abgrenzung von mäßigen, mittelschweren und schweren Regurgitationsvitien. Hier müssen die in **Tab. 6.5** aufgeführten Parameter zusammen kritisch im Licht der klinischen Informationen gewertet werden. Die transösophageale Untersuchung kann bei eingeschränkter Bildqualität nützlich sein,

Aortenklappe

Tabelle 6.5 Echokardiografische Parameter des Schweregrads der Aorteninsuffizienz.

Parameter	Schweregrad	Limitationen
vorzeitiger Schluss der Mitralklappe (vor der P-Welle im EKG, nachweisbar im M-Mode, 2-D oder gepulsten Doppler)	nur bei schwerer, v. a. akuter Aorteninsuffizienz	nur bei Sinusrhythmus
enddiastolischer und endsystolischer Durchmesser bzw. Volumen des linken Ventrikels (2-D)	nur bei chronischer erheblicher Insuffizienz erhöht	nicht bei akuter Insuffizienz
Farbjetfläche	leicht: auf Ausflusstrakt beschränkt	nur zur Unterscheidung von leicht/mehr als leicht geeignet
Druckhalbwertszeit des kontinuierlichen Dopplerprofils der Aorteninsuffizienz	< 250 ms bei schwerer Insuffizienz	nur bei schwerer Insuffizienz zuverlässig
anteroposteriorer proximaler Jetdurchmesser („Vena contracta") im Verhältnis zum anteroposterioren Durchmesser des linksventrikulären Ausflusstrakts (Farbdoppler)	< 40 % leicht, 40–60 % mittelschwer, > 60 % schwer	gute Bildqualität erforderlich
proximaler Jetquerschnitt im Verhältnis zum Querschnitt des linksventrikulären Ausflusstrakts (Farbdoppler)	< 40 % leicht, 40–60 % mittelschwer, > 60 % schwer	gute Bildqualität erforderlich, weniger zuverlässig als Durchmesser wegen der Bewegung der Herzbasis während des Herzzyklus
holodiastolischer Rückstrom in der aszendierenden oder deszendierenden Aorta (gepulster Doppler von suprasternal)	nur bei schwerer Insuffizienz	nur bei schwerer Insuffizienz
proximale Konvergenzzone (s. a. Kap. 2 und 5)	deutlich erkennbare, reproduzierbare proximale Konvergenzzone (≥ 1 cm²) spricht für mittelschwere oder schwere Aorteninsuffizienz	nur bei guter Bildqualität sinnvoll messbar Regurgitationsfläche > 0,3 cm² spricht für schwere Aorteninsuffizienz

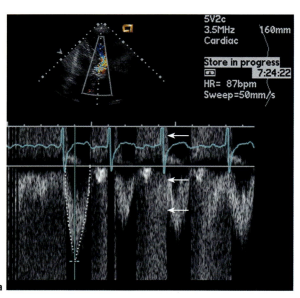 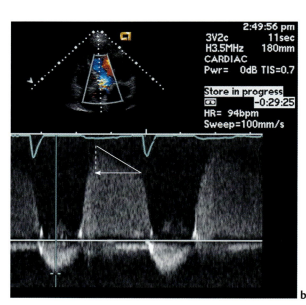

Abb. 6.10 Gepulster und kontinuierlicher Doppler bei Aorteninsuffizienz.
a Gepulstes Dopplerprofil im Ausflusstrakt des linken Ventrikels (apikaler Langachsenschnitt). Das diastolische Insuffizienzsignal ist deutlich oberhalb und unterhalb der Nulllinie erkennbar (Pfeile), da die Grenzgeschwindigkeit überschritten wird („Aliasing"). Das Zeit-Geschwindigkeits-Integral des systolischen Vorwärtsflusssignals ist ebenfalls eingezeichnet.
b Kontinuierliches Dopplerprofil eines Aortenvitiums mit Einzeichnung der Druckhalbwertszeit des Insuffizienzsignals, die mit 305 ms für eine mittelschwere Aorteninsuffizienz spricht.

Erkrankungen der Aortenklappe

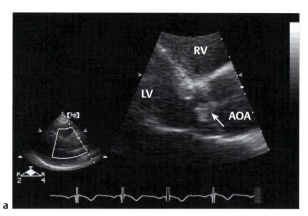
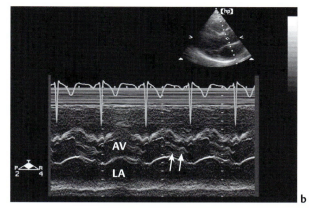
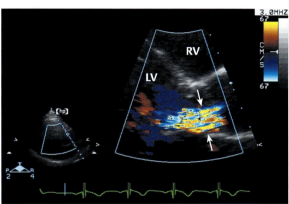

Abb. 6.11 Aortenklappenendokarditis.
a Parasternaler Langachsenschnitt, Ausschnittvergrößerung. An der Aortenklappe hängt eine flaue Struktur (Pfeil), die einer frischen Vegetation entspricht.
b M-Mode der endokarditisch befallenen Aortenklappe des Patienten in **a**. Insbesondere während des diastolischen Klappenschlusses erkennt man flaue Zusatzstrukturen (Pfeile).
c Farbdoppler der Aortenklappe des Patienten in **a** und **b** (Ausschnittvergrößerung). Deutliche Aorteninsuffizienz (Pfeile).

v. a. für die morphologische Untersuchung der Aortenklappe. Auch für diesen Zugangsweg gilt jedoch, dass der Schweregrad der Aorteninsuffizienz von allen Vitien am schwierigsten zu beurteilen ist.

Infektiöse Endokarditis der Aortenklappe (DVD: Loop 6–5)

Wie bei anderen Klappen führt der endokarditische Befall der Aortenklappe zu folgenden typischen Veränderungen (Abb. 6.11):
- Verdickung der Segel (besonders bei akuter Endokarditis etwa von der Helligkeit des Myokards, also relativ echoarm).
- Vegetationen, d. h. flottierende Zusatzstrukturen, die bei akuter Endokarditis meist flaue Textur besitzen und später echodichter (heller) werden. Als Flottieren bezeichnet man ein hochbewegliches Schlenkern, das über die Bewegung der Ursprungsstruktur (meist ein Klappensegel) hinausgeht. So prolabieren Aortenklappenvegetationen häufig entsprechend der Phase des Herzzyklus systolisch in die aszendierende Aorta und diastolisch in den Ausflusstrakt des linken Ventrikels. Sie können auch hochfrequent „vibrieren", wenn sie von einem Regurgitationsjet getroffen werden.
- Destruktive Läsionen (z. B. Segelperforation oder Ausriss), meist mit schwerer Insuffizienz verbunden. Besonders Staphylokokkenendokarditiden führen zu schnellen, schweren Zerstörungen der Klappe.
- Abszessbildungen im Ringbereich, die sich ins Septum fortsetzen können (evtl. Ausbildung eines atrioventrikulären Blocks im EKG) oder zur Fistelbildung zwischen Aorta ascendens und linkem Ventrikel, linkem Vorhof oder anderen Kavitäten führen können (Gewebseinbruch, häufig bildet sich ein kleiner Perikarderguss aus!). Typisches Kennzeichen des Abszesses ist die zentrale Einschmelzung, d. h. eine Gewebsverdickung mit zentralem echofreiem oder -armem Hohlraum. Liegt eine solche Einschmelzung nicht vor, bleibt die Diagnose echokardiografisch meist unsicher. Wegen der dringlich notwendigen chirurgischen Sanierung bei Abszessbildung kommt der Diagnose hohe Bedeutung zu. Wesentlich empfindlicher als die transthorakale Echokardiografie ist beim Nachweis dieser Komplikation die transösophageale Echokardiografie.

Zu Aortenklappenprothesen s. Kap. 13.

# 7 Linker Vorhof

Übersicht

Nach Besprechung von Echoanatomie und Funktion des linken Vorhofs wird insbesondere auf Thromben und den Zusammenhang mit Vorhofflimmern sowie die Rolle der transösophagealen Echokardiografie bei der Kardioversion eingegangen. Die bei vielen Erkrankungen vorhandene Vergrößerung des linken Vorhofs wird besprochen und einige angeborene Anomalien werden beschrieben.

7.1 Funktionelle Anatomie

Strukturen. Der linke Vorhof, eine dünnwandige, rundliche oder eiförmige Kammer, liegt am weitesten posterior von allen Herzstrukturen (**Abb. 7.1**). Er empfängt Blut von den vier Lungenvenen (linke und rechte obere und untere Lungenvene). Die Aorta schlingt sich um den linken Vorhof herum, sodass dieser unmittelbar posterior der aszendierenden Aorta und anterior der deszendierenden Aorta positioniert ist. Vom rechten Vorhof ist der linke durch das Vorhofseptum getrennt. Dieses besitzt einen zentralen, sehr dünnen Teil, die Fossa ovalis mit dem normalerweise im Erwachsenenalter verschlossenen Foramen ovale (Kap. 9). Das übrige Vorhofseptum ist dicker und zwischen Fossa ovalis und Klappenebene manchmal lipomatös aufgetrieben.

Anterior und superior findet sich als Anhängsel des linken Vorhofs die eigenartige Struktur des linken Herzohrs, ein muskulärer kleiner Sack, der sich meist anterior um die Aorta ascendens legt und häufige Varianten (zwei oder mehr Lappen) aufweist. Das linke Herzohr besitzt, anders als der glattwandige eigentliche Vorhof, kleine Muskeltrabekel, die quer zur Längsachse des Herzohrs verlaufen und im Echo kleine Thromben vortäuschen können.

Funktionen. Prinzipiell können die Funktionen des linken Vorhofs unterteilt werden in
- Reservoirfunktion (systolisches Speichern von Blut für die Ventrikelfüllung in der Diastole),
- Conduitfunktion (diastolische Passage von Blut aus den Lungenvenen durch den Vorhof in den linken Ventrikel) und
- Pumpfunktion (spätdiastolische Vorhofkontraktion).

Füllung und Entleerung. Der Einstrom oxygenierten Bluts aus den Lungenvenen in den linken Vorhof findet in zwei Wellen diastolisch und systolisch statt. Nur im Anschluss an die Vorhofkontraktion kommt es zu einem kurzfristigen, geringen Rückstrom in die Lungenvenen. Durch die rhythmische Füllung und Entleerung ändert sich das Volumen des linken Vorhofs in charakteristischer Weise: endsystolisch weist der linke Vorhof das größte Füllungsvolumen auf. Mit Beginn der Diastole entleert sich der Vorhof durch die Mitralklappe. Während dieser Phase, die der diastolischen Welle des Lun-

Abb. 7.1 Schematische anatomische Abbildung des linken Vorhofs von anterior (**a**), lateral (**b**) und hinten (**c**).

Funktionelle Anatomie

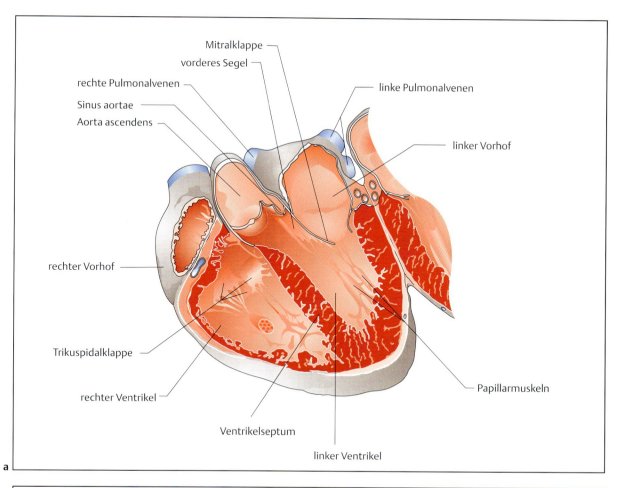

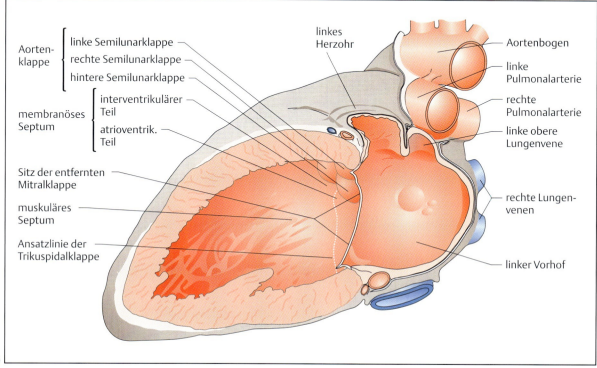

Linker Vorhof

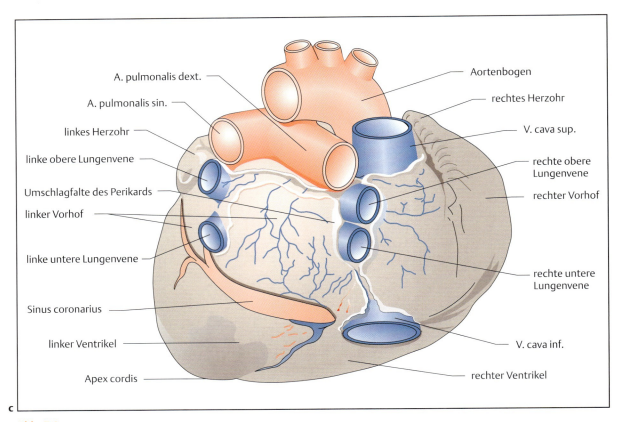

Abb. 7.1c

genvenenprofils und der E-Welle des transmitralen Flussprofils entspricht, dient der linke Vorhof lediglich als passives Conduit für Blut, das aus den Lungenvenen durch ihn hindurch in den linken Ventrikel strömt. Gegen Ende der Diastole (nach der P-Welle im EKG) kommt es zur Vorhofkontraktion, die eine zusätzliche aktive Entleerung in den linken Ventrikel (entsprechend der A-Welle im transmitralen Flussprofil) verursacht. Danach schließt sich die Mitralklappe durch die beginnende Kontraktion des linken Ventrikels, während der linke Vorhof aktiv relaxiert und dadurch Blut aus den Lungenvenen ansaugt. Dem folgt die passive Füllung des Vorhofs durch die Kontraktion des linken Ventrikels, die die Mitralklappe in Richtung auf den Ventrikelapex zieht und somit den linken Vorhof vergrößert. Kontraktion und Relaxation von linkem Vorhof und Ventrikel sind also phasenverschoben, um optimale Füllungs- und Entleerungsbedingungen zu schaffen.

7.2 Echokardiografische Morphologie

Der parasternale Langachsenschnitt zeigt den linken Vorhof posterior der aszendierenden Aorta (Abb. 7.1). In dieser Ebene wird der anteroposteriore Durchmesser zum Zeitpunkt seines endsystolischen Maximums im M-Mode oder 2-D-Bild gemessen. Dieser Durchmesser ist das klassische Maß der Vorhofgröße; seine Bedeutung erklärt sich jedoch mehr historisch aus der Verbreitung der M-Mode-Echokardiografie als funktionell, da bei Größenzunahme des Vorhofs dieser Durchmesser erst später als der apikobasale Durchmesser (im apikalen Vier- oder Zweikammerblick) zunimmt. Daher ist der M-Mode-Durchmesser ein zwar spezifisches, aber wenig sensitives Zeichen einer Vorhofvergrößerung. Besser geeignet zur Größenerfassung, z. B. bei seriellen Messungen, ist die Planimetrie der Querschnittsfläche des linken Vorhofs im apikalen Vierkammerblick in der Endsystole (Abb. 7.2) oder die von den internationalen Fachgesellschaften inzwischen als Standard empfohlene biplane Volumenmessung mittels Scheibchen-Summationsmethode (Abb. 7.3, Lang et al. 2006, Kap. 4). Weitere Schnittebenen zur Beurteilung des linken Vorhofs sind der parasternale Kurzachsenschnitt auf Höhe der Aortenklappe, der apikale Vierkammer- und Zweikammerblick, der apikale Langachsenschnitt sowie die subkostalen Analoga der genannten apikalen und parasternalen Schnitte.

Vorhofseptum

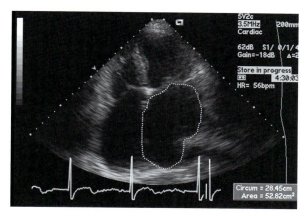

Abb. 7.2 Planimetrie eines massiv vergrößerten linken Vorhofs in Endsystole.

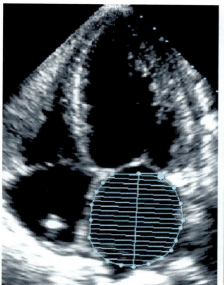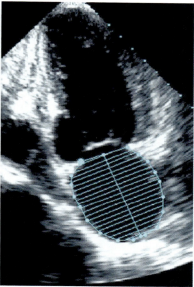

Abb. 7.3 Biplane Volumenbestimmung des Volumens des linken Vorhofs mit der Scheibchen-Summationsmethode aus dem apikalen Vier- und Zweikammerblick (reproduziert mit Erlaubnis aus Lang et al., Eur J Echocardiogr 2006; 7: 79–108; Kap 4).

7.3 Vorhofseptum

Das Vorhofseptum lässt sich im parasternalen basalen Kurzachsenschnitt sowie im apikalen und subkostalen Vierkammerblick darstellen. Im apikalen Vierkammerblick führt allerdings häufig der lipomatös verdickte klappennahe Anteil („Septum primum") zu einem Schallschatten im Bereich der Fossa ovalis. Das Vorhofseptum und die Fossa ovalis sind daher am besten im subkostalen Vierkammerblick beurteilbar, wo sie senkrecht zur Schallwellenrichtung verlaufen.

Lungenvenen und pulmonalvenöses Flussprofil

Schnittebenen. Die Lungenvenen gehören zu den transthorakal nur sehr schwer darstellbaren Herzstrukturen. Im apikalen Vierkammerblick sind die rechtsseitigen (im Fernfeld des Sektors) und linksseitigen Lungenvenen (im Bild von rechts in den linken Vorhof einmündend) ansatzweise sichtbar, wobei mit guten Geräten das Einstromprofil der oberen rechten Lungenvene in der Mehrzahl der Patienten in ausreichender Qualität registriert werden kann (**Abb. 7.4 a**). Nötigenfalls kann die i. v.-Injektion eines Linksherzkontrastmittels die Signalqualität des pulmonalvenösen Flussprofils verbessern. Im basalen parasternalen Kurzachsenschnitt können die beiden linksseitigen Lungenvenen gesehen werden (**Abb. 7.4 b**). Selten können im parasternalen Langachsenschnitt an der dorsalen Vorhofwand Lungenveneneinmündungen dargestellt werden. Die parasternalen Ebenen eignen sich aber nicht für eine Doppleruntersuchung. Eine bessere morphologische Darstellung und höhere Dopplerregistrierqualität der Lungenvenen gelingt mit der transösophagealen Echokardiografie.

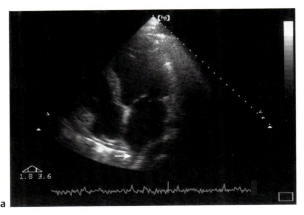
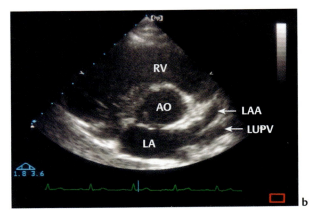

Abb. 7.4 Lungenvenen.
a Rechte obere Lungenvene im apikalen Vierkammerblick (Pfeil). Die Vene ist wegen einer schweren Mitralinsuffizienz erweitert.

b Linke obere Lungenvene (LUPV) und linkes Herzohr (LAA) im parasternalen Kurzachsenschnitt der Herzbasis.

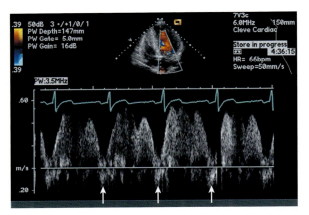

Abb. 7.5 Normales pulmonalvenöses Einstromprofil aus der rechten oberen Pulmonalvene im apikalen Vierkammerblick. Systolische und diastolische Einstromwelle sind annähernd gleich hoch, die enddiastolische reverse Flussgeschwindigkeit (Pfeil) ist < 25 cm/s und kurz.

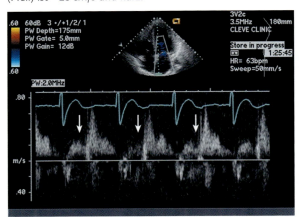

Abb. 7.6 Pulmonalvenöses Einstromprofil bei mittelschwerer Mitralinsuffizienz. Apikaler Vierkammerblick, rechte obere Pulmonalvene. Deutlich reduzierter systolischer Einstrom (Pfeile). Der diastolische Einstrom weist eine erhöhte Maximalgeschwindigkeit (etwa 80 cm/s) als Zeichen des Pendelflusses auf.

Lungenvenenfluss. Der Lungenvenenfluss (Abb. 7.5) besteht aus:
- Der systolischen Welle, die durch Vorhofrelaxation und Ventrikelkontraktion verursacht wird. Bei sehr hoher Registrierqualität können diese beiden Komponenten der systolischen Welle unterschieden werden; die erste Komponente wird durch die Vorhofrelaxation, die zweite durch die Ventrikelkontraktion hervorgerufen.
- Der diastolischen Welle, deren Zeitpunkt und Größe direkt mit der E-Welle des transmitralen Flussprofils korreliert.
- Der kleinen reversen A-Welle (Fluss in die Lungenvene gerichtet), die durch die Vorhofkontraktion zustande kommt.

Verminderung der systolischen Welle. Normalerweise ist die systolische Welle hinsichtlich maximaler Geschwindigkeit und Zeit-Geschwindigkeits-Integral größer als die diastolische Welle oder ebenso groß. Eine relative Verminderung der systolischen Welle im Vergleich zur diastolischen Welle ist vieldeutig. Sie findet sich
- bei Vorhofflimmern,
- bei eingeschränkter systolischer Funktion des linken Ventrikels,
- bei Mitralinsuffizienz (bis hin zum Negativwerden der systolischen Welle bei schwerer Insuffizienz, Abb. 7.6),
- bei erhöhtem Druck im linken Vorhof und
- manchmal bei jungen herzgesunden Patienten (im Wesentlichen durch die sehr ausgeprägte diastolische Welle infolge der aktiven Ventrikelrelaxation).

Vergrößerung der reversen A-Welle. Eine Vergrößerung und Verlängerung der reversen A-Welle bei Sinusrhythmus findet sich bei erhöhtem diastolischem

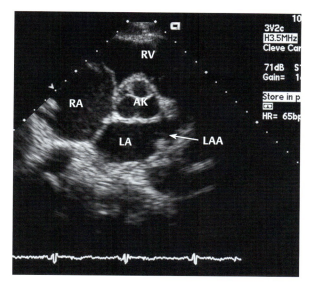

Abb. 7.7 Darstellung des linken Herzohrs (LAA) in der parasternalen kurzen Achse auf Höhe der Aortenklappe. Die rechtsseitigen Herzhöhlen sind vergrößert. AK Aortenklappe.

Tabelle 7.1 Welche Befunde gehören zur echokardiografischen Beurteilung des linken Vorhofs?

- Größe (vorzugsweise einschließlich der qualitativen Beurteilung oder Planimetrie im apikalen Vierkammerblick: normal, leicht/mittelgradig/stark vergrößert?)
- Zusatzstrukturen (Thrombus, Tumor?)
- Spontankontrast?
- Falls technisch möglich: pulmonalvenöses Einstromprofil (normal, reduzierte/negative systolische Welle, überhöhte reverse A-Welle?)

der Einmündung der linken oberen Lungenvene und von dieser durch eine Perikardeinstülpung getrennt. Schließlich stellt es sich bisweilen im apikalen Zweikammerblick dar. Ein zuverlässiger Ausschluss von Thromben und die Beurteilung des Thromboserisikos durch Messung der Flussgeschwindigkeit im linken Herzohr mit dem gepulsten Doppler sind nur mit der transösophagealen Echokardiografie möglich.

Tab. 7.1 fasst die Punkte zusammen, die bei der transthorakalen echokardiografischen Untersuchung des linken Vorhofs beurteilt werden sollten.

Druckniveau im linken Vorhof und Ventrikel und bei schwerer Mitralinsuffizienz (hierbei können systolische Flussumkehr und A-Welle fusionieren).

Linkes Herzohr

Diese Struktur ist als Prädilektionsort für die Thrombenbildung bei Vorhofflimmern klinisch wichtig. Sie kann am ehesten in der parasternalen basalen Kurzachsenebene bei Vergrößerung des Vorhofs dargestellt werden (**Abb. 7.7**). Seltener ist das linke Herzohr im Vierkammerblick rechts lateral am Übergang von linkem Vorhof zu linkem Ventrikel erkennbar, unmittelbar apikal von

7.4 Pathologische Befunde

Vergrößerung des linken Vorhofs

Ursachen. Die möglichen Ursachen für eine Vergrößerung des linken Vorhofs sind mannigfaltig und in **Tab. 7.2** zusammengefasst. Hierbei ist wichtig, dass sowohl Mitralinsuffizienz als vermutlich auch Vorhofflimmern in einem Circulus vitiosus zu Vorhofvergrößerung und damit zu ausgeprägterer Mitralinsuffizienz (durch Mitralringdilatation) und zur Chronifizierung des Vorhof-

Tabelle 7.2 Ursachen einer Vergrößerung des linken Vorhofs.

Ursache	Pathophysiologie
Mitralinsuffizienz	Circulus vitiosus: Mitralinsuffizienz → Vorhofvergrößerung → Mitralringdilatation → Mitralinsuffizienz
Vorhofflimmern	Circulus vitiosus: Vorhofflimmern → Vorhofvergrößerung → Vorhofflimmern
Mitralstenose	Druckerhöhung im linken Vorhof
arterielle Hypertonie Aortenstenose hypertrophe Kardiomyopathie	gemeinsame pathophysiologische Endstrecke ist die Erhöhung des diastolischen Druckniveaus im linken Ventrikel, die zu einer Drucksteigerung im linken Vorhof führt
eingeschränkte Funktion des linken Ventrikels (KHK, dilatative Kardiomyopathie)	direkte Schädigung des Vorhofmyokards und diastolische Druckerhöhung im linken Ventrikel
Shuntvitien (Vorhof- oder Ventrikelseptumdefekt, offener Ductus Botalli)	Volumenüberlastung
Vergrößerung des rechten Vorhofs	passive Dehnung des linken Vorhofs

Linker Vorhof

flimmerns (durch Dilatation des Vorhofs) führen. Weiterhin ist die Vergrößerung des linken Vorhofs, v. a. bei Sinusrhythmus, ein einfaches und recht zuverlässiges Zeichen für eine Erhöhung des Vorhofdrucks und damit des diastolischen (einschließlich enddiastolischen) Druckniveaus im linken Ventrikel.

Schnittebenen. Die Vergrößerung des Vorhofs wird zuerst in der apikobasalen Achse, d. h. in den apikalen Schnitten deutlich. Je stärker sie ausgeprägt ist, desto mehr nähert sich der Vorhof einer kugelförmigen Gestalt an. Vor allem bei Mitralstenose kann der Vorhof sehr groß werden („giant left atrium"). Eine Ruptur ist jedoch nicht zu befürchten. Verschiedene Formeln zur Berechnung des linken Vorhofvolumens existieren, haben jedoch in der klinischen Praxis keine Bedeutung.

Thromben und Spontankontrast

Embolierisiko. Bei Vorhofvergrößerung und Vorhofflimmern, selten auch bei vergrößertem Vorhof im Sinusrhythmus, können sich in Vorhof und Herzohr Thromben bilden. Solche Thromben stellen ein gravierendes Embolierisiko dar. Am größten ist dieses Risiko bei Mitralstenose und Vorhofflimmern. Doch auch das Vorhofflimmern ohne Mitralvitium (nicht valvuläres Vorhofflimmern) stellt ein erhebliches Thrombembolierisiko dar. Die Thrombeninzidenz liegt – ohne Antikoagulation – über 10 %. Zur Risikostratifikation des embolischen Potenzials bei Vorhofflimmern trägt die Echokardiografie entscheidend bei, indem sie weitgehend die Differenzierung in drei Kategorien erlaubt:

- Das relativ benigne isolierte Vorhofflimmern ohne begleitende kardiale Erkrankung bei Patienten unter 60 Jahren („lone atrial fibrillation"). Hierfür wird derzeit keine Antikoagulation empfohlen.

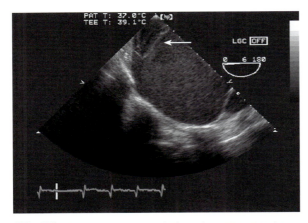

Abb. 7.8 Spontankontrast und Thromben. Transösophageale Darstellung eines massiv erweiterten linken Vorhofs mit Spontankontrast und einem wandadhärenten Thrombus (Pfeil) bei Mitralstenose.

- Das mit einem niedrigen, aber definitiv vorhandenen Embolierisiko einhergehende Vorhofflimmern, das von Hypertonus, KHK, dilatativer Kardiomyopathie oder anderen kardialen Erkrankungen (außer Mitralvitien) begleitet wird (nicht valvuläres Vorhofflimmern). Hier wird eine Low-dose-Antikoagulation (INR 2–3) empfohlen.
- Vorhofflimmern in Gegenwart eines Mitralvitiums, insbesondere einer Mitralstenose (valvuläres Vorhofflimmern). Diese Situation birgt ein hohes Embolierisiko und erfordert die volle Antikoagulation (INR 3–4,5).

Besonders gefährlich ist die Phase unmittelbar nach Kardioversion von Vorhofflimmern, da zu diesem Zeitpunkt der Vorhof zwar im Sinusrhythmus ist, die mechanische Erholung der Vorhofkontraktion jedoch oft Tage bis Wochen hinterherhinkt und sich trotz Sinusrhythmus Thromben bilden können.

Transösophageale Untersuchung. Die transthorakale Untersuchung kann den Verdacht auf Thromben im linken Vorhof nicht entkräften, da das Herzohr auch unter guten Bedingungen nicht ausreichend beurteilt werden kann, um kleine Thromben auszuschließen. Eine definitive Diagnostik bleibt daher der transösophagealen Untersuchung vorbehalten. Große Thromben im linken Vorhof können jedoch auch transthorakal erkannt werden. Sie bilden meist breitbasige Wandauflagerungen.

Spontankontrast. Einen Hinweis auf ein „thrombogenes Milieu" im linken Vorhof gibt das Auftreten von Spontankontrast (Abb. 7.8). Hiermit bezeichnet man eine Schlierenbildung im Kavum, die auf Adhäsion der Erythozyten („Geldrollenbildung") bei niedrigen Scherkräften, d. h. niedrigen Flussgeschwindigkeiten zurückgeht. Diese Schlieren bewegen sich spiralförmig im Vorhof und sind nur bei ausreichender Verstärkung zu sehen. Sie werden durch Antikoagulation nicht beseitigt. Die Detektion von Spontankontrast ist abhängig von der Trägerfrequenz des Ultraschalls: er ist mit 5 MHz wesentlich häufiger sichtbar als mit 2,5 MHz. Daher überrascht es nicht, dass er wesentlich häufiger bei der transösophagealen Untersuchung diagnostiziert wird.

Kardioversion

Transösophageale Echokardiografie. Vor elektrischer oder medikamentöser Kardioversion von Vorhofflimmern oder Vorhofflattern von mehr als 24–48 h Dauer zu Sinusrhythmus muss das Embolierisiko minimiert werden. Hierzu wird zunehmend unmittelbar vor Kardioversion die transösophageale Echokardiografie genutzt, die eine sehr hohe Sensitivität für den Thrombusnachweis im linken Vorhof und Herzohr besitzt. Eine

Pathologische Befunde

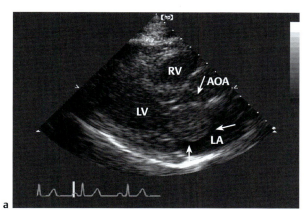
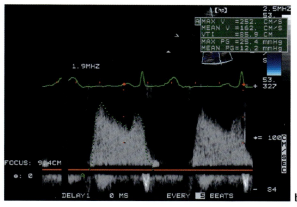
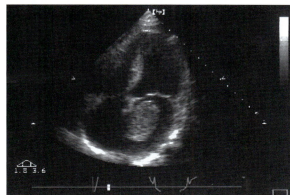
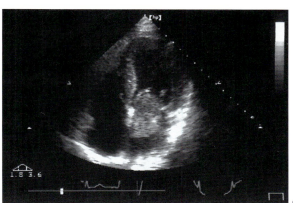
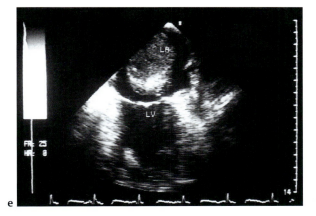

Abb. 7.9 Myxome im linken Vorhof.
a Myxom (Pfeile) im linken Vorhof. Parasternaler Langachsenschnitt in der Diastole. Der kugelige Tumor prolabiert in den Mitraltrichter.
b Kontinuierliches Dopplerprofil der Mitralklappe von apikal, selber Patient wie in **a**. Deutlich erhöhte diastolische Gradienten (maximal 25 mmHg, im Mittel 12 mmHg), funktionell einer schweren Mitralstenose entsprechend. Anhand des Dopplerbefunds kann nicht zwischen einer Mitralstenose und einem Tumor als Ursache der Obstruktion unterschieden werden.
c Myxom im linken Vorhof. Bild während der Systole (apikaler Vierkammerblick).
d Diastolisches Bild zu **c**. Das Myxom prolabiert durch den Mitraltrichter in den linken Ventrikel.
e Großes Myxom, das den linken Vorhof nahezu ausfüllt.

von einem erfahrenen Untersucher durchgeführte transösophageale Untersuchung schließt das Vorliegen eines Thrombus im linken Vorhof oder Herzohr aus.

Antikoagulation. Allerdings muss, wie oben ausgeführt, **nach** erfolgreicher Kardioversion eine Antikoagulation für mindestens vier Wochen sichergestellt werden, da durch die Kardioversion eine vorübergehende mechanische Dysfunktion des Vorhofs entsteht, die unterschiedlich lange anhält und während der sich nachweislich Thromben bilden (und embolisieren) können.

Persistierende linke obere Hohlvene

Hierzu s. Kap. 16.

Tumoren

Myxome. Häufigster linksatrialer Tumor und gleichzeitig häufigster kardialer Tumor überhaupt ist das Myxom (Abb. 7.9). Myxome können in allen vier Herzhöhlen sowie multipel vorkommen, finden sich jedoch am häufigsten im linken Vorhof, dort typischerweise in der

Linker Vorhof

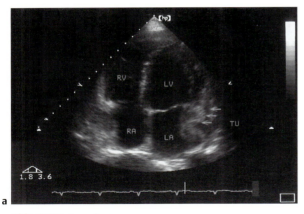
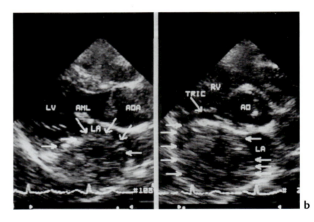

Abb. 7.10 Lymphome.
a B-Zelllymphom (Pfeile, TU) im linken Vorhof, apikaler Vierkammerblick.

b Von extern den linken Vorhof komprimierendes Lymphom (Pfeile). Parasternaler Langachsenschnitt (links) und basaler parasternaler Kurzachsenschnitt (rechts).

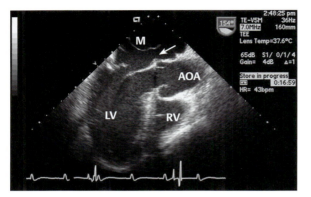

Abb. 7.11 Cor triatriatum. Transösophageale Darstellung der Membran (M) und der Durchtrittstelle (Pfeil) des Bluts aus dem rückwärtigen Vorhofkompartiment in das Vorhofkompartiment zwischen Membran und Mitralklappe. Die Mitralklappe ist unauffällig.

Cor triatriatum

Diese seltene kongenitale Anomalie ist durch eine Membran charakterisiert, die den linken Vorhof durchzieht und ihn in zwei Kammern unterteilt (**Abb. 7.11**). Die Membran hat Öffnungen für den Durchtritt von Blut; die Größe dieser Öffnungen bestimmt Symptomatik und Manifestationsalter der Fehlbildung. Funktionell entsprechen die Folgen denen einer Mitralstenose. Im Farbdoppler können Lokalisation, Größe und Zahl der Öffnungen visualisiert werden.

Fossa ovalis der Vorhofscheidewand ansetzend, obwohl auch andere Anheftungsstellen vorkommen. Die Symptomatik ist vielfältig, von Synkopen durch lageabhängige Verlegung des Mitraltrichters über Vorhofflimmern, arterielle Embolie, systemische Symptome wie Fieber und serologische Entzündungszeichen (durch Interleukinproduktion des Tumors) bis zu asymptomatischen Zufallsbefunden. Es handelt sich in der Regel um gestielte, mobile, kugelige Massenläsionen mit inhomogener Textur, die durch Einblutungen, Verkalkungen und andere histologische Veränderungen verursacht wird. Die Bewegung des Myxoms folgt den Flussverhältnissen im Vorhof, d. h. meist bewegt sich der Tumor diastolisch in Richtung auf die Mitralklappe.

Andere Tumoren des linken Vorhofs sind extrem selten (**Abb. 7.10**).

8 Rechter Ventrikel, Pulmonalklappe und Pulmonalarterie

Übersicht

Der rechte Ventrikel und das pulmonale Gefäßsystem, soweit echokardiografisch zugänglich, verändern sich beim Erwachsenen hauptsächlich infolge eines akuten (Lungenembolie) oder chronischen pulmonalen Hypertonus, infolge eines Rechtsherzinfarkts oder durch eine Kardiomyopathie. Von der Vielzahl kongenitaler Erkrankungen werden der Ventrikelseptumdefekt, die Pulmonalstenose und -insuffizienz sowie weitere Vitien mit Links-rechts-Shunt besprochen.

8.1 Funktionelle Anatomie

Rechter Ventrikel

Strukturen. Der rechte Ventrikel sitzt dem linken wie eine annähernd dreieckige Kappe oder Muschel auf (**Abb. 8.1**). Seine Muskelmasse und sein Hohlvolumen sind wesentlich kleiner als die des linken Ventrikels, obwohl das Schlagvolumen (bei fehlender Klappeninsuffizienz und fehlendem Shunt) notwendigerweise das Gleiche wie das des linken sein muss. Im Unterschied zum linken Ventrikel besitzt der rechte einen anatomisch getrennten Einfluss- und Ausflusstrakt mit räumlich voneinander getrennten Einstrom-(Trikuspidalis) und Ausstromklappen (Pulmonalis), während die entsprechenden Klappen des linken Ventrikels unmittelbar benachbart sind. Weiterhin besitzt der rechte Ventrikel drei anstelle von zwei Papillarmuskeln (für die drei Trikuspidalsegel) und relativ ausgeprägtere Muskeltrabekel, deren größtes im apikalen Bereich quer zur langen Achse des rechten Ventrikels verläuft und als Moderatorband bezeichnet wird.

Pulmonalklappe

Die Pulmonalklappe liegt von allen Klappen am weitesten anterior. Ihre Orientierung ist senkrecht zu der ihr posterior benachbarten Aortenklappe. Ihr Aufbau ähnelt dem der Aortenklappe mit drei Segeln oder Taschen, die jedoch im Erwachsenenalter deutlich zarter als die der Aortenklappe sind.

Pulmonalarterie

Der Hauptstamm der Pulmonalarterie entspringt an der Pulmonalklappe und verläuft anterior und senkrecht zur Aorta ascendens (von rechts kaudal nach links kranial). Er teilt sich nach wenigen Zentimetern an der Bifurkation in rechte und linke Pulmonalarterie.

8.2 Echokardiografische Morphologie

Rechter Ventrikel

Schnittebenen

Messungen und Berechnungen. Der rechte Ventrikel ist Teil der meisten echokardiografischen Schnittebenen (Kap. 3). Er liegt dem Schallkopf von parasternal und

Rechter Ventrikel, Pulmonalklappe und Pulmonalarterie

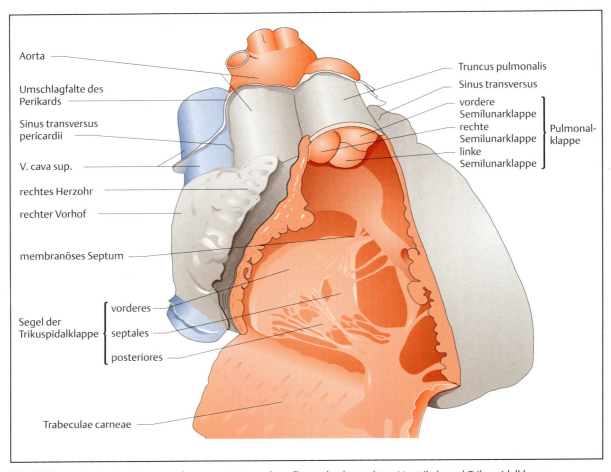

Abb. 8.1 Anatomische Schemazeichnung mit Ein- und Ausflusstrakt des rechten Ventrikels und Trikuspidalklappe.

subkostal aus näher als der linke Ventrikel. Da die Gestalt des rechten Ventrikels bei weitem geometrisch komplexer ist als die Kegelform des linken Ventrikels, die echokardigrafischen Schnittebenen sich nicht primär an Merkmalen des rechten Ventrikels orientieren und da seine Gestalt von Veränderungen des *linken* Ventrikels stark beeinflusst wird, sind Messwerte des rechten Ventrikels stärker variabel und weniger zuverlässig als diejenigen des linken Ventrikels. So existiert z. B. keine allgemein anerkannte Berechnungsweise des rechtsventrikulären Volumens oder der Ejektionsfraktion. Ebenso wird meist auf eine Unterteilung der Wandabschnitte verzichtet. Man unterscheidet lediglich das – mit dem linken Ventrikel gemeinsame – Septum und die freie Wand, einen Apex sowie Einfluss- und Ausflusstrakt, der auch als Infundibulum bezeichnet wird.

Parasternaler Langachsenschnitt. Im parasternalen (oder apikalen) Langachsenschnitt wird ein Teil des Ausflusstrakts des rechten Ventrikels schallkopfnah abgebildet. Weder Trikuspidal- noch Pulmonalklappe sind normalerweise sichtbar. Der Querdurchmesser des rechten Ventrikels wird in Fortsetzung der typischen Durchmessermessung des linken Ventrikels (d. h. in Höhe der Mitralsegelspitzen) im M-Mode- oder 2-D-Verfahren gemessen (**Abb. 8.2 a** und **b**). Ebenso kann hier die enddiastolische Dicke der freien Wand des rechten Ventrikels gemessen werden.

Durch Angulation des Schallkopfs nach rechts und unten und geringe Drehung im Uhrzeigersinn wird von der parasternalen langen Achse aus der Einflusstrakt des rechten Ventrikels visualisiert (**Abb. 8.2 c**). Der rechte Ventrikel erscheint hier meist verkürzt; der Schnitt eignet sich besser zur Beurteilung der Trikuspidalklappe und des rechten Vorhofs.

Parasternale Kurzachsenschnitte. In den parasternalen Kurzachsenschnitten auf Papillarmuskelhöhe (**Abb. 8.2 d** und **e**), Mitralklappen- und Aortenklappenhöhe wird der rechte Ventrikel in verschiedenen basoapikalen „Etagen" dargestellt (Kap. 3). Dabei kann in den beiden erstgenannten Ebenen hauptsächlich die Kontrak-

Echokardiografische Morphologie

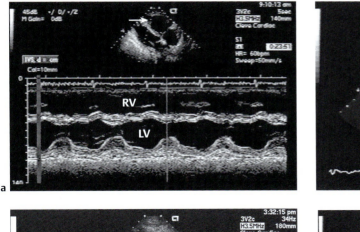
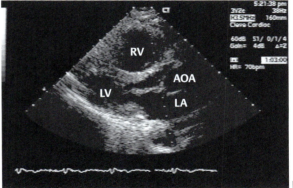
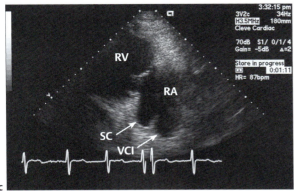
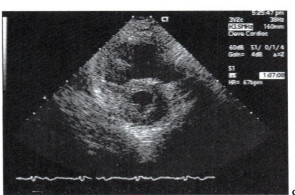
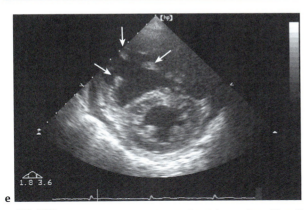
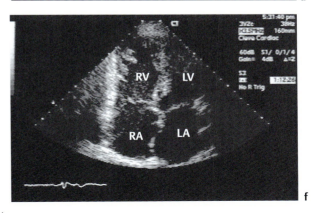

Abb. 8.2 Schnittebenen zur Beurteilung des rechten Ventrikels.
a Dilatierter rechter Ventrikel im M-Mode. Der Durchmesser entspricht dem des linken Ventrikels. Gleichzeitig zeigt das kleine 2-D-Bild oben jedoch auch, dass die wahre Querachse des rechten Ventrikels aufgrund der tiefen Anlotung massiv unterschätzt wird (Pfeil).
b Ausgeprägt dilatierter rechter Ventrikel im parasternalen Langachsenschnitt.
c Ausgeprägt dilatierter rechter Ventrikel im parasternalen Langachsenschnitt des rechtsventrikulären Einflusstrakts. Die Trikuspidalklappe ist morphologisch unauffällig, die Einmündungen des Sinus coronarius (Pfeil) und der V. cava inferior (Doppelpfeil) sind dilatiert.
d Ausgeprägt dilatierter rechter Ventrikel im parasternalen Kurzachsenschnitt auf Papillarmuskelhöhe. Das Ventrikelseptum ist nicht abgeflacht, was gegen eine schwere pulmonale Hypertonie spricht.
e Rechtsventrikuläre Hypertrophie (Kurzachsenschnitt). Die drei Papillarmuskeln (Pfeile) des rechten (und die beiden des linken) Ventrikels sind gut erkennbar.
f Ausgeprägt dilatierter und hypertrophierter rechter Ventrikel im apikalen Vierkammerblick. Auffällige hypertrophierte Muskeltrabekel des rechten Ventrikels (Pfeil). Das Ventrikelseptum ist zum linken Ventrikel hin konvex als Zeichen eines schweren pulmonalen Hypertonus.

Rechter Ventrikel, Pulmonalklappe und Pulmonalarterie

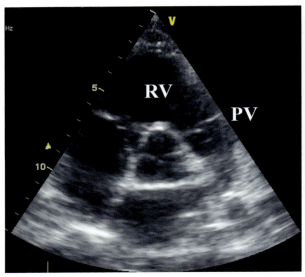 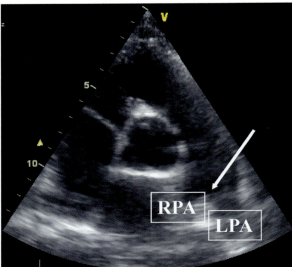

Abb. 8.3 Hauptstamm der Pulmonalarterie (MPA) und Bifurkation (re., Pfeil) in linke (LPA) und rechte Pulmonalarterie (RPA) im parasternalen Kurzachsenschnitt. Links diastolisches Bild mit geschlossener Aorten- und Pulmonalklappe (PV), rechts diastolisches Bild.

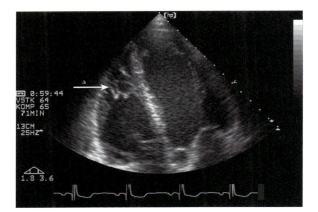

Abb. 8.4 Moderatorband (Pfeil) im rechten Ventrikel (Normalbefund). Apikaler Vierkammerblick.

tion der freien Wand beurteilt werden. Eine Abflachung des Septums, das normalerweise Teil des kreisrunden Querschnitts des linken Ventrikels ist, weist auf eine Druck- oder Volumenbelastung des rechten Ventrikels hin. Dies zeigt sich bei mäßiger rechtsventrikulärer Druckbelastung nur systolisch. Bei schwerer pulmonaler Hypertonie übersteigt dagegen der rechtsventrikuläre Druck auch diastolisch den linksventrikulären und das Septum ist während des gesamten Zyklus abgeflacht. Eine diastolische Abflachung gibt es auch bei schwerer rechtsventrikulärer Volumenbelastung (schwere Trikuspidal- oder Pulmonalinsuffizienz).

Der parasternale (oder subkostale) basale Kurzachsenschnitt auf Höhe der Aortenklappe zeigt das gesamte rechte Herz in Kontinuität im Uhrzeigersinn (rechter Vorhof, Trikuspidalklappe, Einflusstrakt, Ausflusstrakt des rechten Ventrikels, Pulmonalklappe, Hauptstamm der Pulmonalarterie; **Abb. 8.3**; Kap. 3). Dieser Schnitt ist daher besonders geeignet, pathologische Veränderungen zu demonstrieren, insbesondere im sonst unzugänglichen Ausflusstrakt und im Bereich der Pulmonalklappe.

Apikaler Vierkammerblick. Im apikalen Vierkammerblick stellt sich der rechte Ventrikel auf dem Bildschirm links vom linken Ventrikel dar (**Abb. 8.2 f**). Im Normalfall ist er deutlich kleiner als der linke Ventrikel. Der Apex des rechten erreicht (in Richtung auf den Schallkopf) denjenigen des linken nicht ganz; das septale Segel der Trikuspidalklappe setzt etwas weiter apikal als das anteriore Mitralsegel an. Im apikalen Drittel des rechten Ventrikels verläuft quer im Bild das Moderatorband (**Abb. 8.4**), das meist relativ stark echogebend ist und mit einem Thrombus oder Tumor verwechselt werden kann. In diesem Schnitt kann ebenfalls der Querdurchmesser des rechten Ventrikels im 2-D-Bild gemessen werden, in der Regel zwischen dem ersten und zweiten Drittel einer langen Achse durch den rechten Ventrikel, die von der Mitte des Trikuspidalrings zum rechten Apex gezogen wird.

Subkostale Schnitte. Schließlich kann von subkostal durch Bauchdecke, linken Leberlappen und Zwerchfell vom Schallkopf getrennt, der rechte Ventrikel im Vierkammerblick (sowie in den Kurzachsenschnitten) beurteilt werden. Der Schnitt eignet sich besonders zur Messung der Dicke der freien rechtsventrikulären Wand (Kap. 3).

Echokardiografische Morphologie

Abb. 8.5 Funktionsparameter des rechten Ventrikels.
a Apikobasale Verschiebung des Trikuspidalanulus („TAPSE").
b Flächenverkürzungsfraktion des rechten Ventrikels im apikalen Vierkammerblick; im dargestellten Fall liegt diese mit ($23\,cm^2 - 15\,cm^2$)/$23\,cm^2$ = 35 % an der unteren Normgrenze (Patient nach nicht massiver Lungenembolie, systolischer pulmonalarterieller Druck ca. 50 mmHg).
c Gewebegeschwindigkeitsprofil der Basis der freien Wand des rechten Ventrikels, maximale systolische Geschwindigkeit (Pfeil) > 10 cm/s.

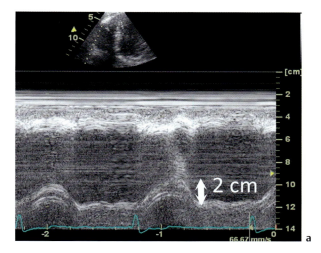

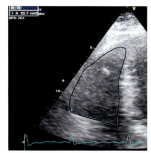
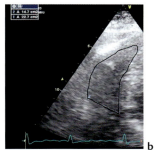

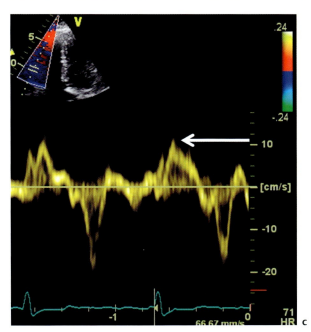

Tabelle 8.1 Welche Befunde gehören zur echokardiografischen Beurteilung des rechten Ventrikels?

- Größe (qualitativ: normal, vergrößert?)
- globales Kontraktionsverhalten (qualitativ: normal, herabgesetzt?)
- Wanddicke (qualitativ: Hypertrophie?)
- Zusatzstrukturen (Elektroden, Thromben?)

Funktionsbeurteilung des rechten Ventrikels. Die Funktionsbeurteilung wird meist qualitativ vorgenommen und stützt sich v. a. auf Größe und Kontraktion des rechten Ventrikels von parasternal und im apikalen Vierkammerblick. Da der rechte Ventrikel nicht komplett in einem Schnitt darstellbar ist, kann eine Ejektionsfraktion im konventionellen Echo nicht zuverlässig gemessen werden (sehr wohl dagegen mittels 3-D-Echokardiographie). Als Messwerte haben sich etabliert (Abb. 8.5)

- die apikobasale Verschiebung („Exkursion") des Trikuspidalanulus (so genannte TAPSE), z. B. gemessen mit einem von apikal in den Ansatz des Trikuspidalsegels an der freien Wand des rechten Ventrikels gelegten M-Mode, normal > 1,6 cm;
- die Flächenverkürzungsfraktion im apikalen Vierkammerblick (enddiastolische Fläche minus endsystolische Fläche geteilt durch enddiastolische Fläche), normal ≥ 35 %;
- die systolische Gewebegeschwindigkeit der Basis der freien Wand des rechten Ventrikels, normal ≥ 10 mm/s.

Tab. 8.1 fasst zusammen, worauf bei der echokardiografischen Beurteilung des rechten Ventrikels geachtet werden muss.

Pulmonalklappe und Pulmonalarterie

Schnittebenen. Diese Strukturen sowie der rechtsventrikuläre Ausflusstrakt werden am besten ausgehend von einer parasternalen basalen kurzen Achse der Aortenklappe visualisiert. Dabei wird der Schallkopf in Richtung des rechtsventrikulären Ausflusstrakts, d. h. etwas nach kranial und rechts anguliert. Die Pulmonalklappe (etwa bei 14 Uhr relativ zur zentralen Aortenklappe) und der Hauptstamm der Pulmonalarterie (von 14–17 Uhr) werden so annähernd in einer langen Achse getroffen, wobei anteriores und posteriores Segel der Pulmonalklappe geschnitten werden. Ein Kurzachsenschnitt der Pulmonalklappe lässt sich mit den üblichen Schnitten nicht erzielen.

M-Mode und Doppler der Pulmonalklappe. Da die Segel normalerweise außerordentlich zart sind, können sie meist nur diastolisch während des Schlusses der Klappe identifiziert werden. Die Segel legen sich mit Beginn der Systole parallel an die Wand der Pulmonalarterie an und lassen sich echokardiografisch nicht von ihr trennen. Die Bewegung des posterioren Pulmonalsegels kann im M-Mode mit höherer zeitlicher Auflösung als im 2-D-Echo analysiert werden. Bemerkenswert ist, dass auch bei Herzgesunden eine kleine präsystolische A-Welle vorkommen kann, die einer kurzen präsystolischen Öffnung der Pulmonalklappe durch die enddiastolische Kontraktion des rechten Vorhofs entspricht. Bei chronischer pulmonaler Hypertonie und bei Pulmonalstenose (s. u.) kann es im M-Mode zu charakteristischen Veränderungen kommen, die jedoch weder sehr sensitiv noch spezifisch sind. Farbdoppler, gepulster und kontinuierlicher spektraler Doppler der Pulmonalklappe werden ebenfalls in diesem Langachsenschnitt registriert. Das transpulmonale Flussprofil ähnelt dem transaortalen Profil in seiner annähernd dreieckigen Form mit einem raschen initialen Anstieg (**Abb. 8.11**). Die normalen Flussgeschwindigkeiten entsprechen etwa denen an der Aortenklappe.

Pulmonalarterien. Vor allem bei jungen Patienten kann der Hauptstamm der Pulmonalarterie bis zur Bifurkation recht gut verfolgt werden. Ein Segment der rechten Pulmonalarterie kann auch von suprasternal, zwischen kranialem Aortenbogen und kaudalem linken Vorhof liegend, visualisiert werden. Alternativ kann die Pulmonalarterie oft von subkostal in einem analogen Kurzachsenschnitt der Herzbasis dargestellt werden.

8.3 Erkrankungen des rechten Ventrikels

Dilatation des rechten Ventrikels (Tab. 8.2)

Neben der Größenzunahme des Querdurchmessers führt eine Dilatation auch zu typischen Gestaltveränderungen. Der rechtsventrikuläre Apex erreicht im Vierkammerblick den linken Apex und kann sich sogar vor diesen schieben. In den Kurzachsenschnitten kommt es zur Septumabflachung. Je nach Druckverhältnissen im rechten und linken Ventrikel kann diese systolisch

Tabelle 8.2 Ursachen der Dilatation des rechten Ventrikels.

Ursache	Kontraktilität	Wanddicke	wichtige weitere Charakteristika
Lungenembolie	bei kleiner Embolie manchmal gesteigert, sonst (z. T. massiv) herabgesetzt	normal	erhöhter systolischer rechtsventrikulärer und pulmonaler Druck (über Trikuspidalinsuffizienz berechenbar, bei erstmaliger Lungenembolie $v_{max} < 4\,m/s$) Septumabflachung
chronische pulmonale Hypertonie (primär und sekundär, z. B. bei rezidivierenden Lungenembolien, Mitralvitium oder eingeschränkter LV-Funktion)	normal oder herabgesetzt	erhöht (> 5 mm)	oft massiv erhöhter systolischer rechtsventrikulärer und pulmonaler Druck (über Trikuspidalinsuffizienz berechenbar) Septumabflachung
KHK	herabgesetzt	normal	meist Wandbewegungsstörung im Perfusionsterritorium der rechten Kranzarterie (inferiore Wand des linken Ventrikels)
dilatative Kardiomyopathie	herabgesetzt	normal	meist auch linker Ventrikel betroffen
Pulmonalstenose	normal oder herabgesetzt	erhöht	Domstellung der Pulmonalsegel erhöhte transpulmonale Flussgeschwindigkeit
(schwere) Pulmonalinsuffizienz	gesteigert	normal	Farbdoppler/Spektraldoppler der Pulmonalklappe
(schwere) Trikuspidalinsuffizienz	gesteigert	normal	Farbdoppler/Spektraldoppler der Trikuspidalklappe
Herztransplantation	normal oder herabgesetzt	normal oder erhöht	charakteristische Konfiguration der Vorhöfe
Vorhofseptumdefekt	normal	normal oder erhöht (pulmonale Hypertonie)	2-D/Farbdoppler des Vorhofseptums
Ventrikelseptumdefekt	normal	normal oder erhöht (pulmonale Hypertonie)	2-D/Farbdoppler des Ventrikelseptums

(Drucküberlastung im rechten Ventrikel: Pulmonalstenose, chronischer pulmonaler Hypertonus), diastolisch (Volumenüberlastung: schwere Trikuspidal- oder Pulmonalinsuffizienz) oder während des ganzen Herzzyklus bestehen (fulminante Lungenembolie, chronischer schwerer pulmonaler Hypertonus). Im Extremfall, z. B. bei der Fallot-Tetralogie, kann es schwierig sein, den komprimierten linken Ventrikel überhaupt darzustellen, da in allen Schnittebenen der rechte Ventrikel prominent ist.

Ursachen. Die Differenzialdiagnose erfordert die Klärung folgender Punkte:
- Liegt eine pulmonale Hypertonie vor?
- Liegt eine rechtsventrikuläre Wandhypertrophie vor?
- Liegt eine strukturelle Erkrankung der Pulmonalklappe oder Trikuspidalklappe vor?
- Liegt ein Shuntvitium vor?

Hypertrophie des rechten Ventrikels

Diese ist definiert durch eine enddiastolische Dickenzunahme der freien Wand des rechten Ventrikels über 5 mm und resultiert aus einer Pulmonalstenose, einer chronischen pulmonalen Hypertonie, einer hypertrophen Kardiomyopathie oder aus einer Speichererkrankung (z. B. Amyloidose).

Eingeschränkte systolische Funktion des rechten Ventrikels

Die Kontraktion der recht dünnen freien rechtsventrikulären Wand ist schwieriger zu beurteilen als die linksventrikulärer Segmente. Darüber hinaus gibt es keine anerkannte Einteilung des rechten Ventrikels in Regionen bis auf die „freie Wand" und das interventrikuläre Septum. Im Regelfall wird die Funktion lediglich qualitativ global als normal, leicht, mittelschwer oder schwer eingeschränkt beschrieben. Ein objektiver globaler Parameter wie die linksventrikuläre Ejektionsfraktion lässt sich für den rechten Ventrikel wegen seiner komplexen Geometrie nicht leicht angeben.

Ursachen. Differenzialdiagnostisch kommen als Ursachen einer eingeschränkten systolischen Funktion in Frage:
- Nachlaststeigerung durch Pulmonalstenose oder pulmonale Hypertonie
- myokardiale Schädigung durch KHK (Rechtsherzinfarkt oder -ischämie); diese ist isoliert selten (praktisch immer auch Wandbewegungsstörungen des linken Ventrikels)
- Kardiomyopathie (dilatative Kardiomyopathie, rechtsventrikuläre arrhythmogene Dysplasie), Myokarditis oder Speichererkrankung (z. B. Amyloidose, restriktive Kardiomyopathie)

Die diastolische Funktion des rechten Ventrikels wird in der klinischen Praxis nur im Rahmen des Verdachts auf eine Perikardtamponade oder eine Pericarditis constrictiva beurteilt (Kap. 11).

Koronare Herzkrankheit

Zeichen eines Rechtsherzinfarkts ist eine Wandbewegungsstörung (Hypo- oder Akinesie). Da der rechte Ventrikel in der Regel allein von der rechten Kranzarterie bzw. ihren Ästen versorgt wird, verursacht ein Infarkt in diesem Gefäß oft eine schwere Wandbewegungsstörung der gesamten freien Wand des rechten Ventrikels mit Dilatation des Kavums des rechten Ventrikels. Das Septum, das sowohl von der rechten wie von der linken Kranzarterie versorgt wird, ist meist weniger betroffen. Die Dilatation führt außerdem zu einer Trikuspidalinsuffizienz, wobei sich aus der maximalen Regurgitationsgeschwindigkeit jedoch normale oder niedrige systolische rechtsventrikuläre und pulmonale Drücke errechnen (Geschwindigkeiten < 2,5 m/s). Dies erlaubt die Differenzialdiagnose zur herabgesetzten Funktion und Dilatation des rechten Ventrikels bei akuter und chronischer pulmonaler Hypertonie, wo die Trikuspidal-Regurgitationsgeschwindigkeiten erhöht sind.

Pulmonale Hypertonie
(DVD: Loops 8–1 u. 8–2)

Lungenembolie (akute pulmonale Hypertonie)

Ausmaß der Lungenembolie. Die abrupte Druckerhöhung in der Lungenstrombahn durch eine Lungenembolie stellt eine Nachlasterhöhung des rechten Ventrikels dar, die je nach Ausmaß unterschiedlich beantwortet wird:
- Eine kleinere Lungenembolie hat entweder keine erkennbaren Auswirkungen auf den rechten Ventrikel oder es kann durch die Tachykardie und adrenerge Reaktion eine hyperkinetische Wandbewegung auffallen. Der über die maximale Regurgitationsgeschwindigkeit an der Trikuspidalklappe abgeschätzte systolische Druck im rechten Ventrikel und in der Lungenarterie ist nicht oder gering erhöht.
- Eine große Lungenembolie führt zu einer Hypokinesie und Dilatation des rechten Ventrikels (**Abb. 8.6**) mit deutlicher Trikuspidalinsuffizienz durch Dilatation des Trikuspidalrings und erhöhtem rechtsventrikulärem bzw. pulmonalem systolischem Druck. Dieser erreicht jedoch im Rahmen der akuten Lungenembolie nicht die extrem hohen, mitunter systemischen

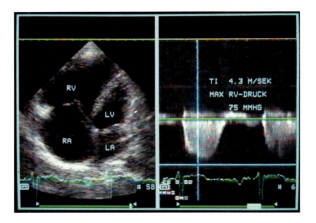

Abb. 8.6 Dilatation des rechten Ventrikels nach rezidivierenden Lungenembolien. Schwere Dilatation der rechtsseitigen Herzhöhlen im apikalen Vierkammerblick. Kontinuierliches Dopplerspektrum der Trikuspidalinsuffizienz mit Nachweis eines schweren pulmonalen Hypertonus (systolischer pulmonalarterieller Druck 75 mmHg plus Druck im rechten Vorhof).

Werte, die bei chronischer pulmonaler Hypertonie gesehen werden; die maximale Trikuspidal-Regurgitationsgeschwindigkeit liegt in der Regel < 4 m/s. Das Fehlen einer Trikuspidalinsuffizienz spricht gegen eine hämodynamisch relevante Lungenembolie.

Befunde bei fulminanter Lungenembolie. Es ist wichtig, sich zu vergegenwärtigen, dass bei fulminanter Lungenembolie der rechte Ventrikel akut versagt und daher keine hohen pulmonalen Drücke mehr aufbringen kann. In diesem Fall ist keine ausgeprägt erhöhte Regurgitationsgeschwindigkeit an der Trikuspidalklappe zu erwarten, aber der rechte Ventrikel ist dilatiert und diffus schwer hypokinetisch. In der parasternalen kurzen Achse auf Papillarmuskelhöhe und im apikalen oder subkostalen Vierkammerblick ist eine Verlagerung des interventrikulären Septums zum linken Ventrikel hin zu sehen. Dies führt v. a. in der kurzen Achse zu einer charakteristischen „Abflachung" des sonst wie ein Ringsegment gekrümmten Septums. Weitere Zeichen sind eine Dilatation des Hauptstamms der Pulmonalarterie > 2 cm und der rechten Pulmonalarterie > 1,2 cm^2/m^2 (Kasper et al. 1993).

Nachweis von Thromben. Nicht selten – und öfter von transösophageal als von transthorakal – sind im rechten Vorhof, rechten Ventrikel oder der Pulmonalarterie flottierende Thromben zu sehen; nach ihnen sollte gesucht werden. Selten können paradoxe Embolien mit wurmförmigen, das Foramen ovale vom rechten in den linken Vorhof passierenden Thromben direkt gesehen werden. Der direkte Nachweis von Thromben ist jedoch für die Diagnose einer Lungenembolie bei entsprechender klinischer Konstellation und dilatiertem, hypokinetischem rechtem Ventrikel nicht notwendig.

Erste diagnostische Maßnahme. Die Echokardiografie sollte bei Verdacht auf Lungenembolie als erstes bildgebendes Verfahren zum Einsatz kommen, da der Nachweis einer hämodynamischen Beeinträchtigung des rechten Ventrikels (durch Dilatation und Hypokinesie) auch bei noch stabilem systemischen Blutdruck die Lungenembolie als fulminant und den Patienten als vital bedroht ausweist. Umgekehrt schließt der Nachweis eines normal großen und normal kontrahierenden rechten Ventrikels eine fulminante Lungenembolie aus. Kleine Embolien können freilich so nicht ausgeschlossen werden und bedürfen der weiteren Klärung durch eine Lungenperfusionsszintigrafie. Die echokardiografische Untersuchung beim Verdacht auf Lungenembolie erlaubt so sehr schnell bettseitig entscheidende Weichenstellungen und liefert darüber hinaus wichtige weitere differenzialdiagnostische Hinweise (z. B. auf Myokardinfarkt, Aortendissektion u. a. hämodynamische Notfälle).

Chronische pulmonale Hypertonie

Ursachen. Diese entsteht sekundär durch „Rückstau" vom linken Herzen (infolge Linksherzinsuffizienz oder Mitralvitien), durch Volumenüberlastung bei Shuntvitium (meist Vorhof- oder Ventrikelseptumdefekt) oder primär durch Erkrankungen der Lungenstrombahn (idiopathisch, durch diffuse Lungenerkrankungen, z. B. chronisch obstruktive Lungenerkrankung, Sarkoidose u. a., durch rezidivierende Lungenembolien). Die Druckwerte in der Lungenstrombahn können bei einigen dieser Erkrankungen systemische Werte annehmen oder diese sogar übersteigen.

Charakteristische Befunde. Wichtigste echokardiografische Kennzeichen sind ein großer, hypertrophierter rechter Ventrikel (enddiastolische Dicke der freien Wand des rechten Ventrikels > 5 mm), erhebliche Trikuspidalinsuffizienz durch Dilatation des Trikuspidalrings mit maximalen Regurgitationsgeschwindigkeiten im Extremfall bis etwa 5 m/s (entsprechend systolischen Pulmonaldrücken > 100 mmHg!) und oft eingeschränkter systolischer Funktion des rechten Ventrikels infolge der chronischen Nachlaststeigerung. Die Verlagerung des interventrikulären Septums zum linken Ventrikel hin mit systolischer oder durchgehender Septumabflachung kann im Extremfall bis hin zur „Kompression" des linken Ventrikels reichen. Das transpulmonale Dopplerprofil (sowie das M-Mode des posterioren Pulmonalsegels) können eine mittsystolische Kerbe als Ausdruck einer unvollständigen Schließungsbewegung der Pulmonalklappe zeigen (**Abb. 8.7**).

Erkrankungen des rechten Ventrikels

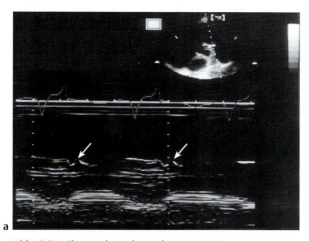 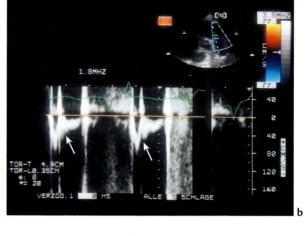

Abb. 8.7 Chronische pulmonale Hypertonie.
a M-Mode des posterioren Pulmonalklappensegels bei pulmonaler Hypertonie. Mittsystolisch kommt es zu einer charakteristischen Einkerbung (Pfeil), die einer mittsystolischen (inkompletten) Schließungsbewegung entspricht.
b Transpulmonales gepulstes Dopplerprofil (parasternaler Kurzachsenschnitt) bei pulmonaler Hypertonie. Die in **a** genannte mittsystolische Schließungsbewegung ist auch hier gut nachweisbar (Pfeil).

Rezidivierende Lungenembolien. Bei einigen Patienten mit rezidivierenden Lungenembolien bildet sich eine thrombotische „Auskleidung" der zentralen Pulmonalarterienabschnitte mit organisierten Thromben, die durch Reduktion der Strombahn zur Chronifizierung der akut entstandenen pulmonalen Hypertonie führen. Diese Thromben können von transösophageal aus in einigen Fällen erkannt werden. Alternativ ist hier die CT oder MRT in Betracht zu ziehen.

Kardiomyopathien

Dilatative Kardiomyopathie. Die dilatative Kardiomyopathie kann den rechten Ventrikel mitbefallen oder auch dort fehlen. Im ersteren Fall äußert sie sich durch meist diffuse Hypokinesie und Dilatation des rechten Ventrikels sowie erhebliche Trikuspidalinsuffizienz durch Dilatation des Trikuspidalrings. Auch eine isolierte dilatative Kardiomyopathie des rechten Ventrikels ist in sehr seltenen Fällen beschrieben worden. Eine Hypertrophie der freien Wand des rechten Ventrikels liegt nicht vor, der systolische pulmonalarterielle Druck ist durch die Linksinsuffizienz meist erhöht.

Arrhythmogene Dysplasie des rechten Ventrikels und Morbus Uhl. Diese zwei seltenen Kardiomyopathieformen betreffen allein den rechten Ventrikel. Kennzeichen der Ersteren sind (neben den ventrikulären Rhythmusstörungen) lokalisierte aneurysmatische Wandbewegungsstörungen, die bevorzugt apikal, basal unmittelbar in Nachbarschaft der Trikuspidalklappe sowie im Ausflusstrakt vorkommen. Sie gehen auf eine Umwandlung des Myokards in Fettgewebe in diesen Bereichen zurück.

Die Veränderungen sind progredient; meist tritt eine Dilatation des rechten Ventrikels hinzu. Die Veränderungen können jedoch auch diskret sein. Bildgebendes Verfahren der Wahl ist daher die MRT.
Der Morbus Uhl („Pergamentherz") ist eine kongenitale Kardiomyopathie, bei der das rechtsventrikuläre Myokard extrem dünn ist. Der rechte Ventrikel ist groß und nahezu akinetisch.

Hypertrophe obstruktive Kardiomyopathie. Bei der hypertrophen obstruktiven Kardiomyopathie kann es zum Mitbefall insbesondere des subvalvulären Ausflusstrakts des rechten Ventrikels (Infundibulum) kommen. Dies äußert sich in einer Wandverdickung und Lumenreduktion sowie einer Erhöhung der normalerweise ca. 1 m/s nicht überschreitenden Flussgeschwindigkeiten im rechtsventrikulären Ausflusstrakt, aus denen nach der vereinfachten Bernoulli-Gleichung der Ausflussbahngradient errechnet werden kann.

Zusatzstrukturen im rechten Ventrikel

Fremdkörper. Die häufigsten Zusatzstrukturen im rechten Ventrikel sind durch medizinische Eingriffe eingebracht: Schrittmacherelektroden und Einschwemmkatheter, die als längliche, stark echogende Strukturen imponieren (Kap. 9). Ihr Verlauf lässt sich häufig am besten von subkostal her beurteilen. Sie führen regelmäßig zu einer leichten Trikuspidalinsuffizienz.

Thromben und Tumoren. Nach Lungenembolie können manchmal Thromben im rechten Ventrikel gesehen werden, insbesondere wenn sie sich auf dem Weg in die

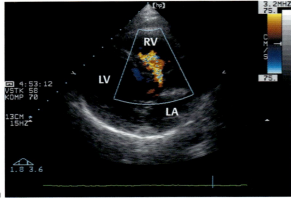
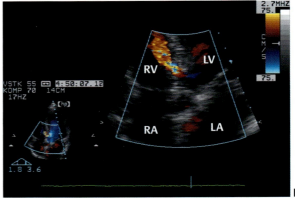
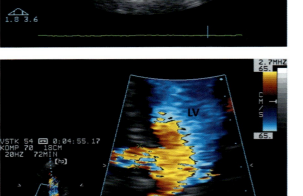
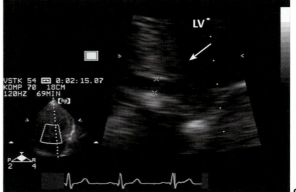

Abb. 8.8 Ventrikelseptumdefekt.
a Hoch sitzender, „membranöser" Ventrikelseptumdefekt unmittelbar unterhalb der Aortenklappe. Farbdoppler im parasternalen Langachsenschnitt.
b Hoch sitzender Ventrikelseptumdefekt, Ausschnittsvergrößerung aus dem apikalen Vierkammerblick (Farbdoppler).
c Weiteres Beispiel eines hoch sitzenden Ventrikelseptumdefekts im Farbdoppler.
d Vergrößerte 2-D-Darstellung zu **c**. Die Größe des Defekts (Durchmesser 6 mm) ist direkt bestimmbar.

Lungenstrombahn im Chordaapparat der Trikuspidalklappe verfangen. Autochthone Thromben im rechten Ventrikel sind selten und Folge von Kardiomyopathie oder Rechtsherzinfarkt. Sehr selten sind Tumoren im rechten Ventrikel.

Das Moderatorband, ein kräftiger, apikal quer verlaufender Trabekel, kann zu Verwechslung mit einem Thrombus oder Tumor Anlass geben (**Abb. 8.4**).

Ventrikelseptumdefekte

Die offene Verbindung zwischen linkem und rechtem Ventrikel kann angeboren oder erworben sein.

Kongenitale Ventrikelseptumdefekte

Muskuläre und membranöse Defekte. Angeborene Defekte lassen sich in muskuläre Defekte (Morbus Roger) und membranöse Defekte unterteilen. Die muskulären kommen häufig vor, sind oft multipel und meist klein. Sie können im gesamten Septum lokalisiert sein. Die membranösen sind oft Teil komplexerer Fehlbildungen, z. B. der Fallot-Tetralogie (s. u.) oder der Transposition der großen Gefäße (s. u.).

Farbdoppler. Nur große Defekte, insbesondere im membranösen, d. h. basalen Bereich des Septums unterhalb der Klappenebene, lassen sich direkt im 2-D-Bild darstellen. Die Diagnose des Ventrikelseptumdefekts ist daher die Domäne des Farbdopplers. Dieser zeigt einen turbulenten Jet, der seinen Ausgang vom Septum nimmt und meist weit in den rechten Ventrikel hineinreicht (**Abb. 8.8**). Auf der linksventrikulären Seite kann eine (laminare) Konvergenzzone zu sehen sein, die der geordneten Geschwindigkeitsverteilung „stromaufwärts" des Defekts entspricht, mit zunehmend höheren Flussgeschwindigkeiten auf den Defekt zu, während auf der rechtsventrikulären Seite die Strömung stets turbulent ist, solange der Defekt „drucktrennend" ist.

Erkrankungen des rechten Ventrikels

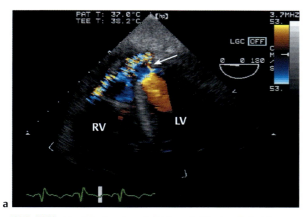
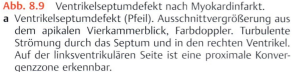
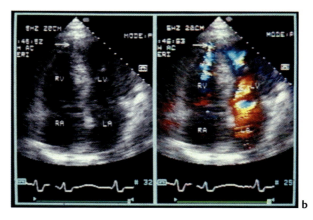

Abb. 8.9 Ventrikelseptumdefekt nach Myokardinfarkt.
a Ventrikelseptumdefekt (Pfeil). Ausschnittvergrößerung aus dem apikalen Vierkammerblick, Farbdoppler. Turbulente Strömung durch das Septum und in den rechten Ventrikel. Auf der linksventrikulären Seite ist eine proximale Konvergenzzone erkennbar.

b Ventrikelseptumdefekt nach Myokardinfarkt (Pfeil). Ähnliche Konstellation wie in **a** mit apikaler Septumruptur.

Schnittebenen. Membranöse Defekte lassen sich am besten in der parasternalen langen Achse oder einer, oft modifizierten, parasternalen basalen kurzen Achse darstellen. Muskuläre Defekte können dagegen am besten im apikalen und subkostalen Vierkammerblick dokumentiert werden (**Abb. 8.8**).

Doppler. Mit dem kontinuierlichen Doppler (in den genannten Ebenen) lässt sich der Druckgradient vom linken zum rechten Ventrikel bestimmen. Dabei können die Abschätzung des systolischen Drucks im rechten Ventrikel und die systemische Blutdruckmessung zur Plausibilitätskontrolle herangezogen werden, da die Differenz zwischen systolischem Systemblutdruck und maximalem systolischem rechtsventrikulärem Druck dem systolischen maximalen Gradienten zwischen den Ventrikeln entsprechen sollte. Beispiel: Bei einem maximalen am Ventrikelseptumdefekt gemessenen Gradienten von 60 mmHg zwischen linkem und rechtem Ventrikel und einem maximalen rechtsventrikulären Druck anhand der Trikuspidalinsuffizienz von 40 mmHg zuzüglich des rechtsatrialen Drucks – geschätzt 10 mmHg – ist ein systemischer systolischer Blutdruck von mindestens 60 + 40 + 10 = 110 mmHg zu erwarten.

Folgen. Die pathophysiologischen Konsequenzen der Kurzschlussverbindung auf Ventrikelebene sind primär die Volumenüberlastung des linken (!) Ventrikels, ein vermehrtes pulmonales Durchflussvolumen (entsprechend dem systemischen plus dem Kurzschlussvolumen), eine pulmonale Hypertonie und eine Vergrößerung des linken Vorhofs. Bei lange bestehenden großen Links-rechts-Shunts, z. B. Ventrikelseptumdefekten, kann es infolge schwerer irreversibler pulmonaler Hypertonie zur Shuntumkehr (vorwiegender Rechts-links-Shunt) kommen; dies wird als Eisenmenger-Reaktion bezeichnet.

Erworbene Ventrikelseptumdefekte
(DVD: Loops 4–12 bis 4–14)

Ursachen. Wichtigste Ursache für einen erworbenen Ventrikelseptumdefekt ist der Myokardinfarkt (**Abb. 8.9**); daneben kommen auch traumatische, endokarditische und iatrogene Defekte vor. Im Rahmen eines Infarkts, oft einige Tage nach dem Akutereignis, kann es zur Ruptur der freien Wand des (in der Regel linken) Ventrikels oder des interventrikulären Septums in der Nekrosezone kommen. Im ersten Fall ist die Folge eine meist tödliche plötzliche Perikardtamponade. Im zweiten Fall kommt es klinisch zum neuen Auftreten eines lauten systolischen Herzgeräuschs und zu einer akuten hämodynamischen Verschlechterung.

Typische Befunde. Echokardiografisch stellt sich der Ventrikelseptumdefekt häufig im apikalen Drittel dar, wobei der Defekt oft nicht oder nur schwer direkt dargestellt werden kann, da er einen gewundenen Verlauf durch das Septum nehmen kann. Diagnostisch kann der turbulente Hochgeschwindigkeitsjet in den rechten Ventrikel, meist im apikalen oder subkostalen Vierkammerblick am besten dargestellt werden. Zur Gradientenmessung gilt das oben für den kongenitalen Defekt Gesagte.

8.4 Erkrankungen der Pulmonalklappe

Pulmonalstenose

Ursachen. Pulmonalstenosen sind ganz überwiegend angeboren, wobei Segel der Klappe teilweise fehlgebildet oder fusioniert sind; der gesamte Ausflusstrakt kann, z. B. bei der Fallot-Tetralogie (s. u.), hypoplastisch sein. Erworben kommt dieser Fehler selten als Folge rheumatischen Fiebers oder des Karzinoidsyndroms vor.

Typische Befunde. Typisches morphologisches Zeichen ist eine systolische Domstellung der Segel, die aufgrund der schwierigen Darstellbarkeit der Klappe leicht übersehen wird (**Abb. 8.10**). Eine Verkalkung, wie bei der Aortenstenose, fehlt und die Segel sind oft nicht oder nur wenig verdickt. Das M-Mode des posterioren Pulmonalsegels kann eine prominente präsystolische A-Welle nach der P-Welle im EKG zeigen, die durch eine verstärkte Kontraktion des rechten Vorhofs bei Pulmonalstenose zustande kommt. Die Berechnung des maximalen und mittleren Gradienten aus dem systolischen Profil des kontinuierlichen Dopplersignals über der Klappe entspricht dem bei der Aortenklappe Gesagten. Die Berechnung der Öffnungsfläche ist nicht üblich.

Pulmonalinsuffizienz

Ursachen. Eine minimale Pulmonalinsuffizienz ist im Farbdoppler als häufig exzentrischer, zeitlich und räumlich kurzer diastolischer Regurgitationsjet bei den meisten Herzgesunden erkennbar (**Abb. 8.11 b**). Ihr kommt wie den anderen minimalen Klappeninsuffizienzen keine Bedeutung zu. Eine relevante Pulmonalinsuffizienz kann kongenital, durch Dilatation der Pulmonalarterie infolge pulmonaler Hypertonie, bei infektiöser Endokarditis (**Abb. 8.12**) oder bei Karzinoidsyndrom entstehen.

Schweregrad. Die Bestimmung des Schweregrads ist problematisch und orientiert sich am Ausmaß des Farbdopplerjets und den Größen von rechtem Ventrikel und Pulmonalarterie. Ein schneller Abfall des diastolischen kontinuierlichen Dopplerprofils der Insuffizienz mit vorzeitigem Ende des Regurgitationsflusses deutlich vor der nächsten Systole weist auf eine schwere Insuffizienz hin (Doppler der Aorteninsuffizienz, **Tab. 6.5**).

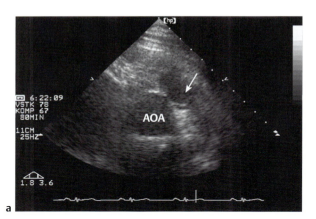

a

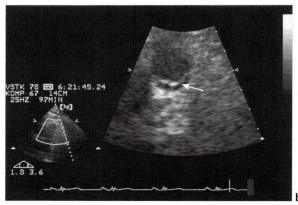

b

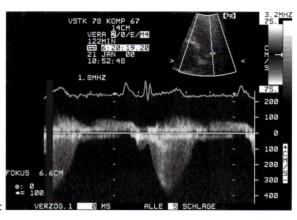

c

Abb. 8.10 Pulmonalstenose.
a Valvuläre Pulmonalstenose mit typischem Doming im modifizierten basalen Kurzachsenschnitt.
b Ausschnittvergrößerung zu **a**. Man beachte, dass die Segel relativ zart sind.
c Kontinuierlicher Doppler zu **b** und **a** (selbe Schallkopfposition). Es zeigt sich ein systolischer Gradient von maximal ca. 60 mmHg.

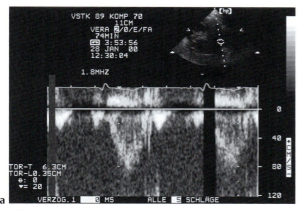 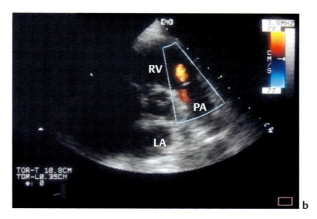

Abb. 8.11 Pulmonalklappe.
a Normales transpulmonales gepulstes Dopplerprofil (parasternaler Kurzachsenschnitt, systolische Flussrichtung nach unten).
b Pulmonalinsuffizienz im Farbdoppler eines zur Darstellung des Pulmonalarterienstamms optimierten parasternalen basalen Kurzachsenschnitts. Minimalbefund bei einem Herzgesunden.

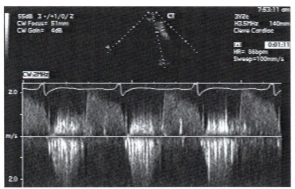 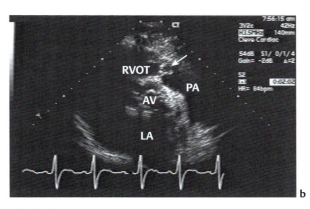

Abb. 8.12 Pulmonalinsuffizienz bei Endokarditis.
a Kontinuierliches Dopplerspektrum einer erheblichen Pulmonalinsuffizienz bei Endokarditis der Pulmonalklappe von parasternal. Die diastolischen Regurgitationsgeschwindigkeiten sind nach oben gerichtet. Die antegraden systolischen Flussgeschwindigkeiten sind mit > 2 m/s wegen des Pendelvolumens erhöht.
b, **c** Infektiöse Pulmonalklappenendokarditis. Die verdickten Klappensegel (Pfeil) sind im geschlossenen (**b**) und geöffneten (**c**) Zustand gut erkennbar. Modifizierter parasternaler basaler Kurzachsenschnitt.

8.5 Weitere kongenitale Shunt-Erkrankungen

Offener Ductus Botalli

Diese relativ häufige kongenitale Fehlbildung ist durch das Ausbleiben des Verschlusses des Ductus in den ersten Tagen nach der Geburt gekennzeichnet. Der Ductus stellt eine fetal offene Kurzschlussverbindung zwischen Hauptstamm der Pulmonalarterie und Aorta descendens zur Umgehung der im Fetalstadium nutzlosen Lungenpassage dar. Bei Persistieren nach der Geburt führt er zu einem Links-rechts-Shunt infolge des höheren Drucks in der Aorta. Die Diagnose kann am besten durch Farbdopplerdarstellung turbulenten Flusses im Hauptstamm der Pulmonalarterie sowie manchmal einer Konvergenzzone in der proximalen deszendierenden Aorta gestellt werden. Der nur etwa 1 cm lange Ductus verläuft im parasternalen Kurzachsenschnitt der Herzbasis von etwa 16 Uhr aus in Richtung auf den Hauptstamm der Pulmonalarterie.

Fallot-Tetralogie

Diese komplexe Fehlbildung stellt einen der häufigsten zyanotischen Herzfehler dar. Die Grundanomalie ist eine fehlerhafte anteriore und superiore Verlagerung des Septums, das entwicklungsgeschichtlich den gemeinsamen Ursprung von aszendierender Aorta und Hauptstamm der Pulmonalarterie trennt. Die vier der Tetralogie den Namen gebenden Folgen, die sehr unterschiedlich ausgeprägt sein können und alle direkt echokardiografisch dargestellt werden können, sind:
- Der rechtsventrikuläre Ausflusstrakt (Infundibulum) ist klein und eingeengt, oft mit Stenose der Pulmonalklappe (bis hin zur Atresie) und Hypoplasie der Pulmonalarterie.
- Dies führt zum rechtsventrikulären Hochdruck und Hypertrophie.
- Durch den fehlenden Anschluss des die großen Arterien trennenden Septums an das interventrikuläre Septum entsteht ein meist großer, hoch sitzender Ventrikelseptumdefekt, durch den venöses Blut von der Lungenstrombahn weg in den linken Ventrikel gelangt (Rechts-links-Shunt, Ursache der Zyanose).
- Die Aortenklappe „reitet" über dem Ventrikelseptumdefekt (**Abb. 8.13 a** und **b**).

Die Tetralogie kann von weiteren Anomalien wie Vorhofseptumdefekt („Pentalogie") und offenem Ductus Botalli begleitet werden.

Operative Therapie. Die operative Korrektur richtet sich nach dem Ausmaß der Ausflussbahnobstruktion des rechten Ventrikels und besteht meist in einer Patch-Erweiterung des Ausflusstrakts oder dem Ersatz mit einem Conduit neben dem Verschluss des Ventrikelseptumdefekts. Fortbestehen und Ausmaß einer Obstruktion oder eines Rest-Ventrikelseptumdefekts nach Korrektur können echokardiografisch beurteilt werden.

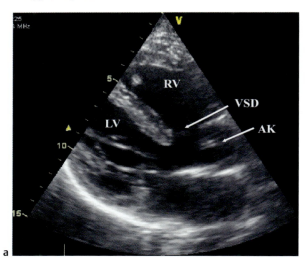

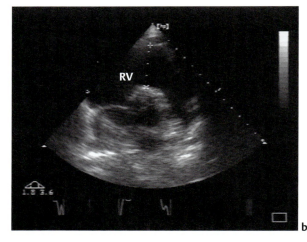

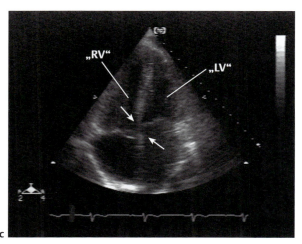

Abb. 8.13 Kongenitale Vitien.
a Fallot-Tetralogie, nicht operiert. Man erkennt das „Reiten" der Aorta (AK Aortenklappe) auf dem ventrikulären Septum und den großen Ventrikelseptumdefekt (VSD).
b Fallot-Tetralogie (operiert). Im parasternalen basalen Kurzachsenschnitt ist der rechte Ventrikel massiv vergrößert (bei postoperativer Pulmonalinsuffizienz).
c Kongenital korrigierte L-Transposition der großen Gefäße. Der anatomisch linke Ventrikel, erkennbar an der weiter basal inserierenden Mitralklappe, liegt an der funktionellen Stelle des rechten Ventrikels („RV"), der anatomisch rechte Ventrikel, erkennbar an der weiter apikal inserierenden Trikuspidalklappe, liegt an der funktionellen Stelle des linken Ventrikels („LV").

Komplette Transposition der großen Gefäße

Wie bei der Fallot-Tetralogie handelt es sich um eine Fehlbildung des die großen Gefäße trennenden Septums. Hierbei werden die großen Gefäße mit dem jeweils falschen Ventrikel verbunden. Die Aorta entspringt aus dem rechten Ventrikel an der Pulmonalklappe, der Pulmonalishauptstamm aus dem linken Ventrikel an der Aortenklappe. Eine Oxygenierung venösen Bluts erfordert daher zwingend eine Shuntverbindung, meist einen großen, hoch sitzenden, membranösen Ventrikelseptumdefekt. Klassisches echokardiografisches Kennzeichen ist der parallele Verlauf der großen Gefäße Aorta und Pulmonalarterie im Gegensatz zu ihrem normalen gekreuzten Verlauf. Auch die Orientierung von Aorten- und Pulmonalklappe ist gleich, während beim Herzgesunden, z. B. im parasternalen Kurzachsenschnitt der Aortenklappe, die Pulmonalklappe in ihrer **langen** Achse getroffen ist.

L-Transposition. Bei einer Variante, der L-Transposition (**Abb. 8.13 c**), ist diese Fehlbildung „kongenital korrigiert", sodass kein Fehlanschluss resultiert. Hierbei nimmt lediglich der anatomisch linke Ventrikel Platz und Funktion des rechten Ventrikels ein und umgekehrt. Ein Shunt besteht nicht.

9 Rechter Vorhof, Vorhofseptum und Trikuspidalklappe

Übersicht

Nach einem entwicklungsgeschichtlichen Blick auf die Entstehung des Vorhofseptums werden die Echoanatomie des rechten Vorhofs und der Trikuspidalklappe besprochen. Im Gegensatz zur seltenen Trikuspidalstenose ist die Trikuspidalinsuffizienz, insbesondere bei rechtsventrikulärer Druckerhöhung, häufig und erlaubt die Abschätzung des rechtsventrikulären Spitzendrucks. Weiter werden die Formen des Vorhofseptumdefekts sowie das Foramen ovale besprochen.

9.1 Funktionelle Anatomie

Rechter Vorhof

Der rechte Vorhof bildet im Röntgenbild den rechten Herzrand und liegt anterior und superior zum übrigen Herzen. Er setzt sich entwicklungsgeschichtlich aus zwei Segmenten zusammen: dem rechten Sinus venosus, der den Zusammenfluss der beiden Hohlvenen darstellt, und dem eigentlichen rechten Vorhof.

Eustachische Klappe und Chiari-Netz. Die beiden Segmente sind embryonal funktionell durch eine Leiste getrennt, die venöses Blut aus dem Sinus venosus größtenteils durch das offene Foramen ovale in den linken Vorhof statt in den rechten Ventrikel und die Lungengefäße lenkt. Diese Leiste zwischen Sinus venosus und dem ursprünglichen rechten Vorhof bildet sich später zurück. Sie hinterlässt jedoch einen Rest in Form der unterschiedlich groß ausgeprägten Eustachi'schen Klappe (die keine Klappe im Sinne eines Ventils ist, sondern lediglich der Rest der oben erwähnten Leiste) an der Mündung der V. cava inferior. Weitere Reste dieser Leiste bilden bei vielen Menschen das Chiari-Netz (**Abb. 9.1**), ein Netzwerk von dünnen bindegewebigen Fäden, die den rechten Vorhof durchziehen. Beide Strukturen sind ohne pathophysiologische Bedeutung, können jedoch Anlass zur Verwechslung mit Thromben, Tumoren oder Vegetationen geben. Allerdings gibt es Fallberichte über Endokarditiden der Eustachi'schen Klappe.

Übrige Strukturen. Venöses Blut strömt aus den zwei Hohlvenen und dem Sinus coronarius, der den größten Teil des Myokards drainiert, in den rechten Vorhof. Die Einmündung des Sinus coronarius liegt unmittelbar vorhofseitig des posterioren Segels der Trikuspidalklappe. Anterior und superior besitzt der rechte Vorhof ein trabekularisiertes rechtes Herzohr.

Funktionen. Wie beim linken Vorhof (Kap. 7) können auch beim rechten Vorhof die Funktionen unterteilt werden in
- Reservoirfunktion (Systole),
- Conduitfunktion (Frühdiastole) und
- Pumpfunktion (Spätdiastole).

Füllung und Entleerung. Venöses Blut strömt sowohl in der Systole als auch während der Diastole ein. Endsystolisch erreicht der rechte Vorhof sein größtes Volumen. Mit Beginn der Diastole und Öffnung der Trikuspidalklappe entleert sich der rechte Vorhof in den rech-

Funktionelle Anatomie

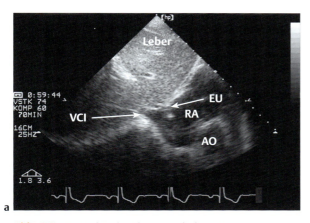
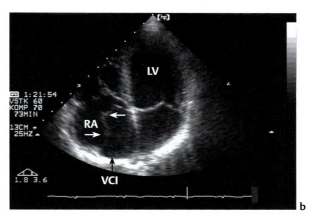

Abb. 9.1 Eustachi'sche Klappe und Chiari-Netz.
a Eustachi'sche Klappe (EU) an der Einmündung der V. cava inferior in den rechten Vorhof (von subkostal).

b Chiari-Netz im rechten Vorhof. Die fadenförmige, mobile Struktur (Pfeile) nimmt ihren Ausgang von der Einmündung der V. cava und der Eustachi'schen Klappe aus.

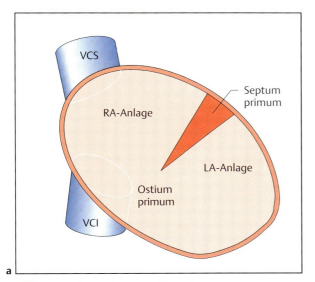
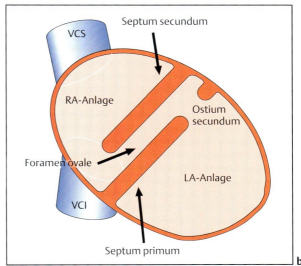

Abb. 9.2 Schema der Entwicklung des Vorhofseptums.
a Zunächst bildet sich im Bereich des Ostium primum das Septum primum aus.
b Etwa in der 5.–6. Schwangerschaftswoche entsteht im Septum primum ein Ostium secundum und gleichzeitig bildet sich parallel zum Septum primum ein Septum secundum, das die Atrioventrikularebene nicht erreicht und über das Foramen ovale einen Zugang zum Ostium secundum und damit zum linken Vorhof offen lässt. Das Foramen ovale verschließt sich bei den meisten Menschen nach der Geburt.

ten Ventrikel in zwei Wellen, die analog zum transmitralen Fluss als frühe E-Welle und späte A-Welle (nach der Vorhofkontraktion) bezeichnet werden.

Größenbeurteilung. Eine zuverlässige lineare Dimension (Durchmesser) zur Größenbeurteilung des rechten Vorhofs existiert nicht. Die Obergrenze für die normale endsystolische Fläche des rechten Vorhofs im apikalen Vierkammerblick liegt bei 20 cm^2.

Vorhofseptum

Septum primum und Septum secundum. Zwischen rechtem und linkem Vorhof liegt das Vorhofseptum. Entwicklungsgeschichtlich (**Abb. 9.2**) bildet sich im ursprünglichen gemeinsamen Vorhof von superior eine Septum primum genannte Membran, die auf die Anlage der Atrioventrikularklappen zu wächst und die ursprüngliche Verbindung zwischen den rechten und linken Vorhofanteilen, das Ostium primum, verschließt. Dabei entsteht jedoch im Septum primum ein Defekt,

Rechter Vorhof, Vorhofseptum und Trikuspidalklappe

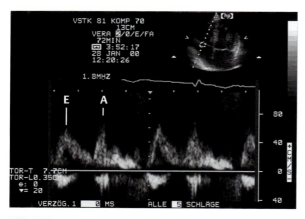

Abb. 9.3 Normales transtrikuspidales Flussprofil im gepulsten Doppler von apikal. Wie im Mitralprofil existieren eine E- und A-Welle. Man beachte die niedrigen Flussgeschwindigkeiten.

das Ostium secundum. Eine zweite Membran, das Septum secundum, wächst erneut von superior und rechts vom ursprünglichen Ausgangsort des Septum primum in Richtung auf die Atrioventrikularebene. Diese zweite Membran überlappt schließlich so mit dem kaudalen Rest des Septum primum, dass das Ostium secundum bis auf einen Spalt, das Foramen ovale, verschlossen wird.

Foramen ovale. Dieser Spalt lässt, solange er offen ist, bei höherem rechtsatrialem als linksatrialem Druck Blut vom rechten in den linken Vorhof passieren. Im fetalen Kreislauf fließt der größte Teil des venösen Bluts unter Umgehung der Lungen durch das Foramen ovale vom rechten in den linken Vorhof. Nach der Geburt kehrt sich der transseptale Druckgradient um und der nunmehr höhere linksatriale Druck schließt das Foramen ovale, das bei den meisten Erwachsenen vollständig obliteriert ist. Bei etwa 25 % aller Menschen bleibt es jedoch für Sonden und bei Umkehrung der Druckverhältnisse (Hustenstoß, Valsalva, Pressen, Trikuspidalinsuffizienz, pulmonale Hypertonie, positiv endexspiratorische Druckbeatmung) durchgängig. Insbesondere stellt das offene Foramen ovale die Durchtrittspforte für paradoxe Embolien dar, z. B. bei venöser Thrombose und vorausgegangener Lungenembolie mit entsprechend erhöhten Drücken im rechten Herzen. Das Foramen ovale ist Teil der besonders dünnwandigen Fossa ovalis im Zentrum des Vorhofseptums. Der Septumanteil zwischen Fossa ovalis und Mitral- bzw. Trikuspidalring, das Septum primum, ist dagegen beim Erwachsenen häufig lipomatös verdickt. Das Vorhofseptum hat eine gewisse passive Beweglichkeit, mit der es dem Druckunterschied zwischen den Vorhöfen folgt: dementsprechend ist es während des größten Teils des Herzzyklus zum rechten Vorhof hin konvex.

Trikuspidalklappe

Klappenapparat. Diese größte Herzklappe des Menschen besitzt ein besonders großes anteriores, ein septales und ein posteriores Segel (dagegen kein „laterales"!). Das septale Trikuspidalsegel inseriert stets weiter apikal am Septum als das anteriore Mitralsegel. Drei Papillarmuskeln und der Chordapparat verhindern das systolische Durchschlagen der Segel in den rechten Vorhof, analog zur Mitralklappe. Die diastolische Öffnung der Trikuspidalklappe erfolgt normalerweise kurz vor Öffnung der Mitralklappe und der Schluss kurz nach Mitralklappenschluss, d. h. die Trikuspidalklappe ist etwas länger offen als die Mitralklappe.

Flussgeschwindigkeiten. Da die Trikuspidalklappe von allen Klappen normalerweise die größte Öffnungsfläche hat, sind die Flussgeschwindigkeiten, einschließlich der maximalen frühen (E) und späten (A) diastolischen Flussgeschwindigkeit, niedriger als die der Mitralklappe (Abb. 9.3). Die transtrikuspidalen Flussgeschwindigkeiten weisen eine gegenüber dem transmitralen Flussprofil etwas gesteigerte respiratorische Variabilität auf (ca. 25 %, mit höchsten Geschwindigkeiten zu Beginn der Inspiration).

9.2 Echokardiografische Morphologie

Schnittebenen. Der rechte Vorhof und die Trikuspidalklappe lassen sich hauptsächlich in folgenden Ebenen darstellen und mittels spektralem und Farbdoppler untersuchen (Kap. 2):

- **Parasternaler Langachsenschnitt des rechtsventrikulären Einflusstrakts.** In dieser Ebene wird die Klappe in einer langen Achse mit dem posterioren und anterioren Trikuspidalsegel abgebildet. Vorhofseitig des posterioren Segels befindet sich die Einmündung des Sinus coronarius. Direkt benachbart ist die Einmündung der V. cava inferior; zwischen V. cava und Sinus coronarius liegt die Eustachi'sche Klappe.
- **Parasternaler basaler Kurzachsenschnitt auf Höhe der Aortenklappe.** Dieser stellt eine weitere lange Achse der Trikuspidalklappe dar mit Abbildung des septalen und des anterioren Trikuspidalsegels. Unten im Bild, d. h. im Fernfeld, befindet sich die Einmündung der V. cava inferior. Durch Angulation in Richtung auf den Apex kann versucht werden, in Höhe der Mitralklappe einen parasternalen Kurzachsenschnitt der Trikuspidalklappe herzustellen. Dies ist aber bei normal großen rechtsseitigen Herzhöhlen sehr schwierig.
- **Apikaler und subkostaler Vierkammerblick.** In diesen Schnitten wird üblicherweise eine Größenbeur-

teilung des rechten Vorhofs vorgenommen. Eine Quantifizierung kann durch Planimetrie der Vorhoffläche im apikalen Vierkammerblick erfolgen. Am unteren Rand des rechten Vorhofs im apikalen Vierkammerblick ist ansatzweise die V. cava inferior zu erkennen, insbesondere im Farbdoppler lässt sich der Einstrom in den Vorhof visualisieren. Subkostal lassen sich die Einmündung der V. cava inferior und die Eustachi'sche Klappe besser darstellen.

Untersuchung des Vorhofseptums. Das Vorhofseptum lässt sich am besten in den beiden letztgenannten Vierkammerblicken sowie in dem zuvor angegebenen Kurzachsenschnitt beurteilen. Hierbei ist zu beachten, dass nur von subkostal das Vorhofseptum senkrecht vom Schallstrahl getroffen wird. Im apikalen Vierkammerblick kommt es dagegen häufig zur Schallauslöschung im Bereich der Fossa ovalis durch das weiter apikal gelegene Septum primum, das vielfach lipomatös verdickt ist. Auch die Farbdoppleruntersuchung wird wegen der Richtung eines potenziellen Shunts am besten von subkostal durchgeführt, soweit die Bildqualität dies zulässt. Hierbei sollte die Geschwindigkeitsskala des Farbdopplers (technisch: die Pulsrepetitionsfrequenz) auf < 30 cm/s reduziert werden, um den relativ langsamen Fluss durch einen Defekt besser abzubilden.

9.3 Erkrankungen der Trikuspidalklappe

Trikuspidalstenose

Ursachen. Die Trikuspidalstenose ist fast immer rheumatisch bedingt und von einer Mitralstenose begleitet. Umgekehrt findet sich bei etwa 10 % aller rheumatischen Mitralstenosen auch eine Trikuspidalstenose. Seltene weitere Ursachen einer Trikuspidalstenose sind die Löffler-Endokarditis (Kap. 5) sowie große Vegetationen.

Morphologie. Die Veränderungen ähneln denen bei Mitralstenose: es kommt zu einer Verdickung und Schrumpfung der Segel und des Halteapparats mit Domstellung der Segel. Eine Verkalkung ist wesentlich seltener als bei Mitralstenose zu finden. Durch die Stenose kommt es zur Dilatation des rechten Vorhofs; wegen der meistens begleitenden Mitralstenose und pulmonalen Hypertonie pflegt auch der rechte Ventrikel erweitert zu sein. Das Vitium ist in der Regel kombiniert mit einer Trikuspidalinsuffizienz.

Mittlerer Gradient. Eine Planimetrie der Trikuspidalöffnungsfläche analog zur Mitralstenose ist nur in Ausnahmefällen möglich. Der Schweregrad der Stenose wird daher anhand des mittleren Gradienten bestimmt. Im kontinuierlichen Doppler lässt sich die Stenose durch die erhöhten Flussgeschwindigkeiten und den darüber, analog zur Mitralstenose (Kap. 5), errechneten mittleren Gradienten quantifizieren. (Der maximale Gradient ist ebenfalls erhöht, jedoch für die Quantifizierung nebensächlich.) Wie bei der Mitralstenose geht auch bei der Trikuspidalstenose die E-Wellengeschwindigkeit nach Erreichen des Maximums langsamer zurück als bei normaler Klappe; eine Berechnung der Klappenöffnungsfläche aus der Druckhalbwertszeit ist jedoch nicht validiert (und die Graduierung der Trikuspidalstenose nach Öffnungsfläche nicht üblich). Die Gradienten bei Trikuspidalstenose sind im Vergleich zu anderen Klappenstenosen niedrig; mittlere Gradienten > 5 mmHg sind klinisch bedeutsam.

Trikuspidalinsuffizienz

Ursachen. Bereits unter normalen Umständen haben die meisten Menschen eine minimale, im Farbdoppler detektierbare Trikuspidalinsuffizienz. Die pathologischen Ursachen einer Trikuspidalinsuffizienz sind mannigfaltig und in **Tab. 9.1** zusammengefasst.

Darstellung und Beurteilung. Die Trikuspidalinsuffizienz wird am besten im Farbdoppler in den o. a. Ebenen diagnostiziert (**Abb. 9.4 a** und **b**). Der Schweregrad wird trotz der bekannten Schwächen dieser Methode nach Ausdehnung des Farbjets beurteilt, wobei eine maxi-

Tabelle 9.1 Ursachen der Trikuspidalinsuffizienz.

minimale Trikuspidalinsuffizienz	• „physiologisch", d. h. auch bei vielen Herzgesunden anzutreffen
primäre (klappenbezogene) Ursachen	• infektiöse Endokarditis • rheumatisches Vitium • Trikuspidalprolaps (oft Mitralprolaps begleitend, besonders bei Marfan-Syndrom) • Karzinoidsyndrom, Löffler-Endokarditis • Morbus Ebstein • Trauma
sekundäre Ursachen (strukturell normale Trikuspidalklappe)	• Dilatation des rechten Ventrikels bei KHK, Kardiomyopathie, pulmonaler Hypertonie (primär, infolge eingeschränkter linksventrikulärer Funktion, infolge Mitralvitiums) • Schrittmacherelektrode, Zentralvenenkatheter (meist nur leichte Insuffizienz)

Rechter Vorhof, Vorhofseptum und Trikuspidalklappe

male Jetfläche > 8 cm² eine schwere Insuffizienz anzeigt (Grossmann et al. 1998). Die Trikuspidalinsuffizienz kann auch im gepulsten und vor allem kontinuierlichen Doppler in den parasternalen Schnittebenen sowie im apikalen Vierkammerblick untersucht werden. Kennzeichen ist der systolische Rückstrom über der Klappe. Zeichen einer schweren Trikuspidalinsuffizienz sind neben der Ausdehnung des Farbjets:

- Eine deutliche proximale Konvergenzzone.
- Ein fehlender inspiratorischer Kollaps der V. cava inferior und eine systolische Flussumkehr in den Lebervenen, die subkostal meist gut dem gepulsten Doppler und dem Farbdoppler zugänglich sind (**Abb. 9.4 c**). Normalerweise fließt Blut systolisch und diastolisch aus den Lebervenen in Richtung auf den rechten Vorhof.
- Ein beschleunigter Rückgang der Flussgeschwindigkeiten in der späten Systole, sodass statt des typischen parabelförmigen ein mehr dreieckiges Regurgitationsprofil entsteht. Ursache ist der rasche Anstieg des rechtsatrialen Drucks durch die Insuffizienz, sodass sich der atrioventrikuläre Gradient spätsystolisch rasch verringert.
- Eine pansystolische Konvexität des Vorhofseptums zum linken Vorhof, bedingt durch die systolische Drucksteigerung im rechten Vorhof.

Abschätzung des pulmonalen systolischen Drucks aus der Trikuspidal-Regurgitationsgeschwindigkeit

Aus der maximalen Regurgitationsgeschwindigkeit an der Trikuspidalklappe kann mit der vereinfachten Bernoulli-Gleichung ($\Delta p = 4 v^2$) der maximale Gradient vom rechten Ventrikel zum rechten Vorhof errechnet werden. Dieser Druckgradient kann gut als Abschätzung für den maximalen systolischen Druck im rechten Ventrikel und damit auch in der Pulmonalarterie benutzt werden, wenn

- keine Pulmonalstenose vorliegt und
- berücksichtigt wird, dass zum errechneten Druckgradienten der (systolische) Druck im rechten Vorhof addiert werden muss.

Beispielsweise läge bei einer maximalen Regurgitationsgeschwindigkeit von 3 m/s ein systolischer pulmonalarterieller Druck von 36 mmHg plus dem rechtsatrialen Druck vor. Wenn der Druck im rechten Vorhof, d. h. der zentralvenöse Druck nicht bekannt ist, können je nach Halsvenenfüllung 5, 10 oder 15 mmHg addiert werden.

Günstigerweise gelingt die Registrierung eines guten kontinuierlichen Dopplerprofils der Trikuspidalinsuffizienz umso einfacher, je schwerer die Insuffizienz ist.

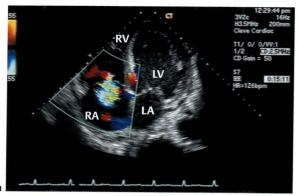
a

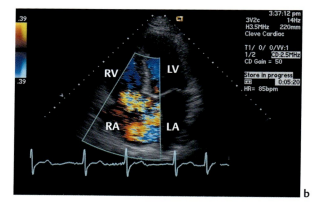
b

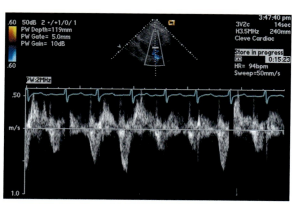
c

Abb. 9.4 Trikuspidalinsuffizienz.
a Leichte bis mittelschwere, zentrale Trikuspidalinsuffizienz (Farbdoppler des apikalen Vierkammerblicks).
b Schwere Trikuspidalinsuffizienz. Der Jet ist anfangs gegen das Vorhofseptum gerichtet und beult dieses (systolisch) zum linken Vorhof hin aus.
c Systolische Flussumkehr in den Lebervenen bei schwerer Trikuspidalinsuffizienz (gepulster Doppler von subkostal).

Erkrankungen der Trikuspidalklappe

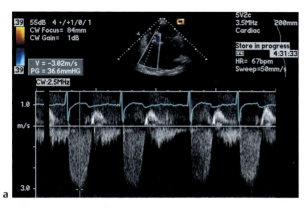 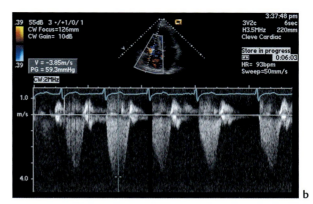

Abb. 9.5 Pulmonale Hypertonie.
a Mäßiger pulmonaler Hypertonus. Abschätzung des systolischen pulmonalarteriellen Drucks über die maximale Regurgitationsgeschwindigkeit an der Trikuspidalklappe im kontinuierlichen Doppler (apikaler Vierkammerblick). Der maximale Gradient zwischen rechtem Ventrikel und rechtem Vorhof beträgt 37 mmHg, d. h. der systolische pulmonalarterielle Druck beträgt (bei fehlender Pulmonalstenose) 37 mmHg plus dem (systolischen V-Wellen-) Druck im rechten Vorhof.
b Schwerer pulmonaler Hypertonus. Es errechnet sich ein systolischer pulmonalarterieller Druck von 59 mmHg plus Druck im rechten Vorhof.

Bei pulmonalem Hypertonus liegt praktisch immer eine erhebliche Trikuspidalinsuffizienz vor, sodass die beschriebene Methode gerade dann gut verwendbar ist (**Abb. 8.5** und **Abb. 9.5**). Andererseits kann ein nicht registrierbares Profil bei fehlender oder minimaler Trikuspidalinsuffizienz als Argument gegen einen erheblichen pulmonalen Hypertonus gewertet werden.

Trikuspidalendokarditis (DVD: Loop 5–2)

Der Befall der Trikuspidalklappe durch eine infektiöse Endokarditis (**Abb. 9.6**) kommt besonders häufig bei Drogenabhängigen sowie bei Langzeit-Intensivpatienten mit lange liegenden zentralvenösen Kathetern vor. Relativ häufig sind Misch- und Pilzinfektionen. Die Vegetationen können dabei sehr groß (mehrere Zentimeter) werden und zu – oft klinisch inapparenten – Lungenembolien sowie septischen Lungenabszessen führen. Es besteht regelmäßig eine Trikuspidalinsuffizienz. Große Vegetationsmassen können auch zu einer Obstruktion der Klappe führen.

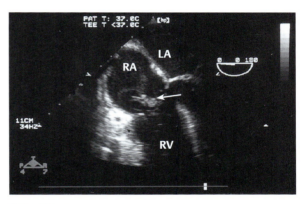

Abb. 9.6 Trikuspidalendokarditis. Transösophagealer Vierkammerblick. Eine flaue Vegetation sitzt vorhofseitig auf der Trikuspidalklappe (Pfeil). Man beachte den Spontankontrast im rechten Vorhof.

Morbus Ebstein

Bei dieser angeborenen Fehlbildung ist die Trikuspidalklappe in den rechten Ventrikel hinein verlagert, sodass ein variabler Anteil des rechten Ventrikels „atrialisiert" ist (**Abb. 9.7**). Hauptsächlich das septale Trikuspidalsegel ist in weiten Teilen mit dem rechtsventrikulären Myokard verschmolzen oder durch Trabekel mit ihm verbunden. Je größer der atrialisierte Teil des rechten Ventrikels ist, desto geringer die verbleibende Pumpleistung des Restventrikels und desto funktionell schwerer ist das Vitium. Meist liegt eine ausgeprägte Trikuspidalin-

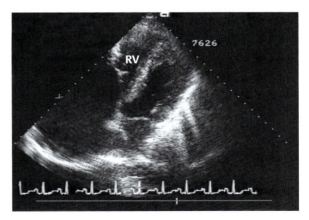

Abb. 9.7 Morbus Ebstein. Pathologisch weit apikale Insertion bzw. Adhärenz des septalen Trikuspidalsegelanteils am ventrikulären Septum (Pfeil) und „Ventrikularisierung" des rechten Vorhofs auf Kosten des rechten Ventrikels.

suffizienz vor, oft zusätzlich ein Vorhofseptumdefekt. Pathognomonisch für diese Fehlbildung ist die Verlagerung des Ansatzpunkts des septalen Trikuspidalsegels um > 1 cm (normal: wenige Millimeter) nach apikal verglichen mit dem Ansatz des anterioren Mitralsegels.

9.4 Shuntverbindungen: offenes Foramen ovale und Vorhofseptumdefekte

Offenes Foramen ovale (DVD: Loops 9–3, 14–14)

Klinische Bedeutung. Wie im Abschnitt „Funktionelle Anatomie" diskutiert, entsteht das Vorhofseptum entwicklungsgeschichtlich aus Septum primum und secundum. Bei einem Viertel aller Erwachsenen bleibt eine Verschmelzung der beiden Septen im Bereich der Fossa ovalis aus. Es resultiert ein „offenes" (oder sondengängiges) Foramen ovale (Abb. 9.8), das in Wirklichkeit ein Ventil ist, welches Blut vom rechten in den linken Vorhof durchlässt, wenn der rechtsatriale den linksatrialen Druck übersteigt (z. B. beim Valsalva-Versuch, Pressen, Husten, Beatmung sowie kurz in der frühen Systole). Allerdings kann es bei Vergrößerung der Vorhöfe zu einem Auseinanderklaffen der beiden septalen Ränder kommen, sodass auch ein Links-rechts-Shunt ermöglicht wird. Die Bedeutung des offenen Foramen ovale liegt

- in der Möglichkeit paradoxer Embolien und
- in der Möglichkeit eines signifikanten Rechts-links-Shunts mit entsprechender systemischer Sauerstoffuntersättigung, z. B. unter Beatmungsbedingungen.

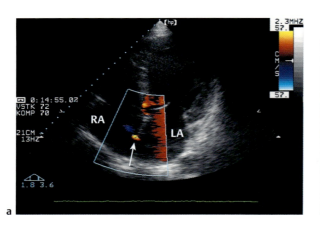
a

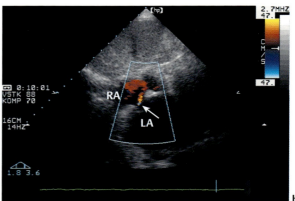
b

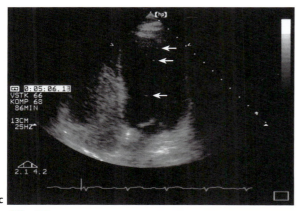
c

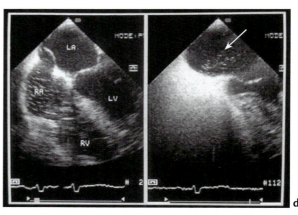
d

Abb. 9.8 Offenes Foramen ovale mit minimalem Links-rechts-Shunt im Farbdoppler. Obwohl streng genommen ein Rechts-links-Shunt für das offene Foramen ovale charakteristisch ist, werden solche minimalen Links-rechts-Shunts häufig bei offenem Foramen ovale beobachtet.
a Im apikalen Vierkammerblick.
b Im subkostalen modifizierten Vierkammerblick.
c Minimaler Rechtsherzkontrastmittelübertritt nach Valsalva-Manöver bei offenem Foramen ovale. Die rechtsseitigen Herzhöhlen sind komplett mit Kontrastmittel gefüllt. Einzelne Bläschen treten über den linken Vorhof in den linken Ventrikel über (Pfeile).
d Transösophageale Darstellung eines offenen Foramen ovale. Links: Kontrastmittelanflutung im rechten Vorhof, kein Übertritt in den linken Vorhof. Rechts: nach Valsalva-Manöver Übertritt einer Kontrastmittelwolke in den linken Vorhof.

Darstellung. Das offene Foramen ovale kann in ausgeprägten Fällen im Farbdoppler als kleiner Jet gesehen werden, der von der Fossa ovalis beim Pressen in den linken Vorhof zieht. Hierzu sollte die Geschwindigkeitsskala auf eine Aliasing-Geschwindigkeit von 10–20 cm/s reduziert werden. Sensitiver ist die Gabe von Echokontrast, verbunden mit einem Valsalva-Manöver. Bei offenem Foramen ovale treten Bläschen in den linken Vorhof über. Am sensitivsten ist die transösophageale Kontrastuntersuchung.

Vorhofseptumdefekte

Vorhofseptumdefekte gehören zu den häufigsten kongenitalen Fehlbildungen des Herzens. Sie stellen Kurzschluss-Verbindungen (Shunts) zwischen linkem und rechtem Vorhof dar, die entsprechend den Druckverhältnissen zunächst zu einem überwiegenden Links-rechts-Shunt führen. Ein kurzer Rechts-links-Shunt kann in der frühen Ventrikelsystole auftreten, da dann der rechtsatriale den linksatrialen Druck kurzfristig übersteigen kann. In Spätstadien mit hohen Drücken im rechten Herzen kann der Links-rechts-Shunt abnehmen oder sogar ein überwiegender Rechts-links-Shunt entstehen. Das Shuntvolumen führt zu einer Volumenbelastung der Vorhöfe und des rechten (aber nicht des linken!) Ventrikels und der Lungengefäße. Folgen sind die Vergrößerung der belasteten Herzhöhlen, später pulmonale Hypertonie, Vorhofflimmern und das Risiko paradoxer Embolien.

Es werden drei Typen unterschieden (**Abb. 9.9**):
- (Ostium-)Sekundumtyp
- (Ostium-)Primumtyp
- Sinus-venosus-Defekt

Ostium-secundum-Defekt (DVD: Loop 9–2)

Der im Erwachsenenalter bei weitem am häufigsten vorkommende Defekt vom Sekundumtyp entsteht durch fehlenden Schluss des Ostium secundum im Bereich der Fossa ovalis (**Abb. 9.10**). Sein Durchmesser kann direkt in den für das Vorhofseptum geeigneten Schnittebenen (s. o.) gemessen werden oder anhand der Breite des Shuntjets bestimmt werden. Im apikalen Vierkammerblick wird die Fossa ovalis allerdings oft unzureichend visualisiert; besser geeignet ist der subkostale Vierkammerblick. Wenn der Defekt nicht eindeutig erkennbar ist, können die rechtsatriale Kontur des Vorhofseptums und der begleitende Rechts-links-Shunt mittels Kontrastechokardiografie sichtbar gemacht werden. Zur optimalen Darstellung, insbesondere vor interventioneller Therapie, sollte die transösophageale Echokardiografie herangezogen werden. Der Links-rechts-Shunt zeigt im gepulsten Doppler häufig zwei Flusswellen (spätsystolisch und spätdiastolisch zum Zeitpunkt der Vorhofkontraktion) aus dem linken in den rechten Vorhof. Wegen des Shuntvolumens steigen die transtrikuspidalen und transpulmonalen Flussgeschwindigkeiten und erreichen oder übersteigen die transmitralen bzw. transaortalen Flussgeschwindigkeiten. Bei erheblichem Vorhofseptumdefekt kommt es außerdem zu einem ausgeprägt paradoxen Septum durch die Volumenbelastung des rechten Herzens. Das Septum bewegt sich dabei diastolisch auf das linke Ventrikelkavum zu und systolisch von ihm weg.

Ostium-primum-Defekt

Ostium-primum-Defekte liegen zwischen Atrioventrikularklappenebene und Fossa ovalis im Bereich des Septum primum (**Abb. 9.11**). Sie gehören zum Erscheinungsbild des persistierenden Atrioventrikularkanals oder Endokardkissendefekts, einer komplexen kongenitalen Fehlbildung, die aus dem Ausbleiben der Verschmelzung von Septum primum, Ventrikelseptum und Endokardkissen resultiert. Die Endokardkissen sind die Vorstufen der Mitral- und Trikuspidalklappen. Daher sind Primumdefekte meist mit Mitral- und Trikuspidalfehlbildungen sowie einem hoch sitzenden Ventrikelseptumdefekt kombiniert.

Sinus-venosus-Defekt

Dieser tritt an der Einmündung der oberen (selten der unteren) Hohlvene auf und kann echokardiografisch leicht übersehen werden (bessere Darstellung von transösophageal). Er ist häufig mit der Fehleinmündung

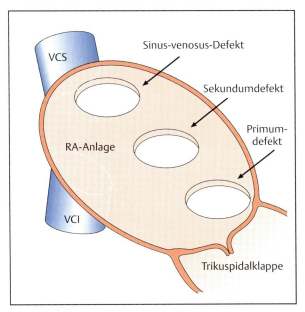

Abb. 9.9 Schema der anatomischen Position der wichtigsten Formen des Vorhofseptumdefekts. Blick auf das Vorhofseptum vom rechten Vorhof aus.

Rechter Vorhof, Vorhofseptum und Trikuspidalklappe

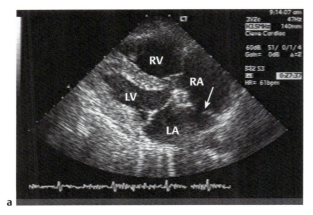
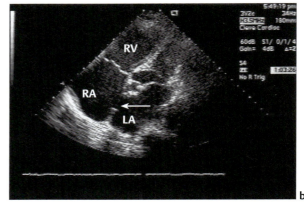
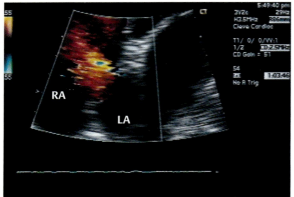
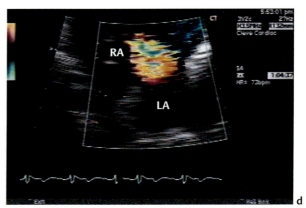
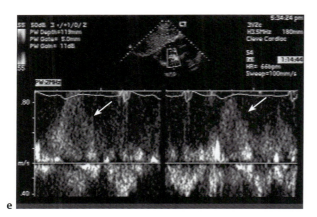

Abb. 9.10 Vorhofseptumdefekt (Ostium-secundum-Typ).
a Großer Defekt vom Sekundumtyp (Pfeil) mit Vergrößerung der rechtsseitigen Herzhöhlen. Man beachte die zu den linksseitigen Herzhöhlen hin konvexe Gestalt des Ventrikel- und Vorhofseptums. Intermediärer, atypischer Schnitt zwischen parasternaler langer Achse und apikalem Vierkammerblick.
b Großer Defekt vom Sekundumtyp (Pfeil), apikaler Vierkammerblick.
c Ausschnittvergrößerung und Farbdoppler zu **b**, der den Links-rechts-Shunt zeigt.
d Subkostaler Farbdoppler des Links-rechts-Shunts desselben Patienten, Ausschnittsvergrößerung.
e Gepulster Doppler desselben Patienten wie **a–d** im subkostalen Vierkammerblick. Man erkennt eine diastolische Welle vom linken in den rechten Vorhof (d. h. nach oben im Bild, Pfeile) sowie eine kleinere enddiastolisch/frühsystolische Welle in umgekehrter Richtung.

Shuntverbindungen: offenes Foramen ovale und Vorhofseptumdefekte

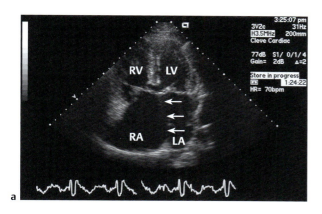
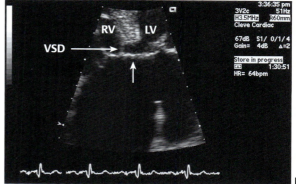
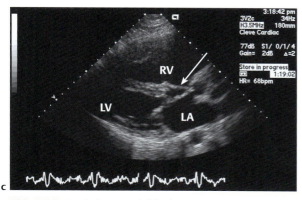
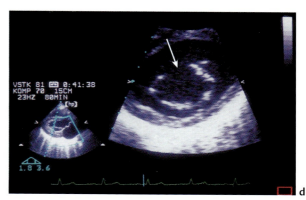

Abb. 9.11 Vorhofseptumdefekt (Ostium-primum-Typ).
a Vorhofseptumdefekt vom Primumtyp mit Endokardkissendefekt („inkompletter AV-Kanal"), apikaler Vierkammerblick. Der Vorhofseptumdefekt (Pfeile) reicht bis an die Atrioventrikularklappenebene heran. Das membranöse Ventrikelseptum ist ebenfalls abnorm. Es liegt dort ein (hier nicht erkennbarer) Defekt vor. Die Vorhöfe sind vergrößert.
b Ausschnittvergrößerung zu **a**. Man erkennt den hoch sitzenden Ventrikelseptumdefekt (VSD), den Vorhofseptumdefekt vom Primumtyp und das „Überreiten" der Mitralklappe (Pfeil).
c Selber Patient wie in **a** und **b**, parasternale lange Achse. Man erkennt auch hier das abnorme membranöse Ventrikelseptum und die überreitende Mitralklappe (Pfeil).
d Spalte („cleft", Pfeil) der Mitralklappe im parasternalen Kurzachsenschnitt bei Vorhofseptumdefekt vom Primumtyp. Diese Spalten können eine schwere Mitralinsuffizienz hervorrufen.

v. a. der rechten oberen Lungenvene in den rechten statt linken Vorhof vergesellschaftet, wodurch der Links-rechts-Shunt verstärkt wird.

Vorhofseptumaneurysma (DVD: Loop 9–1)

Diese Ausbuchtungen der Fossa-ovalis-Region werden ab einer Auslenkung von einer gedachten Vorhofseptumideallinie (vom dorsal-kranialen Ansatz des Vorhofseptums zum Punkt, an dem Mitral- und Trikuspidalring sich am nächsten sind) um > 1 oder 1,5 cm als Vorhofseptumaneurysmen bezeichnet (Abb. 9.12, Abb. 16.1). Sie können sich sowohl in den rechten wie in den linken Vorhof wölben oder – entsprechend den Druckverhältnissen – mit dem Herzzyklus vom rechten in den linken Vorhof wechseln. Bei passender Schnittführung können sie als rundliche, zystenartige Zusatzstrukturen im linken oder rechten Vorhof imponieren. Sie sind in etwa der Hälfte der Fälle von einem offenen Foramen ovale oder kleinen Vorhofseptumdefekten vom Sekundumtyp begleitet.

Rechter Vorhof, Vorhofseptum und Trikuspidalklappe

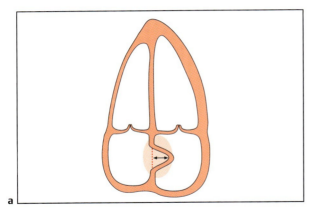

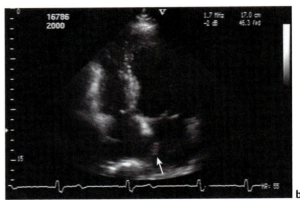

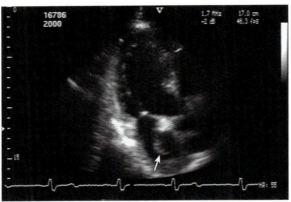

Abb. 9.12 Vorhofseptumaneurysma.
a Schema: Auslenkung des Vorhofseptums von mindestens 1,5 cm senkrecht zur Verbindungslinie der Ansätze des Septums, unabhängig von der Richtung oder vom Richtungswechsel während des Herzzyklus.
b Apikaler Vierkammerblick. Der dünne Teil des Vorhofseptums (Fossa ovalis) ist zum linken Vorhof hin ausgelenkt (Pfeil).
c Atypische Präsentation eines Vorhofseptumaneurysmas im linken Vorhof im apikalen Langachsenschnitt. Die Struktur im linken Vorhof (Pfeil) entspricht dem Aneurysma und stellt keine echte intrakavitäre Massenläsion dar.

9.5 Pathologische Befunde im rechten Vorhof und der unteren Hohlvene

Zusatzstrukturen im rechten Vorhof: Thromben, Tumoren und Fremdkörper

Thromben. Thromben können sich bei Dilatation des rechten Vorhofs und niedrigen Flussgeschwindigkeiten, vor allem aber an Fremdkörpern (Schrittmacherelektroden, Katheter) bilden. Im Rahmen von Lungenembolien können mobile venöse Thromben, entsprechend ihrem venösen Ursprung meist wurmförmige Gebilde, bei der Passage durch den rechten Vorhof entdeckt werden. Mitunter kann hierbei sogar eine paradoxe Embolie diagnostiziert werden, wenn Teile eines zusammenhängenden Thrombus auf beiden Seiten des Foramen ovale zu sehen sind.

Myxome. Diese gehen vorzugsweise von der Fossa ovalis aus und bilden mobile, gestielte, kugelige Zusatzstrukturen. Sie sind die häufigsten Tumoren des rechten Vorhofs und können mit linksatrialen Myxomen koexistieren (**Abb. 9.13a** und **b**).

Fremdkörper. Schrittmacherelektroden und pulmonale Einschwemmkatheter können im rechten Vorhof leicht als lineare, stark reflektierende Strukturen identifiziert werden (**Abb. 9.13c** und **d**). Bei Schleifenbildung kann der Katheter doppelt abgebildet werden.

Fehlender inspiratorischer Kollaps der unteren Hohlvene

Der intrahepatische Verlauf der V. cava inferior und die Einmündung in den rechten Vorhof einschließlich der Eustachi'schen Klappe können am besten von subkostal in einem modifizierten Vierkammerblick beurteilt werden. Die V. cava inferior verringert normalerweise ihren Durchmesser inspiratorisch um mindestens 50 % (**Abb. 9.14**). Das Fehlen dieses „inspiratorischen Kollapses" ist Hinweis auf einen gesteigerten zentralvenösen Druck und rechten Vorhofdruck, zwischen denen ja keine Drucktrennung besteht. Mögliche Ursachen umfassen Trikuspidalvitien, Perikarderguss, Überwässerung, konstriktive Perikarditis u. a.
Thromben und Tumorzapfen aus der oberen oder unteren Hohlvene können im Echo bei entsprechend herznahem Sitz detektiert werden.

Pathologische Befunde im rechten Vorhof und der unteren Hohlvene

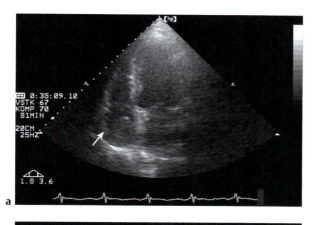
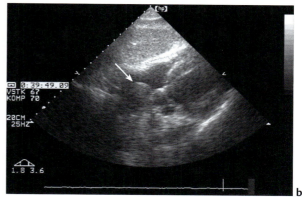
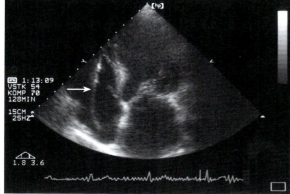

Abb. 9.13 Tumoren und Fremdkörper im rechten Vorhof.
a Apikaler Vierkammerblick. Es handelt sich um ein (malignes) Fibrosarkom (Pfeile), das von der V. cava superior in den rechten Vorhof einwächst.
b Selber Patient wie in **a**. Subkostale Darstellung.
c Schrittmacherelektrode im rechten Vorhof und Ventrikel (Pfeil). Apikaler Vierkammerblick.
d Schrittmacherelektrode im rechten Vorhof und Ventrikel. Subkostaler Fünfkammerblick.

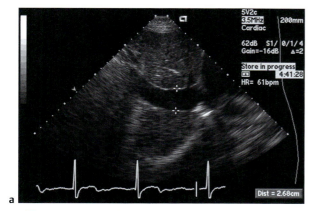
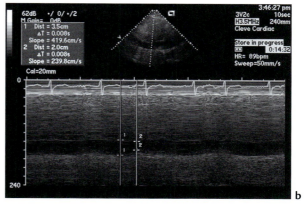

Abb. 9.14 V. cava inferior.
a Subkostaler Schnitt der dilatierten unteren Hohlvene.
b M-Mode der dilatierten V. cava inferior. Die respiratorische Durchmesserschwankung beträgt deutlich weniger als 50 %.

10 Aorta

Übersicht

Die größte Arterie des Menschen ist in ihrem thorakalen Verlauf teilweise mit der transthorakalen und fast vollständig mit der transösophagealen Echokardiografie darstellbar. Die wichtigsten Erkrankungen sind Atherosklerose, die Dilatation bis zum Aneurysma sowie die Aortendissektion. Wichtigste angeborene Erkrankung ist die Aortenisthmusstenose.

10.1 Funktionelle Anatomie

Die Körperschlagader, das größte Gefäß des Menschen, beginnt als Aorta ascendens an der Aortenklappe. Sie schlingt sich dann, zunächst nach rechts oben und dann nach links unten verlaufend, als Aortenbogen um die rechte Pulmonalarterie, gibt als supraaortale Hauptäste den Truncus brachiocephalicus sowie die linke A. carotis communis und A. subclavia ab und läuft links entlang der Wirbelsäule als Aorta thoracalis descendens kaudalwärts (**Abb. 10.1**). Nach dem Durchtritt durchs Zwerchfell wird sie als Aorta abdominalis bezeichnet. Ihr normaler Durchmesser beträgt 2–3 cm. Die Wanddicke liegt in der Aorta ascendens normalerweise < 3 mm, in der Aorta descendens < 5 mm. Ihr histologischer Aufbau entspricht dem anderer elastischer Arterien mit einer beim Gesunden sehr dünnen Intima, einer elastischen Media und einer Adventitia.

10.2 Echokardiografische Morphologie

Die Aorta stellt sich im Echo als dünnwandiges Rohr dar, das je nach Schnittebene längs, quer oder schräg getroffen wird.

Aortenwurzel und Aorta ascendens

Schnittebenen. Die Aorta ist in ihrem Anfangsabschnitt längs (Aorta ascendens) im parasternalen und apikalen Langachsenschnitt über ca. 3–4 cm und quer – etwas weniger weit kranialwärts – im basalen parasternalen Kurzachsenschnitt gut sichtbar. Typisch ist dabei der senkrechte Verlauf zum Hauptstamm der Pulmonalarterie; dementsprechend werden in der basalen parasternalen kurzen Achse die Aortenwurzel quer, die Pulmonalklappe und der Pulmonalishauptstamm dagegen längs getroffen. Der unmittelbar klappennah gelegene Abschnitt der Aorta ascendens, die Aortenwurzel, kann auch im apikalen und subkostalen Fünfkammerblick visualisiert werden. Oft stellt gerade die Schwierigkeit, einen sauberen Vierkammerblick darzustellen, ohne dass die Aortenwurzel angeschnitten wird, einen Hinweis auf eine Erweiterung der Aorta ascendens dar.

Variation des Durchmessers. Die Aortenwurzel ist durch eine typische Variation des Durchmessers auf verschiedenen Höhen charakterisiert: im Vergleich zum Aortenklappenring erweitert sich die Aortenwurzel im Bereich der Sinus Valsalvae um ca. 10 % des Durchmessers, um am sinotubulären Übergang von Aortenwurzel in eigentliche Aorta ascendens wieder etwas enger zu

Echokardiografische Morphologie

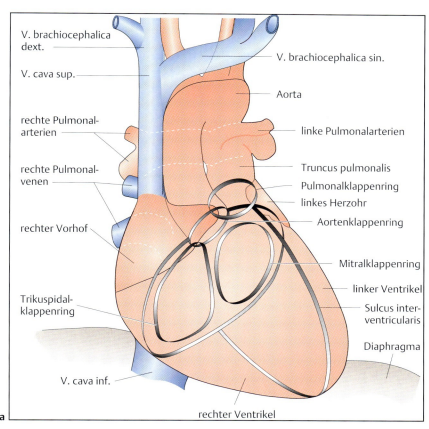

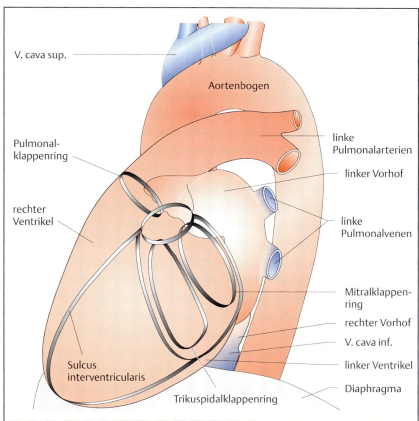

Abb. 10.1 Schematischer Verlauf der thorakalen Aorta.
a Anteroposteriore Ansicht.
b Rechts laterale Ansicht.

werden. Distal des sinotubulären Übergangs erweitert sich das Lumen der Aorta ascendens dann wieder (Kap. 2). Diese Durchmesser können sowohl im 2-D-Verfahren als auch im 2-D-gesteuerten M-Mode gemessen werden (**Abb. 10.2**).

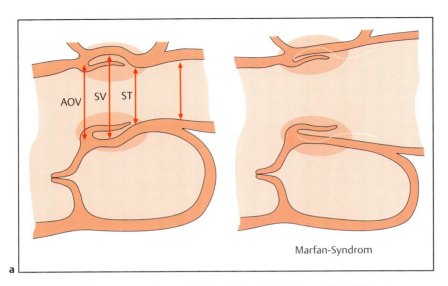

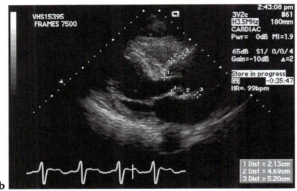

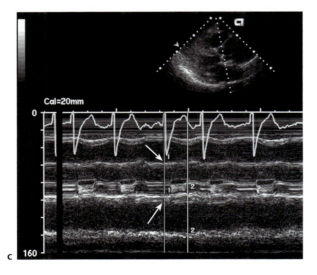

Abb. 10.2 Messungen des Aortendurchmessers.
a Schema der Durchmesser der Aortenwurzel. Links sind von links nach rechts in einem schematischen parasternalen Langachsenschnitt die Durchmesser der Aorta auf Klappenringhöhe (AOV), auf Höhe der Sinus Valsalvae (SV), auf Höhe des sinotubulären Übergangs (ST) und auf Höhe der eigentlichen Aorta ascendens oberhalb der Aortenwurzel eingezeichnet. Man beachte, dass der Durchmesser auf Höhe der Sinus Valsalvae denjenigen des Rings und des sinotubulären Übergangs übersteigt. Rechts ist eine schematische Darstellung der Aortenwurzel bei Marfan-Syndrom dargestellt. Die Aorta ascendens ist in ihrer Gesamtheit dilatiert und die normale Durchmesserverkleinerung auf Höhe des sinotubulären Übergangs („Taille") ist verstrichen.
b 2-D-Messungen der verschiedenen Durchmesser der Aorta ascendens bei Aneurysma. Man beachte, dass der Aortenklappenringdurchmesser mit 2,1 cm an der oberen Normgrenze liegt. Die Aorta erweitert sich trichterförmig ohne Taille am sinotubulären Übergang.
c M-Mode zu **b**. Auf der Höhe der Aortensegel beträgt der Durchmesser 3,8 cm.

Aortenbogen und Aorta descendens

Schnittebenen. Der Aortenbogen ist von suprasternal v. a. bei jungen Patienten sowohl längs als auch quer einsehbar (Abb. 10.3), bei älteren Patienten macht die Interposition der Lunge die Darstellung oft unmöglich. Bei der Langachsendarstellung des Aortenbogens zeigt die Markierung des Schallkopfs nach links posterior; die aszendierende Aorta ist dann links im Bild, die deszendierende rechts. Bei Zweifeln hinsichtlich der Orientierung kann der Untersucher mit dem gepulsten oder Farbdoppler die Flussrichtung des Blutes bestimmen (systolische Geschwindigkeiten zum Schallkopf hin bzw. rote Kodierung in der aszendierenden, von ihm weg bzw. blaue Kodierung in der deszendierenden Aorta). Lediglich der Beginn der deszendierenden Aorta ist von suprasternal her einsehbar. Kurze Abschnitte der thorakalen Aorta descendens sind auch im parasternalen Langachsenschnitt (schräg) und in den apikalen Schnitten (quer im Vierkammerblick und schräg im Zweikammerblick) zu erkennen (Kap. 2). Schließlich kann die Aorta abdominalis von subkostal her parallel und links der V. cava inferior dargestellt werden.

Wichtigste Befunde

Trotz dieser verschiedenen Zugangswege bleibt die Aorta für die transthorakale Echokardiografie schwierig darzustellen. Deshalb stellen Erkrankungen der thorakalen Aorta eine klassische Domäne der transösophagealen Echokardiografie dar, die den Verlauf fast lückenlos mit weit höherer Bildqualität verfolgen kann. Insbesondere der klinische Verdacht auf eine Aortendissektion stellt eine Indikation zur (primären) transösophagealen Untersuchung dar.

Die wichtigsten Befunde bei der echokardiografischen Beurteilung der Aorta sind:
- Innendurchmesser (Aneurysma, Aortenisthmusstenose)
- Wanddicke und -beschaffenheit (Atherosklerose, Verkalkung)
- Zusatzstrukturen (Thrombus, Dissektionsmembran, atherosklerotische Plaques mit thrombotischer Auflagerung, sehr selten bakterielle Vegetationen, intraaortale Ballonpumpe)

Doppler. Die Doppleruntersuchung der Aorta (hauptsächlich von suprasternal aus) richtet ihr Augenmerk einmal auf die Flussgeschwindigkeit in der aszendierenden und deszendierenden Aorta, um dort Stenosen (z. B. eine Aortenisthmusstenose) zu erfassen. Die Flussgeschwindigkeiten liegen normalerweise < 1,5 m/s. Weiterhin wird bei schwerer Aortenklappeninsuffizienz eine holodiastolische Flussumkehr in der Aorta descendens gesehen, während beim Gesunden lediglich eine kurze frühdiastolische Flussumkehr nachgewiesen werden kann, die auf dem diastolischen Abfluss in die abzweigenden Arterien beruht.

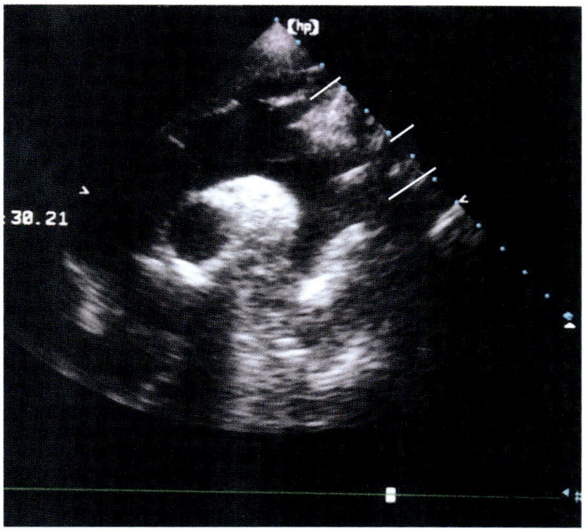

10.3 Erkrankungen der Aorta

Dilatation und Aneurysma

Definitionen. Der Durchmesser der Aorta thoracalis ascendens und descendens liegt normalerweise deutlich < 4 cm. Zwischen 4 und 5 cm wird von einer Dilatation gesprochen, ab 5 cm Lumendurchmesser von einem Aneurysma. Die Messung sollte senkrecht zur Hauptstromrichtung des Blutes erfolgen (Abb. 10.4). Begrifflich kann zwischen Ektasie als diffuser und Aneurysma als umschriebener Erweiterung unterschieden werden. Dilatationen und Aneurysmen treten in allen Abschnitten der Aorta auf, am häufigsten jedoch abdominell und in der Aorta ascendens. Die verschiedenen Typen und Ursachen sind in Tab. 10.1 dargestellt. Von Dilatation und Aneurysma verum, bei denen eine intakte, dreischichtige Aortenwand gewahrt ist, unterscheidet man die Aortendissektion (auch „Aneurysma dissecans" s. u.) sowie das – meist traumatisch entstandene – Pseudoaneurysma (auch „Aneurysma spurium"), d. h. eine pathologische Erweiterung, die nicht von allen Schichten der Aortenwand umgeben ist, sondern de facto eine gedeckte Ruptur darstellt.

Abb. 10.3 Suprasternale Darstellung des normalen Aortenbogens.
TR = Truncus brachiocephalicus,
li CAR = linke A. carotis,
SUBCL = linke A. subclavia,
RPA = rechte Pulmonalarterie.

Aorta

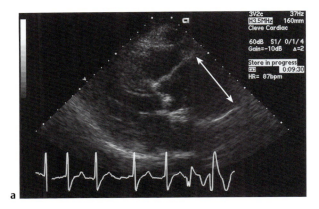

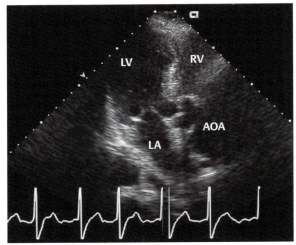

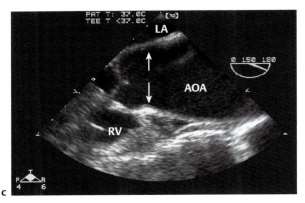

Abb. 10.4 Dilatation und Aneurysmen der Aorta ascendens.
a Dilatation und Aneurysma der Aorta (Durchmesser 6,1 cm) bei kombiniertem Aortenklappenvitium. Die Verkalkung der Aortenklappe und die konzentrische Hypertrophie des linken Ventrikels (infolge Aortenstenose) sind erkennbar.
b Apikaler Langachsenschnitt mit Darstellung einer Dilatation der aszendierenden Aorta auf 4,5 cm Durchmesser.
c Transösophageale Darstellung eines Aneurysmas der Aorta ascendens (5 cm Durchmesser). Das Verstreichen des sinotubulären Übergangs, vor allem posterior, ist gut erkennbar (Pfeile).

Tabelle 10.1 Aortenaneurysmatypen.

Morphologische Typen
- „echtes" Aneurysma oder Aneurysma verum: echte umschriebene Erweiterung des Durchmessers 5 cm, keine Ruptur von Wandschichten, bei diffusem Befall von Aortenabschnitten: Ektasie
- Pseudoaneurysma oder Aneurysma spurium: durch Adventitia gedeckte Ruptur der Intima und Media
- Aortendissektion oder Aneurysma dissecans: durch Dissektion hervorgerufene Erweiterung

Ätiologie
- häufig:
  - Hypertonus
  - Atherosklerose
  - Druckbelastung: poststenotische Dilatation (Aortenwurzel bei Aortenstenose, Aorta descendens bei Aortenisthmusstenose)
  - Volumenbelastung: Aorteninsuffizienz (Pendelvolumen)
  - Bindegewebserkrankungen, v. a. Marfan-Syndrom (v. a. Dissektion)
- selten:
  - kongenital
  - infektiös (mykotisch, luetisch)
  - traumatisch (Pseudoaneurysma)

Spontankontrast und Thromben. Durch die erniedrigte Flussgeschwindigkeit im Aneurysma kann es zu Spontankontrast (Kap. 7) und Thrombusbildung kommen, wobei das thrombotische Material in der Regel breitbasig der Wand aufsitzt und nicht flottiert (**Abb. 10.5**). Alte Thromben können, v. a. an der lumenseitigen Oberfläche, verkalkt sein. Das Vorliegen von Spontankontrast oder Thromben zeigt ein erhebliches Embolierisiko an.

Anuloaortale Dilatation. Erweiterungen der Aorta ascendens führen meist zu einer Aorteninsuffizienz durch „anuloaortale" Dilatation und zentrales Klaffen der Aortensegel in der Diastole.

Bauchaortenaneurysma. Aneurysmen der abdominellen Aorta sind v. a. beim älteren Menschen relativ häufig und bleiben oft klinisch stumm. Die Erstmanifestation durch die meist fatale Ruptur ist nicht selten. Da ein solches Aneurysma auch mit echokardiografischen Schallköpfen meist leicht im Rahmen der subkostalen Untersuchung visualisiert werden kann, stellt eine Darstellung der abdominellen Aorta eine sinnvolle Erweiterung der echokardiografischen (Erst-)Untersuchung beim alten Patienten dar (**Abb. 10.6**).

Operationsindikation. Ab etwa 5 cm Aortendurchmesser liegt, unabhängig von der Ursache und Lokalisation, in der Regel eine Operationsindikation vor, bei Symptomen durch Druck auf benachbarte Strukturen auch früher. Dabei geht die Tendenz dahin eher früher zu operieren, v. a. wenn sich eine Größenzunahme in relativ geringem Zeitraum, z. B. in einem halben Jahr, belegen lässt.

Atherosklerose

Morphologie. Die Atherosklerose befällt früh (bereits im zweiten Lebensjahrzehnt) die Aorta und macht sich echokardiografisch zunächst als diffuse Wandverdickung bemerkbar. Der atherosklerotische Befall und die Dicke der Aortenwand nehmen von der Aorta ascendens zur abdominellen Aorta hin zu. Bei fortgeschrittener Atherosklerose kommt es zu umschriebenen Plaques, die thrombotische, flottierende Auflagerungen haben können, die im Extremfall transthorakal sichtbar sein können. Diese stellen ein erhebliches Embolierisiko dar. Verkalkungen der Aortenwand sind manchmal in der Aorta ascendens (oft am Abgang der rechten Kranzarterie) oder im Aortenbogen transthorakal als stark echogebende (weiße), meist lineare Einlagerungen erkennbar, bisweilen mit distalem Schallschatten.

Transösophageale Echokardiografie. Eine diagnostisch ausreichend sichere Erfassung gelingt jedoch nur mit der transösophagealen Echokardiografie (**Abb. 10.7**). Ebenfalls dieser Methode bleibt die Diagnose komplexer atherosklerotischer Veränderungen der Aorta descendens vorbehalten, die zu Ulkusbildung mit Einblutung und „fuchsbauähnlichen" Zerstörungen der Aortenwand führen kann. Der Nachweis solcher Veränderungen ist v. a. vor Herzkatheteruntersuchung oder vor herzchirurgischem Eingriff wegen der Kanülierung der Aorta für die Herzlungenmaschine wichtig.

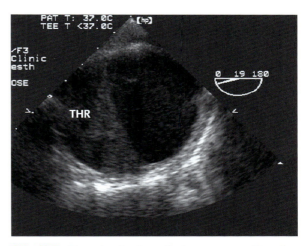

Abb. 10.5 Thrombus in einem Aortenaneurysma. Transösophagealer Kurzachsenschnitt der thorakalen Aorta descendens. Der Durchmesser des Aneurysmas beträgt 6 cm.

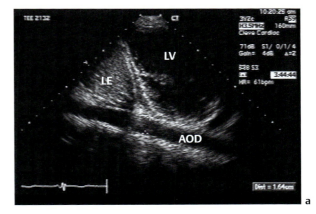

a

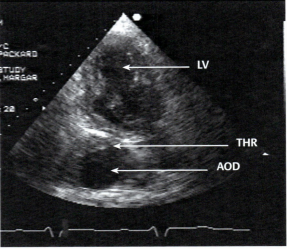

b

Abb. 10.6 Aorta descendens.
a Subkostaler Langachsenschnitt der Aorta abdominalis. Der Durchmesser ist normal (1,6 cm). Der linke Ventrikel und die Leber sind angeschnitten.
b Dilatierte thorakale Aorta descendens mit randständigem Thrombus in einem modifizierten apikalen Zweikammerblick.

Aorta

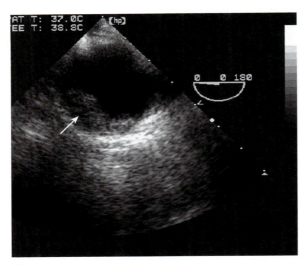

Abb. 10.7 Atheromatose der Aorta (Pfeil). Transösophagealer Kurzachsenschnitt der deszendierenden Aorta.

Tabelle 10.2 Aortendissektion: Ursachen und Klassifikationen.

Ursachen
- idiopathisch
- Hypertonus
- Marfan-Syndrom u. a. Bindegewebserkrankungen
- Trauma (z. B. Katheteruntersuchung)

Einteilung
- nach DeBakey:
  Typ I: Beginn in der Aorta ascendens, Dissektion reicht bis in Aorta descendens (entspricht Stanford A)
  Typ II: Beginn in der Aorta ascendens, Dissektion auf Aorta ascendens beschränkt (entspricht Stanford A)
  Typ III: Beginn in der Aorta descendens, Dissektion auf Aorta descendens beschränkt (entspricht Stanford B)
- nach Stanford:
  Typ A: Aorta ascendens betroffen (entspricht DeBakey I oder II)
  Typ B: Aorta ascendens nicht betroffen (entspricht DeBakey III)

Aortendissektion (DVD: Loops 10–1, 14–4)

Wahres und falsches Lumen. Die Aortendissektion (Tab. 10.2 und Tab. 10.3) entsteht durch Ablösung der Intima von der Media, sodass zwei Lumina – ein „wahres" und ein „falsches" – entstehen, die durch eine millimeterdünne, intraluminale Dissektionsmembran, eben die abgelöste Intima, getrennt sind (Abb. 10.8). Das „falsche" Lumen ist der Raum, der durch die Intimaablösung entsteht; er ist oft größer als das verbleibende „wahre" Lumen, weist niedrige Flussgeschwindigkeiten im (Farb-)Doppler auf und kann (teil-)thrombosiert sein. Systolisch führt die Pulswelle im wahren Lumen meist zu einer Konvexität der Dissektionsmembran zum falschen Lumen hin. Die Aortendissektion wird auch als Aneurysma dissecans bezeichnet, unterscheidet sich aber durch den genannten Mechanismus vom Aneurysma verum, das von einer intakten Aortenwand aus allen drei Wandschichten umgeben wird.

Transösophageale Echokardiografie. Die Diagnose der Aortendissektion ist eine Domäne der transösophagealen Echokardiografie. Mit der transthorakalen Echokardiografie kann dieses Krankheitsbild nicht sicher ausgeschlossen werden. Dies gilt naturgemäß ebenfalls für das intramurale aortale Hämatom, das als Sonderform und mögliche Vorstufe der Aortendissektion gelten kann. Dennoch kann in vielen Fällen transthorakal ein Verdacht auf eine Aortendissektion erhoben werden, der dann transösophageal (oder mit einem anderen bildgebenden Verfahren) bestätigt oder verworfen werden sollte.

Intramurales Hämatom. Eine Sonderform stellt das intramurale Hämatom dar, das als Vorstufe oder Abortivform der Aortendissektion angesehen werden kann und gleichzeitig mit einer kompletten Dissektion in anderen Aortenabschnitten vorliegen kann. Über 10 % der Patienten, bei denen der Verdacht auf eine Aortendissektion besteht, sollen solche intramuralen Hämatome aufweisen. Echokardiografische Zeichen sind eine Verdickung der Aortenwand (auf > 5 mm im Ascendens-Bereich oder > 7 mm im Descendens-Bereich) sowie das Vorliegen echofreier Einblutungszonen in der Aortenwand, jedoch ohne mobile Dissektionsmembran. Therapeutisch wird das intramurale Hämatom in Abhängigkeit von seiner Lokalisation, d. h. vom Ascendens-Befall weitgehend gleich wie eine klassische Dissektion behandelt.

Klassifikationen. Es existieren zwei hergebrachte Klassifikationen der Aortendissektion nach ihrer Ausdehnung (Tab. 10.2); prognostisch entscheidend ist, ob die Aorta ascendens befallen ist (Typ I oder II DeBakey oder Typ A Stanford). Meist ist die Aorta erheblich erweitert und typische Komplikationen der Dissektion wie Aorteninsuffizienz, Perikarderguss, Myokardischämie, paraaortales Hämatom usw. (Tab. 10.3) liegen vor. Risikofaktoren für eine Aortendissektion sind v. a. ein langjähriger Hypertonus und das Marfan-Syndrom (Kap. 5). Neuerdings ist eine detailliertere Klassifikation für Diagnostik und Management des „akuten Aortensyndroms" von der European Society of Cardiology vorgeschlagen worden (Erbel et al. 2001). Diese berücksichtigt neben der klassischen Aortendissektion aller DeBakey- oder Stanford-Typen (Klasse I) auch das intramurale aortale Hämatom (Klasse II), die so genannte diskrete Dissektion (Klasse III), das perforierende atheromatöse Ulkus (Klasse IV) und die iatrogene und traumatische Dissektion (Klasse V).

Erkrankungen der Aorta

Tabelle 10.3 Echokardiografische Zeichen der Aortendissektion.

pathophysiologische Grundlage	echokardiografisches Korrelat
Dissektion	• direkter Nachweis der Dissektionsmembran: bewegliche, dünne (5 mm) Membran; bei thrombosiertem falschem Lumen kann die undulierende Bewegung fehlen • Erweiterung der Aorta (Aortenaneurysma) • zwei Lumina: wahres Lumen meist kleiner, schnellerer Fluss (hellere Farbsignale), systolische Pulsation; falsches Lumen meist größer, langsamerer Fluss, evtl. Spontankontrast oder Thrombosierung • „entry": Kommunikationsstelle der beiden Lumina, d. h. Defekt in der Dissektionsmembran mit schnellem, systolischem Fluss vom wahren ins falsche Lumen, evtl. diastolisch umgekehrt
Komplikationen	
Aortenruptur	• freie Flüssigkeit (Blut) um Aorta • Pleuraerguss
Perikardtamponade	• Perikarderguss • erhöhte respiratorische Variabilität des transmitralen Einstroms • Kollaps von Herzhöhlen, v. a. des rechten Vorhofs oder Ventrikels
Aorteninsuffizienz	• Aortenringdilatation und (in der Regel zentrale) Insuffizienz im Doppler
Myokardischämie	• Dissektionsmembran verlegt Koronarostium oder Koronarostium entspringt aus falschem Lumen (meist rechte Kranzarterie betroffen)

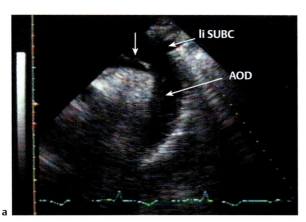

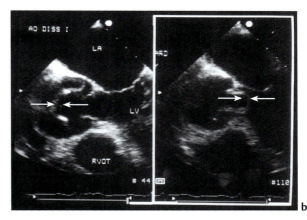

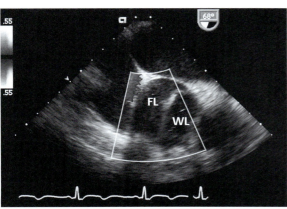

Abb. 10.8 Aortendissektion.
a Aortendissektion DeBakey II. Suprasternale Anlotung. Aortenbogen und Aorta descendens sind sichtbar. Man erkennt an der inneren Kurvatur die Dissektionsmembran (Pfeil). Die Aorta ist nicht erweitert.
b Transösophagealer Fünfkammerblick bei Dissektion der Aorta ascendens (Typ I bzw A). Die Aorta ascendens ist erweitert und enthält eine mobile Membran (Pfeile), die sich systolisch (links) in der Aortenwurzel befindet und diastolisch (rechts) in den Ausflusstrakt des linken Ventrikels prolabiert.
c Transösophagealer Kurzachsenschnitt einer disseziierten Aorta descendens. Die Dissektionsmembran trennt das echoarme wahre Lumen (WL) vom falschen Lumen (FL), das von spontanem Echokontrast und Thrombus ausgefüllt ist.

Diagnosestellung. Die Hauptschwierigkeit bei der Diagnose liegt im sicheren Nachweis oder Ausschluss der beweisenden Dissektionsmembran, da schon im Normalfall das Aortenlumen nicht völlig echofrei ist. Vor allem in der Aorta ascendens kommen häufig Artefakte vor. Typische Beispiele sind Pulmonaliskatheter, die wegen der limitierten Fokussierung der Schnittebenen bewegliche, scheinbar in der Aorta ascendens liegende Artefakte erzeugen, Reverberationsartefakte der Aortenwand u. a. Die extrem hohe Spontanletalität der akuten, die Aorta ascendens befallenden Aortendissektion (mit ca. 2 % pro Stunde in den ersten 48 h weit höher als beim akuten Myokardinfarkt!) zwingt zur aggressiven Klärung der Diagnose (transösophageale Echokardiografie, MRT oder CT) und ggf. unverzüglichen chirurgischen Therapie.

Marfan-Syndrom

Das Marfan-Syndrom (Kap. 5) führt in der Aorta ascendens zu einer charakteristischen Morphologie mit Dilatation und Aneurysmabildung oder diffuser Ektasie. Dabei erweitert sich die Aorta ascendens, unmittelbar an der Aortenklappe beginnend, zunehmend und trichterförmig unter Verstreichen der Kaliberverjüngung, die normalerweise in Höhe des sinotubulären Übergangs vorliegt, meist begleitet von einer Aorteninsuffizienz.

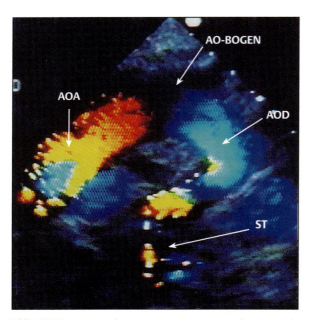

Abb. 10.9 Aortenisthmusstenose. Suprasternaler Langachsenschnitt des Aortenbogens. Der Fluss in der aszendierenden Aorta ist in Rot (zum suprasternalen Schallkopf hin), der in der Aorta descendens in Blau (vom Schallkopf weg) kodiert. Im Bereich der Stenose (ST) an typischer ("postduktaler") Stelle ist im Farbdoppler ein turbulenter exzentrisch eingeengter Fluss zu erkennen.

Das Marfan-Syndrom birgt weiterhin ein hohes Risiko für das Auftreten einer Aortendissektion.

Traumen

Die Diagnose der traumatischen Aortenruptur, z. B. nach Thoraxtrauma durch Autounfall, ist ebenfalls eine Domäne der transösophagealen Echokardiografie. Die typische Rupturstelle beim „Dezelerationstrauma", z. B. beim Aufprall auf das Lenkrad, ist die deszendierende Aorta unmittelbar distal des Abgangs der linken A. subclavia. Die transösophageale Echokardiografie vermag die Ruptur und das periaortale Hämatom direkt darzustellen.

Aortenisthmusstenose

Präduktale und postduktale Stenosen. Im Rahmen dieses kongenitalen Krankheitsbilds wird eine „präduktale" Stenose von einer „postduktalen" Stenose unterschieden, je nachdem, ob die Verengung (vom Herzen aus gesehen) proximal oder auf der Höhe bzw. unmittelbar distal der Einmündung des Ductus arteriosus Botalli liegt. Die präduktale Stenose ist häufig längerstreckig und mit komplexen kongenitalen kardiovaskulären Fehlbildungen verbunden, während die postduktale Stenose überwiegend lokalisiert ist und abgesehen von einer häufig ebenfalls präsenten bikuspiden Aortenklappe meist nicht von weiteren kardialen Fehlbildungen begleitet wird. Klinisch imponieren das systolische Herzgeräusch im zweiten Interkostalraum links, manchmal auch über dem linken Schulterblatt von dorsal zu auskultieren, und die Blutdruckdifferenz zwischen oberen (Hypertonus) und unteren Extremitäten (in ausgeprägten Fällen kaum palpable Femoralispulse!).

Echokardiografische Befunde. Als unspezifisches Zeichen tritt infolge der Drucküberlastung des linken Ventrikels eine konzentrische Hypertrophie wie bei anderen Hypertonieformen auf. Vom suprasternalen Schallfenster aus kann am Übergang von Aortenbogen zu Aorta descendens, in der Regel nach dem Abgang der linken A. subclavia, eine Aortenisthmusstenose dargestellt werden (**Abb. 10.9**). Selbst bei suboptimaler 2-D-Bildgebung kann häufig eine ausreichende kontinuierliche Dopplersignalqualität erzielt werden. Die gemessenen Geschwindigkeiten werden in der üblichen Weise in einen Gradienten umgerechnet, obwohl die Morphologie dieser Stenosen oft komplex ist und die berechneten Gradienten weniger gut mit invasiv gemessenen übereinstimmen als bei Klappenstenosen. Zur genauen Evaluierung einer Aortenisthmusstenose ist die transthorakale – und oft auch die transösophageale – Echokardiografie meist nicht ausreichend, sodass MRT oder CT ergänzend hinzugezogen werden müssen.

Aortitis

Die Entzündung der Aorta ist selten. Als infektiöse Ursache kommen Absiedlungen einer infektiösen Endokarditis in Frage, die zu „mykotischen" Aneurysmen führen. Die tertiäre Syphilis kann die Aorta befallen. Rheumatische Erkrankungen, insbesondere die Riesenzell-Arteriitis sowie verschiedene seltene Erkrankungen wie die Takayasu-Arteriitis („pulseless disease") können zu einer Aortitis führen, die mit Stenosierung oder Verschluss von Aortenästen, besonders der Aa. subclaviae einhergeht. Echokardiografisch sind diese Erkrankungen durch eine Verdickung der Aortenwand charakterisiert (**Abb. 10.10**). Bei der Takayasu-Arteriitis kann es zu einer kurz- oder langstreckigen Lumenreduktion der Aorta kommen.

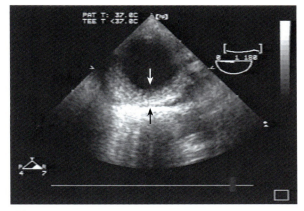

Abb. 10.10 Takayasu-Arteritis mit diffuser Verdickung der Wand der deszendierenden Aorta im transösophagealen Kurzachsenschnitt (Pfeile).

11 Perikard

Übersicht

Nach einem Überblick über die Echoanatomie werden die Formen des Perikardergusses einschließlich der Zeichen der Tamponade und der Rolle der Echokardiografie bei der Perikardpunktion besprochen. Eine weitere wichtige Erkrankung ist die Pericarditis constrictiva.

11.1 Funktionelle Anatomie

Der bindegewebige Perikardsack umgibt das Herz rundum bis auf die Durchtrittstellen der arteriellen und venösen Gefäße. Er enthält normalerweise nur bis zu 50 ml seröse Flüssigkeit. Die dem Myokard aufliegende Schicht wird als Epikard (viszerales Blatt), die äußere Schicht als parietales Perikard bezeichnet.

11.2 Echokardiografische Morphologie

Das Perikard ist die hellste Struktur, insbesondere posterior, im normalen echokardiografischen Schnittbild (**Abb. 11.1**). Die beiden Perikardblätter sind normalerweise echokardiografisch nicht zu trennen. Die normale Dicke variiert und beträgt wenige Millimeter. Bei sehr guter Bildqualität kann man v. a. basal in parasternalen Schnitten häufig einen minimalen Flüssigkeitssaum erkennen, der nur systolisch zu einer wahrnehmbaren Abhebung der beiden Blätter führt, während diastolisch kein Spalt erkennbar ist. Dies ist normal. Ein diastolisch persistierender Saum ist dagegen pathologisch und als Perikarderguss zu bezeichnen. Das den linken Ventrikel umgebende Perikard kann insbesondere in parasternalen Schnitten gut dargestellt werden, während das Perikard vor dem rechten Ventrikel und Vorhof am besten von subkostal visualisiert wird.

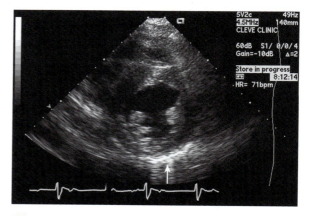

Abb. 11.1 Normales Perikard. Parasternaler Kurzachsenschnitt. Das posteriore Perikard ist üblicherweise die echodichteste (hellste) Struktur des normalen Herzens.

11.3 Erkrankungen des Perikards

Perikarderguss (DVD: Loops 11–1 bis 11–6)

Die Ansammlung von Flüssigkeit zwischen den Perikardblättern über ein minimales normales Maß hinaus wird als Erguss bezeichnet. Kennzeichen ist eine echofreie Zone zwischen den Perikardblättern, die auch diastolisch persistiert (**Abb. 11.2**). Die möglichen Ursachen sind in **Tab. 11.1** ausgeführt.

Echokardiografische Charakteristika. Kleine Perikardergüsse sind oft nur vor der posterioren Wand des linken Ventrikels darzustellen, während frische größere Ergüsse meist zirkulär sind, d. h. alle Herzkammern umgeben. Sie haben aber auch dann nicht an allen Stellen exakt den gleichen Durchmesser. Bei länger bestehenden großen Perikardergüssen kommt es häufig zur „Kammerung", d. h. zur Bildung von fibrinösen oder thrombotischen Membranen, die dann als intrakavitäre echogene Strukturen im Perikarderguss imponieren und flottieren können (**Abb. 11.3**). Solche Ergüsse sind häufig lokalisiert, d. h. an bestimmten Stellen wesentlich grö-

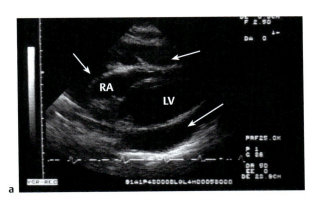

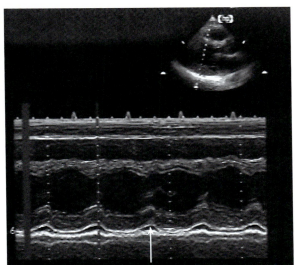

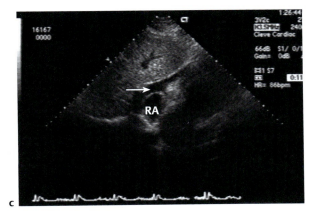

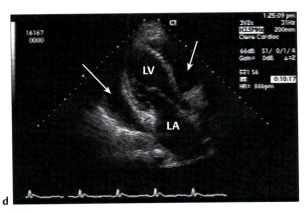

Abb. 11.2 Perikarderguss.
a Subkostale Darstellung eines großen zirkulären Perikardergusses (Pfeile).
b M-Mode-Darstellung eines kleinen posterioren Perikardergusses (Pfeil).
c Großer zirkulärer Perikarderguss (Pfeile) im apikalen Zweikammerblick.
d Kleiner Perikarderguss (Pfeil) vor dem rechten Vorhof, subkostale Darstellung. In dieser Region kann eine hämodynamische Wirksamkeit anhand einer Inversion des rechten Vorhofs – die hier nicht vorhanden ist – am frühesten festgestellt werden.

Perikard

Tabelle 11.1 Ursachen des Perikardergusses.

entzündlich/infektiös	• virale Peri-/Myokarditis (seröser Erguss) • bakteriell (purulenter Erguss)
entzündlich/nichtinfektiös (serös)	• Dressler-Syndrom (Postkardiotomiesyndrom, z. B. nach Herzoperation, nach Infarkt) • Lupus erythematodes • rheumatoide Arthritis • rheumatisches Fieber
Tumorerguss (hämorrhagisch > serös)	• meist durch direkten Tumoreinbruch in den Perikardraum (hämorrhagisch) • selten paraneoplastisch (serös)
Volumenretention oder Hypoproteinämie (serös)	• Links- und/oder Rechtsherzinsuffizienz (myokardial oder valvulär) • Überwässerung bei Niereninsuffizienz • Hypalbuminämie (z. B. Leberzirrhose)
Einblutung (hämorrhagisch)	• Antikoagulation, v. a. nach Herzchirurgie

Trauma (hämorrhagisch)	• intern:
	  – Ventrikelruptur nach Infarkt-Dissektion der Aorta ascendens
	  – Koronarruptur nach Angioplastie
	  – Koronarperforation mit Führungsdraht bei Angioplastie
	  – Perforation einer Schrittmacherelektrode durch das rechtsventrikuläre Myokard
	• extern:
	  – z. B. Messerstich

endokrin (serös)	• Myxödem
idiopathisch (serös)	• ?

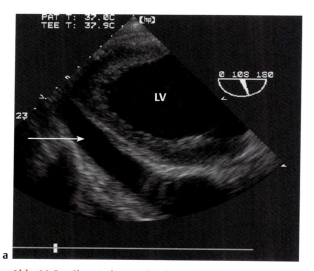
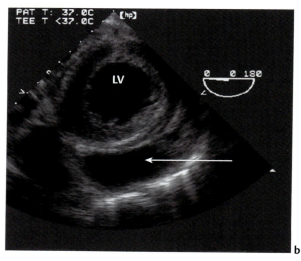

Abb. 11.3 Chronischer Perikarderguss.
a Großer, chronischer posteriorer Perikarderguss (Pfeil) im parasternalen Langachsenschnitt.
b Großer, chronischer posteriorer Perikarderguss im parasternalen Kurzachsenschnitt.

Erkrankungen des Perikards

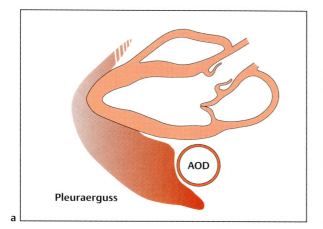

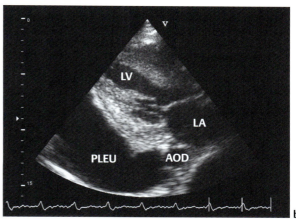

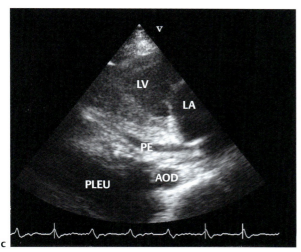

Abb. 11.4 Unterscheidung von Pleura- und Perikarderguss.
a Schema zur Unterscheidung von Pleura- und Perikarderguss in der parasternalen langen Achse. Ein Perikarderguss setzt sich im Zwischenraum zwischen Aorta descendens und posteriorer Wand des linken Vorhofs bzw. Ventrikels fort (Pfeil), während ein Pleuraerguss diesen Bereich frei lässt.
b Großer linksseitiger Pleuraerguss. Es ist erkennbar, dass sich dieser posterior, jedoch nicht anterior der Aorta descendens ausdehnt.
c Selber Patient wie **b**. In einem modifizierten Schnittbild ist jetzt auch ein kleiner Perikarderguss sichtbar. Man erkennt, dass sich dieser zwischen Aorta descendens und linkem Vorhof fortsetzt.

ßer als an anderen. Auch bei teilthrombosierten hämorrhagischen Ergüssen ist der Ergussspalt nicht mehr echofrei, sondern weist flottierende Strukturen auf, die Thromben entsprechen.

Ergussgröße. Die Bestimmung der Ergussmenge aus dem Echo ist nicht zuverlässig möglich. Am sinnvollsten ist eine grobe Einteilung in klein, mittelgroß und groß sowie die Angabe der (diastolischen) Saumbreite in einer bestimmten Region, z. B. 1,5 cm vor der posterioren Wand des linken Ventrikels. Als Anhaltspunkt mag eine Ergussbreite von 1 cm dienen: große Ergüsse haben durchgehend mehr als 1 cm Ergussbreite, kleine übersteigen diese Breite nirgends, mittelgroße erreichen nur in einer Region diese Breite. Auf die wichtigere funktionelle Beurteilung der hämodynamischen Wirksamkeit wird im Abschnitt „Perikardtamponade" eingegangen.
Bei sehr großen Perikardergüssen kann das gesamte Herz eine vermehrte Beweglichkeit innerhalb des parietalen Perikardsacks aufweisen; dies wird als „swinging heart" bezeichnet. Ihm kommt keine besondere differenzialdiagnostische oder pathophysiologische Bedeutung zu.

Differenzialdiagnosen. Es gibt zwei wichtige Differenzialdiagnosen des Perikardergusses:
- **Epikardiales Fett.** Dies ist nie ganz echofrei, sondern echoarm. Seine Dicke (< 1 cm) variiert nicht mit dem Herzzyklus und es ist insbesondere bei adipösen Patienten anzutreffen. Epikardiales Fett findet sich meist anterior vor dem Herzen, z. B. vor der rechtsventrikulären freien Wand, während kleinere Perikardergüsse bevorzugt posterior akkumulieren.
- **Linksseitiger Pleuraerguss.** Die Unterscheidung kann schwierig sein. Kennzeichen des Perikardergusses im Gegensatz zum linksseitigen Pleuraerguss sind:
  - Ausbreitung von Flüssigkeit zwischen linkem Vorhof und deszendierender Aorta im parasternalen Langachsenschnitt (**Abb. 11.4**)
  - mehr oder weniger zirkuläre Ausbreitung
  - Vorhandensein eines stark echogenen parietalen Perikards auf der Außenseite

Perikard

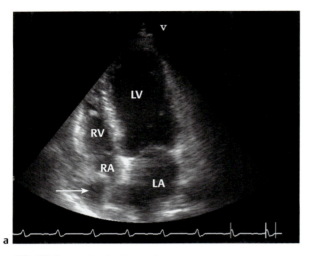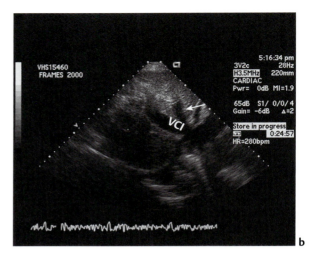

Abb. 11.5 Perikardtamponade.
a Kollaps des rechten Vorhofs durch Kompression (Pfeil). Relativ kleiner Perikarderguss!
b Gestaute V. cava inferior und Lebervenen (Pfeil) bei Perikardtamponade (subkostaler Schnitt).

Darüber hinaus ist in großen Pleuraergüssen häufig komprimiertes Lungengewebe flottierend erkennbar. Natürlich können Pleura- und Perikarderguss kombiniert vorkommen.

Perikardtamponade (DVD: Loops 11–4 u. 11–5)

Definition. Als Tamponade im engeren klinischen Sinn bezeichnet man den kardiogenen Schock infolge einer Füllungsbehinderung des Herzens durch einen Perikarderguss. Sie stellt die Maximalform der Füllungsbehinderung der Herzhöhlen durch Flüssigkeit im Perikard dar. Die Ergussmenge, die hierzu nötig ist, variiert mit der Chronizität des Ergusses, da sich das Perikard bei chronischen Ergüssen dehnt. Im Akutfall, z. B. bei traumatischer Ventrikelperforation, können 100 ml Perikarderguss zu Tamponade und Schock führen, während chronische Ergüsse von > 1 l toleriert werden können.

Hämodynamische Wirksamkeit eines Perikardergusses. Während der Begriff „Tamponade" eine klinische Gesamtsituation mit Tachykardie, Hypotension, Pulsus paradoxus und Halsvenenstau bezeichnet und daher nicht für rein echokardiografische Befunde verwendet werden sollte, kann dennoch echokardiografisch die hämodynamische Wirksamkeit eines Perikardergusses gut abgeschätzt werden. Mit dem klinischen Bild der Tamponade stimmige echokardiografische Zeichen der hämodynamischen Wirksamkeit eines Perikardergusses sind (Abb. 11.5 und Abb. 11.6; Tab. 11.2):

- **Kollaps von Herzhöhlen** (Abb. 11.5 a). Da der rechte Vorhof natürlicherweise den geringsten Innendruck besitzt, kollabiert er in Gegenwart eines zirkulären Perikardergusses zuerst, und zwar diastolisch. Eine Einstülpung der rechten Vorhofwand, die länger als ein Drittel des Herzzyklus lang nachweisbar ist, ist als Zeichen der hämodynamisch bedeutsamen Füllungsbehinderung zu werten. Bei fortschreitender Füllungsbehinderung ist der rechte Ventrikel die nächste Höhle, die (zunächst frühdiastolisch) kollabiert, was sowohl zweidimensional als auch im M-Mode gut nachweisbar ist. Der Kollaps der rechtsseitigen Herzhöhlen geht in der Regel der systemischen Hypotension voraus. Bei **lokalisiertem** Erguss kann auch eine isolierte Behinderung des linken Ventrikels oder Vorhofs auftreten. Dies ist insbesondere bei postoperativen Ergüssen zu beachten, da hierbei atypische Ergussverteilungsmuster und intraperikardiale Hämatome vorkommen.
- **Gesteigerte respiratorische Variabilität der transvalvulären Flussprofile** (Abb. 11.6). Da inspiratorisch der Druck im Lungenkreislauf vermindert wird, nimmt auch die Füllung des linken Vorhofs ab. Dies führt zu einem inspiratorischen Abfall der E-Wellen-Geschwindigkeit des transmitralen Profils um mehr als 25 %. Dies ist am besten am transmitralen Flussprofil abzulesen, das hierzu mit niedriger Registriergeschwindigkeit („sweep speed") geschrieben werden sollte, um möglichst mehrere Respirationsphasen auf einer Bildschirmbreite aufzuzeichnen. Der inspiratorische Rückgang der Füllung des linken Vorhofs kann

Erkrankungen des Perikards

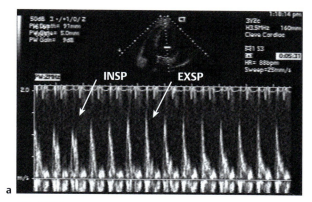
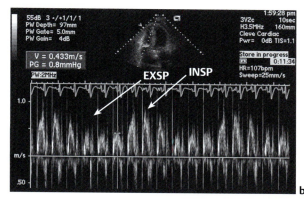

Abb. 11.6 Gesteigerte respiratorische Variabilität.

a Gesteigerte respiratorische Variabilität des transmitralen Einstromprofils bei Perikardtamponade mit niedrigsten Geschwindigkeiten während Inspiration (INSP) und höchsten Geschwindigkeiten exspiratorisch (EXSP). Man beachte die niedrige Registriergeschwindigkeit („sweep speed", 25 mm/s), um mehrere Respirationsphasen aufzeichnen zu können.

b Gesteigerte respiratorische Variabilität des transtrikuspidalen Einstromprofils bei Perikardtamponade mit niedrigsten Geschwindigkeiten während der Exspiration (EXSP) und höchsten während der Inspiration (INSP).

von transösophageal aus als Verminderung der diastolischen Komponente des pulmonalvenösen Einstromprofils in den linken Vorhof dargestellt werden. Ein inspiratorischer Rückgang der maximalen transmitralen E-Wellen-Geschwindigkeit um mehr als 25 % (normal < 10 %) oder ein exspiratorischer Rückgang der transtrikuspidalen maximalen Geschwindigkeit um mehr als 40 % (normal < 25 %) ist pathologisch. Diese Veränderungen sind auch im transaortalen Flussprofil (inspiratorischer Rückgang, entsprechend dem klinischen Pulsus paradoxus), im transpulmonalen Profil (exspiratorischer Rückgang) sowie im Pulmonalvenenflussprofil (inspiratorischer Rückgang der diastolischen Welle) nachweisbar.

- **Stau der unteren Hohlvene** (Abb. 11.5 b). Die V. cava inferior ist meist gestaut und kollabiert inspiratorisch nicht.

Rolle des Echokardiogramms bei der Perikardpunktion

Neben der Diagnose eines Perikardergusses und seiner hämodynamischen Wirksamkeit ist die Echokardiografie bei Planung und Durchführung einer Punktion außerordentlich hilfreich. Diese sollte nicht ohne prompte Verfügbarkeit eines Echogeräts durchgeführt werden.

Hierbei kann das Echo folgende Hinweise geben:

- **Planung des Zugangs.** Punktionsort, -tiefe und -winkel können echokardiografisch bestimmt werden. In der Regel wird der relativ komplikationsarme subkostale Zugang gewählt. Der Nachteil ist die hohe erforderliche Eindringtiefe (in der Regel > 5 cm). Bei lokalisierten oder kleinen Ergüssen oder wenn die subkostale Punktion erfolglos bleibt, kann nach sorgfältiger echokardiografischer Darstellung des Punktionsorts (markieren!) auch der apikale oder parasternale Zugang gewählt werden. Wichtig ist die Darstellung des Ergusses in derselben Patientenlagerung, in der nachher punktiert wird.
- **Nadel- und Katheterlage.** Die Spitze der Nadel lässt sich meist nicht sicher echokardiografisch detektieren, obwohl oft ein Querschnitt der Nadel im Bild zu identifizieren ist. Zur Überprüfung der Nadel- bzw. Dränagekatheterlage kann Echokontrast, z. B. agitierte Infusionslösung jedweder Art, injiziert werden.
- **Erfolgskontrolle.** Sicherster Nachweis einer erfolgreichen Punktion ist die echokardiografische Dokumentation des Verschwindens oder Kleinerwerdens des Ergusses (DVD: Loop 11–6).

Pericarditis constrictiva

Ursachen. Dieses Krankheitsbild ist durch eine Verdickung, Schrumpfung und Verkalkung des Perikards gekennzeichnet (Abb. 11.7). Mögliche Ursachen umfassen vorangegangene chirurgische Eingriffe mit Perikardiotomie sowie Perikarditiden, seltener Tuberkulose, rheumatische Erkrankungen u. a. Oft bleibt die Ursache unklar.

Echokardiografische Befunde. Obwohl das Perikard bei chirurgischer Inspektion meist verdickt ist, kann dies oft echokardiografisch nicht zweifelsfrei diagnostiziert werden. In sehr ausgeprägten Fällen kann das ver-

Perikard

Tabelle 11.2 Echokardiografische Zeichen der hämodynamischen Wirksamkeit eines Perikardergusses.

Mechanismus	Auswirkungen
mechanische Einengung von Herzhöhlen	• Inversion (Einstülpung) des rechten Vorhofs und Ventrikels • bei lokalisiertem Erguss können auch die linksseitigen Herzhöhlen primär eingeengt werden
inspiratorische Einstromverminderung in den linken Ventrikel durch stärkere Füllung des rechten Ventrikels	• inspiratorischer Rückgang der transmitralen Einstromgeschwindigkeiten >25% • inspiratorische Zunahme der transtrikuspidalen Einstromgeschwindigkeiten >40% • umgekehrte Veränderungen in der Exspiration
venöse Stauung	• dilatierte V. cava inferior ohne inspiratorischen Kollaps

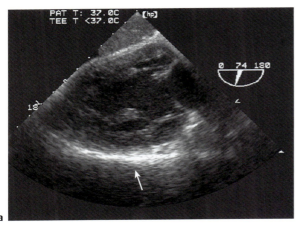

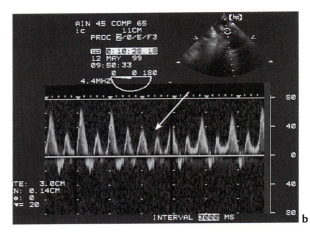

Abb. 11.7 Pericarditis constrictiva.
a Transgastrischer Zweikammerblick (TEE) mit auffällig echodichtem und verdicktem anteriorem Perikard (Pfeil). Die Diagnose kann jedoch allein aus diesem Befund nicht gestellt werden.

b Inspiratorischer Rückgang (Pfeil) der diastolischen Welle des pulmonalvenösen Einstromprofils (TEE, Registrierung in der linken oberen Lungenvene).

dickte Perikard als starre, helle Doppelkontur gesehen werden. Auch die anderen in Frage kommenden bildgebenden Verfahren zur Diagnose eines verdickten und verkalkten Perikards, MRT und CT, sind allein nicht genügend aussagekräftig für die Diagnosestellung. Die Diagnose basiert daher auf dem funktionellen Nachweis einer Konstriktion, d. h. der Behinderung der Füllung der Herzkammern, zusammen mit einem verdickten und/oder verkalkten Perikard.

Zeichen der Konstriktion. Die Konstriktion ähnelt funktionell und dopplerechokardiografisch der Tamponade beim Perikarderguss (erhöhte respiratorische Variabilität der transvalvulären Flussprofile), die pathophysiologisch ebenfalls eine Füllungsbehinderung darstellt (s. o.). Die verminderte frühdiastolische Füllung des linken Ventrikels bewirkt charakteristischerweise eine schnelle paradoxe (d. h. vom rechten zum linken Ventrikel gerichtete) Septumbewegung in der frühen Diastole, da der rechte Ventrikel sich in der frühen Diastole auf Kosten des linken ausdehnt. Dies ist im M-Mode und 2-D-Echo nachweisbar. Die posteriore Wand des linken Ventrikels macht im M-Mode eine frühdiastolische abrupte Auswärtsbewegung, die plötzlich beendet ist und anders als bei Normalpatienten nicht von einer leichten weiteren mitt- und enddiastolischen Auswärtsbewegung gefolgt wird. Die 2-D- und M-Mode-Zeichen sind jedoch allesamt weder sehr sensitiv noch spezifisch.

Ein ausgeprägter systemischer Pulsus paradoxus gehört nicht zum Krankheitsbild. Die Vorhöfe sind infolge der chronischen Druckerhöhung vergrößert. Die V. cava inferior ist erweitert und kollabiert inspiratorisch nicht. Ein Kollaps von Herzhöhlen wie bei der Tamponade findet nicht statt.

Andere Erkrankungen

Als weitere Erkrankungen des Perikards sind Tumoreinbruch oder lokale Tumoren zu erwähnen, die jedoch meist keine charakteristischen echokardiografischen Bilder verursachen.

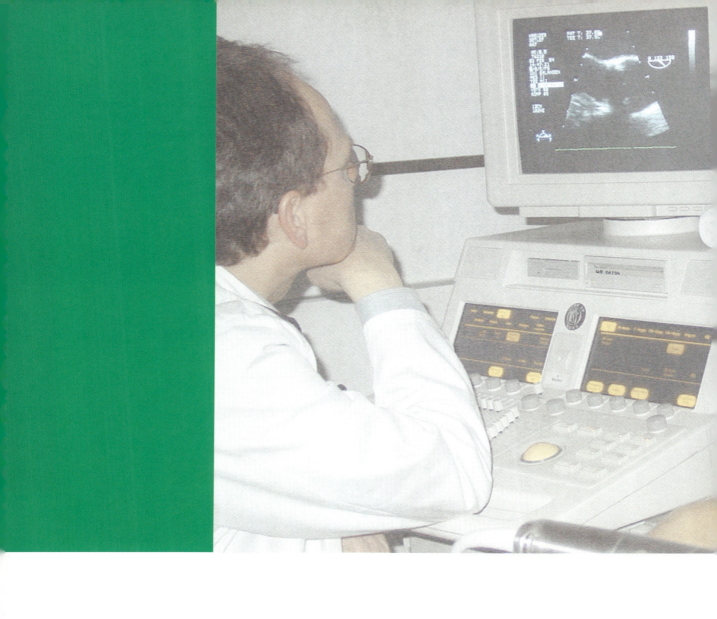

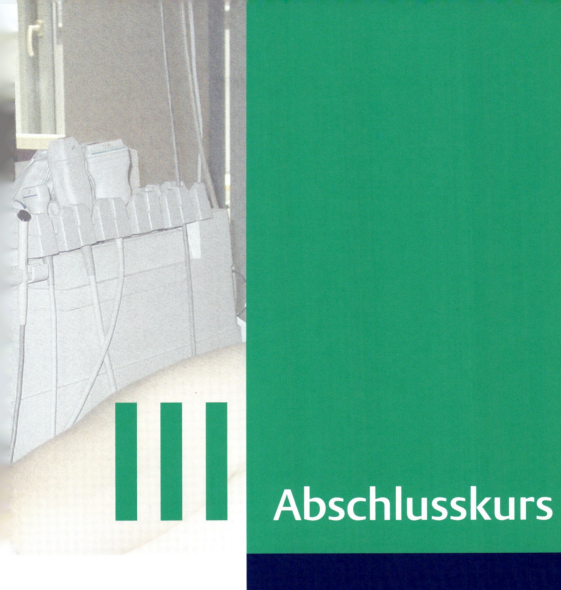

III Abschlusskurs

12 Echokardiografische Notfalldiagnostik

13 Herzklappenprothesen

14 Transösophageale Echokardiografie

15 Stressechokardiografie

16 Kontrastechokardiografie

12 Echokardiografische Notfalldiagnostik

Übersicht

Anhand der zentralen kardiovaskulären Notfallsituationen Schock, Thoraxschmerz und Dyspnoe wird eine rasche, aber rationale echokardiografische Notfalldiagnostik erörtert.

12.1 Notfallindikationen

Leitsymptome

Die typische Indikation zur Notfallechokardiografie besteht bei unklaren schweren kardiovaskulären Krankheitsbildern. Diese sind durch eines oder mehrere von drei Leitsymptomen gekennzeichnet:
- Schock (Blutdruckabfall und Tachykardie)
- schwerer Thoraxschmerz
- schwere Ruheluftnot

Diese drei Leitsymptome erfordern unmittelbares therapeutisches Handeln und dementsprechend eine rasche (Minuten) und zuverlässige differenzialdiagnostische Klärung der Ursache. Das Echo als mobiles, bettseitiges Instrument ist hierzu ideal geeignet.

Methodische Besonderheiten

Beschränkung auf das Wesentliche. Die Dringlichkeit der Situation erzwingt eine Beschränkung auf das Wesentliche. So sollten Messungen auf das kritisch Wichtige (etwa Abschätzung des Pulmonalarteriendrucks über die maximale Trikuspidalinsuffizienz-Geschwindigkeit bei Verdacht auf Lungenembolie) beschränkt werden. Falls erforderlich, können weniger wichtige Messungen später anhand der Videoaufzeichnung nachgeholt werden. Gleichzeitig ist jedoch eine (Video-)Dokumentation, auch aus rechtlichen Gründen, essenziell und sollte auch unter Zeitdruck nicht vergessen werden, einschließlich der Identifizierung des Untersuchers, Patienten und Videobands.

Untersuchungsgerät. In der Regel kann in der Notsituation das Instrumentarium nicht ausgewählt werden. Dabei gilt, dass auch mit relativ schlechtem Gerät oder reduzierter Bildqualität (z. B. mit Abdomensonografiegeräten) viele wesentliche Befunde erhoben werden können (z. B. Funktion und Größe des linken und rechten Ventrikels). Andererseits sollte, z. B. beim beatmeten Patienten, früh eine transösophageale Untersuchung erwogen werden, statt Zeit mit einem insuffizienten transthorakalen Untersuchungsversuch zu verschwenden. Zu den seit kurzem erhältlichen portablen „kleinen" Echogeräten: Kap. 1.

Befundung. Die Befundung muss sich den klinischen Erfordernissen anpassen und sollte den weiterbehandelnden Arzt, dem oft die Feinheiten der echokardiografischen Befundung nicht vertraut sind, nicht auf falsche Fährten locken. So sollte beispielsweise bei klini-

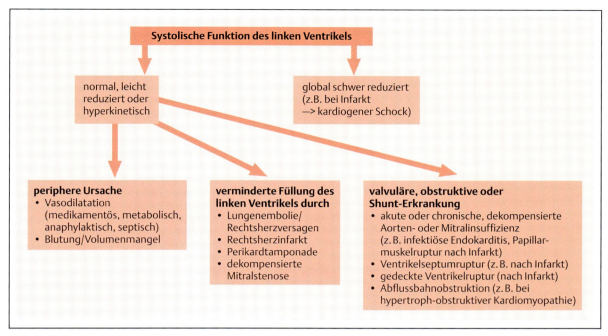

Abb. 12.1 Echokardiografische Differenzialdiagnose bei unklarem Schock (Hypotension und Tachykardie). Die kritische und zuerst zu beantwortende Frage ist die nach einer schweren Einschränkung der linksventrikulären Funktion (z. B. Ejektionsfraktion < 30 %). Liegt diese nicht vor, ist an eine Reihe weiterer Möglichkeiten zu denken, die sich überwiegend echokardiografisch sichern oder verwerfen lassen.

schem Verdacht auf eine Lungenembolie und grenzwertig großem, normal kontrahierendem rechtem Ventrikel und fehlender messbarer Trikuspidalinsuffizienz-Geschwindigkeit vermerkt werden, dass der Befund gegen eine schwere Lungenembolie spricht, eine kleinere jedoch nicht ausschließen lässt. Ein solcher Befund würde einen Schock des Patienten nicht erklären.

12.2 Echokardiografische Differenzialdiagnose nach Leitsymptomen

Diese sind in Abb. 12.1, Tab. 12.1 und Tab. 12.2 aufgeführt. Man beachte, dass die Leitsymptome natürlich häufig kombiniert auftreten. Details der jeweiligen Krankheitsbilder sind in den entsprechenden anatomisch geordneten Kapiteln im Aufbaukurs diskutiert.

12.3 Dringliche Indikationen

Kardiale Emboliequellensuche

Die echokardiografische Emboliequellensuche zählt zu den häufigen Indikationen für eine dringliche Echokardiografie (Tab. 12.3). Nach der Diagnose einer arteriellen Embolie, v. a. ins Hirn als transiente ischämische Attacke oder Insult, aber auch in die Extremitäten, Nieren oder die großen den Gastrointestinaltrakt versorgenden Ar-

Tabelle 12.1 Echokardiografische differenzialdiagnostische Zeichen bei schwerem Thoraxschmerz.

Ursache	echokardiografische Befunde
Myokardinfarkt	Wandbewegungsstörungen
Lungenembolie	RV-Vergrößerung RV-Druck erhöht RV-Funktionseinschränkung
Aortendissektion	Dissektionsmembran Aorteninsuffizienz Aortendilatation Perikarderguss

Tabelle 12.2 Echokardiografische differenzialdiagnostische Zeichen bei schwerer Luftnot in Ruhe.

- LV-Funktion stark herabgesetzt (Infarkt oder Kardiomyopathie)
- rechter Ventrikel vergrößert, RV-Funktion stark herabgesetzt (Lungenembolie oder Infarkt)
- Perikarderguss
- Mitralinsuffizienz (v. a. akut, z. B. Papillarmuskelabriss)
- Mitralstenose, Aortenvitium
- restriktive Kardiomyopathie, Pericarditis constrictiva

Echokardiografische Notfalldiagnostik

Tabelle 12.3 Potenzielle kardial-systemische Emboliequellen.

- Thromben im linken Vorhof oder linken Herzohr bei Mitralstenose, Vorhofflimmern, vergrößertem linken Vorhof allgemein
- Thromben im linken Ventrikel bei herabgesetzter Funktion (v. a. Aneurysmen)
- Endokarditis der Aorten- oder Mitralklappe
- paradoxe Embolie durch Vorhofseptumdefekt oder großes offenes Foramen ovale
- Thromben und Atherome der Aorta
- Klappenprothesen
- Tumoren, insbesondere Myxome

Andere Notfälle

Außer den genannten klinischen Extremsituationen gibt es eine Reihe weiterer dringlicher Indikationen zur Echokardiografie. Dies betrifft insbesondere die Frage nach einer infektiösen Endokarditis (Kap. 5) und nach einer Klappenprothesendysfunktion (Kap. 13).

terien, stellt sich die Frage nach dem Ursprung des embolisierten Materials. Bevor eine eingehende kardiale Diagnostik erfolgt, sollte bei zerebralen Embolien geklärt werden, ob nicht primär die hirnversorgenden Arterien, d. h. in erster Linie die Karotiden, wahrscheinliche Quelle der Embolie sind.

13 Herzklappenprothesen

Übersicht

Die Beurteilung von Herzklappenprothesen ist schwierig und erfordert oft den Einsatz der transösophagealen Echokardiografie. Der mittlere Gradient ist der wichtigste funktionelle Parameter. Bei der Beurteilung muss auf Zeichen der Obstruktion, der Thrombose oder der Insuffizienz sowie der infektiösen Endokarditis geachtet werden.

13.1 Schwierigkeiten bei der Echokardiografie von Herzklappenprothesen

Artefakte. Die Untersuchung von Herzklappenprothesen gehört zu den schwierigsten Aufgaben der Echokardiografie. Hauptgrund dafür sind die akustischen Eigenschaften der Prothesen, die unvermeidlich zu erheblichen Artefakten führen. Diese können eingeteilt werden in
- Reverberationen, d.h. distale Echoartefakte, die Reflexe von in Wahrheit nicht vorhandenen Strukturen vortäuschen,
- Schallauslöschung, d.h. distale Bezirke, in denen vorhandene Strukturen nicht abgebildet werden können, da die Schallenergie zu schwach ist („Schallschatten" im linken Vorhof bei transthorakaler Anlotung einer mechanischen Mitralprothese, Abb. 2.20 f).

Strömungsphysiologische Eigenheiten. Hinzu kommen strömungsphysiologische Eigenheiten, die prothesentypspezifisch sind. So stellen alle Klappenprothesen zu einem gewissen Grad ein Strömungshindernis dar, bewirken also eine Stenose mit einem vom Durchfluss abhängigen „normalen" Druckgradienten. Ebenso haben praktisch alle Prothesen im geschlossenen Zustand eine gewisse „normale" Insuffizienz.

Grunderkrankung. Weiterhin liegen wegen der zu Grunde liegenden Erkrankung zumeist auch an anderen kardialen Strukturen pathologische Befunde vor (etwa eine Vergrößerung des linken Vorhofs bei Mitralprothesen). Aus diesen Gründen ist es bei der Interpretation sehr hilfreich, frühere Befunde hinzuzuziehen.

Transösophageale Echokardiografie (DVD: Loop 13–3). Wegen ihrer deutlich besseren Bildqualität spielt die transösophageale Echokardiografie bei klinischem Verdacht auf eine Prothesendysfunktion oder Endokarditis eine dominierende Rolle. So lassen sich der Schallschatten oder die Reverberationen, die eine mechanische Mitralprothese bei transthorakaler apikaler Untersuchung in den linken Vorhof wirft, durch die transösophageale Untersuchung umgehen. Die Indikation zur transösophagealen Untersuchung sollte bei klinischem Verdacht auf Dysfunktion oder Endokarditis einer Klappenprothese – mit Blick auf die potenziell dramatischen Konsequenzen – sehr großzügig gestellt werden. Allerdings stellt die Routine-Nachsorgeuntersuchung klinisch unauffälliger Klappenprothesenpatienten keine Indikation zur transösophagealen Untersuchung dar.

13.2 Prothesentypen

Mechanische und biologische Klappen. Grundsätzlich können mechanische und biologische Prothesen unterschieden werden (Tab. 13.1, Abb. 13.1). Beide haben einen starren Ring und bewegliche Teile für den Ventilmechanismus. Bioprothesen sind denaturierte Aortenklappen vom Schwein, Rind oder Menschen oder aus tierischem Perikard gefertigte Klappen vom Aortentyp (Semilunarklappen), die meist auf ein metallisches oder ein Kunststoffgerüst (Stent) aufgezogen sind. Daneben gibt es auch gerüst- und ringlose Homografts (autoptisch gewonnene Aortenklappen vom Menschen) und Heterografts (tierische Aortenklappen, Perikardklappen). Bei mechanischen Prothesen sind als Verschlussmechanismus Silikonkugeln in einem Metallkäfig, Kippscheiben oder Doppelflügel verwendet worden. Die Prothesen werden in verschiedenen Ringgrößen produziert und werden für Aorten- bzw. Mitralposition geringfügig modifiziert.

Biologische Prothesen bieten wegen des geringeren Metall- oder Kunststoffanteils weniger Probleme für die echokardiografische Darstellung. Homografts sind kaum von nativen Klappen zu unterscheiden.

Komplikationen bei Klappenprothesen. Klappenprothesenendokarditis, -thrombose oder mechanische Dysfunktion, etwa durch Bruch von Prothesenstrukturen, sind sehr schwere Krankheitsbilder, die der raschen Diagnostik und unverzüglichen, meist operativen Therapie bedürfen. Mit der Diagnostik, z. B. der transösophagealen Untersuchung oder der Klappendurchleuchtung, sollte daher bei begründetem Verdacht nicht gewartet werden.

Untersuchungsgang und wichtige Fragestellungen. Der Untersuchungsgang unterscheidet sich nicht prinzipiell von dem nativer Klappen. Wegen der starken Echogenität von Prothesen ist es häufig vorteilhaft, die Verstärkung im Bereich der Prothese zu reduzieren. Die folgenden Fragen müssen bei der Untersuchung einer Klappenprothese beantwortet werden.

Besteht eine Protheseninsuffizienz?

Diese Frage wird wie bei nativen Klappen hauptsächlich mittels Farbdoppler beurteilt (Abb. 13.2). Mechanische Mitralprothesen erlauben durch den Schallschatten über dem linken Vorhof bei apikaler Anlotung meist keine definitive Aussage über Vorhandensein und

Tabelle 13.1 Klappenprothesentypen (nach Baumgartner et al. 1993; Firmennamen stellen Beispiele dar).

	klinische und technische Besonderheiten	echokardiografische Besonderheiten
biologisch		
• Heterografts: denaturierte Schweineaortenklappen oder Klappen aus bovinem Perikard (Carpentier-Edwards, Hancock, Xenomedica)	meist auf Metall- oder Kunststoffgerüst aufgezogen (neuerdings auch gerüstlos)	• 3 Streben des Gerüsts erkennbar • Segel anfangs zart • bei Degeneration Verdickung, Verkalkung, Einrisse, Insuffizienz, Stenose
• Homografts: humane Leichenklappen	meist in Aortenposition implantiert	• nicht von nativen Klappen zu unterscheiden
mechanisch		
• Ball-Käfig (Starr-Edwards)	hohe „normale" Gradienten	• Kugel erkennbar • Gerüst kann in Mitralposition eine Ausflussbahnobstruktion des linken Ventrikels verursachen
• Kippscheibe (Björk-Shiley, Medtronic, Omniscience)		• in Mitralposition Kippscheibe gut erkennbar • Björk-Shiley: periphere normale Insuffizienzjets • Medtronic: zentraler normaler Insuffizienzjet
• Doppelflügelprothesen (St. Jude Medical u. a.)		• hohe lokale Gradienten in Aortenposition möglich (Druckrückgewinnung) • genaue Beurteilung der Flügelöffnung in Aortenposition nur unter Durchleuchtung möglich • komplexes normales Regurgitationsmuster • in Mitralposition Flügelöffnung gut beurteilbar

Prothesentypen

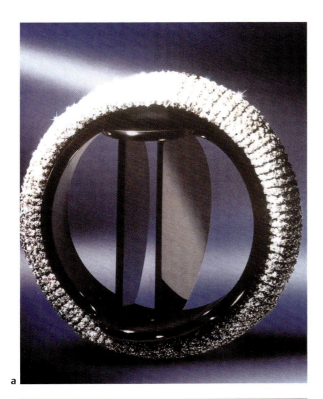
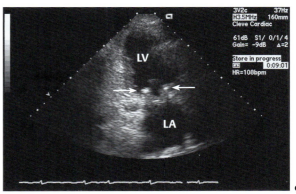
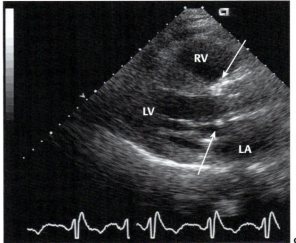
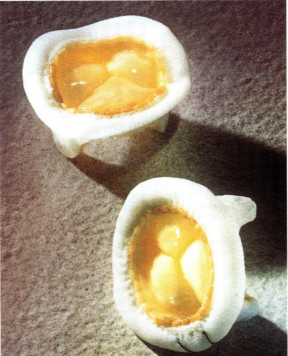

Abb. 13.1 Prothesentypen.
a Mechanische Klappenprothese (St. Jude Medical-Doppelflügelprothese). Dies ist der am häufigsten implantierte mechanische Prothesentyp.
b Bioprothese, die aus einer dreisegeligen Klappe (denaturierte Aortenklappe) und einem festen Gerüst („stent") aufgebaut ist.
c Bioprothese in Mitralposition im apikalen Zweikammerblick. Zwei Streben des Prothesengerüstes (Pfeile) sind sichtbar.
d Bioprothese in Aortenposition im parasternalen Langachsenschnitt. Die Prothese ist nur mit Mühe von einer normalen Klappe zu unterscheiden, nämlich an den hellen Schnittstellen des Klappenrings (Pfeile) mit der Schnittebene. Die Segel selbst sind zart und nicht sicher von nativen Aortensegeln zu unterscheiden.

Herzklappenprothesen

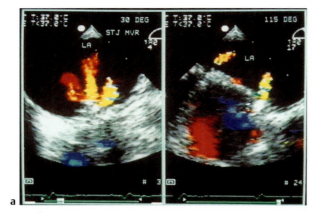

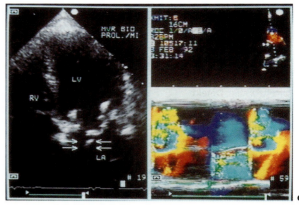

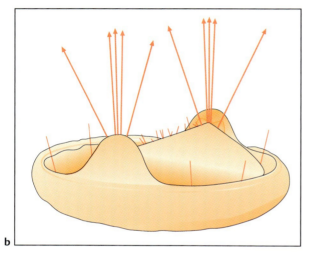

Abb. 13.2 Protheseninsuffizienz.
a Normale Regurgitation an einer mechanischen Prothese (St. Jude Medical) in Mitralposition in zwei transösophagealen Schnittebenen. Je nach Schnittebene zeigen die Jets charakteristische Muster. Man beachte, dass die Fläche der Jets im Farbdoppler durchaus nicht „minimal" ist (aus Flachskampf et al. Initial experience with a multiplane transesophageal echo-transducer: assessment of diagnostic potential. Eur Heart J 1992; 13: 1201–1206).
b Schemazeichnung der Regurgitationsjets, die den Aufhängungspunkten der Flügel entspringen (aus Flachskampf et al. Patterns of normal transvalvular regurgitation in mechanical valve prostheses. J Am Coll Cardiol 1991; 18: 1493–1498).
c Degenerierte Bioprothese in Mitralposition mit Prolaps eines Segels (Pfeile) im apikalen Vierkammerblick (links). Rechts Darstellung der Protheseninsuffizienz mit turbulentem Jet, der in Höhe des Prolapses im linken Vorhof beginnt, im Farb-M-Mode.

Schweregrad einer Insuffizienz. Dies muss bei entsprechendem Verdacht durch eine transösophageale Untersuchung geklärt werden.

„Physiologische" Insuffizienz. Alle mechanischen Prothesen besitzen eine gewisse „normale" oder „physiologische" Insuffizienz, die dem Auswaschen von Mikrothromben und der Sicherung eines gewissen Spielraums der Kippscheibe oder Flügel dient. Diese Undichtigkeiten stellen sich im transösophagealen Farbdoppler insbesondere bei Mitralprothesen als prothesentypspezifische Regurgitationsjetmuster dar (Abb. 13.2 a und b).

Pathologische Insuffizienzen. Diese entstehen entweder am Nahtring der Klappe (paravalvuläres Leck mit der Maximalform der Dehiszenz, d. h. einer ausgedehnten Nahtinsuffizienz mit abnormer Beweglichkeit der gesamten Prothese) oder durch strukturelle Schäden der Klappe, v. a. bei Bioprothesen durch Degeneration oder Endokarditis der Segel (Abb. 13.2 c) oder bei mechanischen Prothesen durch Embolisation des Schlusskörpers oder durch Thrombosierung oder Schlussbehinderung durch Pannus in halb offener Position (Tab. 13.2). Auch diese Differenzierung ist in der Regel einigermaßen zuverlässig nur mittels transösophagealer Untersuchung möglich.

Besteht eine Obstruktion der Prothese?

Druckgradient. Klappenprothesen erzeugen bereits bei normaler Funktion und in geöffneter Stellung einen Druckgradienten, der von Prothesentyp, Prothesengröße, Implantationsort und Schlagvolumen sowie Herzfrequenz abhängt (Abb. 13.3). So erzeugen intakte Aortenklappenprothesen der kleineren Ringgrößen 19–23 in der Regel mittelgradige „Aortenstenosen" mit mittleren Gradienten von 15–30 mmHg. Orientierende Normwerte sind in Tab. 13.3 angegeben. Die Differenzialdiagnose erhöhter Prothesengradienten ist in Tab. 13.4 dargestellt. Wegen des im individuellen Fall schwer

Tabelle 13.2 Echokardiografische Zeichen verschiedener Formen der Protheseninsuffizienz.

Form der Protheseninsuffizienz	typischer echokardiografischer Befund
„normale" Regurgitation bei mechanischen Prothesen	typisches Regurgitationsmuster
Degeneration (Bioprothesen)	direkter Nachweis des Durchschlagens, Ausrisses oder der Perforation von Segel(anteile)n
struktureller Defekt	direkter Nachweis (Fehlen der Kippscheibe)
Teilthrombosierung bei mechanischen Prothesen	abnorm eingeschränkte Beweglichkeit der Flügel oder Kippscheibe
paravalvuläres Leck	Durchtrittstelle des Blutes im Farbdoppler außerhalb des Prothesenrings lokalisierbar

Tabelle 13.3 Mittelwerte und Standardabweichungen normaler transprothetischer Gradienten (nach Aris et al. 1992; Bech-Hanssen et al. 1998; Chafizadeh et al. 1991; Connolly et al. 1993).

Prothesentyp	mittlerer Gradient (mmHg)
Aortenposition	
Starr-Edwards (Kugel)	24 ± 4
St. Jude Medical (Zweiflügel)	
• Nr. 19	17 ± 7
• Nr. 31	10 ± 6
Sorin (Zweiflügel)	
• Nr. 19	13
• Nr. 29	5
Björk-Shiley (Kippscheibe)	
• Nr. 19	27,4 ± 8,8
• Nr. 29	7 ± 1,4
Carpentier-Edwards-Bioprothese	14,4 ± 5,7
Hancock-Bioprothese	11 ± 2,3
Mitralposition	
Starr-Edwards (Kugel)	4,6 ± 2,4
St. Jude Medical (Zweiflügel)	3,5 ± 1,3
Björk-Shiley (Kippscheibe)	
• Nr. 25	6,1 ± 2,3
• Nr. 31	4,8 ± 1,6
Carpentier-Edwards-Bioprothese	6,5 ± 2,1
Hancock-Bioprothese	4,3 ± 2,1
Trikuspidalposition	
St. Jude Medical	2,7 ± 1,1
Bioprothesen	3,2 ± 1,1

Tabelle 13.4 Differenzialdiagnose des erhöhten (maximalen und mittleren) transprothetischen Gradienten.

- „mismatch": relativ zum Herzen zu kleine, aber funktionell intakte Prothese, v. a. in Aortenposition (z. B. 19–21er Ringgrößen)
- erhöhtes Schlagvolumen durch Pendelvolumen bei Insuffizienz
- mechanische Dysfunktion durch Thrombose, Pannus oder sonstige Behinderung der Klappenöffnung
- hohe Herzfrequenz bei Mitralprothesen, niedrige Herzfrequenz bei Aortenprothesen
- falsch gemessener Gradient, z. B. Fehldeutung des kontinuierlichen spektralen Dopplersignals einer Mitralinsuffizienz als das einer Aortenprothese
- „pressure recovery" (Druckrückgewinnung oder -erholung): bei Zweiflügelprothesen (z. B. St. Jude Medical) kann ein lokaler Gradient zwischen den zwei Flügeln erfasst werden, der deutlich höher als der Nettogradient zwischen linkem Ventrikel und distaler Aorta ascendens ist. Eine sichere Aussage, ob der Gradient einer echten Obstruktion entspricht, ist dann nur mit der Röntgendurchleuchtung der Prothese möglich

vorhersagbaren „normalen" Stenosegrads einer Prothese ist es außerordentlich hilfreich, Vorbefunde zu kennen, z. B. postoperative „Ausgangswerte".

2-D-Darstellung. Im 2-D-Bild kann bei guter Bildqualität oder bei transösophagealer Untersuchung eine degenerative Stenosierung von Bioprothesen und – weniger gut – eine Öffnungsbehinderung von mechanischen Prothesen (besser in Mitral- als in Aortenposition) direkt gesehen werden. Dazu sollte sorgfältig diejenige Ebene gesucht werden, in der die größte Öffnungsbewegung der Kippscheibe oder Flügel gesehen wird. Bei Doppelflügelprothesen ist auf die Bewegung beider Flügel zu achten. Bei Stenosierungsverdacht sollte die Röntgendurchleuchtung durchgeführt werden, die eine zuverlässige Bewegungsanalyse von Kippscheiben- oder Doppelflügelprothesen erlaubt.

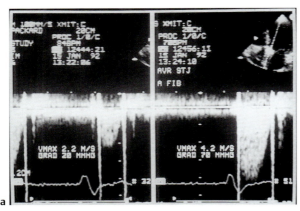
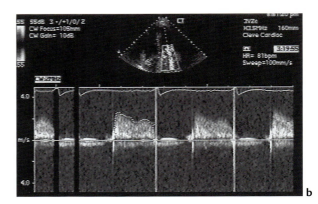

Abb. 13.3 Gradienten an mechanischen Klappenprothesen.
a Kontinuierlicher Doppler einer St.-Jude-Prothese in Aortenposition (apikaler Fünfkammerblick). Das systolische transprothetische Profil beginnt und endet mit den Klappenklicks (Pfeile). Durch das unterschiedliche Schlagvolumen bei Vorhofflimmern fällt in diesem Fall der Gradient sehr unterschiedlich aus: bei kurzer vorhergehender Diastole beträgt er maximal 20 mmHg (links), bei langer vorhergehender Diastole maximal etwa 70 mmHg. Die Prothese war intakt (keine Obstruktion der Flügel).

b Obstruktion einer mechanischen Kippscheibenprothese in Mitralposition. Der mittlere Gradient beträgt etwa 15 mmHg. Das transmitrale Dopplerprofil beginnt und endet mit den für mechanische Prothesen charakteristischen Klappenklicks.

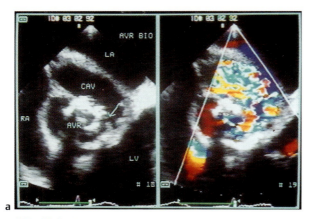
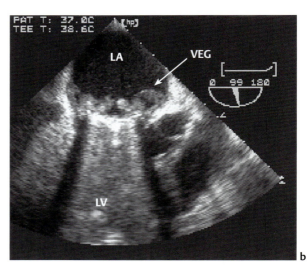

Abb. 13.4 Prothesenendokarditis.
a Transösophageale Darstellung einer endokarditisch befallenen biologischen Prothese in Aortenposition. Posterior hat sich eine große Abszesshöhle (CAV) gebildet, die im Farbdoppler (links) Fluss, d. h. Anschluss an die Aorta ascendens, zeigt.

b Transösophageale Darstellung ausgedehnter Vegetationen mit Abszessbildung (chirurgisch bestätigt) vorhofseitig auf einer mechanischen Prothese (St. Jude Medical) in Mitralposition.

Liegen Anzeichen für eine infektiöse Endokarditis vor?

Typisches echokardiografisches Zeichen einer infektiösen Endokarditis sind, wie bei nativen Klappen, Vegetationen oder paravalvuläre Lecks bis hin zur Dehiszenz der Prothese (**Abb. 13.4**). Bei Bioprothesen können, wie bei nativen Klappensegeln, destruierende Veränderungen auftreten. Bei Endokarditisverdacht sollten Klappenprothesen wegen der weit besseren diagnostischen Ausbeute, auch was Komplikationen wie Abszesse betrifft, von transösophageal untersucht werden. Bei Aortenprothesen kommt es häufig zur Abszessbildung im Nahtringbereich.

Liegt eine Prothesenthrombose oder Pannusbildung vor?

Auch die Beantwortung dieser Frage, z.B. wenn ein erhöhter transprothetischer Druckgradient festgestellt wird, ist eine Domäne der transösophagealen Echokardiografie und häufig außerordentlich schwierig. Frische Thromben sind echoarm und oft kaum von Spontankontrast zu unterscheiden. Sie entstehen oft an der Basis von Prothesen oder greifen z.B. aus der Gegend des linken Herzohrs auf Mitralprothesen über. Häufig ist bei einer mechanischen Prothese der Thrombus nicht oder nur unsicher erkennbar. Pannus weist demgegenüber meist eine stärkere Echogenität auf. Als Pannus wird überschießendes Narbengewebe bezeichnet, das die Prothese bedecken und den Ventilmechanismus behindern kann.

13.3 Besonderheiten der verschiedenen Klappenpositionen

Mitralprothesen
(DVD: Loops 13–1 u. 13–2)

Beurteilbarkeit. Schnittebenen und Untersuchungstechnik entsprechen denen bei nativer Mitralklappe. Bioprothesen lassen sich meist bereits transthorakal ausreichend beurteilen (Abb. 13.5). Bei mechanischen Prothesen ist allerdings die Vorhofseite und meist auch der linke Vorhof durch Artefakte (Schallschatten und Reverberationen) von apikal nicht ausreichend visualisierbar. Manchmal kann der linke Vorhof von parasternal oder subkostal ausreichend eingesehen werden. Das Auftreten einer proximalen Konvergenzzone in der Systole ventrikelseitig im Bereich des Prothesenrings kann

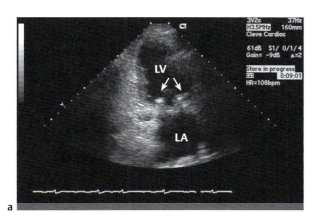

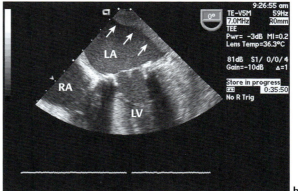

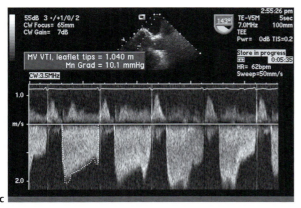

Abb. 13.5 Mitralklappenprothesen.
a Bioprothese in Mitralposition. Apikaler Zweikammerblick. Das Gerüst der Prothese („Stents", Pfeile) ist erkennbar.
b Bioprothese in Mitralposition. Transösophagealer Vierkammerblick. Sowohl das Gerüst als auch die zarten Prothesensegel sind zu sehen. Daneben fällt ein großer, wandständiger linksatrialer Thrombus (Pfeile) auf.
c Kontinuierliches Dopplerprofil durch eine teilthrombosierte Bioprothese in Mitralposition. Da es sich um eine transösophageale Anlotung handelt, ist das diastolische transmitrale Profil nach unten gerichtet. Der mittlere Gradient ist mit 10 mmHg deutlich pathologisch.
d Paravalvuläres Leck bei Kippscheibenprothese (Björk-Shiley) in Mitralposition. Obwohl der linke Vorhof von apikal her wegen der Prothesenartefakte nicht ausreichend beurteilbar ist, findet sich im Farbdoppler als Zeichen eines erheblichen (mindestens mittelschweren) paravalvulären Lecks eine proximale Konvergenzzone auf der Ventrikelseite des Lecks (Pfeile).

Herzklappenprothesen

Hinweis auf eine erhebliche Insuffizienz sein. Ansonsten ist der Ausschluss einer wesentlichen Protheseninsuffizienz, von Thromben oder einer infektiösen Endokarditis schwierig und erfordert zur definitiven Klärung eine transösophageale Untersuchung. Bei Kippscheiben- oder Doppelflügelprothesen kann die Beweglichkeit der Verschlusskörper meist direkt beurteilt werden.

Mittlerer Gradient. Funktionell ist der wichtigste Parameter der mittlere Gradient im kontinuierlichen Doppler. Seine Erhöhung weist auf eine Flussbehinderung (Stenose) durch Degeneration (bei Bioprothesen), Thrombose, Pannusbildung (bei biologischen oder mechanischen Prothesen) oder auf ein erhöhtes Flussvolumen durch eine erhebliche Insuffizienz mit entsprechendem Pendelvolumen hin. In diesem Fall ist der Gradient v. a. frühdiastolisch hoch mit frühem, steilem Abfall der Geschwindigkeitskurve. Die Druckhalbwertszeit kann bei Mitralprothesen nicht in der bei nativen Mitralstenosen üblichen Weise gewertet werden, da sie stark prothesentypabhängig ist; am sinnvollsten ist daher eine Orientierung am mittleren Gradienten.

Aortenprothesen (DVD: Loop 13–3)

Schnittebenen und Untersuchungstechnik entsprechen denen bei nativen Aortenklappen. Aortenprothesen sind kleiner und durch die anatomischen Verhältnisse schwieriger zu beurteilen als Mitralprothesen. Eine eingehendere morphologische Beurteilung, v. a. im Hinblick auf eine infektiöse Endokarditis, setzt eine transösophageale Untersuchung voraus. Die Funktion kann allerdings gut transthorakal im Doppler beurteilt werden, wobei in der üblichen Weise (Kap. 6) mittlerer und maximaler Gradient aus dem kontinuierlichen Dopplersignal berechnet werden und im Farbdoppler nach einer Protheseninsuffizienz gesucht wird. Die – schwierige – Beurteilung einer Aortenprotheseninsuffizienz richtet sich ebenfalls nach dem zur nativen Aorteninsuffizienz Gesagten.

Trikuspidalprothesen

Auch hier entspricht der Untersuchungsgang dem der nativen Trikuspidalklappe. Die transösophageale Untersuchung hat hier einen deutlich geringeren Zusatznutzen als bei Mitral- und Aortenprothesen.

14 Transösophageale Echokardiografie

Übersicht

Die technischen Grundlagen, anatomischen Voraussetzungen und klinischen Indikationen der transösophagealen Echokardiografie (TEE) werden erörtert. Die Untersuchungsmethodik wird einschließlich der transösophagealen Schnittebenen und des typischen Untersuchungsablaufs dargestellt.

14.1 Grundlagen

Prinzip der transösophagealen Untersuchung; Schallkopf und Schnittebenen

Der transösophageale Schallkopf (Kap. 3) befindet sich an der Spitze eines Endoskopschafts. Das gesamte Instrument wird auch als Echoskop bezeichnet. Moderne multiplane TEE-Schallköpfe erzeugen eine 2-D-Schnittebene, die mittels eines elektrischen Motors um 180° um die Mittelachse der Schnittebene rotierbar ist (Kap. 3, Abb. 3.3). Somit kann innerhalb des durch die Rotation des Bildsektors beschriebenen Kegels jede Struktur durch geeignete Einstellung der Schnittebene erfasst werden. Zusätzlich kann die Spitze des Instruments mit dem integrierten Schallkopf mechanisch von außen durch zwei Drehknöpfe über Züge nach vorn, hinten, links und rechts flektiert werden. Schließlich kann die Position des Schallkopfs durch Rotation des Echoskops um die Schaftachse sowie durch Vor- und Zurückschieben verändert werden. Durch diese Manöver wird eine sehr große Variabilität in der Wahl der Schnittebenen erzielt, die durch das wenig limitierte ösophageale Fenster, das de facto vom Magenfundus bis in den oberen Ösophagus reicht, noch erweitert wird und die transthorakalen Möglichkeiten in der Regel deutlich übertrifft (Abb. 14.1 und Abb. 14.3).

Die verwendeten Schallfrequenzen können wegen der geringeren erforderlichen Eindringtiefe hoch gewählt werden, typischerweise 5–7,5 MHz, wodurch die axiale Auflösung unter einem Millimeter liegt. Die harmonische Bildgebung wird gerade erst bei TEE-Schallköpfen eingeführt, bietet hier allerdings weniger Vorteile als in der transthorakalen Echokardiografie.

Modalitäten. Die TEE verfügt prinzipiell über die gleichen Modalitäten wie die klassische transthorakale Echokardiografie (z. B. Doppler, Kontrast, Stress, neuerdings auch Echtzeit-3-D). Obwohl sich die TEE historisch zunächst durch ihre Vorteile bei bestimmten klinischen Indikationen (z. B. Aortendissektion, Endokarditis, s. u.) durchgesetzt hat (Abb. 14.2b und c, Abb. 5.9), sollte man das Verfahren als zusätzliches Schallfenster auffassen, das mit großen Vorteilen und einigen Nachteilen („Semiinvasivität") verbunden ist. Bei sehr schlechter transthorakaler Bildqualität (z. B. beim beatmeten Patienten) kann die TEE auch zur Klärung typischer Fragestellungen der transthorakalen Echokardiografie notwendig werden, etwa zur Beurteilung der Funktion des linken Ventrikels.

Transösophageale Echokardiografie

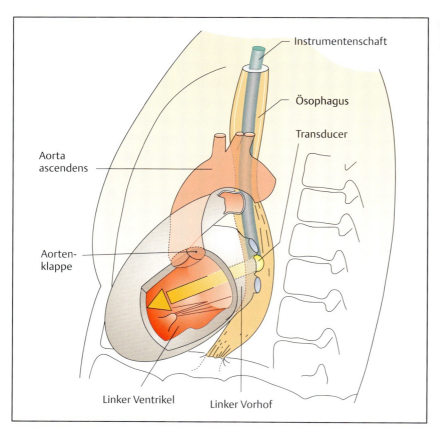

Abb. 14.1 Schematische Darstellung der Lagebeziehungen zwischen Ösophagus und Herz.

Vorteile. Die transösophageale Echokardiografie benutzt statt der konventionellen, z. B. parasternalen oder apikalen Schallfenster, einen Teil des Ösophagus und Magenfundus als Schallfenster. Durch den Wegfall störender Lungen- und Brustwandinterposition zwischen Herz und Schallkopf sowie durch die geringere Entfernung von Schallkopf zu kardialen Strukturen, die die Verwendung höherer Trägerfrequenzen ermöglicht, werden die Bildqualität und räumliche Auflösung ausgeprägt verbessert (Abb. 14.3). Ein weiterer Vorteil ist der gute Zugang zur thorakalen Aorta, die fast vollständig mit hervorragender Bildqualität dargestellt werden kann; daher gehört die Diagnose der Aortendissektion zu den klassischen Aufgaben der transösophagealen Echokardiografie. Andere transthorakal schwer einsehbare, transösophageal aber gut zugängliche Strukturen sind das linke Herzohr (häufiger Sitz von Thromben bei Vorhofflimmern, Abb. 14.2 a), die Lungenveneneinmündungen, das Foramen ovale und der kraniale rechte Vorhof mit der Einmündung der V. cava superior (Sitz von Vorhofseptumdefekten vom Sinus-venosus-Typ).

Ausbildung des Untersuchers. Die TEE muss von einem Arzt durchgeführt werden und erfordert nach den Leitlinien der Deutschen Gesellschaft für Kardiologie neben umfangreicher transthorakaler Echoerfahrung eine Mindesterfahrung unter Anleitung von 100 Untersuchungen während der Ausbildung zum Kardiologen und 150 Untersuchungen für Internisten. Die Europäische Gesellschaft für Echokardiografie (EAE) sieht neben einer schriftlichen Prüfung den Nachweis von 125 durchgeführten und befundeten Untersuchungen vor. Wegen der möglichen Komplikationen der Untersuchung und der Sedation muss ein in der Reanimation erfahrener Arzt zugegen sein.

Indikationen, Kontraindikationen und Kautelen

Indikation. Die Indikation zur TEE ist gegeben, wenn eine klinische Fragestellung mit der transthorakalen echokardiografischen Diagnostik nicht ausreichend beantwortet werden kann und der mögliche diagnostische Zusatznutzen die semiinvasive Untersuchung rechtfertigt. In der Regel wird die TEE daher in einem zweiten Schritt nach der transthorakalen Untersuchung durchgeführt. In einigen klinischen Situationen, z. B. bei der Suche nach Thromben im linken Herzohr oder bei Ver-

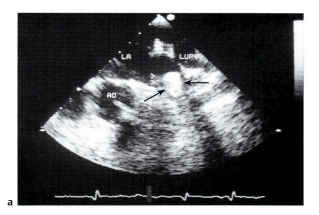
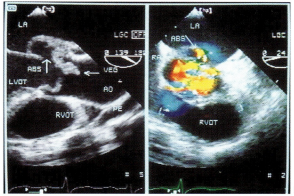
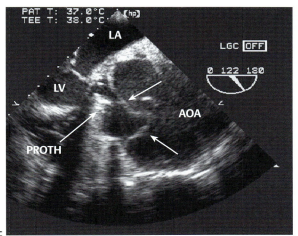

Abb. 14.2 Beispiele transösophagealer Befunde.
a Thrombus im linken Herzohr bei Vorhofflimmern (Pfeile). Die Leiste zwischen linkem Herzohr und linker oberer Pulmonalvene (LUPV) ist gut sichtbar. Sie stellt eine normale Struktur dar.
b Aortenklappenendokarditis mit Abszessbildung (ABS) in der Langachsendarstellung der Aortenklappe. Der Abszess befindet sich unmittelbar ventrikelseitig der Klappe mit einer aneurysmatischen Vorwölbung der Abszesshöhle in den linken Vorhof. Das akoronare Segel der Aortenklappe (oben im Bild) ist massiv verdickt und konturunregelmäßig; das rechtskoronare Segel (unten) ist ebenfalls, aber geringer befallen. Im Farbdoppler rechts ist Fluss in der Abszesshöhle erkennbar.
c Dissektion der Aorta ascendens (Typ-A-Dissektion). Es liegt eine mechanische Prothese (PROTH) in Aortenposition vor. Die Aorta ist massiv dilatiert und im Lumen wird die mobile Dissektionsmembran erkennbar (Pfeile).

dacht auf Klappenprothesenendokarditis, ist die diagnostische Aussagekraft der transthorakalen Echokardiografie jedoch erfahrungsgemäß so deutlich unterlegen, dass die TEE als Primäruntersuchung eingesetzt werden kann. Die klassischen Indikationen zur TEE, die wesentlichen diagnostischen Zugewinn erbringen, sind in **Tab. 14.1** aufgeführt. Wie bereits erklärt, stellen diese jedoch keineswegs die einzigen validen Indikationen dar. Umgekehrt sollte klar sein, dass z. B. eine infektiöse Endokarditis oder eine Aortendissektion auch bei adäquater Bildqualität transthorakal nicht wirklich ausgeschlossen werden; hier muss bei begründetem Verdacht zwingend die transösophageale Untersuchung erfolgen.

Risiken und Komplikationen. Anders als die konventionelle Echokardiografie ist die TEE eine semiinvasive, für den Patienten unangenehme Untersuchung, die eine Sedation erfordern kann. Sowohl TEE als auch Sedation besitzen ein minimales Komplikationsrisiko. Dies betrifft bei der TEE v. a. die Verletzung von Mund, Rachen oder Ösophagus (insbesondere bei Divertikel, Striktur, Tumor oder kurz zurückliegendem chirurgischem Eingriff im oberen Gastrointestinaltrakt), Bronchospasmus, sowie reflektorische bradykarde oder tachykarde Rhythmusstörungen (AV-Block, Vorhofflimmern, ventrikuläre Tachykardie). Die Rate solcher Komplikationen liegt bei etwa 0,2 % (Flachskampf et al. 2010). Eine Perforation des Ösophagus oder Pharynx kann erst nach einer Latenzzeit manifest werden, meist durch Fieber, Schmerzen oder ein Hautemphysem, z. B. am Hals. Daran ist z. B. beim Auftreten von Fieber einige Stunden nach einer Untersuchung zu denken.

Eine besonders kritische Situation liegt vor, wenn eine TEE zum Nachweis einer akuten Aortendissektion durchgeführt wird. Die Einführung der Sonde kann, u. a. durch Würgen, zu einer massiven Blutdrucksteigerung führen. Hierbei sind in der Literatur Todesfälle durch plötzliches Fortschreiten der Aortendissektion bzw. Aortenruptur beschrieben. In dieser Situation sollte demzufolge eine strikte Blutdruckkontrolle oder entsprechende Sedierung erfolgen. Die Sedation besitzt dosis- und medikamentenabhängig die bekannten unerwünschten Wirkungen der Atem- und Blutdruckdepression sowie der Beeinträchtigung der Koordination nach

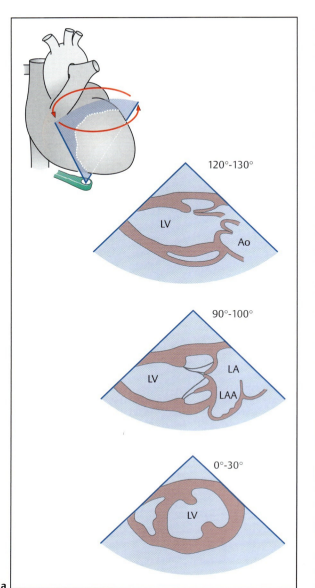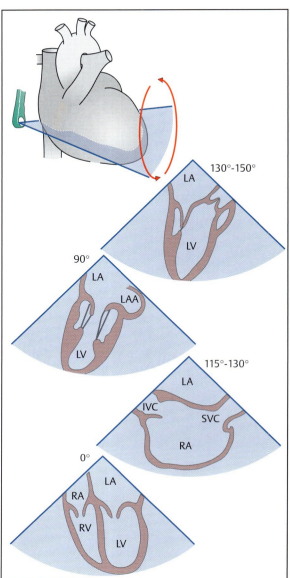

Abb. 14.3 Schematische Darstellung typischer transgastrischer und transösophagealer Anlotpositionen. Die Möglichkeit, eine Vielzahl von Schnittebenen durch Rotation des multiplanen Schallkopfs zu erzeugen, ist grafisch durch die Drehung der horizontalen Schnittebene angedeutet (mit Erlaubnis aus Flachskampf et al. Recommendations for TEE. Eur J Echocardiogr 2001).
a Transgastrische Schallkopfposition.
b Transösophageale tiefe Schallkopfposition zur Darstellung der Ventrikel und Vorhöfe sowie der Mitralklappe.

der Untersuchung. Patienten müssen hierüber aufgeklärt werden (8–12 h lang kein Auto fahren oder Bedienen von Maschinen). Wegen der nicht vorhersehbaren individuellen Reaktion auf Sedativa sollte ein Antidot unmittelbar verfügbar sein, z. B. Flumazenil 200 µg bzw. Naloxon 0,4 mg.

Eine seltene Komplikation stellt die Methämoglobinämie infolge topischer Lokalanästhetika (Lidocain, Benzocain) bei dafür prädisponierten Patienten dar. Die geschätzte Inzidenz beträgt 1:1000, wobei die meisten Fälle offenbar inapparent und ohne Folgen verlaufen; lebensgefährliche Fälle sind jedoch in der Literatur beschrieben. Klinisch ist ein Abfall der Sauerstoffsättigung typisch, der durch Sauerstoffgabe nicht korrigiert werden kann. Das Blut soll eine schokoladenbraune Farbe annehmen. Antidot ist intravenöses Methylenblau (1–2 mg/kg), wenn der Methämoglobingehalt des Bluts 30 % übersteigt (Novaro et al. 2003). Aus diesem und

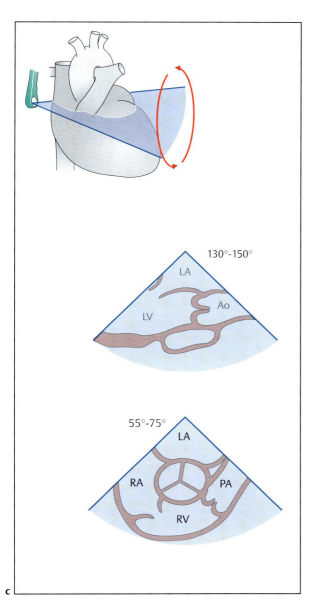

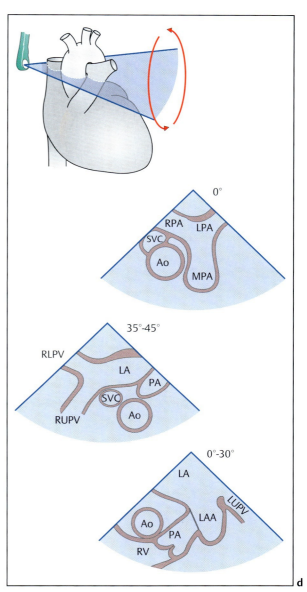

c Transösophageale Schallkopfposition in Höhe der Herzbasis mit Darstellung der Aortenklappe in der kurzen und langen Achse.

d Transösophageale hohe Schallkopfposition mit Darstellung der Aorta ascendens, der Pulmonalarterie, der Pulmonalvenen und des linken Herzohrs.

anderen Gründen (etwa Sedierung) ist eine Überwachung der Sauerstoffsättigung während der TEE sinnvoll.

Der Nutzen einer Endokarditisprophylaxe wurde nie belegt. Sie wird in den meisten Labors nicht angewandt und auch hier nicht empfohlen.

Die erhöhte Blutungsneigung infolge einer therapeutischen Antikoagulation oder bekannte Ösophagusvarizen stellen keine absolute Kontraindikationen gegen eine TEE dar, die Blutungsgefahr muss jedoch klinisch gegen den Nutzen der Untersuchung abgewogen werden. Entsprechendes gilt für eine Thrombopenie. Eine klare Kontraindikation zur TEE stellen jedoch ein deutlicher Widerstand bei der Einführung des Instruments, bekannte ösophageale Erkrankungen wie ein Tumor oder Divertikel oder aber ein unkooperativer, z. B. bewusstseinsgestörter, sich wehrender Patient (!) dar; nötigenfalls sollte dann eine Kurznarkose erwogen werden.

Tabelle 14.1 Hauptindikationen der transösophagealen Echokardiografie.

klinische Fragestellung	wichtigste relevante Strukturen und Befunde, die bei der TEE charakterisiert werden müssen
Aortendissektion	• Beginn und Ausmaß der Dissektion (Beteiligung der aszendierenden Aorta?) • Perikarderguss, Pleuraerguss, periaortales Hämatom • Aorteninsuffizienz (Ausmaß und Mechanismus: Dilatation der Aorta, Prolaps der Dissektionsmembran u. a.) • Fluss oder Thrombus im falschen Lumen • Nähe von Dissektionsmembran zu Koronarostien • Sonderformen wie intramurales Hämatom der Aorta, ulzerierte aortale Plaque u. a.
Aortenaneurysma	• max. Durchmesser und Ausdehnung
infektiöse Endokarditis	• Vegetationen/Destruktionen nativer Klappen (einschließlich der rechtsseitigen) • Schweregrad der Klappeninsuffizienz • Abszesse (v. a. Aortenwurzel) • paraaortale Wandverdickung • Befall von Schrittmacherelektroden oder zentralvenösen Kathetern • Fisteln • Pseudoaneurysma der Mitralklappe
Emboliequellensuche	• linker Vorhof einschließlich des linken Herzohrs (Thromben, Spontankontrast, Tumoren, Flussgeschwindigkeiten im linken Herzohr) • offenes Foramen ovale oder Vorhofseptumdefekt • aortale Atheromatose • Veränderungen der linksseitigen Klappen (z. B. Endokarditis, Fibroelastom)
Prothesendysfunktion	• Regurgitation • Obstruktion • Dehiszenz • Degeneration (Bioprothesen) • Zusatzstrukturen (Thrombose, Pannus, Vegetationen)
Mitralinsuffizienz	• Schweregrad • Mechanismus • Lokalisation pathologischer Veränderungen • intraoperative Beurteilung bei der Rekonstruktion
Vorhofseptumdefekt	• Größenbeurteilung • Sinus-venosus-Defekt • fehleinmündende Lungenvene (meist obere rechte)
Aortenstenose	• Planimetrie der Klappenöffnungsfläche in der hohen transösophagealen kurzen Achse • transgastrische Doppleruntersuchung

Wegen der Komplikationsmöglichkeiten erfordert die TEE bestimmte Kautelen (Tab. 14.2). Eine rechtzeitige Patientenaufklärung und schriftliche Einwilligung sind bei elektiver Untersuchung notwendig.

Vollständigkeit der Untersuchung. Aus den genannten Gründen kann die TEE nicht beliebig ausgedehnt oder wiederholt werden. Tab. 14.3 gibt die typischen Schnittebenen und Registrierungen einer umfassenden TEE an unverzichtbaren Strukturen und Fragen an. Daneben ist es selbstverständlich zulässig, eine gezielte kurze Untersuchung (etwa mit der Frage nach einem Thrombus im linken Vorhof oder Herzohr vor Kardioversion von Vorhofflimmern) durchzuführen und die Belastung des Patienten so zu minimieren, wenn die klinische Fragestellung dies zulässt. Tab. 14.4 führt die essenziellen Einstellungen und Informationen an, die bei bestimmten klinischen Fragestellungen mit der TEE dargestellt werden müssen. Eine digitale oder Videoregistrierung der Untersuchung sowie die schriftliche Dokumentation von Untersucher, Befunden, Medikation und evtl. Komplikationen sind unerlässlich.

Reinigung und Kontrolle der Sonde. Ebenso wie Endoskope muss die TEE-Sonde nach Gebrauch in eine dafür vorgesehene Desinfektionslösung über einen Mindestzeitraum (meist 20–30 min) eingelegt werden. Sie sollte darüber hinaus nach jedem Gebrauch auf Defekte durch Bisse oder Verschleiß inspiziert werden (Gefahr des elektrischen Isolationsverlusts).

Tabelle 14.2 Vorbereitungsmaßnahmen und Kautelen bei der TEE.

- spezielle Anamnese: Schluckstörungen, Ösophaguserkrankungen, kurz zurückliegende Chirurgie des oberen Gastrointestinaltrakts, Allergien
- Aufklärung über Prozedur und Risiken, schriftliches Einverständnis
- mindestens 4 h Nahrungskarenz
- Entfernung von Zahnprothesen
- EKG-Monitoring, möglichst auch Blutdruck- und Sauerstoffsättigungs-Monitoring
- intravenöser Zugang (für Medikation und evtl. Kontrastapplikation, z. B. zum Nachweis eines offenen Foramen ovale)
- Rachenanästhesie mit Lidocainspray, cave Methämoglobinämie
- leichte intravenöse Sedation, z. B. 2–4 mg Midazolam. Ein Benzodiazepin-Antagonist, z. B. Flumazenil, muss unmittelbar verfügbar sein, ebenso Intubations- und Reanimationsinstrumentarium
- nach der Untersuchung 1–2 h bis zum Abklingen der Rachenanästhesie nichts essen oder trinken; im Gefolge an atypische Präsentation einer Perforation denken (Fieber, Halsschmerzen, Brustschmerzen, Sepsis)

14.2 Durchführung der transösophagealen Untersuchung

Vorbereitung und Einführen des Geräts

Rachenanästhesie und Sedierung. Nach Erfragen der einschlägigen Anamnese (Nahrungskarenz von 4–6 h, Schluckstörungen, thorakale Bestrahlung, Ösophaguserkrankungen oder -chirurgie), Aufklärung des Patienten über Zweck und Ablauf der Prozedur und nach Einholen eines schriftlichen Einverständnisses (bei elektiver Prozedur am Vortag) werden Zahnprothesen entfernt und der Rachen mit einem Lokalanästhetikum betäubt. Der Patient kann dann i. v. sediert werden, vorzugsweise mit einem kurz wirkenden Benzodiazepin, z. B. Midazolam 2–5 mg, oder Fentanyl 50–100 µg. Nach Erfahrung des Autors sowohl in Labors, die eine Sedation fast immer und solchen, die sie fast nie durchführen, sind beide Methoden praktikabel; wichtiger ist ein vorsichtiger, geduldiger und verständnisvoller Untersucher. Am ehesten brauchen junge Patienten eine Sedation. Als Anhalt für die angestrebte Sedationstiefe kann der Beginn einer verwaschenen Sprache gelten; starke Sedierung ist für das Einführen der Sonde, das durch aktives Schlucken des Patienten erheblich erleichtert wird, kontraproduktiv. Der Autor benutzt Rachenanästhesie mit einem Spray, kein lokalanästhetisches Gel und lediglich bei jüngeren Patienten regelmäßig eine leichte Midazolam-Sedation.

Ösophagusintubation (Abb. 14.4). Während der Ösophagusintubation muss der Herzrhythmus überwacht werden, da es hierbei zu reflektorischen Bradykardien und zu ventrikulären Rhythmusstörungen kommen kann. In der Regel wird das Instrument in Linksseitenlage eingeführt, wobei der Patient ermutigt wird, den Speichel aus dem Mund herauslaufen zu lassen, falls der Speichel nicht abgesaugt wird. Das Instrument kann aber auch in jeder anderen Position, z. B. manchmal besser im Sitzen eingeführt werden. Ein Beißring schützt das Instrument vor Beschädigung. Die Echo-

Tabelle 14.3 Empfehlungen für die vollständige transösophageale Untersuchung (Flachskampf et al. 2010).

1. Transgastrische Untersuchung	• kurze Achse des linken Ventrikels auf Papillarmuskelhöhe und auf Höhe der Mitralsegelspitzen (0°) • transgastrischer Zweikammerblick (90°) • transgastrischer Langachsenschnitt (120°) mit linksventrikulärem Ausflusstrakt (einschließlich Doppleruntersuchung der Aortenklappe, falls von transthorakal schwierig) • optional: tiefe transgastrische Schnittebenen, rechtsventrikulärer Ein- und Ausflusstrakt
2. Transösophageale Untersuchung (Reihenfolge entspricht Rückzug des Instruments von Zwerchfellhöhe bis in Höhe der Pulmonalisbifurkation)	• rechtsventrikulärer Einflusstrakt, Trikuspidalklappe, rechter Vorhof mit Sinus coronarius (0°), Farbdoppler der Trikuspidalklappe • Vierkammerblick (0°), Farbdoppler der Mitralklappe • Zweikammerblick (90°), Farbdoppler der Mitralklappe • transösophagealer Langachsenschnitt (120–150°), Farbdoppler der Mitralklappe • Kurzachsenschnitt der Aortenklappe und Aorta ascendens mit Farbdoppler (30–60°), Langachsenschnitt der Aortenklappe und Aorta ascendens mit Farbdoppler (120–150°) • Darstellung des linken Herzohrs und der linken oberen Lungenvene (0°) mit gepulstem Doppler • Vorhofseptum in transversaler (0°) und longitudinaler (90°) Ebene einschließlich Fossa ovalis (evtl. Kontrastinjektion) • Aorta ascendens und Pulmonalishauptstamm/rechte Pulmonalarterie
3. Untersuchung der Aorta descendens und des Aortenbogens	• Kurzachsenschnitt der Aorta descendens von Zwerchfellhöhe bis Abgang der linken A. subclavia, partielle Darstellung des Aortenbogens (0°, bei pathologischen Befunden auch Langachsendarstellung bei 90°)

Transösophageale Echokardiografie

Tabelle 14.4 Essenzielle transösophageale Schnittebenen und Daten bei klassischen TEE-Indikationen (in Einzelfällen können auch andere, zusätzliche Schnittebenen wichtige Informationen liefern).

1. Emboliequellensuche
- linkes Herzohr (bei 0–60°): Thromben, Spontankontrast, gemittelte maximale Flussgeschwindigkeit im linken Herzohr (gepulster Doppler) < 25 cm/s?
- übriger linker Vorhof: Thromben, Spontankontrast, Tumor?
- linksventrikulärer Apex/Aneurysmen (transgastrischer und transösophagealer Zweikammerblick)
- Aortenklappe (bei 30–60° sowie 120–150°) und Mitralklappe (in multiplen Schnittebenen): Hinweise auf Endokarditis, Fibroelastom, andere Erkrankungen?
- aszendierende Aorta, Aortenbogen, proximale deszendierende Aorta: Thromben, Atherome > 4 mm Dicke?
- Vorhofseptum (transösophagealer Vierkammerblick und Sagittalschnitt des rechten Vorhofs bei 90°): Vorhofseptumdefekt einschließlich Sinus-venosus-Defekt, offenes Foramen ovale (Kontrastgabe und Valsalva-Manöver zum Nachweis)

2. Infektiöse Endokarditis
- Mitralklappe in multiplen transösophagealen Schnittebenen; infektiöses Pseudoaneurysma?
- Aortenklappe (bei 30–60° sowie 120–150°); Hinweis auf paraaortalen Abszess im Kurzachsenschnitt der Aortenwurzel? Fistel zum linken Vorhof?
- Trikuspidalklappe in tiefer transösophagealer 0°-Schnittebene sofort nach Passage des Zwerchfells, im transösophagealen Vierkammerblick sowie im Kurzachsenschnitt der Aortenklappe; dort auch eventuell Darstellung der Pulmonalklappe (schwierig!)
- Schrittmacher, zentralvenöse Katheter, Eustachische Klappe: transösophagealer Vierkammerblick, Sagittalschnitt des rechten Vorhofs bei 90°

3. Mitralinsuffizienz
- Mitralklappenanatomie (v. a. transgastrischer Kurzachsenschnitt bei 0°) sowie multiple transösophageale Schnittebenen)
- Mechanismus und Ursprung des Regurgitationsjets (Kommissuren, Segelsegmente, pathologische Beweglichkeit/Prolaps/Flail, Hinweise auf Endokarditis, Perforation, degenerative Veränderungen/fixierte Segel; bei Mitralklappenprothesen Art und Lokalisation der Regurgitationsströmung (trans-/paravalvulär), Schweregradbestimmung der Mitralinsuffizienz (proximale Jetbreite, proximale Konvergenzzone, pulmonalvenöses Einstromprofil)

4. Klappenprothesen
In den für die jeweilige Klappenposition typischen Schnittebenen:
- morphologische (Thrombus/Pannus/Vegetation, eingeschränkte Öffnungsbewegung von Segeln bei Bioprothesen und Okkludern/Flügeln bei mechanischen Prothesen, v. a. in Mitral- und Trikuspidalposition) und/oder funktionelle Hinweise auf Obstruktion (pathologische Flussgeschwindigkeiten im kontinuierlichen Doppler)
- morphologische (z. B. Durchschlagen eines Bioprothesensegels) oder Doppler-Hinweise (v. a. Farbdoppler) auf Insuffizienz; Unterscheidung zwischen trans- und paravalvulärer Insuffizienz, Schweregradabschätzung
- pathologische Zusatzstrukturen: Vegetationen, Abszesse, Fisteln, Nahtmaterial, Pannus

5. Aortendissektion, intramurales Hämatom, Aortenaneurysma
- aszendierende Aorta in Lang- und Kurzachsenschnitten (0°/90°)
- deszendierende Aorta in Lang- und Kurzachsenschnitten (0°/90°)
- Aortenbogen (in der Regel bei 0°, ggf. modifizierte Schnittebenen)
- zu prüfen: bewegliche Membran? Unterschiedliche Flussgeschwindigkeiten zwischen den Lumina (Farbdoppler)/Spontankontrast? Einrisse der Membran im Farbdoppler (Entry/Reentry)? Paraaortale Flüssigkeit (Hämatom)? Perikarderguss? Pleura-Hämatom? Aortenklappeninsuffizienz, welcher Mechanismus? Bezug der Dissektionsmembran zu Koronarostien? Wandverdickung, evtl. lakunäre Bereiche geringer Echointensität in der verdickten Aortenwand? Durchmesservergrößerung des Lumens?

---

skopspitze wird am einfachsten zwischen, unter oder über den in den Mund gelegten Ring- und Mittelfinger des Untersuchers in den hinteren Rachen geschoben und dann mit leichter Anteflexion, d. h. Krümmung nach vorn, unter Aufforderung des Patienten zum Schlucken, in den Ösophagus geschoben. Der Kopf des Patienten sollte dabei leicht nach vorn geneigt sein und der Patient instruiert werden, nicht mit dem Kopf nach hinten „auszuweichen". Dabei sollte nur ein leichter Widerstand des oberen Sphinkters zu überwinden sein. Wenn ein Schluckakt ausgelöst wird, lässt dieser Widerstand kurz nach und das Instrument kann vorgeschoben werden. Jeder erhebliche Widerstand sollte zum Abbruch und neuen Versuch, evtl. nach stärkerer Lokalanästhesie oder Sedation, führen. Häufigstes Problem ist ein seitwärtiges Abweichen der Instrumentenspitze, die sich dann im Recessus piriformis verfängt, oder ein aktiver Widerstand des oberen Ösophagussphinkters. Beim Überwinden des letzteren Problems ist das beruhigende Eingehen auf den Patienten, um ihn zur Kooperation anzuregen, wichtiger und Erfolg versprechender als die Sedation. Jeder persistierende deutliche Widerstand im Ösophagus ist zu respektieren; er sollte zum Abbruch der Untersuchung und endoskopischer Klärung vor erneuter TEE Anlass geben. Der Patient sollte nach der Untersuchung darauf hingewiesen werden, für die Dauer der Rachenanästhesie (ca. 1–2 h) nichts oral einzunehmen.

Durchführung der transösophagealen Untersuchung

Beim beatmeten, sedierten Patienten erfolgt die Ösophagusintubation entweder blind, oder, wenn dies schwierig ist, unter direkter Sicht mit dem Laryngoskop.

Typischer Ablauf der TEE

Die vollständige Untersuchung lässt sich in drei Hauptabschnitte unterteilen:
1. die transgastrische Untersuchung
2. die eigentliche transösophageale Untersuchung mit tiefen und hohen ösophagealen Schallkopfpositionen
3. die Untersuchung der deszendierenden thorakalen Aorta

Die Reihenfolge hängt vom Untersucher ab, meist wird jedoch die angegebene eingehalten, falls nicht lediglich eine gezielte Untersuchung erfolgt (s. o.). Wenn die Untersuchung den Patienten erheblich belastet, sollte als Erstes die entscheidende diagnostische Information gewonnen werden. In Tab. 14.3 sind stichwortartig die wichtigsten Schnittebenen mit den zugehörigen visualisierten Strukturen angegeben, die bei einer kompletten Untersuchung aufgesucht werden sollten.

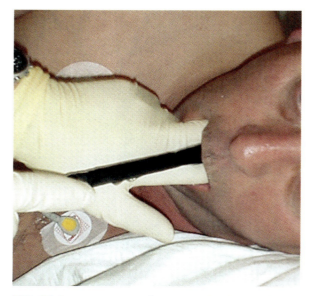

Abb. 14.4 Intubation des Ösophagus. Der Patient liegt in Linksseitenlage. Der Untersucher schiebt das durch Zeige- und Mittelfinger geführte Instrument mittig in den Rachen und fordert den Patienten auf zu schlucken.

Transgastrische Untersuchung

Der Magenfundus wird im Abstand von etwa 40 cm von der vorderen Zahnreihe erreicht. Bei horizontaler (0°) Schnittebene und anteflektierter Echoskopspitze wird ein annähernd kreisrunder Kurzachsenschnitt durch den linken Ventrikel hergestellt (Abb. 14.5; auf DVD: Loop 14-12). Durch Feinjustierung des Instruments kann ein Kurzachsenschnitt in Papillarmuskelhöhe erzielt werden, der meist eine sehr gute Beurteilung der Wandbewegung in dieser Schnittebene erlaubt, die Wandsegmente aus allen drei großen Koronarterritorien umfasst. Der anterolaterale Papillarmuskel ist bei etwa 5 Uhr, der posteromediale bei 12 Uhr geschnitten. Geringes Zurückziehen des Instruments führt zu einem Kurzachsenschnitt der Mitralklappe, der allerdings meist etwas schräg im Sinne eines Übergangs in einen Langachsenschnitt verläuft. Hier kann bei Mitralinsuffizienz im Farbdoppler oft der Ursprung des Regurgitationsjets und auch die Pathologie der Mitralsegel, z. B. bei Prolaps, beurteilt werden. Wird die Ebene nach 90° rotiert, lässt sich ein Zweikammerblick des linken Ventrikels herstellen (auf DVD: Loop 14-10). Hierbei ist besonders der Papillarmuskel- und Chordaapparat der Mitralklappe gut beurteilbar.

Eine weitere Drehung nach 110–120% lässt oft, aber nicht immer, eine Darstellung des linksventrikulären Ausflusstrakts zu (Abb. 14.7; auf DVD: Loop 14-13); in dieser Position kann auch mit dem gepulsten oder kontinuierlichen Doppler ohne großen Winkelfehler die transaortale und Ausflusstrakt-Flussgeschwindigkeit

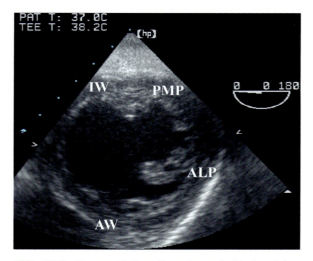

Abb. 14.5 Transgastrischer Kurzachsenschnitt des linken Ventrikels auf Papillarmuskelhöhe.

gemessen werden. (Hier wie im Weiteren sind die Gradangaben nur näherungsweise zu verstehen und variieren von Patient zu Patient.)

Wenn in 90°-Position der Echoskop-Schaft manuell im Uhrzeigersinn rotiert wird, kommen rechter Ventrikel, Trikuspidalklappe und rechter Vorhof ins Bild; bei 6–7 Uhr kann evtl. – v. a. wenn diese Strukturen dilatiert sind – der Ausflusstrakt des rechten Ventrikels und im Fernfeld die Pulmonalklappe einsehbar werden.

Transösophageale Echokardiografie

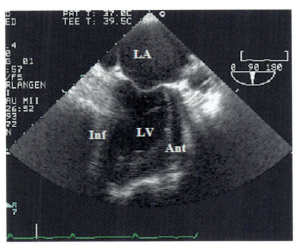

Abb. 14.6 Transösophagealer Zweikammerblick bei 90°. Ant: Vorderwand, Inf: inferiore Wand des linken Ventrikels.

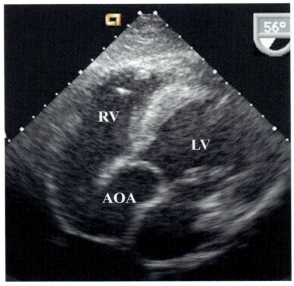

Abb. 14.8 Transgastrischer Fünfkammerblick durch maximale Anteflexion und Vorschieben des Echoskops in den Magenfundus.

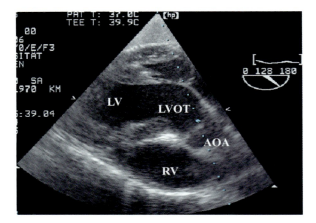

Abb. 14.7 Transgastrischer Langachsenschnitt des linken Ventrikels. In dieser Position ist eine spektrale Doppleruntersuchung der Aortenklappe gut möglich (vgl. Cursor-Einstellung).

Eine Zusatzebene, die zwar nur in Ausnahmefällen wichtig ist, dann aber entscheidende Informationen geben kann, ist der Fünfkammerblick bzw. ein modifizierter apikaler Langachsenschnitt, der durch tiefes Vorführen des Instruments im Magenfundus und maximale Anteflexion („Retroversion") erzielt wird. Der Schnitt ähnelt einem subkostalen Schnitt (**Abb. 14.8**). Auch hier kann die Aortenklappe oder der Ausflusstrakt des linken Ventrikels relativ gut dargestellt und v. a. mit dem Doppler untersucht werden, da die Flussrichtung des Blutes annähernd zum Schallstrahl parallel verläuft.

Transösophageale Schnittebenen

Bei Zurückziehen des Instruments aus der transgastrischen in eine tiefe transösophageale Position wird das Zwerchfell passiert und unmittelbar kranial davon der Sinus venosus an der Einmündung in den rechten Vorhof dargestellt; in dieser Höhe kann auch die Einmündung der V. cava inferior in den rechten Vorhof im Querschnitt visualisiert werden. Ein geringes Zurückziehen des Instruments, zusammen mit einer Streckung (Retroflexion) der Instrumentenspitze, führt in der 0°-Ebene zur Darstellung des transösophagealen Vierkammerblicks (**Abb. 14.9**; auf DVD: Loop 14–11). Man beachte, dass dieser praktisch immer mit einer Verkürzung der wahren langen Achse des linken Ventrikels einhergeht. In der Regel erfolgt hier bei zu starker Streckung des Schallkopfs ein Kontaktverlust mit der Ösophaguswand, sodass sich Luft interponiert und die Ventrikel nicht mehr beurteilbar sind; wird der Schallkopf dagegen zu stark anteflektiert, so wird der linke Ventrikel massiv verkürzt (man sieht nur noch den basalen linken Ventrikel) und meist bereits die Aortenklappe angeschnitten. Hier muss bei jedem Patienten ein jeweiliges Optimum gefunden werden; oft hilft es, das Instrument nochmals in den Magenfundus vorzuführen und dann langsam zurückzuziehen oder durch eine seitliche Flexion der Echoskopspitze zu versuchen, Kontakt mit der Ösophaguswand zu halten.

Im Vierkammerblick können linker und rechter Ventrikel sowie Mitral- und Trikuspidalklappe beurteilt werden (bei letzterer das anteriore und septale Segel). Eine Rotation der Schallebene nach etwa 90° bzw. 120° ergibt Äquivalente zum apikalen Zweikammer- und Langachsenschnitt (**Abb. 14.10**; auf DVD: Loop 14–1 u. Loop 14–19). Im Zweikammerblick (**Abb. 14.6**) ist die (zum Perikard hin konvexe) Vorderwand des linken Ventrikels im Bild rechts, die (gerade) Hinterwand links zu sehen. Hierbei ist zu beachten, dass die laterale Ortsauflösung im Bereich des mittleren und apikalen linken Ventrikels oft zu wünschen übrig lässt und daher Wandbewegungsstörungen relativ schwierig zu beurteilen sind; sie sind sicherer im transgastrischen Kurzachsenschnitt diagnostizierbar.

Zur eingehenden Untersuchung der Mitralklappe sollte diese ins Zentrum des Bildsektors gerückt werden und die Eindringtiefe vermindert werden. In dieser Position kann nun durch systematische Rotation der Schnittebene von 0–180° lückenlos die gesamte Mitralklappe dargestellt werden (bei einer Mitralklappenprothese analog die gesamte Prothese samt Ring). Die sorgfältige Untersuchung der Mitralklappe ist u. a. hinsichtlich der Eignung einer insuffizienten Klappe zur chirurgischen Rekonstruktion entscheidend wichtig. Pathologische Veränderungen wie ein Prolaps können den Segmenten des hinteren Segels (P1–3) und den gegenüberliegenden Abschnitten des vorderen Segels (A1–3) zugeordnet und der Pathomechanismus der Insuffizienz festgestellt werden (Abb. 14.10; Flachskampf et al. 2010; Shanewise et al. 1999).

Die Mitralklappe kann ideal mittels aller Dopplermodalitäten untersucht werden; insbesondere eine Darstellung der proximalen Konvergenzzone bei Mitralinsuffizienz ist so am besten möglich. Besonders nützlich für die räumliche Zuordnung des Ursprungs eines Mitralinsuffizienzjets sind die intermediären Schnittebenen von 60–90°, die annähernd der Appositionslinie der beiden Mitralsegel folgen. Das posteriore Segel kann in diesen Schnittebenen sowohl im Bild links (posteromediales Segment, P3) als als auch rechts (anterolaterales Segment, P1) des in der Mitte angeschnittenen anterioren Segels erscheinen. Dadurch erlauben diese Ebenen die Zuordnung einer Pathologie oder des Jetursprungs zur Gegend der anterolateralen oder posteromedialen Kommissur oder zu den erwähnten Segmenten.

Mit einer geringfügig weiter kranial positionierten Echoskopspitze kann bei ca. 60° und 120° die Aortenklappe und Aorta ascendens im Kurz- bzw. Langachsenschnitt dargestellt werden (Abb. 14.11, Abb. 14.12; auf DVD: Loops 14–7 u. 14–6). Durch Wechsel zwischen diesen Ebenen (Rotation der Schallebene) bei fixer Echoskopposition können pathologische Veränderungen lokalisiert und von Artefakten (z. B. Differenzialdiagnose Zusatzstruktur/Anschnitt von Segeln) abgegrenzt werden. Die 60°-Position entspricht einem auf dem Kopf stehenden parasternalen Kurzachsenschnitt. Der Hauptstamm der linken Koronararterie entspringt bei etwa 2 Uhr und teilt sich in den im Bild nach unten, d. h. vom Schallkopf weg verlaufenden Ramus interventricularis anterior (RIVA) und die mehr horizontal nach rechts, d. h. Richtung linker Vorhof im Bild verlaufende

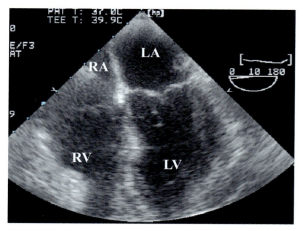

Abb. 14.9 Transösophagealer Vierkammerblick.

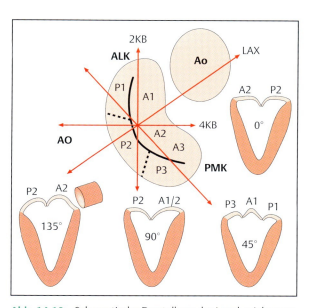

Abb. 14.10 Schematische Darstellung der Lagebeziehungen zwischen der Mitralklappe, ihren Segeln und Segmenten (A1–3, P1–3) und den typischen transösophagealen Schnittebenen (4KB Vierkammerblick, 2KB Zweikammerblick, LAX transösophagealer Langachsenschnitt), deren näherungsweise Gradzahlen in den kleinen Zeichnungen angegeben sind. Die tatsächliche Zuordnung kann wegen anatomischer Gegebenheiten und des Einflusses der Schallkopfposition im Ösophagus sowie seiner Anwinkelung etwas variieren.

Circumflexa. Die rechte Koronararterie entspringt bei etwa 6 Uhr der Zirkumferenz der Aorta ascendens oberhalb der Segel und verläuft zunächst im Bild vom Schallkopf weg. Trikuspidal- und Pulmonalklappe sind, wie die übrigen Rechtsherzstrukturen, analog zum basalen parasternalen Kurzachsenschnitt um die zentrale Aortenklappe herum gruppiert, wobei die Pulmonalklappe von allen wichtigen Strukturen bei der TEE wohl am

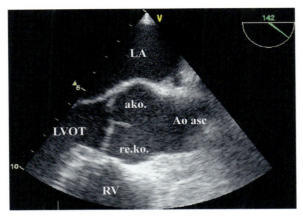

Abb. 14.11 Langachsenschnitt der Aortenklappe. Details im Text. Ako: akoronarer Sinus Valsalvae, re.ko: rechtskoronarer Sinus Valsalvae.

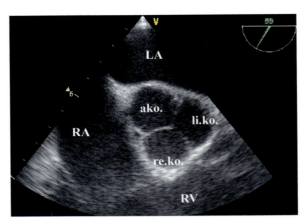

Abb. 14.12 Kurzachsenschnitt der Aortenklappe. Details im Text. li.ko: linkskoronarer Sinus Valsalvae.

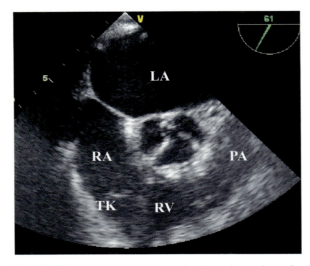

Abb. 14.13 Hoher transösophagealer Kurzachsenschnitt der Aortenklappe bei 61°, Standbild zu Loop 14–5 auf DVD. Details im Text.

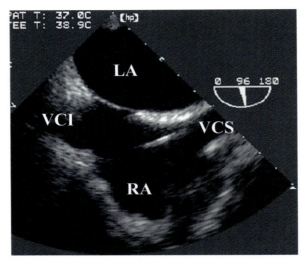

Abb. 14.14 Sagittalschnitt der beiden Vorhöfe aus dem oberen Ösophagus. Die beiden Einmündungen der Hohlvenen sind gleichzeitig zu sehen. Die Trikuspidalklappe ist in diesem Schnitt nicht abgebildet. Der helle Reflex im Bereich der Einmündung der oberen Hohlvene entspricht einer Schrittmacherelektrode.

schlechtesten beurteilbar ist. Die Aorta ascendens ist wegen der Interposition des linken Hauptbronchus etwas weiter im Langachsenschnitt (bei 120°; auf DVD: Loop 14–2) als im Kurzachsenschnitt (bei 60°; **Abb. 14.13**; auf DVD: Loop 14–5) zu verfolgen; in beiden Schnittebenen lässt sie sich jedoch in der Regel nicht komplett in den Aortenbogen weiterverfolgen.

Wenn der Echoskop-Schaft ausgehend von einem Langachsenschnitt von Aortenklappe und Aorta ascendens leicht im Uhrzeigersinn manuell rotiert wird und eine Ebene von etwa 90° eingestellt wird, so erhält man einen Sagittalschnitt des rechten Vorhofs und der Einmündung der beiden Vv. cavae (Cava inferior links, Cava superior rechts im Bild, **Abb. 14.14**; auf DVD: Loop 14–15). Dieser Schnitt zeigt besonders gut das Vorhofseptum, die Fossa ovalis mit dem Foramen ovale, sowie ggf. einen Vorhofseptumdefekt vom Sekundumtyp, aber auch (evtl. durch geringes Zurückziehen des Instruments, um den Beginn der Cava superior darzustellen) einen Sinus-venosus-Defekt. Die Cava superior kann durch Retraktion des Echoskops wenige Zentimeter nach kranial verfolgt werden. Außerdem wird in diesem Schnitt das rechte Herzohr dargestellt. Der Sagittalschnitt des rechten Vorhofs ist daher auch zur Beurteilung von Elektroden und Kathetern, die aus der Cava superior in den rechten Vorhof ziehen, geeignet (z. B. bei

Verdacht auf Schrittmacherendokarditis). Die Trikuspidalklappe ist dagegen im Sagittalschnitt des rechten Vorhofs nicht abgebildet. Die Einmündung der Cava inferior ist ebenfalls abgebildet.

Falls der Nachweis eines offenen Foramen ovale als diagnostisch wichtig eingestuft wird, eignet sich hierfür einschließlich Darstellung der Kontrastmittelgabe v. a. der Vierkammerblick oder der o. a. Sagittalschnitt des rechten Vorhofs. Nach Einstellung eines dieser Schnitte erfolgt eine Kontrastmittelinjektion (mittels eines Dreiwegehahns agitierte beliebige Infusionslösung, noch besser aspiriertes Blut, oder das Rechtsherzkontrastmittel Echovist). Die Kontrastmittelinjektion (bei peripher-venöser Injektion am besten nach dem Bolus Elevation des entsprechenden Arms) sollte von einem Valsalva-Manöver gefolgt werden, das vor der TEE mit dem Patienten kurz geprobt werden sollte. Meist kann die Passage der Kontrastbläschen durch das offenen Foramen aus dem rechten in den linken Vorhof direkt beobachtet werden (auf DVD: Loop 14–14), auf jeden Fall sollte sie jedoch innerhalb von etwa drei Herzzyklen nach Erscheinen des Kontrastmittels im rechten Vorhof erfolgen, da ein späterer Nachweis von Kontrast im linken Vorhof auch bei verschlossenem Foramen ovale durch eine Lungenpassage möglich ist.

Die weitere Retraktion des Instruments erlaubt die Untersuchung der kranialen Herzstrukturen. Hierzu gehören das linke Herzohr, die Pulmonalvenen und die Arteria pulmonalis samt Bifurkation (auf DVD: Loop 14–17 u. 14–16 und Standbild). Das linke Herzohr lässt sich, ausgehend von der Darstellung der Mitralklappe im 0°-Schnitt bzw. Vierkammerblick oder einer individuell zu optimierenden Schnittebene (30–60°) durch Zurückziehen des Instruments darstellen (**Abb. 14.15**; auf DVD: Loops 14–8 u. 14–9). Spontankontrast oder Thromben können so nachgewiesen werden und die Flussgeschwindigkeit im Herzohr als Risikoindikator für das Thromboserisiko (bei maximalen Geschwindigkeiten < 25 cm/s) im gepulsten Doppler gemessen werden. Das Herzohr kann mehrere Segmente aufweisen, die durch Zwickel voneinander getrennt werden; ein systematisches Variieren der Schnittebene bei fixer Echoskop-Position erleichtert das Erkennen. Vom linken Herzohr durch eine prominente Leiste getrennt liegt die Einmündung der linken oberen Pulmonalvene. Diese Leiste kann zu Reverberationen und Scheinstrukturen im linken Herzohr führen. Die Analyse des pulmonalvenösen Einstrommusters (**Abb. 14.16**) im gepulsten Doppler ist für die Beurteilung des Schweregrads einer Mitralinsuffizienz wichtig. Die linke untere Pulmonalvene liegt noch weiter lateral und etwas tiefer, lässt sich aber oft nur unzureichend darstellen. Die rechte obere Pulmonalvene wird im Bild links von der V. cava superior in einer 0°-Schnittebene des kranialen rechten Vor-

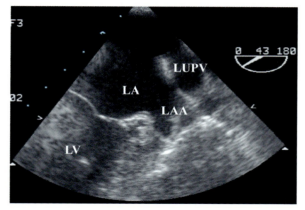

Abb. 14.15 Kranialer transösophagealer Schnitt zur Darstellung des linken Herzohrs (LAA), in diesem Fall intermediäre Ebene bei 43° zwischen Vierkammer- und Zweikammerblick. Das Herzohr ist normal und frei von Thromben.

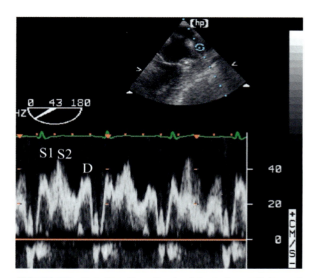

Abb. 14.16 Gepulster Doppler der linken oberen Pulmonalvene bei Sinusrhythmus; Normalbefund. Es sind zwei systolische Einstromwellen (nach oben) zu erkennen: S 1 durch die Vorhofrelaxation, S 2 durch die Ventrikelkontraktion mit der Folge der Vergrößerung des linken Vorhofs. Weiterhin besteht eine diastolische Einstromwelle (D).

hofs bzw. der V. cava superior dargestellt (auf DVD: Loop 14–16); die untere rechte Pulmonalvene ist wiederum oft nur schwer zureichend darstellbar und liegt tiefer als die obere rechte Pulmonalvene.

Der Hauptstamm der Pulmonalarterie und die Bifurkation lassen sich meist etwas kranial des Kurzachsenschnitts der Aortenklappe in einer ähnlichen Schnittebene (etwa bei 60%) darstellen. Dabei wird die rechte Pulmonalarterie schallkopfnah in der Regel sehr gut (einschließlich evtl. Thromben), die linke kaum oder gar nicht visualisiert.

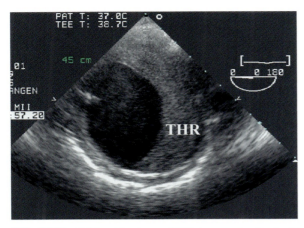

Abb. 14.17 Teilthrombosiertes (THR) Aneurysma der Aorta descendens.

Darstellung der thorakalen Aorta

Die Untersuchung der Aorta ascendens wurde bereits oben beschrieben. Die Aorta descendens kann – im Querschnitt bei 0° – etwa in Höhe des transösophagealen Vierkammerblicks durch Rotation des Echoskopschafts im Uhrzeigersinn neben dem linken Vorhof aufgesucht werden. Es empfiehlt sich, pathologische Strukturen wie Plaques, Thromben oder eine Dissektion durch systematischen Schnittebenen-Wechsel zwischen 0° und 90° zu untersuchen (**Abb. 14.17**; auf DVD: Loops 14–3 u. 14–4). Da die Aorta sehr schallkopfnah liegt, sollte die Eindringtiefe verringert werden. Der systematische Rückzug des Instruments entlang der Aorta descendens bringt den distalen Aortenbogen mit dem Abgang der A. subclavia ins Bild. Von hier aus lässt sich meist der Aortenbogen bis in den distalen Bereich der Aorta ascendens verfolgen.

15 Stressechokardiografie

Übersicht

Die Stressechokardiografie nimmt einen wichtigen Platz in der Stufendiagnostik und funktionellen Beurteilung der KHK ein. Die verschiedenen dynamischen und pharmakologischen Belastungsmöglichkeiten, die technischen Voraussetzungen, der typische Ablauf, Komplikationsmöglichkeiten, die Befundungskriterien und die Interpretation dieser schwierigen Technik werden erörtert.

15.1 Grundlagen

Diagnose der KHK in der Ruheechokardiografie. Die koronare Herzkrankheit kann im Ruheecho nur dann diagnostiziert werden, wenn bereits ein Infarkt stattgefunden hat und dementsprechende Ruhe-Wandbewegungsstörungen vorliegen (Kap. 4). Die (Ruhe-)Echokardiografie eignet sich mithin nicht als Screeninguntersuchung auf das Vorliegen einer koronaren Herzkrankheit. Auch kann nach revaskularisierendem Eingriff (perkutane Intervention oder Bypass-Operation) der Erfolg oder Misserfolg nicht aus dem Ruheecho abgeleitet werden.

Prinzip der Stressechokardiografie

Wandbewegungsstörungen. Wie die ergometrische Belastungsuntersuchung beruht auch die Stressechokardiografie darauf, dass unter Belastung in Gegenwart von Koronarstenosen ab etwa 50 % des Gefäßdurchmessers (75 % des Gefäßquerschnitts) die Myokarddurchblutung nicht adäquat gesteigert werden kann. Dagegen tritt bei intakter Koronarversorgung selbst unter maximaler körperlicher Arbeit keine Sauerstoffunterversorgung auf. Während beim Belastungs-EKG der typische Ischämieindikator die ST-Streckensenkung ist, wird im Stressecho eine unter Belastung sich entwickelnde regionale Ischämie anhand der regionalen Wandbewegungsstörung erfasst. Dabei wird die Funktion des linken Ventrikels sowohl regional als auch global betrachtet:

Regional wird die Funktion charakterisiert durch:
1. die systolische Einwärtsbewegung des Endokards, die jedoch außer von der myokardialen Kontraktion auch von („Translations"-)Bewegungen des ganzen Herzens beeinflusst wird
2. die systolische Wandverdickung, deren Beurteilung jedoch eine Erkennung sowohl des regionalen Endokards als auch Epikards erfordert und daher nicht immer möglich ist
3. Veränderungen der regionalen Bewegungsgeschwindigkeit oder Verformungsparameter, die im Gewebedoppler bzw. davon abgeleiteten Parametern nachweisbar sind

Global werden stressinduzierte Gestaltveränderungen des gesamten linken Ventrikels, insbesondere eine Dilatation mit Vergrößerung des endsystolischen Volumens, als Zeichen einer (ausgedehnten) Ischämie gewertet. Daneben können Veränderungen der longitudinalen globalen Funktion, wie sie aus Gewebedopplerparametern der basalen Ventrikelsegmente ableitbar sind, herangezogen werden.

Normale Veränderung der systolischen Funktion des linken Ventrikels unter Belastung

Die normale kardiovaskuläre Reaktion auf eine Belastung besteht in einem Anstieg von Herzfrequenz und Blutdruck sowie einer Steigerung der myokardialen Kontraktion, d. h. einer kräftigeren globalen und regionalen Pumpfunktion. Die Ejektionsfraktion des linken Ventrikels steigt an, das endsystolische Volumen nimmt entweder ab (unter Dobutamin) oder bleibt in etwa gleich (unter muskulärer Belastung) und regional kommt es zu einer Steigerung von Wandbewegung und -verdickung. Eine Abweichung von diesem Muster wird als „Wandbewegungsstörung" bezeichnet; schon ein fehlender Anstieg von regionaler und globaler Pumpfunktion ist als pathologisch anzusehen. Tritt eine Ischämie auf, so vermindert sich im ischämischen Bezirk die anfangs normale bzw. belastungsadäquat gesteigerte Wandbewegung und Wandverdickung (Hypokinesie) und kommt bei schwerer oder ausgedehnterer Ischämie zum Erliegen (Akinesie) oder wird sogar paradox (Dyskinesie) (Abb. 15.1).

Ausreichende Belastung. Eine ausreichende Belastung gilt als erzielt, wenn die „submaximale Ausbelastungsfrequenz" = 85 % × (220 − Alter) erreicht wird. Wird diese Frequenz nicht erreicht, z. B. wegen der Einnahme eines Betablockers, so muss die Belastung als unzureichend gewertet werden. Die Untersuchung ist dann bei fehlenden Ischämiezeichen nicht als negativ, sondern als nicht diagnostisch aussagekräftig zu werten.

Indikationen, Kontraindikationen und Kautelen

Nachteile des Belastungs-EKG. Das Belastungs-EKG ist eine einfache, preiswerte, gut dokumentierbare und standardisiert auswertbare Untersuchung. Es ist daher die Belastungsuntersuchung der ersten Wahl. Seine Aussagekraft ist jedoch erheblich geringer als die der bildgebenden Belastungsverfahren Stressechokardiografie, Perfusionsszintigrafie oder Stress-Magnetresonanztomografie. Insbesondere besitzt die konventionelle Ergometrie folgende gravierende Nachteile:
- niedrige diagnostische Treffsicherheit, besonders bei koronarer Eingefäßerkrankung (Sensitivität < 50 %)
- Ruhe-EKG-Veränderungen erschweren oder verhindern häufig die Bewertung des Belastungs-EKG (Linksschenkelblock, Schädigungszeichen bei Linksherzhypertrophie, Digitalisimprägnation)
- häufig falsch positive Befunde bei Frauen im mittleren Alter
- schlechte Zuordnung zu Perfusionsterritorien
- häufig mangelnde ergometrische Ausbelastbarkeit aufgrund nicht kardialer Ursachen (z. B. muskuläre Schwäche, chronisch obstruktive Lungenerkrankung, Gelenkbeschwerden, periphere arterielle Verschlusskrankheit)

Stressecho-Indikationen. Die Stressechokardiografie hat vier große Indikationsbereiche:
1. als Teil der Stufendiagnostik der KHK bei nicht verwertbarem Belastungs-EKG oder als zusätzliche Untersuchung bei Verdacht auf falsch positives oder falsch negatives Belastungs-EKG
2. zur Dokumentation der funktionellen Wirksamkeit einer angiografisch nachgewiesenen Koronarstenose
3. zur Risikoabschätzung vor Operation oder nach Myokardinfarkt
4. zur Vitalitätsbeurteilung von Myokard, das in Ruhe eine schwere Wandbewegungsstörung aufweist

Die Indikationen entsprechen denen der Myokardszintigrafie mit Perfusionstracern (^{201}Thallium, MIBI-SPECT) oder der Stress-Magnetresonanztomografie. Sie sind v. a. bei nicht aussagefähigem Belastungs-EKG gegeben. Bei der Vitalitätsbeurteilung, bei der es um den Nachweis kontraktionsgestörten, aber nicht irreversibel geschädigten Myokards geht, konkurriert das Dobutamin-Stressecho mit der Ruhe-Thallium/MIBI-SPECT-Untersuchung, der Positronenemissionstomografie und mit dem

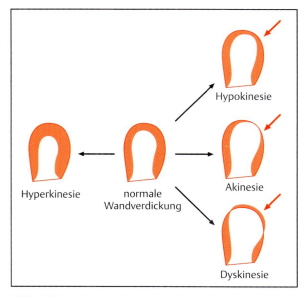

Abb. 15.1 Schematische Darstellung der normalen und gestörten Wandbewegung (mit Erlaubnis aus Flachskampf et al. 1997).

Infarktnarbennachweis mittels Kontrast-Magnetresonanztomografie.

Es gibt eine Reihe weiterer Einsatzbereiche der Stressechokardiografie (z. B. bei Vitien und Kardiomyopathien), die weniger standardisiert sind und zu denen weniger Daten vorliegen. Dies betrifft z. B. die Kontraktionsreserve des Myokards bei Regurgitationsvitien, die Veränderung des Schweregrads einer ischämischen Mitralinsuffizienz sowie den Anstieg des transmitralen Gradienten und des rechtsventrikulären Druckes bei Mitralstenose oder kombiniertem Mitralvitium.

Kontraindikationen. Die Stressechokardiografie, wie auch andere Belastungstests, ist kontraindiziert bei folgenden Krankheitsbildern:
- das akute Koronarsyndrom einschließlich der instabilen Angina pectoris (Auftreten von typischen Beschwerden und/oder ischämischen EKG-Veränderungen in Ruhe) und des Infarkts (positive Nekrosemarker)
- ein schwerer unkontrollierter Hypertonus, da dieser unter der Belastung weiter ansteigt
- für die Dobutaminbelastung ventrikuläre Tachykardie oder Kammerflimmern in der Vorgeschichte

Sonderfälle sind die schwere Aortenstenose mit eingeschränktem linkem Ventrikel oder die hypertroph-obstruktive Kardiomyopathie mit niedrigem oder fehlendem Ruhegradienten. Diese Krankheitsbilder galten früher als Kontraindikationen für Belastungsuntersuchungen. Hier kann bei bestimmten Fragestellungen (z. B. nach der Zunahme des Gradienten unter Stimulation des linken Ventrikels) unter sorgfältigen Sicherheitsvorkehrungen eine Belastungsuntersuchung sinnvoll sein.

Kautelen. Die Stressechokardiografie bedarf derselben Kautelen wie das Belastungs-EKG, d. h. Anwesenheit eines entsprechend erfahrenen Arztes sowie Notfallinstrumentarium einschließlich Defibrillator.
Während die Monitorüberwachung des Patienten während und nach der Belastung zwingend erforderlich ist, gilt dies nicht in gleichem Maße für das Mitschreiben eines EKGs, obwohl eine Dokumentation nützlich ist.

Abbruchkriterien. Folgende Abbruchkriterien sind bei der Stressechokardiografie zu beachten:
- Erreichen der Ausbelastungsfrequenz = 85 % × (220–Alter) oder der pharmakologischen Maximaldosis
- schwere Angina pectoris, Erschöpfung oder Dyspnoe
- eindeutiges Auftreten größerer Wandbewegungsstörungen, eindeutige Vergrößerung des endsystolischen linksventrikulären Volumens unter Stress
- ausgeprägter Blutdruckabfall (> 30 mmHg des systolischen Ausgangswerts)
- massiver Hypertonus (> 230/120 mmHg)
- supraventrikuläre Tachykardien bzw. neu aufgetretenes Vorhofflimmern/-flattern
- repetitive ventrikuläre Rhythmusstörungen, nicht jedoch einfache (auch gehäufte) ventrikuläre Extrasystolen

15.2 Durchführung der Belastung

Bildgewinnung und -interpretation

Untersuchung und Dokumentation. Ziel der Untersuchung ist es, unter Stress auftretende Wandbewegungsstörungen zu erkennen und segmental zuzuordnen. Hierfür werden die regionale und globale Wandbewegung des linken Ventrikels vor und während oder unmittelbar nach der Belastung untersucht und verglichen (auf DVD: Loops 15-1 u. 15-2). Bei der ergometrischen Belastung wird entweder kurz vor oder sofort nach Belastungsende untersucht. Bei der pharmakologischen Belastung steht mehr Zeit zur Verfügung, hier wird auf verschiedenen Belastungsstufen untersucht. Die digitale Registrierung eines Herzzyklus in jeder Standardschnittebene auf jeder Belastungsstufe ist dabei unerlässlich, um einen genauen Vergleich bei der Befundung zu ermöglichen. Zusätzlich sollte auf Videoband registriert werden, da die Bildschleifen jeweils nur einen oder wenige Herzzyklen wiedergeben und Details, z. B. Visualisierung von bestimmten Segmenten, durch kleine Änderungen der Anlotebene oder Atmung des Patienten von Schlag zu Schlag variieren können.

Die Eindringtiefe sollte so gewählt werden, dass der linke Ventrikel möglichst groß im Bildsektor dargestellt wird, d. h. von apikal können die Vorhöfe abgeschnitten werden. Es sollte eine harmonische Bildgebung verwendet werden.

Schnittebenen und Veränderungen. Es werden klassischerweise vier Schnittebenen verwendet:
- parasternale lange Achse
- parasternale kurze Achse in Papillarmuskelhöhe
- apikaler Vierkammerblick
- apikaler Zweikammerblick

Alternativ, v. a. bei eingeschränktem parasternalem Fenster oder bei paralleler Verwendung des Gewebedopplers, wird manchmal ausschließlich in den apikalen Schnittebenen (Vierkammerblick, Zweikammerblick, Langachsenschnitt) registriert.
Die Auswertung erfolgt im 16-Segment-Modell des linken Ventrikels (Abb. 15.2 u. Abb. 15.3; auf DVD: Loops 14-22 u. 14-23). Abhängig von der Güte der Epikarderkennung wird die Aufmerksamkeit möglichst auf die

Stressechokardiografie

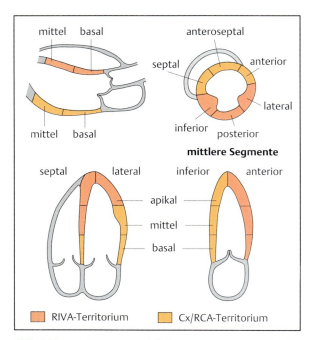

Abb. 15.2 16-Segment-Modell der American Society of Echocardiography des linken Ventrikels bei Bildakquisition in der parasternalen langen und kurzen (Papillarmuskelhöhe) Achse sowie im apikalen Vier- und Zweikammerblick. RIVA = Ramus interventricularis anterior, Cx = Ramus circumflexus, RCA = rechte Kranzarterie. Jedem Wandsegment kann eine Zahl (1–4) zugeordnet werden (WBS-Score; 1 = normokinetisch, 2 = hypokinetisch, 3 = akinetisch, 4 = dyskinetisch). Die Summe der segmentalen Scores geteilt durch die Zahl der beurteilten Segmente (in der Regel 16) ergibt den WBS-Index (normal = 1, pathologisch > 1) als semiquantitatives globales Maß der Wandbewegungsstörungen (mit Erlaubnis aus Flachskampf et al. 1997).

systolische Wandverdickung und auf die Einwärtsbewegung des Endokards gerichtet; letztere wird durch Schenkelblockbilder und Translation des gesamten Herzens mitbeeinflusst. Schließlich wird das Gesamtkontraktionsmuster des linken Ventrikels berücksichtigt (z. B. deutliche Zunahme des endsystolischen Ventrikelvolumens bei ausgedehnter Ischämie, Aufweitung des Apex bei apikaler Ischämie, „Knickbildung" an den Grenzen zwischen normokinetischem und ischämischem Myokard).

Auswertung. Die Wandbewegung wird qualitativ für jedes Segment als normokinetisch, hypokinetisch, akinetisch oder dyskinetisch beurteilt. Eine Verschlechterung der Wandbewegung (in mindestens einem Segment um mindestens einen Grad) wird als pathologisch gewertet. Die Beurteilung der regionalen Wandbewegung wird durch den direkten visuellen Vergleich der Ruhe- und Belastungsaufnahmen in Form digitaler Bildschleifen wesentlich erleichtert. Es empfiehlt sich, nach Beendigung der Untersuchung die digitalisierten Herzzyklen sowie das gleichzeitig aufgenommene Videoband sorgfältig erneut durchzusehen.

Hilfsmaßnahmen bei schlechter Bildqualität

Bei älteren Patienten liefert das parasternale Schallfenster häufig unzureichende Bilder. Dann kann auf die Darstellung der parasternalen Ebenen verzichtet werden und der Langachsenschnitt von apikal dargestellt werden. Bei transthorakal trotz harmonischer Bildgebung unzureichender Bildqualität kann

- mittels Linksherzechokontrast die Endokarderkennung, v. a. lateral, anterior und apikal, verbessert werden (Kap. 16) oder
- der transösophageale Zugang in Kombination mit einem pharmakologischen Stress gewählt werden.

Bei sehr schlecht schallbaren Patienten sollte von der Stressechokardiografie zugunsten der Perfusionsszintigrafie oder der Stress-Magnetresonanztomografie abgesehen werden.

Belastungsformen

Derzeit kommen v. a. zwei Stressmodalitäten in der klinischen Routinediagnostik in Frage: die „physikalische" ergometrische Belastung (wie beim Belastungs-EKG) und die pharmakologische Belastung mit i. v.-Dobutamininfusion. Globale Vorteile einer Methode gegenüber anderen in Bezug auf die diagnostische Treffsicherheit lassen sich nicht belegen. Allerdings sind unerwünschte Wirkungen unterschiedlich und bei pharmakologischer Belastung häufiger. Die pharmakologischen Verfahren sind daher am ehesten für solche Patienten geeignet, die sich nicht muskulär (ergometrisch) belasten können (z. B. Patienten mit arterieller Verschlusskrankheit, Gelenkbeschwerden oder eingeschränkter Lungenfunktion). Da schwerwiegende unerwünschte Wirkungen vorkommen, empfiehlt sich eine schriftliche Aufklärung der Patienten.

Ergometrische Belastung

Diese erfolgt wie beim Belastungs-EKG in einem Stufenprotokoll (z. B. 50, 75, 100, 125 W usw. jeweils über 3 min). Lebensbedrohliche Komplikationen (hier und im Weiteren ventrikuläre Tachykardien, Kammerflimmern, Lungenödem, Myokardinfarkt, Tod) entsprechen denen der konventionellen Ergometrie und sind sehr selten (< 1:10 000). Die Bildakquisition erfolgt in Ruhe und unter maximaler Belastung oder unmittelbar (innerhalb von 90 s) nach Belastungsabbruch.

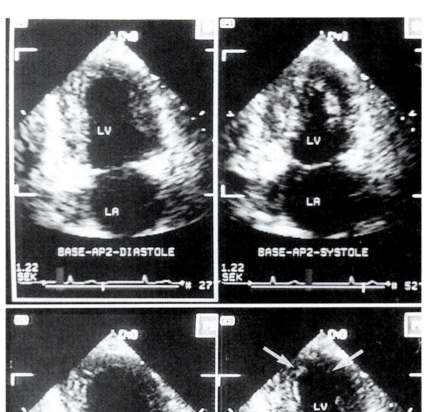

Abb. 15.3 Beispiel einer induzierten Wandbewegungsstörung im apikalen und mittleren anterioren sowie apikalen inferioren Segment (Pfeile) im apikalen Zweikammerblick unter maximalem Dobutaminstress. Oben Ruheuntersuchung; unten 40 µg/min/kg Dobutamin; links Enddiastole; rechts Endsystole. Entgegen dem normalen Verhalten unter Dobutaminbelastung dilatiert der linke Ventrikel (LV) unter Belastung deutlich, ein weiteres Zeichen einer schweren induzierbaren Ischämie (mit Erlaubnis aus Flachskampf et al. 1997).

Pharmakologische Belastung

Die genannten Limitationen der ergometrischen Belastung entfallen hierbei. Die Bildgewinnung ist oft leichter, da die belastungsbedingte Tachypnoe fehlt. Das Zeitfenster zur Bildgewinnung unter maximaler Belastung ist größer als bei der dynamischen Belastung. Andererseits ist die Rate unerwünschter Wirkungen höher. Ungünstig ist, dass sich diese Stressform kaum mit Alltagsbelastungen vergleichen lässt. Gebräuchlich ist das Katecholamin Dobutamin, in südeuropäischen Ländern auch der Vasodilatator Dipyridamol.

Dobutamin-Atropin-Belastung. Dobutamin erhöht Inotropie, Herzfrequenz und Blutdruck. Hierfür ist ein Stufenprotokoll (Abb. 15.4) gebräuchlich. Atropin wird fraktioniert hinzugefügt, wenn auch unter 40 µg/min/kg keine ausreichende Frequenzsteigerung (Ausbelastungsfrequenz = 85 % × [220 − Alter]) auftritt. Betablocker sollten idealerweise vor der Untersuchung abgesetzt werden; sie sind auch das spezifische Antidot bei Komplikationen (1 mg Propranolol oder 50–100 mg Esmolol i. v.). Wenn dies – etwa bei erheblichem Hypertonus – nicht erfolgen kann, muss eine etwas höhere Rate an nicht diagnostischen Untersuchungen infolge mangelnder Ausbelastung in Kauf genommen werden. Die Rate lebensbedrohlicher Komplikationen der pharmakologischen Stressechokardiografie liegt bei bis zu 0,3 % (Picano et al. 1994; Secknus u. Marwick 1997).

Stressechokardiografie

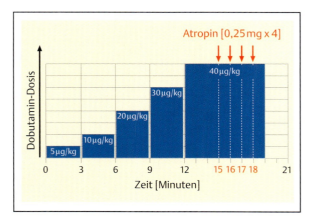

Abb. 15.4 Stufenprotokoll für die Dobutaminechokardiografie. Die fraktionierte Atropingabe am Ende der Belastung erfolgt bei unauffälliger Untersuchung und nicht ausreichendem Herzfrequenzanstieg (mit Erlaubnis aus Flachskampf et al. 1997).

Eine Besonderheit stellt das Auftreten einer schweren Hypotension dar, die durch periphere Vasodilatation oder eine dobutamininduzierte Ausflussbahnobstruktion hervorgerufen werden kann. Therapie der Wahl ist die Volumengabe, falls erforderlich Norepinephrin.

Vitalitätsdiagnostik

Reversible myokardiale Funktionseinschränkungen. Nach Ablauf eines Infarkts kommt es im linken Ventrikel zu einer mehr oder weniger ausgedehnten Wandbewegungsstörung. Aus der Beobachtung solcher regionaler Wandbewegungsstörungen nach Myokardinfarkt ist bekannt, dass nicht alle Ruhe-Wandbewegungsstörungen einer irreversiblen Myokardschädigung entsprechen. Idealtypisch werden zwei Erscheinungsformen der reversiblen myokardialen Funktionseinschränkung unterschieden:

- **Das myokardiale „Stunning"** („Betäubung"). Hierbei liegt ein postischämischer Zustand mit wieder normalisierter Perfusion vor, bei dem die eingeschränkte Myokardkontraktion der Verbesserung der Perfusion über Stunden und Tage „nachhinkt" (z. B. nach Akutreperfusion eines Koronarverschlusses). Solches Myokard verbessert seine Kontraktion unter Dobutaminstimulation.
- **Die myokardiale Hibernation** („Winterschlaf"). Dieser Begriff bezeichnet vitales Myokard, das aufgrund eingeschränkter Perfusion (hochgradige Koronarstenose, kollateralisierter Koronarverschluss) oder eingeschränkter koronarer Perfusionsreserve nur seinen Strukturstoffwechsel aufrechterhält, seine kontraktile Funktion jedoch (vollständig oder weitgehend) eingestellt hat. Nach Revaskularisation kann sich das Kon-

traktionsverhalten allmählich über Wochen und Monate wieder normalisieren. Bei in Ruhe vorliegender regionaler Akinesie oder schwerer Hypokinesie spricht eine deutliche Verbesserung der systolischen Kontraktion unter niedrig dosierter Dobutamininfusion (5–20 µg/kg/min) für eine erhaltene Vitalität und damit für eine potenzielle Reversibilität der Wandbewegungsstörung, wenn die Perfusion verbessert wird (auf DVD: Loop 15-3). Die verfügbaren Nachweismethoden für vitales Myokard (Positronenemissionstomografie mit ^{18}Fluorodeoxy-Glucose, ^{201}Thallium-SPECT-Szintigrafie, Low-dose-Dobutamin-Echo, Kontrast-Magnetresonanztomografie) liefern keine deckungsgleichen Resultate; insbesondere erscheinen manche Segmente mit fehlender Kontraktionsreserve mit den nuklearmedizinischen Verfahren vital.

Es sollte betont werden, dass die Erkennung dieser reversiblen Sonderformen der myokardialen Funktionseinschränkung häufig an den Grenzen des echokardiografisch Erkennbaren liegt und die Untersucherabhängigkeit bei diesen Fragestellungen besonders groß ist.

15.3 Stärken und Schwächen der Stressechokardiografie

Vorteile. Systolische Wandbewegungsstörungen gehen der Entwicklung von ST-Senkungen im EKG und der pektanginösen Symptomatik in der Regel voraus. Daher ist die Stressechokardiografie wesentlich sensitiver als das Belastungs-EKG im Nachweis induzierbarer Ischämien. Ein weiterer Vorteil ist die hervorragende räumliche Auflösung, die auch die der Myokardszintigrafie deutlich übertrifft. Bei Vorliegen eines Linksschenkelblocks ist das Stressechokardiogramm der Myokardszintigrafie, die hierbei häufig falsch positiv ausfällt, überlegen (da die septale Wandverdickung auch bei atypischem Kontraktionsablauf beurteilt werden kann). Dennoch bleibt die Stressechokardiografie eine schwierige Methode, die „den langweiligsten Teil der Kardiologie, die Belastungsuntersuchung, mit dem schwierigsten Teil der Echokardiografie, der Beurteilung von Wandbewegungsstörungen, verbindet" (A. E. Weyman).

Einschränkungen. Wesentliche Limitationen der Stressechokardiografie sind:
- **Subjektivität.** Insbesondere der Befund der Hypokinesie unterliegt breiten Schwankungen. Selbst zwischen erfahrenen Untersuchern verschiedener Zentren (nicht aber Untersuchern aus derselben „Schule") zeigen sich beträchtliche Abweichungen in der Befun-

dungspraxis (Hoffmann et al. 1996). Die subjektive Komponente (insbesondere bei der Diagnose einer induzierbaren Hypokinesie) ist die Achillesferse der Methode und wird es in naher Zukunft bleiben. Hierbei zeichnet sich ein gewisser Zusatznutzen regionaler Verformungsparameter ab, die aus Gewebedopplerdaten errechnet werden können.

- **Bildqualität.** Bei einigen Patienten erlaubt die Bildqualität keine ausreichende diagnostische Sicherheit. Hier ist die Anwendung von Kontrastmitteln die transösophageale Stressechokardiografie oder das Ausweichen auf die Perfusionsszintigrafie oder die Stress-MRT zu erwägen.
- **Ruhe-Wandbewegungsstörungen.** Diese (z. B. nach Infarkt) erschweren die Interpretation des Stressechokardiogramms. Hierbei kann es sowohl zum Mitziehen akinetischer Segmente durch normal kontrahierende Regionen als auch zu einer „Bremsung" normaler Segmente durch akinetische Regionen kommen.
- **Rhythmusstörungen.** Häufige Extrasystolen oder von Anfang an bestehendes Vorhofflimmern erschweren den Vergleich von Ruhe- und Stressszenen.
- **Falsch positive Befunde.** In den basalen inferioren, posterioren und lateralen Segmenten werden häufiger als anderswo falsch positive Befunde erhoben (Bach et al. 1994). Auf ein Segment beschränkte Hypokinesien in diesen Bereichen sollten daher allein nicht zur Diagnose einer induzierbaren Ischämie gewertet werden.

16 Kontrastechokardiografie

Übersicht

Die Aufgabe der Rechtsherz-Kontrastechokardiografie ist hauptsächlich der Nachweis von Shuntverbindungen auf Vorhofebene. Andere Nischenindikationen sind die Anhebung des Dopplersignals bei Trikuspidalinsuffizienz oder die Dokumentation der intraperikardialen Lage eines Katheters oder der Nadel bei der Perikardpunktion. Linksherzkontrastmittel erlauben eine bessere Darstellung der linksventrikulären Endokardkontur und damit der linksventrikulären Funktion bei eingeschränkter Bildqualität. Die Nutzung von Linksherzkontrast zur Beurteilung der Myokarddurchblutung ist derzeit experimentell.

16.1 Technische Grundlagen

Die Echokardiografie kommt, anders als Angiografie oder nuklearmedizinische Verfahren, für die meisten Zwecke *ohne* Kontrastmittel aus. Dennoch besitzt die Anwendung von Echokontrastmitteln einige etablierte klinische Anwendungsgebiete (**Tab. 16.1**). Darüber hinaus findet das Potenzial von Linksherzkontrastmitteln zur Darstellung der myokardialen Perfusion zurzeit erhebliches wissenschaftliches Interesse.

Kontrastmittel der Rechtsherz-Kontrastechokardiografie

„Agitieren" einer Infusionslösung. Gasbläschen, z. B. kleine, von i. v.-Injektionen oder Infusionen transportierte Luftbläschen, stellen aufgrund des hohen Impedanzsprungs an der Blut-Luft-Grenze sehr starke Reflektoren für Ultraschall dar. Je mehr Bläschen in der jeweiligen Schnittebene vom Ultraschall getroffen werden, desto stärker ist der Kontrasteffekt. Durch mehrfaches Hin- und Herbewegen von Flüssigkeit zwischen zwei Spritzen oder durch Schütteln („Agitieren") kann eine Suspension kleiner Luftbläschen hergestellt werden, die als Echokontrastmittel injiziert wird. Hierzu eignen sich

Tabelle 16.1 Indikationen der Kontrastechokardiografie.

konventionell mit nicht lungengängigen Kontrastmitteln (agitierte Infusionslösungen, Echovist)	• Shuntdiagnostik: Rechts-links-Shunt: v.a Vorhofseptumdefekt und offenes Foramen ovale (u. a. Emboliediagnostik) Links-rechts-Shunt: negativer Kontrast (relativ unsensitiv) • Nachweis einer persistierenden linken V. cava superior • Nadel-/Katheterlage bei Perikardpunktion
Linksherzkontrast (z. B. Levovist, Optison)	• Dopplersignalanhebung: Aortenstenose, pulmonalvenöses Einstromprofil • Endokardkonturabgrenzung im linken Ventrikel: Stressechokardiografie und erheblich eingeschränkte Bildqualität, Thrombenabgrenzung im linken Ventrikel • Myokardperfusion (experimentell)

im Prinzip alle Infusionslösungen, besonders gut jedoch großmolekulare Kohlenhydratlösungen (z. B. Gelifundol) oder Blut des Patienten. Am einfachsten lässt sich das Agitieren durch einen Dreiwegehahn bewerkstelligen, der an einen i. v.-Zugang angeschlossen ist. Hierbei werden z. B. 10 ml der Lösung oder Blut zwischen zwei Ausgängen des Hahns mit zwei 10-ml-Spritzen 5- bis 10-mal hin- und hergepresst.

Kontrasteffekt. Die erzeugten Luftbläschen lösen sich zwar schnell wieder auf, bei rascher i. v.-Injektion kann jedoch ein Kontrasteffekt erzielt werden, der durch die V. cava superior in den rechten Vorhof und dann in den rechten Ventrikel anflutet (Abb. 16.1). Es können auch speziell hierfür hergestellte Rechtsherzkontrastmittel (Echovist) verwendet werden. Ein guter Boluseffekt lässt sich durch venöse Stauung am Injektionsarm erzielen. Die Stauung wird nach Injektion gelöst und der Arm angehoben. Da die Bläschen den Kapillardurchmesser in den Lungen übersteigen und sehr kurzlebig sind, überstehen sie die Lungenpassage ganz überwiegend nicht. Folglich können die linksseitigen Herzhöhlen oder das Myokard hiermit nicht angefärbt werden. Bei starkem Kontrast im Kavum des rechten Vorhofs und Ventrikels kommt es häufig zur distalen Schallabschwächung (Attenuation), da die nahezu komplette Reflexion der Ultraschallenergie an den Bläschen keine Darstellung der tieferen Strukturen zulässt. Der Effekt ist konzentrationsabhängig und klingt nach einigen Sekunden ab. Durch Rechtsherzkontrast ist häufig eine bessere Abgrenzung rechtsatrialer oder rechtsventrikulärer Strukturen möglich. Die wichtigste Indikation stellt jedoch der Nachweis einer Shuntverbindung zwischen rechtem und linkem Herzen dar.

16.2 Untersuchungen mit Rechtsherzkontrastmittel

Shuntdiagnostik

Shuntformen

Shunt- oder Kurzschlussverbindungen (wegen der Umgehung des Lungenkreislaufs) zwischen linkem und rechtem Herzen können auf mehreren Ebenen als angeborene Anomalien auftreten:
- auf Vorhofniveau: Vorhofseptumdefekt, offenes Foramen ovale, fehleinmündende Pulmonalvenen
- auf Ventrikelebene: Ventrikelseptumdefekt
- auf Höhe der großen Gefäße: offener Ductus Botalli, aortopulmonales Fenster
- in Form von arteriovenösen pulmonalen oder systemischen Fisteln.

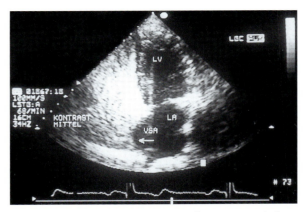

Abb. 16.1 Rechtsherzkontrast. Darstellung eines Vorhofseptumaneurysmas im apikalen Vierkammerblick (VSA, zum rechten Vorhof hin konvex).

Außerdem können Shunts erworben auftreten:
- ischämisch (Ventrikelseptumruptur nach Infarkt)
- endokarditisch (Fisteln)
- traumatisch
- iatrogen, z. B. postoperativ als Ventrikelseptumdefekt nach Septummyektomie

Shunts auf Vorhofebene mit Kontrastmittelübertritt vom rechten in den linken Vorhof (Vorhofseptumdefekt, offenes Foramen ovale)

Bei der Shuntdiagnostik mit konventionellem Echokontrast ist zu beachten, dass der diagnostisch verwertbare Übertritt von Bläschen vom rechten zum linken Herzen nur zu erwarten ist, wenn zumindest vorübergehend (Valsalva-Manöver) ein entsprechendes Druckgefälle von rechts nach links oder ein großer Defekt besteht, sodass es zur intensiven Durchmischung von venösem und arteriellem Blut kommt (gekreuzter Shunt). Auf Vorhofebene übersteigt der rechtsatriale Druck in der Regel nur ganz kurz und geringfügig den linksatrialen in der frühen Systole, sodass Kontrastbläschen spontan übertreten können (Abb. 16.2).

Druckgradient. Beim offenen Foramen ovale reicht dies häufig nicht aus, um eine sichtbare Kontrastpassage vom rechten in den linken Vorhof zu erzeugen; daher sollte die Diagnostik stets in Verbindung mit einem Valsalva-Manöver, Hustenstoß oder Bauchpressen geführt werden. Es ist darauf zu achten, dass der Kontrastmittelübertritt schnell eintritt und die Bläschen möglichst direkt beim Passieren des Vorhofseptums zu sehen sind. Das Ausmaß des Übertritts ist von der Größe des Bolus, von der Größe der Rechts-links-Verbindung und von der Größe und Dauer des positiven Druckgradienten zwischen rechtem und linkem Vorhof abhängig. Die Bläschen werden dann vom Blutstrom durch die

Kontrastechokardiografie

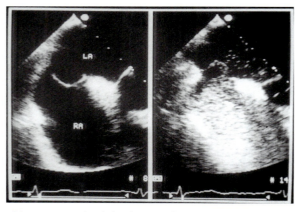

Abb. 16.2 Rechts-links-Shunt auf Vorhofebene. Transösophagealer Nachweis eines offenen Foramen ovale durch Kontrastechokardiografie. Links: vor Kontrastmittelgabe, transversaler transösophagealer Schnitt durch die Vorhöfe. Es besteht ein kleines Vorhofseptumaneurysma. Rechts: agitiertes Gelifundol erzeugt dichten Kontrast im rechten Vorhof und Ventrikel sowie nach Valsalva-Manöver den Übertritt von Kontrastbläschen in den linken Vorhof. Infolge des durch das Valsalva-Manöver angestiegenen venösen und damit rechten Vorhofdrucks Umkehrung der Konvexität des Vorhofseptumaneurysmas.

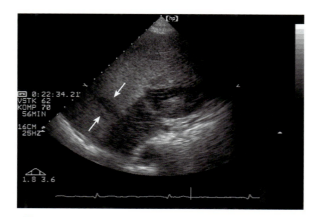

Abb. 16.3 Negativer Kontrasteffekt. Subkostaler Vierkammerblick bei kleinem Vorhofseptumdefekt. Nach Kontrastmittelgabe sieht man ein Auswaschphänomen (Pfeile) durch den Links-rechts-Shunt, durch den kontrastmittelfreies Blut in den rechten Vorhof gelangt.

Mitralklappe in den linken Ventrikel und die Aorta transportiert. Ein spätes (> 3 Herzzyklen nach Auftreten von Kontrast im rechten Vorhof oder nach Valsalva/Hustenstoß) Auftreten von Bläschen im linken Vorhof kann dagegen Folge pulmonaler arteriovenöser Fisteln oder der vereinzelt stattfindenden Lungenpassage besonders kleiner Luftbläschen sein.

Sensitivität. Die im Rahmen einer transösophagealen Echokardiografie durchgeführte Kontrastinjektion zusammen mit einem Valsalva-Manöver ist die empfindlichste und definitive Diagnostik zum Nachweis oder Ausschluss eines offenen Foramen ovale. Die Sensitivität der Kontrastechokardiografie für das Vorliegen eines Rechts-links- oder gekreuzten Shunts ist weitaus höher als die der Oxymetrie oder gar der Farbstoffverdünnungskurve. Bei den meisten Vorhofseptumdefekten kann, v. a. durch Valsalva-Manöver, ein Kontrastmittelübertritt vom rechten in den linken Vorhof dokumentiert werden, obwohl netto in der Regel ein ganz überwiegender Links-rechts-Shunt vorliegt.

Andere Shunts

Beim Ventrikelseptumdefekt, insbesondere beim muskulären oder bei Shunts auf der Ebene der großen Gefäße (z. B. offener Ductus Botalli) ist ein Rechts-links-Shunt nicht zu erwarten (außer bei hohen rechtsventrikulären Drücken). Ein solcher Defekt kann dementsprechend mit der Kontrastinjektion nicht ausgeschlossen werden. Die Diagnose ist daher eine Domäne des Farbdopplers (Kap. 8). Dasselbe gilt für die Fehleinmündung von Lungenvenen in den rechten Vorhof.

Negativer Kontrasteffekt. In manchen Fällen kann allerdings ein negativer Kontrasteffekt einen Links-rechts-Shunt sichtbar machen (**Abb. 16.3**). Hierbei wird im kontrastgefüllten Kavum, z. B. des rechten Vorhofs, der Einstrom von kontrastfreiem Blut aus dem linken Vorhof durch einen Vorhofseptumdefekt als Auswascheffekt sichtbar. Die Sensitivität des negativen Kontrasteffekts für Links-rechts-Shunts ist jedoch gering, zumal die Trennung vom Auswascheffekt durch frisch von der V. cava inferior hereinströmendes, kontrastfreies Blut meist schwierig ist.

Persistierende linksseitige V. cava superior

Eine weitere – seltene – Indikation zur Kontrastechokardiografie stellt der Verdacht auf eine persistierende linke V. cava superior dar. Diese imponiert als zirkuläre, durchflossene Struktur an der posterioren Seite des linken Vorhofs in der Atrioventrikulargrube (**Abb. 16.4**). Diese Struktur stellt den Querschnitt eines entwicklungsgeschichtlichen Relikts, der persistierenden linksseitigen V. cava superior dar, die letztlich in den Sinus coronarius bzw. den rechten Vorhof drainiert. Durch Injektion von Kontrastmittel in die **linke** (!) obere Extremität lässt sich diese harmlose Anomalie sichern, da es im positiven Fall zur prompten Anfärbung der zirkulären Struktur kommt.

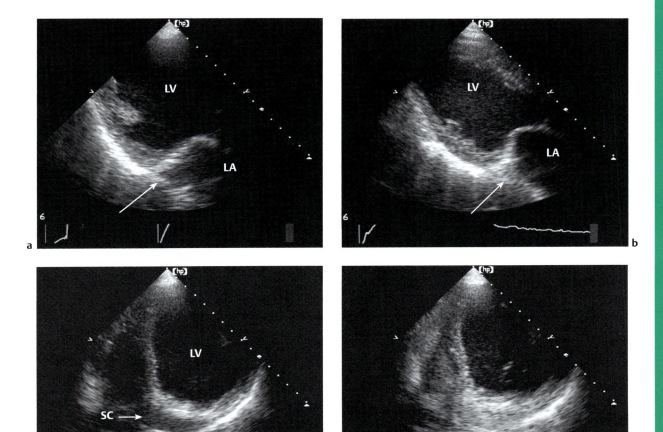

Abb. 16.4 Persistierende linke V. cava superior.
a Vor i. v.-Kontrastinjektion am linken Arm.
b Nach Injektion: der am atrioventrikulären Übergang quer getroffene Sinus coronarius färbt sich prompt an.
c und d Persistierende linke V. cava superior im modifizierten apikalen Vierkammerblick zur Darstellung des Sinus coronarius vor und nach Kontrastmittelinjektion in eine linke Armvene.

Echokontrast bei Perikardpunktion

Echokontrast kann bei der Perikardpunktion benutzt werden, um die Lage der Punktionsnadel oder eines hierüber eingebrachten Dränagekatheters zu überprüfen. Während bei korrekter Lage Kontrast sich im Perikardraum verteilt, demaskiert sich die intrakardiale Lage durch das Auftreten von Kontrast in einer Herzhöhle, der rasch fortgespült wird.

Unerwünschte Wirkungen der Kontrastgabe

Obwohl solche Wirkungen sehr selten sind, gibt es vereinzelte Berichte über transiente neurologische Störungen nach Kontrastechokardiografie zur Shuntdiagnostik.

Bei Vorliegen eines klaren großen Vorhof- oder Ventrikelseptumdefekts sollte die Kontrastmittelinjektion mit Rechtsherzkontrastmitteln daher unterbleiben.

16.3 Untersuchungen mit Linksherzkontrastmittel

Linksherzkontrastmittel. Industriell hergestellte Linksherzkontrastmittel enthalten entweder Luft oder inerte Gase, sind relativ stabil und der Bläschendurchmesser liegt bei ≤ 8 µm (**Abb. 16.5**). Beispiele sind Levovist und Optison. Die i. v.-Bolusinjektion ist sicher und hat praktisch keine Nebenwirkungen; bisweilen wird

Kontrastechokardiografie

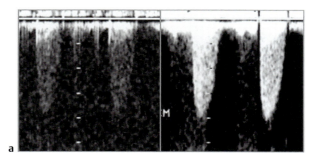

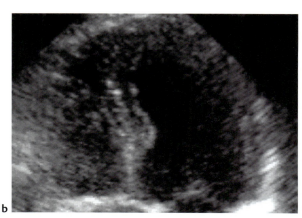

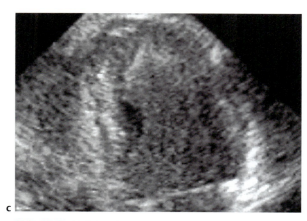

Abb. 16.5 Linksherzkontrast.
a Dopplersignalverstärkung durch Linksherzkontrastmittel. Links natives kontinuierliches Dopplerspektrum einer schweren Aortenstenose (ohne Kontrastmittel), rechts nach Injektion und Lungenpassage des Kontrastmittels.
b Vor Lungenpassage des Kontrastmittels. Es sind noch einige Bläschen von der vorherigen Injektion im rechten Ventrikel sichtbar.
c Nach vollständiger Anfärbung von linkem Vorhof und linkem Ventrikel. Man beachte auch den Anstieg der Myokardhelligkeit des linken Ventrikels als Zeichen des intramyokardialen Kontrasteffekts. Die Verstärkung ist bei b und c gleich.

eine vorübergehende Geschmackssensation bemerkt (Kontraindikation: Galaktoseallergie bzw. Albuminallergie). Nach Injektion findet sich regelmäßig ein sehr starker Rechtsherzkontrast einschließlich distaler Schallabschwächung, der die Untersuchung erschwert und dessen Abklingen abgewartet werden sollte. Das Kontrastmittel kann dann bei der Passage von den Lungenvenen durch den linken Vorhof und in den linken Ventrikel beobachtet werden.

Anwendungsbereiche. Linksherzechokontrastmittel haben drei Anwendungsbereiche:
- die Anhebung des Signal-Rausch-Verhältnisses im spektralen und Farbdoppler
- die verbesserte Endokardabgrenzung hauptsächlich im linken Ventrikel
- die Beurteilung der myokardialen Durchblutung

Doppler. Der erste Anwendungsbereich erstreckt sich auf Untersuchungen mit inadäquater Dopplerqualität. Praktisch am wichtigsten ist die Anhebung des Dopplersignals bei der Suche nach den maximalen Flussgeschwindigkeiten über einer stenosierten Aortenklappe. Daneben kann auch der pulmonalvenöse Fluss im transthorakalen gepulsten Doppler besser nach Kontrastmittelinjektion aufgezeichnet werden.

Endokardabgrenzung. Die zweite Anwendung betrifft Patienten mit inadäquater 2-D-Bildqualität des linken Ventrikels. Dies umfasst die Beurteilung von Wandbewegungsstörungen oder die Berechnung der Ejektionsfraktion, v. a. bei der Stressechokardiografie. Daneben kann in Einzelfällen die Abgrenzung eines ventrikulären Thrombus verbessert werden. Hierbei sollte möglichst mit harmonischer Bildgebung, relativ niedriger Schallleistung (niedriger mechanischer Index zur Vermeidung der exzessiven Bläschenzerstörung) und Reduktion der tiefenabhängigen Verstärkung gearbeitet werden, um den Kontrasteffekt zur Geltung kommen zu lassen.

Myokardiale Durchblutung. Die dritte Indikation ist zwar besonders faszinierend, die klinische Anwendung steckt jedoch noch in den Anfängen und sollte spezialisierten Labors vorbehalten bleiben. Oft kann nach Injektion eines Linksherzkontrastmittels, v. a. wenn die Verstärkung nicht zu hoch gewählt ist, ein Aufleuchten der Wände des linken Ventrikels nach Anfärbung des linken Ventrikels durch myokardiale Anflutung des Kontrastmittels beobachtet werden. Die myokardiale Kontrastechokardiografie untersucht qualitativ und quantitativ anhand der Anflutungscharakteristik die myokardiale Perfusion, analog der Perfusionsszintigrafie. Perfusionsdefekte stellen sich als dunkle Lücken im perfundierten Myokard dar, das durch das Kontrastmittel aufgehellt wird. Besonders gut lassen sich Linksherzkontrastmittel durch harmonische Bildgebung darstellen, da die verwendeten ausgesandten Frequenzen (ca. 1,5–2,5 MHz) im Bereich der Resonanzfrequenz der Bläschen liegen. Weiterhin kann die Bläschendestruktion durch den Ultraschall dadurch reduziert werden, dass die ausgesandte Schallenergie minimiert und die Bildfrequenz gesenkt wird (z. B. durch Triggerung des Echogeräts auf die T-Welle des EKG, sodass nur ein endsystolisches Bild pro Zyklus gemacht wird).

Eine weitere viel versprechende Modalität zum Nachweis von Kontrastmitteln ist der Power-Doppler, der die Intensität von Dopplerverschiebungen beim ultraschallinduzierten Zerplatzen von Bläschen aufzeichnet. Die technischen Details der Interaktion zwischen Linksherzkontrastmitteln und Ultraschall sowie die technischen Verfahren zur Sichtbarmachung der Myokardperfusion sind komplex und überschreiten den Rahmen dieses Buches. Bislang fehlt für den breiten klinischen Einsatz eine einheitliche, gut reproduzierbare und allgemein akzeptierte Methodik. Prinzipiell liegt hier jedoch ein beträchtliches Entwicklungspotenzial.

Literatur

[1] ACC/AHA/ASE 2003 guideline update for the clinical application of echocardiography. Im Internet: http://www.acc.org/clinical/guidelines/echo/index.pdf

[2] Arbeitskreis Standardisierung und LV-Funktion der Arbeitsgruppe Kardiovaskulärer Ultraschall der Deutschen Gesellschaft für Kardiologie, Herz- und Kreislaufforschung (für den Arbeitskreis: Voelker W, Metzger F, Fehske W et al.). Entwicklung einer standardisierten Dokumentationsstruktur zur Befunddokumentation in der Echokardiographie. Z Kardiol 2000; 89: 176–185

[3] Aris A, Padro JM, Camara ML et al. The monostrut Bjork-Shiley valve. Seven years' experience. J Thorac Cardiovasc Surg 1992; 103:1074–1082

[4] Bach DS, Muller DW, Gros BJ et al. False positive dobutamine stress echocardiograms: Characterization of clinical, echocardiographic and angiographic findings. J Am Coll Cardiol 1994; 24: 928–933

[5] Baumgartner H, Khan S, DeRobertis M et al. Discrepancies between Doppler and catheter gradients in aortic prosthetic valves in vitro. A manifestation of localized gradients and pressure recovery. Circulation 1990; 82: 1467–1475

[6] Baumgartner H, Schima H, Kühn P. Effect of prosthetic valve malfunction on the Doppler-catheter gradient relation for bileaflet aortic valve prostheses. Circulation 1993; 87: 1320–1327

[7] Baumgartner H, Stefenelli T, Niederberger J et al. „Overestimation" of catheter gradients by Doppler ultrasound in patients with aortic stenosis: a predictable manifestation of pressure recovery. J Am Coll Cardiol 1999; 33: 1655–1661

[8] Bech-Hanssen O, Wallentin I, Larsson S et al. Reference Doppler echocardiographic values for St. Jude Medical, Omnicarbon, and Biocor prosthetic valves in the aortic position. J Am Soc Echocardiogr 1998; 11: 466–477

[9] Carpentier A. Cardiac valve surgery – the „French correction". J Thorac Cardiovasc Surg 1983; 86: 323–337

[10] Cerqueira MD, Weissman NJ, Dilsizian V et al. Standardized Myocardial Segmentation and Nomenclature for Tomographic Imaging of the Heart: A Statement for Healthcare Professionals From the Cardiac Imaging Committee of the Council on Clinical Cardiology of the American Heart Association. Circulation 2002; 105: 539–542

[11] Chafizadeh ER, Zoghbi WA. Doppler echocardiographic assessment of the St. Jude Medical prosthetic valve in the aortic position using the continuity equation. Circulation 1991; 83: 213–223

[12] Connolly H, Miller FA, Taylor CL et al. Doppler hemodynamic profiles of 82 clinically and echocardiographically tricuspid valve prostheses. Circulation 1993, 88: 2722–2727

[13] Daniel WG, Mügge A. Transesophageal echocardiography. N Engl J Med 1995; 332: 1268–1279

[14] Deutsche Gesellschaft für Innere Medizin. Rationelle Diagnostik und Therapie in der Inneren Medizin. München: Urban & Schwarzenberg; 1998

[15] Devereux RB, Reichek N. Echocardiographic determination of left ventricular mass in man – anatomic validation of the method. Circulation 1977; 55: 613

[16] Douglas PS, Khandheria B, Stainback RF et al. ACCF/ASE/ACEP/ASNC/SCAI/SCCT/SCMR 2007 appropriateness criteria for transthoracic and transesophageal echocardiography. J Am Coll Cardiol 2008; 51: 1127–1147

[17] Durack DT, Lukes ASS, Bright DK. New criteria for diagnosis of infective endocarditis: Utilization of specific echocardiographic findings. Am J Med 1994; 96: 200–209

[18] Erbel R, Alfonso F, Boileau C et al. Diagnosis and management of aortic dissection. Recommendations of the Task Force on Aortic Dissection, European Society of Cardiology. Eur Heart J 2001; 22: 1642–1681

[19] Erbel R, Kneissl GD, Schweizer P et al. Qualitätsleitlinien in der Echokardiographie. Z Kardiol 1997; 86: 387–403; wird derzeit neu bearbeitet, siehe im Internet: http://www.dgk.org; Stand 6.7.2011

[20] Erbel R, Schweizer P, Lambertz H et al. Echoventriculography – a simultaneous analysis of two-dimensional echocardiography and cineventriculography. Circulation 1983; 67: 205–215

[21] Flachskampf FA, Badano L, Daniel WG et al. Recommendations for transoesophageal echocardiography – update 2010. Eur J Echocardiogr 2010; 11: 461–476

[22] Flachskampf FA, Lethen H. Stress-Echokardiographie: Versuch einer Standortbestimmung. Dt Ärztebl 1997; 94: A-523–528

[23] Flachskampf FA. Native Klappen und Klappenprothesen. In: Lambertz H, Lethen H, Hrsg. Transösophageale Echokardiographie. 2. Aufl. Stuttgart: Thieme; 2007

[24] Grossmann G, Stein M, Kochs M et al. Comparison of the proximal flow convergence method and the jet area method for the assessment of the severity of tricuspid regurgitation. Eur Heart J 1998; 19: 652–659

[25] Habib et al. Value and limitations of the Duke criteria for the diagnosis of infective endocarditis. J Am Coll Cardiol 1999; 33: 2023–2029

[26] Hatle L, Angelsen B. Doppler ultrasound in cardiology. Physical Principles and Clinical Applications. 2. Aufl. Philadelphia: Lea & Febiger; 1985

[27] Hoffmann R, Lethen H, Marwick T et al. Analysis of interinstitutional observer agreement in the interpretation of dobutamine stress echocardiography. J Am Coll Cardiol 1996; 27: 330–336

[28] Kasper W, Geibel A, Tiede N et al. Distinguishing between acute and subacute massive pulmonary embolism by conventional and Doppler echocardiography. Br Heart J 1993; 70: 352–356

[29] Lambertz H, Lethen H. Transösophageale Echokardiographie. 2. Aufl. Stuttgart: Thieme; 2007

[30] Lang R, Bierig M, Devereux R et al. Recommendations for Chamber Quantification. A report from the American Society of Echocardiography Nomenclature and Standards Committee, the Task Force on Chamber Quantification, and the European Association of Echocardiography. Eur J Echocardiogr 2006: 7; 79–108

[31] Meltzer R, Food and Drug Administration ultrasound device regulation. The output display standard, the „Mechanical Index", and ultrasound safety. J Am Soc Echocardiogr 1996; 9: 216–220

[32] Neskovic AN, Flachskampf FA (Hrsg.). Stress echocardiography. New York London: Informa Healthcare; 2010

[33] Novaro GM, Aronow HD, Militello MA et al. Benzocaine induced methemoglobinemia: Experience from a high-volume transesophageal echocardiography laboratory. J Am Soc Echocardiogr 2003; 16: 170–175

[34] Pelliccia A, Maron BJ, Spataro A et al. The upper limit of physiologic cardiac hypertrophy in highly trained elite athletes. N Engl J Med 1991; 234: 295–301

[35] Picano E, Mathias Jr W, Pingitore A et al. on behalf of the Echo Dobutamine International Cooperative Study Group. Safety and tolerability of dobutamine-atropine stress echocardiography: a prospective, multicentre study. Lancet 1994; 342: 1190–1192

[36] Qualifikationsvoraussetzungen gemäß § 135 Abs. 2 SGB V zur Durchführung von Untersuchungen in der Ultraschalldiagnostik (Ultraschall-Vereinbarung) vom 10.2.1993 in der Fassung vom 20.11.1995

[37] Report of the 1995 World Health Organization/International Society and Federation of Cardiology Task Force on the definition and classification of cardiomyopathies. Circulation 1996; 93: 841–842

[38] Rott HD. Ultraschalldiagnostik: Neuere Bewertung der biologischen Sicherheit. Dt Ärztebl 1996; 93: A-1533–1537

[39] Secknus MA, Marwick TH. Evolution of dobutamine echocardiography protocols and indications: safety and side effects in 3,011 studies over 5 years. J Am Coll Cardiol 1997; 29: 1234–1240

[40] Seward JB, Douglas PS, Erbel R et al. Hand-carried cardiac ultrasound (HCU) device; Recommendations regarding new technology. A Report from the Echocardiography Task Force on New Technology of the Nomenclature and Standards Committee of the American Society of Echocardiography. J Am Soc Echocardiogr 2002; 15: 369–373

[41] Shanewise JS, Cheung AT, Aronson S et al. ASE/SCA guidelines for performing a comprehensive intraoperative multiplane transesophageal echocardiography examination: Recommendations of the American Society of Echocardiography Council for Intraoperative Echocardiography and the Society of Cardiovascular Anesthesiologists Task Force for Certification in Perioperative Transesophageal Echocardiography. J Am Soc Echocardiogr 1999; 12: 884–900

[42] St. John Sutton M, Otterstat JE, Plappert T et al. Quantification of left ventricular volumes and ejection fraction in post-infarction patients from biplane and single plane two-dimensional echocardiograms. Eur Heart J 1998; 19: 808–816

[43] Voigt JU, Flachskampf FA. Verformung (strain) und Verformungsrate (strain rate): neue, klinisch relevante Echo-Parameter der regionalen Myokardfunktion. Z Kardiol 2004; 93: 249–258

[44] Weyman AE. Principles and Practice of Echocardiography. 2nd ed. Philadelphia: Lea & Febiger; 1994

[45] Wilkins GT, Weyman AE, Abascal VM et al. Percutaneous balloon dilatation of the mitral valve: an analysis of echocardiographic variables related to outcome and the mechanism of dilatation. Br Heart J 1988; 60: 299–308

Weiterführende Literatur

Allgemein

[46] Buck T, Breithardt OA, Faber L et al. Manual zur Indikation und Durchführung der Echokardiographie. Clin Res Cardiol 2009; Suppl 4: 3–51

[47] Feigenbaum H. Echocardiography. 6th ed. Philadelphia: Lippincott Williams & Wilkins; 2005 (auch in deutscher Übersetzung)

[48] Flachskampf FA, Hrsg. Praxis der Echokardiographie. Stuttgart: Thieme; 2011

[49] Otto C. Practice of Clinical Echocardiography. 3rd ed. Philadelphia: WB Saunders; 2007

[50] Weyman AE. Principles and Practice of Echocardiography. 2nd ed. Philadelphia: Lea & Febiger; 1994

Transösophageale Echokardiografie

[51] Lambertz H, Lethen H. Transösophageale Echokardiographie. 2. Aufl. Stuttgart: Thieme; 2007

Stressechokardiografie

[52] Marwick TH. Stress Echocardiography: its Role in the Diagnosis and Evaluation of Coronary Artery Disease. Boston: Kluwer; 2003

Pädiatrische Echokardiografie

[53] Linker DT. Practical echocardiography of congenital heart disease. New York: Churchill Livingstone; 2001

[54] Snider R, Server G, Ritter S. Echocardiography in Pediatric Heart Disease. 2nd ed. St. Louis: Mosby; 1994

Sachverzeichnis

A

Abstandsbestimmung 10
Abszess
– Aortenklappenbereich 145
– bei Herzklappenprothese 210
– Mitralklappenbereich 118
Akinesie 91 ff, 161, 228
– regionale 46
Aliasing 21, 126, 144
Aliasing-Geschwindigkeit 41
Amyloidose 4, 107 f
Aneurysma 91, 94 ff
– dissecans 185
– Lokalisation 94
– mykotisches 191
– posterolaterales 96
– spurium 185 f
– verum 185
Angina pectoris, instabile 229
Ankopplung, akustische 33
Anteroseptum, Fünfkammerblick, apikaler 68
Antikoagulation 152 f, 217
– nach Kardioversion 153
Aorta 156, 182 ff
– abdominalis 182
– ascendens 73, 76, 110, 132, 147, 182, 214
– – Aneurysma 190
– – dilatierte 68, 190
– – Durchmesser 59
– – Echokardiografie, transösophageale 223 f
– Atherosklerose 187 f
– 2-D-Echokardiografie 59
– descendens 73, 182 f, 185
– apikaler Vierkammerblick 67
– – Echokardiografie, transösophageale 226
– – Spiegelartefakt 25
– Dilatation 115, 185 f
– Doppleruntersuchung 185
– Durchmesser 182 ff, 185
– – enddiastolischer 55
– – Messung 184 ff
– Flussgeschwindigkeit 185
– Flussrichtung 185
– Flussumkehr, diastolische 185
– thoracalis 182 f, 185
– – Echokardiografie, transösophageale 226
– transösophageale Echokardiografie 185, 188
– Ursprung, rechtsventrikulärer 169
– Wanddicke 182, 185
– Wandverdickung 191
Aortenaneurysma 184 ff
– Operationsindikation 187
– Spontanechogenität 186
– teilthrombosiertes 226
– Thrombus 186 f

– transösophageale Echokardiografie 218, 226
– – Schnittebenen 220
Aortenbogen 73, 147 f, 182 f, 185
– Langachsenschnitt 185
Aortendissektion 6, 115, 143, 188 ff, 203
– Klassifikation 188
– transösophageale Echokardiografie 215, 218
– – Schnittebenen 220
Aortenektasie, diffuse 190
Aorteninsuffizienz 55, 102, 134, 141 ff, 189
– akute 143
– degenerativ-kalzifizierende 143
– Doppleruntersuchung 143 f
– Druckhalbwertszeit 71, 144
– endokarditisbedingte 143
– Farbdoppleruntersuchung 70, 142
– Farb-M-Mode 58
– Jetdurchmesser 144
– Konvergenzzone, proximale 143
– Kurzachsenschnitt, parasternaler 142
– Langachsenschnitt, parasternaler 142
– M-Mode 134
– Regurgitationsjetdarstellung 63
– rheumatisch bedingte 143
– Rückstrom 144
– Schlagvolumenabschätzung 28
– Schweregradbeurteilung 141, 144
– bei subaortaler Membran 98
– Ursache 141, 143
Aorteninsuffizienzsignal 143 f
Aortenisthmusstenose 190
Aortenklappe 28, 110, 131 ff, 145, 147, 214
– Abszess 145, 215
– Beurteilung 133 f
– bikuspide 131 f, 143
– 2-D-Echokardiografie 59
– degenerative Veränderung 135 f, 143
– Doppleruntersuchung 19, 70 f, 134 f
– – quantitative 65
– Farbdoppleruntersuchung 135
– Fünfkammerblick 133
– – apikaler 68
– geöffnete 61
– geschlossene 61
– Kurzachsenschnitt
– – parasternaler 61 f, 131
– – transösophagealer 223 f
– Langachsenschnitt
– – apikaler 69 f, 131
– – parasternaler 50, 131
– – transösophagealer 223 f
– M-Mode 52 ff, 98
– morphologische Läsionen 134
– nicht mittiger Schluss 54, 133
– Normalbefunddarstellung 45
– Öffnungsbewegung 133
– Öffnungsfläche 138 ff
– – Berechnung 139
– Planimetrie 138

– Protheseninsuffizienz 143
– transösophageale Echokardiografie 215, 223 f
– über einem Ventrikelseptumdefekt reitende 168
– Vegetationen 145
Aortenklappenendokarditis 134, 145, 204
– transösophageale Echokardiografie 215
Aortenklappeninsuffizienz s. Aorteninsuffizienz
Aortenklappenprothese 212
– Abszessbildung 210
– Artefakt 25
– biologische 207
– Klappenöffnungsfläche 140
Aortenklappensegel 61, 131
– Bewegungen 54, 136
– Doming 136 f
– Flattern 54
– Sklerosierung 135 f
Aortenklappenstenose s. Aortenstenose
Aortenklappenvitium, kombiniertes 186
Aortenlumen
– falsches 188 f
– wahres 188 f
Aortenring 183
– dilatierter 68
– Messung 135
Aortenruptur 189
– traumatische 190
Aortenstenose 6, 134, 136 ff, 151
– Befund 47
– Belastungsuntersuchung 229
– Beurteilung 140 f
– – Fehlermöglichkeiten 140 f
– 2-D-Echokardiografie 137, 141
– degenerativ-kalzifizierende 137
– Dopplerspektrum 137 f
– Doppleruntersuchung 137, 141
– Druckgradient
– – Determinanten 140
– – maximaler 137 f
– – mittlerer 137 f
– Ejektionsfraktion 85 f
– Flusssignal, antegrades 137
– Jethauptrichtung 138
– M-Mode 134, 141
– Öffnungsfläche 71, 137 ff
– rechtsparasternales Schallfenster 73
– rheumatisch bedingte 137
– transösophageale Echokardiografie 218
Aortentrauma 6
Aortenvitium 203
Aortenwurzel 182
– Dilatation 115
– Durchmesservariation 182
– Fünfkammerblick 182
Aortitis 191
Apex cordis 65, 69, 77, 148
Artefakt 24 ff

Sachverzeichnis

A

Arteria
- carotis communis, linke 73, 182
- pulmonalis (s. auch Pulmonalarterie)
- – dextra 73, 147 f, 155, 158, 182 f, 225
- – sinistra 147 f, 155, 225
- subclavia, linke 73, 182

Atherosklerose 187 f
Atrioventrikularkanal 129
- inkompletter 179
- persistierender 177

Atropin bei Dobutaminbelastung 231
Ausbelastungsfrequenz, maximale 228 f
Ausflussbahngradient 106 f
Ausflusstrakt
- linksventrikulärer 77
- – 2-D-Echokardiografie 59
- – Durchmesser 101
- – Farbdoppler 70
- – Obstruktion, dynamische 104
- – pathologische Veränderungen 97
- – turbulenter Fluss 59
- rechtsventrikulärer 155 f
- – Lumenreduktion 163, 168

Ausschnittvergrößerung 39
Autokorrelation 18, 21

B

Ball-Käfig-Herzklappenprothese 206
Bauchaortenaneurysma 186
Beam width Artifacts 25 ff
Befundung 44 ff
Belastungs-EKG 228
Belastungsechokardiografie s. Stressechokardiografie
Bernoulli-Gleichung 28 ff
- vereinfachte 30
Bewegungsgeschwindigkeit 18
Bildfrequenz 38 f
Bildgebung, harmonische 10, 34
Bildgewinnung
- optimale 14
- Parametereinstellung 33 ff
Bildpunkthelligkeit 13
Bildqualität 44
- eingeschränkte 99
Bildschirmeinstellung 38
Bläschen, gasgefüllte 23, 26 f, 234 f
Blut-Gewebe-Grenze 10
Blutfluss s. Fluss
Blutströmung
- laminare 29 f
- turbulente 29 f, 59
- – Vorkommen 30
B-Mode-Echokardiografie s. 2-D-Echokardiografie
Brechung 9
Bull's eye plot, 16-Segment-Modell 81

C

Chiari-Netz 67, 170 f
Chordafäden 51, 111
Chordafadenruptur 113, 115, 124
Continuous Wave s. Doppler, kontinuierlicher
Conus coronarius 110
Cor triatriatum 154
CW (Continuous Wave) s. Doppler, kontinuierlicher

D

Datenspeicherung 23 f
- digitale 24, 43
2-D-/Dopplerschallkopf, kombinierter 33
DeBakey-Klassifikation, Aortendissektion 188
2-D-Echokardiografie 15 f, 59
- Bildwiedergabeparameter 36 ff
- digitale Hilfsfunktionen 39
- 3-D-Rekonstruktion 16 f
- Gerätmindestanforderungen 34
- Schnittebenendarstellung 16
3-D-Echokardiografie 16 ff
Demodulation 18
Dezelerationstrauma, Aortenruptur 190
Dezelerationszeit, altersabhängige 101
Diastole 132
DICOM (Digital Imaging and Communications in Medicine) 24
DICOM-Server 43
Digital Imaging and Communications in Medicine 24
Dilatation, anuloaortale 186
Dissektionsmembran 189 f
Dobutamin-Atropin-Belastung 231
Dobutaminbelastung 229, 231
Dokumentation 42 ff
- minimal erforderlicher Umfang 43
Doming
- Aortenklappensegel 137
- Mitralsegel 113
- Pulmonalklappensegel 166
Doppelflügel-Herzklappenprothese 206
Doppler
- gepulster 20 f, 62, 107
- – Gerätmindestanforderungen 34
- – Messzelle 39, 41
- – Winkelkorrektur 41
- Integration 48
- kontinuierlicher 19 f, 62
- – Fokussierung 41
- – Gerätmindestanforderungen 34
- – Schallkopf 35
Dopplereffekt 18
Dopplerfrequenzverschiebung 20
Dopplerprofil, transpulmonales, mittsystolische Einkerbung 162 f
Dopplerpulsrepetitionsfrequenz 39
Doppleruntersuchung 18 ff, 59, 62
- Einstellungen 39 ff
- Filter 39
- Geschwindigkeitsbereich 39
- im apikalen Langachsenschnitt 70 f, 107
- im apikalen Vierkammerblick 68
- im apikalen Zweikammerschnitt 69
- im parasternalen Kurzachsenschnitt 62 ff
- im parasternalen Langachsenschnitt 59, 64
- im subkostalen Vierkammerschnitt 71
- Linksherzkontrastmittel 238
- Nulllinie 39 f
- in subkostaler Schnittebene 71
- suprasternales Schallfenster 73
- Vektorkomponente 19
Dreikammerblick s. Langachsenschnitt
3-D-Rekonstruktion 16 f
Dressler-Syndrom 194
Druck
- pulmonaler, systolischer 174
- rechtatrialer, Erhöhung 180
- zentralvenöser, Erhöhung 180

Druckgradient
- Berechnung 28
- Herzklappenprothese 205, 208 ff
- intraventrikulärer, systolischer 104
- maximaler 30, 137 f
- mittlerer 30, 137 f, 173
- transaortaler 71
- transstenotischer 27
- bei Ventrikelseptumdefekt 165
Druckhalbwertszeit
- Aorteninsuffizienz 71, 144
- Mitralinsuffizienz 130
- Mitralstenose 122 f
Druckmuster, diastolisches, ventrikuläres, konstriktive Perikarditis 108
Ductus Botalli
- Aortenisthmusstenosenlage 190
- offener 167
Duke-Kriterien, Endokarditis, infektiöse 118
Durchblutung, myokardiale, Linksherzkontrastmittel 238 f
Durchmesser
- linksventrikulärer
- – enddiastolischer 100
- – endsystolischer 100
- – vergrößerter 102
- rechtsventrikulärer, enddiastolischer 55, 57
Dynamic Range 13, 37 f
Dynamic Range Compression 13, 37 f
Dysfunktion, diastolische 108
- linksventrikuläre 88, 90, 102
Dyskinesie 91, 94, 228
Dysplasie, arrhythmogene, rechtsventrikuläre 163

E

E/A-Quotient 88 ff
- altersabhängiger 101
Ebstein, Morbus 175 f
Echokardiografeur, Qualifikation 4
Echokardiografie
- Ablauf 47 ff
- Ausdrucke 42
- Befundung 44 ff
- Dokumentation 42 ff
- – minimal erforderlicher Umfang 43
- Dopplerintegration 48
- EKG-Triggerung 33
- Fehler 99
- gezielte 6
- Indikationsstellung 5
- M-Mode-Integration 48
- durch nichtärztliches Personal 5
- Qualitätsleitlinien 5
- Schallfenster s. Schallfenster
- Schnittebene s. Schnittebene
- systematische 6
- transgastrische 216, 219, 221 f
- transösophageale 4, 109, 213 ff
- – Anatomie 214
- – Aortendarstellung 185, 188
- – Aufzeichnungsdauer 43
- – Gerätmindestanforderungen 34
- – Hauptabschnitte 221
- – Herzklappenprothese 205
- – Indikation 5 f, 214 f, 218
- – Komplikation 215 ff
- – Kontraindikation 217
- – Kontrastmittel 236
- – Sauerstoffsättigungsüberwachung 217
- – Schallkopf 35, 213

– – Schnittebenen 213, 220, 222 ff
– – Sondendesinfektion 218
– – Vollständigkeit 218 f
– – Vorbereitungsmaßnahmen 219
– transthorakale 4 f
– – Kerndatensatz bei Normalbefund 45
– – minimales digitales Akquisitionsprotokoll 44
– – Wertigkeit 4 ff
Echokardiografiegerät 10 ff, 32 f
– Analysepaket 39
– Bedienfeld 32 f
– Einstellung 33 ff, 42
– – Reihenfolge 42
– Mindestanforderungen 33 f
– tragbares 6
Echokontrastmittel s. Kontrastmittel
Echolabor, digitales 43 f
Echtzeit-3-D-Echokardiografie 18
E-Dezeleration 123
E/e'-Quotient (maximale frühdiastolische transmitrale Flussgeschwindigkeit) 88, 90
– altersabhängiger 101
EF-Slope 53 f
Einblutung, perikardiale 194
Einflusstrakt
– linksventrikulärer 77
– rechtsventrikulärer 65, 155 f
– – Langachsenschnitt, parasternaler 64 f, 172
Einstrom, transmitraler 88, 114
– nach Herztransplantation 101
Ejektionsfraktion 84 f
– Berechnung 85, 100, 103
– herabgesetzte 85 f, 88, 90
– linksventrikuläre 17 f
– Parameter 84 f
EKG 33
Ektasie, anuloaortale 141, 143, 186
Elongationsgeschwindigkeit, frühdiastolische, linksventrikuläre 88
Embolie 152
– arterielle 203
– paradoxe 162, 172, 176, 204
– zerebrale 204
Emboliequelle 204
Emboliequellensuche 203 f
– transösophageale Echokardiografie 218
– – Schnittebenen 220
Endokardabgrenzung, Linksherzkontrastmittel 238
Endokardeinwärtsbewegung, systolische 227
Endokarditis 6, 145, 204
– abakterielle 120
– Aortenklappe 134
– Herzklappenprothese 205, 210
– infektiöse 7, 116, 118 ff, 210
– – Differenzialdiagnose 119 f
– – Duke-Kriterien 118
– – transösophageale Echokardiografie 218
– – – Schnittebenen 220
– Mitralklappe 116, 118 ff
– Trikuspidalklappe 175
Endokardkissendefekt 177, 179
Endokardkontur
– linksventrikuläre 85, 87
– nicht sichtbare 99
Epikard 192
Ergometrie, Stressechokardiografie 230

Erhaltung
– der Energie 27
– der Masse 27
Eustachische Klappe 67, 170 f, 180
E-Welle, Dezelerationszeit 89

F

Fallot-Tetralogie 169 f
Farbdoppler 19 ff
– Ausschnittvergrößerung 41
– farbkodierter Sektor 41
– Farbkodierung 21
– Gerätmindestanforderungen 34
– im apikalen Langachsenschnitt 70
– im parasternalen Kurzachsenschnitt 62 ff
– im parasternalen Langachsenschnitt 59 f
– Mosaikmuster 21
– Nulllinienverschiebung 41 f
– Parametereinstellung 41 f
– Varianzkodierung 22
Farb-M-Mode 59
Fernfeld 14
Fett, epikardiales 195
Flächen-Längen-Methode, Ventrikelvolumenmessung 86, 100
Flail leaflet 115 f, 125
Floppy Valve 115
Flussgeschwindigkeit 18 f, 39
– Druckgradientenberechnung 28
– Gefäßquerschnittseinfluss 27
– Messung 27
– proximal einer Stenose 30
– transmitrale 129
– – erhöhte 114
– – frühdiastolische, maximale 88, 90
– – – altersabhängige 101
– transtrikuspidale 172
– transvalvuläre 20
Flussprofil
– pulmonalvenöses 90, 149
– transmitrales 88 f
– transpulmonales 160
– transvalvuläres, gesteigerte respiratorische Variabilität 196 f
Flussverhältnisse 59
Fokus 14
Fokuszone 14
Fokussierung 35 f
– Doppler, kontinuierlicher 41
– suboptimale, Artefakt 24 f
Foramen ovale 67, 145, 171 f
– offenes 172, 176 f
– – Druckgradient 235 f
– – Echokardiografie, transösophageale 225
– – Farbdoppler 176 f
– – Kontrastechokardiografie 235 f
Fossa ovalis 67, 145, 172
– Myxom 154
Fourier-Transformation 18
Frank-Sterling-Mechanismus 88
Fremdkörper 97
– rechtsatriales 180
– rechtsventrikulärer 163
Füllungsbehinderung 108
Füllungsmuster 114, 129
– der gestörten Relaxation 89, 91
– restriktives 89, 91, 102
Fünfkammerblick
– apikaler 68
– transgastrischer 222

G

Gefäßquerschnittsverengung, Flussgeschwindigkeit 27
Gefäßstenose, Druckgradient 27 f
– Berechnung 28, 30
Gesamtverstärkung 36 f
Geschwindigkeit, myokardiale, frühdiastolische, maximale 90
Gewebe, Ultraschallwirkung 26 f
Gewebedoppler 22 f, 101, 227
– im apikalen Vierkammerblick 68
– Geschwindigkeit, myokardiale, frühdiastolische, maximale 90
– linksventrikuläre Kontraktion 88
Gewebeerwärmung 26
Giant left Atrium 121 ff, 152
Grenzflächenabstand vom Schallkopf 10

H

Hämatom, intramurales, aortales 188
– transösophageale Echokardiografie 220
Hauptkeule 12, 14
Hängematten-Zeichen 58
Herz, rechtes, Kurzachsenschnitt, parasternaler 62
Herz-Ösophagus-Lagebeziehungen 214
Herzbasis 132
– Kurzachsenschnitt, parasternaler 61 f
Herzfehler, zyanotischer 168
Herzhöhlendurchmesser, Bestimmung 48
Herzhöhlenkollaps 196
Herzinsuffizienz 88
Herzklappe
– echokardiografische Zeichen nach Herztransplantation 101
– schalldichter Bezirk 10
Herzklappenfibrose, rechtsseitige 4
Herzklappenfunktion 6
Herzklappenprothese 143, 205 ff
– Artefakt 25 f, 205
– biologische 206 ff
– – degenerierte 208 f
– – Endokarditis 210
– – 2-D-Darstellung 209
– – Druckgradient 208 ff
– – Berechnung 30
– – erhöhter 209
– Dysfunktion 6, 205, 209, 218
– – Schnittebenen 220
– – Endokarditis 205
– Insuffizienz 206, 208 f
– Komplikation 206
– mechanische 206 f
– – Regurgitation 209
– – Teilthrombosierung 209
– Obstruktion 208
– Pannusbildung 211
– paravalvuläres Leck 209, 211
– Strömungsphysiologie 205
– Thrombose 211
– transösophageale Echokardiografie 205, 218
– Vegetation 210
Herzkrankheit, koronare s. Koronare Herzkrankheit
Herzmuskelerkrankung s. Kardiomyopathie
Herzohr
– linkes 145, 147 f, 151, 183
– – Flussgeschwindigkeit 225
– – Kurzachsenschnitt, parasternaler 151

Sachverzeichnis

Herzohr
– – Segmente 225
– – Thrombusbildung 151, 204, 215
– – transösophageale Echokardiografie 225
– rechtes 148, 156
– – transösophageale Echokardiografie 224
Herzstruktur, Bewegungsgeschwindigkeit 18
Herztransplantation 99 f, 160
– echokardiografische Zeichen 101
Herzwanddicke, Bestimmung 48
Herzzeitvolumen 70, 100, 135
– Abschätzung 28
– niedriges 102
Heterograft, Herzklappenprothese 206
Hibernation, myokardiale 232
High-Pulse-Repetition-Frequency-Doppler 20
Hilfsfunktionen, digitale 39
Hinterwandaneurysma 94
Hinterwanddicke, enddiastolische 81 f
– erhöhte, Differenzialdiagnose 83
Hohlvene s. Vena cava
Homograft, Herzklappenprothese 206
HPRF-Doppler (High-Pulse-Repetition-Frequency-Doppler) 20
Hypereosinophilie-Syndrom, Endokarditis 120
Hyperkinesie 91, 228
– linksventrikuläre 53
Hypertonie
– arterielle 151
– – unkontrollierte 229
– pulmonale 108, 157, 160 ff, 175
– – chronische 160, 162 f
– – Septumbewegungsstörung 93
Hypertrophie
– exzentrische 82
– – kompensatorische 91
– konzentrische 82, 190
– linksventrikuläre 82, 90, 190
– rechtsventrikuläre 157, 168
– Septumdicke 82
Hypokinesie 91 ff, 161, 228
– diffuse 94
– regionale 46
Hypotonie bei Stressechokardiografie mit pharmakologischer Belastung 231

I

Impedanz, akustische 8
Infarktnarbe 79
Inferospetum 68
Infusionslösung, agitierte 234 f
Insult, embolischer 5
Intensivmedizin 4
lone atrial Fibrillation 152

K

1-Kanal-EKG 33
Kardiomyopathie 101 ff
– dilatative 102 f, 151, 160 f, 163
– – Differenzialdiagnose 102
– – Ejektionsfraktionsberechnung 103
– – Gewebedoppler 68
– – Kurzachsenschnitt, subkostaler 72
– – M-Mode 103
– – regionale Wandbewegungsstörung 94
– – Vierkammerschnitt, apikaler 103
– – Zweikammerschnitt, apikaler 103

– hypertrophe 82, 102, 104, 151
– – apikale 107
– – ausgebrannte 94
– – Differenzialdiagnose 107
– – Gewebedoppler 68
– – Kurzachsenschnitt, parasternaler 104
– – Langachsenschnitt
– – – apikaler 106
– – – parasternaler 104 f
– – – M-Mode 105
– – obstruktive 58, 104 ff, 163
– – – Belastungsuntersuchung 229
– – – Doppleruntersuchung 105 ff
– – – Vierkammerschnitt, apikaler 104
– – restriktive 4, 108, 203
Kardioversion 152 f
Karzinoid, Endokarditis 120
Karzinoidsyndrom 4
Kavitation 26 f
Kavum
– linksventrikuläres, Langachsenschnitt, parasternaler 49 f
– rechtsventrikuläres, Langachsenschnitt, parasternaler 51
Kippscheiben-Herzklappenprothese 206
– Obstruktion 210
Klick 26
Kompression 37 f
Konstriktion, perikardiale 198
Kontinuitätsgleichung 138, 140
Kontinuitätsprinzip 27, 135, 138
Kontraktilität, myokardiale, herabgesetzte 88
Kontrastechokardiografie 234 ff
– myokardiale 238 f
– unerwünschte Wirkung 237
Kontrasteffekt 235
– negativer 236
Kontrastmittel 23, 234 ff
Koronararterien, Echokardiografie, transösophageale 223
Koronare Herzkrankheit (s. auch Myokardinfarkt) 5, 102, 160 f
– chronische 91
– Ruheechokardiografie 227
– Stressechokardiografie 229
– Wandbewegungsstörung 91
Koronarostium 110
Koronarstenose 5
Koronarsyndrom, akutes 229
Kreislauf, fetaler 172
Kristalle, piezoelektrische 10
Kurzachsendurchmesser, linksventrikulärer 55
Kurzachsenschnitt
– parasternaler 46, 59, 61 f
– – apikaler 64
– – basaler 61 f
– – Doppleruntersuchung 62
– – Schallkopfposition 61 ff
– – Stressechokardiografie 229
– subkostaler 72
– transgastrischer 221
– transösophagealer 133, 223 f

L

Lambl-Exkreszenzen 135
Langachsenschnitt 48 f
– apikaler 17, 69 ff, 78 f
– – abgebildete Strukturen 69
– – Schallkopfposition 69
– parasternaler 46, 49 ff, 60, 64
– – Schallkopfhaltung 50

– – Stressechokardiografie 229
– suprasternaler 73
– transgastrischer 221 f
– transösophagealer 133, 223 f
Lebervenen, Flussumkehr, systolische 174
Leistungssport 88, 102
Levovist 234, 237
Libman-Sacks-Endokarditis 120
Linksherzhypertrophie 5
Linksherzkontrast 234
Linksherzkontrastmittel 237 ff
– Indikation 238
Links-rechts-Shunt
– Kontrastechokardiografie 234
– offener Ductus Botalli 167
– offenes Foramen ovale 176
– Ventrikelseptumdefekt 165
– Vorhofseptumdefekt 177
Linksventrikuläre Funktion 6
Löffler-Endokarditis 120
L-Transposition 169
Luftbläschen, Echokontrast 23, 26 f, 234 f
Luftnot, schwere 203
Lungenembolie 160 ff, 203
– fulminante 162
– rezidivierende 163
Lungenvenen s. Pulmonalvenen
Lupus erythematodes, Endokarditis 120

M

Marfan-Syndrom 115, 124
– Aorta-ascendens-Morphologie 190
– Aortenwurzeldurchmesser 184
Masse, linksventrikuläre,
– Berechnung 100
– Zunahme 102
Matrix-Array-Schallkopf 18
Mechanical Index 27
Membran, subaortale 98
Messfehler 99
Messzelle 39, 41
Methämoglobinämie, lokalanästhetikainduzierte 216
Methylenblau 216
1,9-MHz-Schallkopf 35
2,5-MHz-Schallkopf 35
Mitralinsuffizienz 102, 114 f, 124 ff, 151, 203
– diastolische 114
– Doppleruntersuchung 68, 125 f
– Druckhalbwertszeit 130
– Echokardiografie, transösophageale 218
– – Schnittebenen 220
– Ejektionsfraktion 85
– Farbdoppler 60
– Farbjetgröße 125 f
– Farb-M-Mode 58
– Operationsindikationsstellung 129
– Pendelvolumen 124 f
– proximale Konvergenzzone 128
– Quantifizierung 114
– Regurgitationsfluss, momentaner 128
– Regurgitationsjetdarstellung 63, 126 ff
– rheumatisch bedingte 124 f
– Schweregradbeurteilung 125 f, 128
– sekundäre 102, 118
– Ursache 124, 128 f
– Vierkammerschnitt, apikaler 126
– bei Vorwärtsbewegung der Mitralklappe 107

Mitralinsuffizienzjet 114, 125 f
- Darstellung 63, 128 f
- Durchmesserbestimmung 127
- exzentrischer 130
- turbulenter 19
Mitralinsuffizienzsignal 106, 125 f
Mitralklappe 49, 109 ff, 132, 148 f
- Beurteilung 130
- Bewegungsmuster 52, 54
- 2-D-Echokardiografie 59
- 3-D-Echokardiografie 17
- degenerative Veränderung 114
- Dopplersuntersuchung 19, 114, 223
- – quantitative 65
- Echokardiografie, transösophageale 109, 223
- Farbdoppleruntersuchung 114
- geschlossene 70
- Kommissur
- – anterolaterale 72, 110
- – posteromediale 72, 110
- Kurzachsenschnitt
- – parasternaler 62 f, 112
- – subkostaler 72
- Langachsenschnitt
- – apikaler 69 f, 112, 114
- – parasternaler 50, 60, 111, 113 f
- M-Mode 52 f, 112
- Morphologie 111
- Normalbefunddarstellung 45
- offene 70
- Öffnungsphasen 112
- Parachute-Malformation 129
- Planimetrie 113
- Prothesendehiszenz 124
- Spalte 179
- überreitende 179
- Untersuchungsfehler 130
- Vegetationen 116, 119
- Vierkammerblick, apikaler 65 f, 112, 114
- Zweikammerschnitt, apikaler 114
Mitralklappendestruktion 118
- endokarditische 124 f, 129
Mitralklappenendokarditis 204
- infektiöse 116, 118 ff
Mitralklappenfehler, angeborener 129
Mitralklappenprothese 211 f
- biologische 207, 211
- – degenerierte 208
- Doppleruntersuchung 211 f
- Echokardiografie, transösophageale 205
- mechanische 211
- mittlerer Gradient 212
Mitralklappenschluss 112
- vorzeitiger 144
Mitralklappensegel s. Mitralsegel
Mitralprolaps 113, 115 ff, 124 f
- Langachsenschnitt 115 f
- M-Mode 116
Mitralring 109, 183
- Dilatation 113, 125, 128, 151
- 3-D-Rekonstruktion 111
- Verkalkung 53, 114, 124 f
- Verlagerung, systolische 87
Mitralsegel 51, 65, 69, 109 ff, 132
- Beweglichkeitseinschränkung 117
- Bewegungsamplitude 112
- Domstellung 113
- frühdiastolischer Schluss 58
- hinteres 109 f
- – Flail 113
- – verdicktes 113
- Öffnungsamplitude, reduzierte 53

- Verkalkung 124
- vorderes 109 f
- – Beweglichkeit 53
- – flatterndes 53
- Vorwärtsbewegung, systolische 58, 97 f, 104 ff, 113
Mitralstenose 113 f, 120 ff, 151, 203
- Doppleruntersuchung 121 ff
- Druckgradient, maximaler 122
- Druckhalbwertszeit 122 f
- Klappenöffnungsfläche 120 f
- Kurzachsenschnitt, parasternaler 121 f
- Langachsenschnitt, parasternaler 121 f
- M-Mode 112
- Planimetrie 120 f
- rheumatische 53, 113, 124
M-Mode-Echokardiografie 12, 15
- Einstellungen 39
- Gerätmindestanforderungen 34
- Integration 48
- qualitative Befunde 57 f
- Schnittebene 58
- Strahlpositionierung 51
M-Mode-Messung 55
- Fehlermöglichkeiten 56
- Konventionen 56
- schräge 56 f
M-Mode-Sweep 51 f
Moderatorband 65, 110, 158, 164
Muskelmasse
- Berechnung 83
- linksventrikuläre 77, 81 ff
- – erhöhte, Differenzialdiagnose 83
- – Indexierung auf Körpermaße 83
Myokard, hibernisierendes 91, 94
Myokardfunktion, regionale 22
Myokardinfarkt (s. auch Koronare Herzkrankheit) 5, 203
- Stressechokardiografie 229
- Ventrikelseptumdefekt 165
- Wandbewegungsstörung 91, 94
Myokardischämie
- bei Aortendissektion 189
- Stressechokardiografie 227
Myokarditis 94
Myokardnarbe 91
Myokardnekrosezone 91
Myokardreflexionsmuster, Speckle Tracking 22 f
Myokardschallreflexmuster, linksventrikuläres 79
Myom 97
Myxom 153 f
- rechtsatriales 180

N

Nachlast, linksventrikuläre 125
Nachverarbeitung 38
- digitale 43
Nahfeld 14
Nahfeldartefakt 25 f, 96, 99
Nebenkeule 12, 14
- Artefakt 24, 26
Nierenversagen, akutes 4
Noduli Arantii 135
Normalbefunddarstellung 45 f
Normokinesie 91
- regionale 46
Notfallechokardiografie 4, 202 ff
- Befundung 202 f
Nyquist-Geschwindigkeit 20

O

Optison 234, 237
Ösophagusintubation 219 ff
- Widerstand 217, 220
Ostium secundum 171 f
Ostium-primum-Defekt 177, 179
Ostium-secundum-Defekt 177 f

P

Papillarmuskel 51, 110 f, 147
- anterolateraler 80, 111
- Kurzachsenschnitt, parasternaler 63
- posteromedialer 80, 111
- rechtsventrikulärer 155
- Vierkammerschnitt, apikaler 80
- Zweikammerschnitt, apikaler 80
Papillarmuskelruptur 124 ff
- Farbdoppler 126
- Vierkammerschnitt, apikaler 126
Parachute-Malformation, Mitralklappe 129
Patientenlagerung 31 f
Pendelvolumen, transmitrales 124 f
Pericarditis constrictiva 108, 197 ff, 203
Perikard 192
Perikarderguss 4, 192 ff, 203
- Amyloidose 108
- Befund 46
- chronischer 194
- 2-D-Echokardiografie 59
- entzündlicher 194
- Größe 195
- hämodynamische Wirksamkeit 196 f
- nach Herztransplantation 101
- Kammerung 193
- lokalisierter 196
- traumatisch bedingter 194
- Ursache 194
Perikarditis 108, 197 ff, 203
Perikardpunktion 197
- Echokontrast 237
Perikardtamponade 189, 196 f
Phantom Flow 25
Phased-Array-Schallkopf 15 f, 33
Planimetrie
- Aortenklappe 138
- Mitralklappe 113, 120 f
- Trikuspidalklappe 173
- Vorhof, linker 65, 148 f
Pleuraerguss, linksseitiger 195
Power-Doppler 23
- Kontrastmittelnachweis 239
Präexzitationssyndrom 58
Pressure Recovery, Zweiflügel-Herzklappenprothese 209
Prothese s. Herzklappenprothese
Prothesendehiszenz
- Aortenklappe 143
- Mitralklappe 124
Pseudo-Apex 99
Pseudoaneurysma 94 ff, 185 f
Pulmonalarterie s. auch Arteria pulmonalis
- Hauptstamm 155, 160, 182 f
- – Echokardiografie, transösophageale 225
Pulmonalarterienthrombus 162
Pulmonalinsuffizienz 160, 166 f
- Farbdoppler 167
- Kurzachsenschnitt, parasternaler 62
- physiologische 62
Pulmonalklappe 132, 155, 156, 159 f
- Doppleruntersuchung 160

Sachverzeichnis

Pulmonalklappe
- Langachsenschnitt, parasternaler 159
- M-Mode 159 f
Pulmonalklappenring 183
Pulmonalstenose 160 f, 166
- valvuläre 166
Pulmonalvenen 149 ff
- A-Welle, reverse 150
- Dopplergeschuntersuchung 149 f, 225
- Echokardiografie, transösophageale 225
- Kurzachsenschnitt, parasternaler 149 f
- Langachsenschnitt, parasternaler 149
- linke 65, 110, 147 f, 149, 183, 225
- rechte 65, 110, 147 f, 149, 183, 225
- systolische Welle 150
- Vierkammerschnitt, apikaler 149 f
Pulmonalvenenfluss 150
Pulsed Wave s. Doppler, gepulster
Pulslänge 13
Pulsrepetitionsfrequenz 12, 20
- Doppleruntersuchung 13
- M-Mode-Echokardiografie 15
PW (Pulsed Wave) s. Doppler, gepulster

R

Rachenanästhesie 219
Radiofrequenzsignal 13
- dynamische Breite 13
RAO-Äquivalent s. Langachsenschnitt
Rechts-links-Shunt
- Kontrastechokardiografie 234, 235 f
- offenes Foramen ovale 176, 235 f
- Vorhofebene 235 f
- Vorhofseptumdefekt 177, 235 f
Rechtsherzinfarkt 161
Rechtsherzkontrastmittel 235 f
Reflexion 9, 12 f
Regurgitationsfluss, mitraler, momentaner 128
Regurgitationsgeschwindigkeit 27
Regurgitationsöffnung, Flächenberechnung 28
Regurgitationsvitium 88, 102
Regurgitationsvolumen, Berechnung 28
Relaxationszeit, isovolumetrische 89 f
Revaskularistion 5
Reverberationsartefakt 25 f
- Herzklappenprothese 205
Rohsignal s. Radiofrequenzsignal
Röntgen-Ventrikulogramm, Ventrikeldimension 86
Ruhe-Wandbewegungsstörung 99, 233
- Beurteilung 46
Ruheluftnot 202

S

SAM (Systolic anterior Motion) 58, 97 f, 104 ff, 113
Sample Volume 20, 39
Sauerstoffsättigung, Überwachung bei transösophagealer Echokardiografie 217
Scanlines 15 f
Schall, Ausbreitungsgeschwindigkeit 10
Schallauslöschung 205
Schallfeld 12, 14
- Fokussierung 12, 14
- Hauptkeule 14
- Nebenkeule 14
Schallfenster 47
- apikales 32, 47, 49
- parasternales 32, 47 ff
- rechtsparasternales 49, 73

- subkostales 32, 47, 49
- suprasternales 32, 47, 49, 73
- - abgebildete Strukturen 73
- - Schallkopfposition 73
Schallfrequenzbereiche 8
Schallkeule 12, 14
Schallkopf 12, 35
- Aufsetzfläche 35
- Grenzflächenabstand 10
- Markierung 49 f
- Mindestanforderungen 34
- Orientierung 49 f
- transösophagealer 35 f
- - multiplaner 35 f
Schallkopffrequenz 33
Schallleistung, abgestrahlte 35 f
Schallleitfähigkeit 8
Schallschatten 10, 25 f
Schallwandler s. Schallkopf
Schallwelle 8 f
- Eindringtiefe 12
- Grundschwingung 10 f
- Oberschwingungen 10 f
Scheibchen-Summations-Methode
- Ventrikelvolumenbestimmung 85 f, 100
- Vorhofvolumenbestimmung 148 f
Schlagvolumen 70
- Berechnung 20, 86, 101, 135
Schlagvolumenberechnung 27
Schnittebene 47, 48 f
- apikale 64, 78
- - Schallkopfposition 64
- Darstellung 16
- Kennzeichnung 49
- subkostale 71 f, 78
Schock 202
- unklarer Genese 203
Schrittmacherelektrode, rechtskardiale 180 f
Schwingungen, harmonische 10 f
Sedierung, transösophageale Echokardiografie 215, 219
16-Segment-Modell 46, 80 f, 230
- Bedeutung 81
- Bull's eye plot 81
- Wandbewegungsstörung 93
Sehnenfäden, aberrierende 97
Sektorbreite 38
Semilunarklappen
- Aortenklappe 132, 147
- Pulmonalklappe 132, 156
Septum s. auch Ventrikelseptum; s. auch Vorhofseptum
- basales, Verdickung 97
- Langachsenschnitt, parasternaler 50
- M-Mode 51, 54
- paradoxes 93 f, 177, 198
- primum 149, 171 f
- secundum 171 f
Septumbewegungsstörung 93 f
Septumdicke, enddiastolische 55, 81 f
Septumhypertrophie 102, 104
- asymmetrische 82, 102, 107
- Vierkammerschnitt, apikaler 105
Septumhypokinesie 53
Shunt
- Doppleruntersuchung 68
- gekreuzter 235
- Vorhofebene 235
Shuntumkehr bei Ventrikelseptumdefekt 165
Shuntvitium 151, 162, 176 ff
- Diagnostik 235 f
- erworbenes 235

- kongenitales 167 ff, 235
- Schlagvolumenabschätzung 28
Signalamplitude
- elektrische 13
- optische 13
Signalintensität 23
Sinus
- aortae 110, 147
- coronarius 66 f, 148, 157, 170
- transversus pericardii 156
- Valsalvae 131, 182, 184
- venosus 170
Sinus-venosus-Defekt 177
Sondendesinfektion 218
Speckle Tracking 22 f, 91
Speichererkrankung 108
Spiegelartefakt 25
Spontanechogenität 97, 122, 152
- Aortenaneurysma 186
St.-Jude-Herzklappenprothese 206 f
- Druckgradient 210
Standbildbetrachtung 39
Stanford-Klassifikation, Aortendissektion 188
Staphylokokken-Endokarditis 118
Strain Rate 22
Stressechokardiografie 4, 91, 94, 227 ff
- Abbruchkriterien 229
- Belastung
- - pharmakologische 230 ff
- - physikalische 230
- Gerätemindestanforderungen 34
- Indikation 5, 228 f
- Kautelen 229
- Kontraindikation 229
- Limitationen 232 f
- Schnittebenen 229 f
- Vorteile 232
Streuung 9
Strömung
- laminare 29 f
- turbulente 29 f
Strömungsgeschwindigkeitsprofil, parabolisches 30
Stunning, myokardiales 91, 94, 232
Subaortenstenose, membranöse 58
Swinging Heart 195
Systole 132
Systolic anterior Motion 58, 97 f, 104 ff, 113

T

Takayasu-Arteriitis 191
TAPSE (apikobasale Trikuspidalanulusverschiebung) 159
TEE s. Echokardiografie, transösophageale
Therapierelevanz 5
Thoraxschmerz, schwerer 202 f
Thrombus 95 f
- Aortenaneurysma 186 f
- apikaler 95, 97, 99
- atrialer 152
- Echogenität 96
- Herzklappenprothese 211
- intrakardialer 7
- intraventrikulärer 102
- linkes Herzohr 215
- linksatrialer 6, 204
- linksventrikulärer 204
- pulmonalarterieller 162
- rechtsatrialer 162, 180
- rechtsventrikulärer 162 f
- Spontanechogenität 97

Sachverzeichnis

Tiefenregler 36 f
Tiefenverstärkung 36 f
Tomografische Verfahren 16
Trabeculae carneae 156
Trabekelwerk, linksventrikuläres 83
Transducer s. Schallkopf
Transposition, komplette, der großen Gefäße 169
Trigonum fibrosum
– dextrum 132
– sinistrum 132
Trikuspidalanulus, apikobasale Verschiebung 159
Trikuspidalendokarditis 175
Trikuspidalinsuffizienz 108, 108 ff, 160 ff
– Doppleruntersuchung 64, 68
– Farbdoppler 173 f
– Kurzachsenschnitt, parasternaler 62
– physiologische 62
– Regurgitationsgeschwindigkeit, maximale 161
– Ursache 173
– Vierkammerschnitt, apikaler 174
Trikuspidalklappe 110, 132, 147, 155 f, 156, 172
– Ansatzlinie 147
– apikaler Vierkammerblick 65 f
– Doppleruntersuchung 172
– – quantitative 65
– Flussgeschwindigkeit 172
– Flussgeschwindigkeitsrückgang 174
– Normalbefunddarstellung 45
– Planimetrie 173
– transösophageale Echokardiografie 223 f
– Vegetationen 175
Trikuspidalklappenprothese 212
Trikuspidalklappensegel 65, 132, 156
Trikuspidal-Regurgitationsgeschwindigkeit 174
Trikuspidalring 183
Trikuspidalstenose 173
– Doppleruntersuchung 64, 173
– Druckgradient, mittlerer 173
– Klappenöffnungsfläche 173
– Ursache 173
Truncus
– brachiocephalicus 73, 182
– pulmonalis 156, 183
Tumor 97
– rechtsatrialer 180 f
– rechtsventrikulärer 164
Tumorerguss, perikardialer 194

U

Überwässerung 88
Uhl, Morbus 163
Ultraschall 8 f
– Auflösung 33
– – axiale 13 f
– – laterale 13 f
– Auflösungsvermögen
– – räumliches 13
– – zeitliches 12
– Ausbreitungsgeschwindigkeit 10
– Eindringtiefe 33, 38
– Erzeugung 10, 12 f
– gepulster 12 f
– – Eindringtiefe 13
– – Wellenlänge 12 f
– Grundfrequenz 8, 33
– Wirkung auf Gewebe 26 f
Ultraschallgerät s. Echokardiografiegerät
Ultraschallintensitätsprofil 14
Ultraschallsignal
– Darstellung 13
– Empfang 13
Ultraschall-Vereinbarung 5
Ultraschallwelle 8 f
Untersucherpositionierung 31 f
Untersuchungsraum 31

V

Vegetation 97
– Aortenklappe 145
– Herzklappenprothese 210
– Mitralklappe 116, 119
Vena
– brachiocephalica 183
– cava
– – inferior 66, 72, 148, 157, 183
– – – fehlender inspiratorischer Kollaps 174, 180 f, 197, 199
– – – gestaute 197
– – superior 72, 148, 156, 183
– – – linksseitige, persistierende 153 f, 236 f
– contracta 127, 144
Ventrikel
– echokardiografische Zeichen nach Herztransplantation 101
– linker 76 ff, 110, 183, 214
– – Achse
– – – kurze 78
– – – lange 78
– – apikaler Vierkammerblick 65 f
– – Auflösung
– – – axiale 79 f
– – – laterale 79 f
– – Befund bei Aortenklappenstenose 47
– – belastungsbedingte Veränderung 228
– – 2-D-Echokardiografie 59
– – diastolische Funktion
– – – Beurteilung 88
– – – Evaluierung 90 f
– – – globale 77
– – – globale, herabgesetzte 102
– – Dilatation 84, 102 f, 128 f
– – – Ursache 88
– – Dimensionsunterschätzung 86
– – Durchmesser
– – – enddiastolischer 100
– – – endsystolischer 100
– – – vergrößerter 102
– – Endokardkontur 85, 87
– – Funktionseinschränkung 88 ff, 130, 151, 203
– – – Aorteninsuffizienz 141
– – – Aortenklappenöffnungsfläche 140
– – – infarktbedingte 232
– – Gesamtkontraktionsmuster 230
– – Gradient, intraventrikulärer, systolischer 104
– – Hyperkinesie 53
– – Hypertrophie, konzentrische 190
– – Kontraktion, systolische, longitudinale 87
– – Kontraktionsbeurteilung 63 f
– – Kontraktionsbewegungen 83
– – Kurzachsenschnitt
– – – parasternaler 63, 78 f
– – – subkostaler 72
– – Langachsenschnitt
– – – apikaler 78 f
– – – parasternaler 49 f, 78 f
– – Masse s. Masse, linksventrikuläre
– – M-Mode-Echokardiografie 52 f
– – Muskelmasse 77, 81 ff
– – – erhöhte, Differenzialdiagnose 83
– – – Indexierung auf Körpermaße 83
– – Myokardschallreflexmuster 79
– – Normalbefunddarstellung 46
– – Pumpfunktion, systolische, globale 83
– – Schnittebene
– – – apikale 78
– – – subkostale 78
– – systolische Funktion
– – – globale 77, 84
– – – regionale 77
– – – regionale, eingeschränkte 91
– – Thrombus 204
– – Vergrößerung 125
– – Verkürzung, longitudinale 87 f
– – Vierkammerschnitt, apikaler 78 f
– – Volumen s. Volumen, linksventrikuläres
– – Zweikammerschnitt, apikaler 68 f, 78 f
– rechter 76, 110, 147 f, 155 ff, 183
– – Atrialisierung 175
– – 2-D-Echokardiografie 59
– – Dilatation 157, 160 ff
– – Doppleruntersuchung 64
– – Durchmesser, enddiastolischer 55, 57
– – Dysplasie, arrhythmogene 163
– – Flächenverkürzungsfraktion 159
– – Funktionsbeurteilung 159
– – Funktionseinschränkung 203
– – Hypertrophie 161 f
– – Kurzachsenschnitt, parasternaler 63, 156 f
– – Langachsenschnitt, parasternaler 64, 156
– – Messung 156
– – Nachlaststeigerung 161
– – Normalbefunddarstellung 46
– – subkostaler Schnitt 158
– – systolische Funktionseinschränkung 161
– – vergrößerter 203
– – Vierkammerschnitt, apikaler 65 f, 157 f
Ventrikelseptum (s. auch Septum) 110, 147
– Fünfkammerblick, apikaler 68
– membranöses 132, 147, 156
– muskuläres 147
– Verlagerung zum linken Ventrikel 162
– Vierkammerblick, apikaler 65
Ventrikelseptumdefekt 94, 160, 164 ff
– Doppleruntersuchung 165
– erworbener 165
– Farbdoppler 164 f
– hoch sitzender 168 f, 179
– ischämischer 6
– kongenitaler 164 f
– membranöser 164
– muskulärer 164
– Shuntumkehr 165
Verformung, myokardiale 22 f, 91
Verformungsbildgebung 22 f
Verformungsrate 22
Verkürzungsfraktion, zirkumferenzielle 100
Verkürzungsgeschwindigkeit, longitudinale, systolische, maximale, linksventrikuläre 88

Sachverzeichnis

Verstärkung
- 2-D-Bildwiedergabe 36 f
- Doppleruntersuchung 39 f
- Farbdoppler 42

Verstärkungsregler, Einstellung 36 f, 42
Videoband 23 f, 42 f
- Aufzeichnungsdauer 43
- Qualität 42 f

Vierkammerschnitt
- apikaler 17, 19, 23, 46, 49, 65 ff, 78 f
- - abgebildete Strukturen 65 ff
- - 2-D-Verfahren 35
- - harmonische Bildgebung 35
- - nach Herztransplantation 100
- - Nahfeldartefakt 25
- - Schallkopfhaltung 50
- - Stressechokardiografie 229
- subkostaler 71 f
- transösophagealer 222 f

Vitalität, myokardiale 232
Volumen, linksventrikuläres 17 f
- angiografisch ermitteltes 83 f
- Berechnung 85, 100
- enddiastolisches 83 f, 84, 86, 103
- endsystolisches 85 f
- erhöhtes 88
- kontrastechokardiografisch ermitteltes 83 f
- Messung 86

Volumenbelastung, linksventrikuläre 88
- Septumdefekt 165

Vorderwandaneurysma 94 f
Vorhof
- linker 109 f, 146 ff, 214
- - Befund bei Thrombus 47
- - Conduitfunktion 146, 148
- - 2-D-Echokardiografie 59
- - Dilatation 103
- - Durchmesser, anteroposteriorer 57
- - - enddiastolischer, maximaler 148
- - - systolischer, maximaler 55, 57
- - Entleerung 146, 148
- - Füllung 146, 148
- - Größe 57
- - Langachsenschnitt, parasternaler 148
- - M-Mode 57 f
- - Planimetrie 65, 148 f
- - Pumpfunktion 146
- - Reservoirfunktion 146
- - Thrombus 204
- - Thrombusbildung 152
- - transösophageale Echokardiografie 152
- - Vergrößerung 88, 125, 151 ff
- - - Embolierisiko 152
- - - Ursache 151
- - Vierkammerschnitt, apikaler 65 f, 148 f
- - Volumenbestimmung 57, 148 f
- - Zweikammerschnitt, apikaler 68 f
- rechter 110, 147 f, 170 ff, 183
- - Conduitfunktion 170
- - endsystolische Fläche 171
- - Entleerung 170 f
- - Entwicklung 170 f
- - Fremdkörper 180
- - Füllung 170
- - Kurzachsenschnitt, parasternaler 172
- - Myxom 180
- - Normalbefunddarstellung 46
- - Pumpfunktion 170
- - Reservoirfunktion 170
- - Thrombus 180
- - transösophageale Echokardiografie 224
- - Tumor 180 f
- - Ventrikularisierung 175
- - Vergrößerung 151
- - Vierkammerschnitt
- - - apikaler 65 ff, 172
- - - subkostaler 172 f

Vorhofflimmern 121 f, 151 f
- Embolierisiko 152
- valvuläres 152

Vorhofkontraktion, spätdiastolische 146, 148, 171
Vorhoflymphom 154
Vorhofmyxom 153 f
- Bewegungen 154

Vorhofseptum 65, 67, 145, 149, 171 ff
- Ideallinie 179
- Kurzachsenschnitt, parasternaler 173
- pansystolische Konvexität im linken Vorhof 174
- transösophageale Echokardiografie 224
- Vierkammerschnitt
- - apikaler 173
- - subkostaler 173

Vorhofseptumaneurysma 179 f
Vorhofseptumdefekt 6, 160, 177 ff
- Farbdoppler 178
- Kontrastechokardiografie 235
- transösophageale Echokardiografie 177, 218

Vorhofthrombus 121 f
- Befund 47
- Nachweis 122

Vorhofvergrößerung 108
Vorlast, linksventrikuläre 125

W

Wand
- linksventrikuläre, posteriore, parasternaler Langachsenschnitt 50
- rechtsventrikuläre
- - Dickenmessung 158
- - Gewebegeschwindigkeit, systolische 159
- - M-Mode-Echokardiografie 51

Wandbewegungsgeschwindigkeit, regionale 227
Wandbewegungsstörung 91 ff, 161, 227 f
- globale 227
- regionale 91 ff, 227
- - Beurteilung 46
- reversible 94
- Ruheechokardiografie 227
- Stressechokardiografie 227 f
- Ursache 91 ff
- WBS-Index 230

Wanddicke
- linksventrikuläre 88
- posteriore 55
- rechtsventrikuläre 55

Wandfilter 39
Wandsegmente 46, 69
- apikaler Langachsenschnitt 69
- apikaler Vierkammerblick 65
- linksventrikuläre, apikaler Langachsenschnitt 69
- linksventrikuläres 80 f

Wandverdickung 102
- systolische 91, 227
WBS-Index 230
Winkelkorrektur, Doppler, gepulster 41

Z

Zeit-Geschwindigkeits-Integral 20, 101, 135, 139 f
Zweiflügel-Herzklappenprothese, Pressure Recovery 209
Zweikammerschnitt
- apikaler 17, 46, 66, 68 f, 78 f
- - abgebildete Strukturen 68 f
- - Schallkopfposition 68
- - Stressechokardiografie 229
- - transgastrischer 221 f
- - transösophagealer 222 f

Kleiner hoch sitzender Ventrikelseptumdefekt im Farbdoppler; apikaler Vierkammerblick.

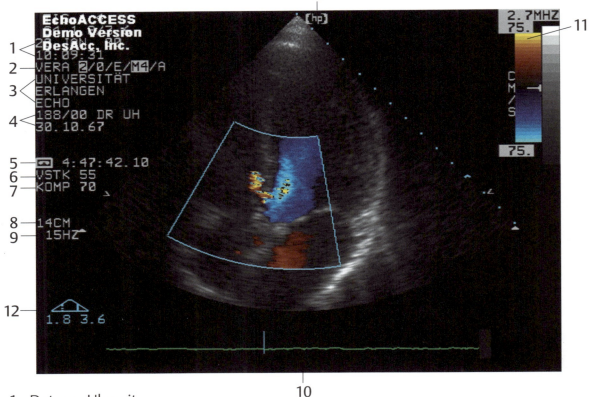

1	Datum, Uhrzeit		
2	„Vera"	=	Verarbeitungsparameter
		2 =	Einstellung für M-Mode-Vorverarbeitung
		0 =	Bildmittelung
		E =	Postprocessing-Einstellung (2-D-Bild)
		M4 =	Farbdopplereinstellung
		A =	Farbdopplerfarbskala
3	Klinikname		
4	Patienten- und Untersucheridentifikation		
5	Bandzählwerk		
6	VSTK	=	Verstärkung (Stufe 55 auf Skala von 0–100)
7	KOMP	=	Kompression (eigentlich Dynamic Range; Stufe 70 auf Skala von 0–100)
8	Eindringtiefe	=	hier 14 cm
9	Bildaufbaufrequenz	=	hier 15 Hz; dies ist infolge des Farbdopplers relativ niedrig
10	Zentraler Sektor	=	Farbdoppler
11	Farbskala mit Aliasing-Geschwindigkeiten, Kalibrierung		
12	Harmonische Bildgebung	=	Grundfrequenz 1,8 MHz, 1. harmonische Oberschwingung, die zur Bilderzeugung verwendet wird, bei 3,6 MHz)
13	Markierung der Bildorientierung		